国家优质服务基层行
创建实务应用手册

——基层医院"6S"管理推行指导

名誉主编　李士雪
主　　编　李存峰

中国协和医科大学出版社
北　京

图书在版编目（CIP）数据

国家优质服务基层行创建实务应用手册：基层医院"6S"管理推行指导 / 李存峰主编. —北京：中国协和医科大学出版社，2024.6（2024.7重印）. —ISBN 978-7-5679-2430-7

Ⅰ. R197.32-62

中国国家版本馆CIP数据核字第2024S5V463号

策划编辑　孙雪娇
责任编辑　孙雪娇
封面设计　邱晓俐
责任校对　张　麓
责任印制　黄艳霞

出版发行　中国协和医科大学出版社
（北京市东城区东单三条9号　邮编100730　电话010-65260431）

网　　址　www.pumcp.com
印　　刷　三河市龙大印装有限公司
开　　本　787mm×1092mm　1/16
印　　张　51.75
字　　数　960千字
版　　次　2024年6月第1版
印　　次　2024年7月第2次印刷
定　　价　159.00元

道阻且长，行则将至；行而不辍，未来可期。

编者名单

名誉主编　李士雪

主　　编　李存峰

副 主 编　张宝喜　何应英　陈人生　林　静　解金磊
　　　　　王守强　李战胜　尹晓丽

编　　者　（按姓氏笔画排序）

王　超　王守强　王桂芬　王琳琳　王瑞琪

尹晓丽　李公琦　李存峰　李荣凯　李战胜

李鲲鹏　何应英　张天真　张宝喜　陈人生

周海金　郑　新　郑治桐　单锋波　林　静

赵彩霞　赵燕伟　侯　义　秦　雯　贾冰晓

解金磊　蔡　婷

序 一

基层医疗卫生机构是我国医疗服务体系的重要组成部分，承担着为广大群众提供基本医疗服务和健康管理的重要责任。而如何提升基层医疗卫生机构的管理水平、提高服务质量，一直是社会关注的焦点。随着我国基层综合医改的深入推进，2018年，"优质服务基层行"活动在全国开展，引领我国基层医疗卫生事业迈向高质量发展的新时代。

"优质服务基层行"活动从来不缺乏参与者，他们是医护人员、管理者、志愿者、社区工作人员、政府干部以及各界爱心人士。大家怀着对医疗卫生事业的热忱和责任感，积极响应活动号召，投入到基层医疗服务的改善和提升中。他们的参与和付出，汇聚成了一股强大的力量，推动着基层医疗卫生服务的不断完善和提升，让更多的群众受益，让社会更加和谐美好。

《国家优质服务基层行创建实务应用手册：基层医院"6S"管理推行指导》一书的主编李存峰院长，正是"优质服务基层行"活动的参与者、推动者和传播者，也是基层医疗卫生机构的管理者，本书全面总结了作者在"优质服务基层行"活动和6S管理工作中的经验，旨在为基层医疗卫生机构的管理者和医护人员提供一份系统、实用的管理指南，是一本实用性很强的"真经"。

《健康报》历来重视基层卫生的宣传工作，发挥主流媒体的传播优势，以大量饱含泥土芬芳的文字、图片及音视频作品忠实记录我国基层综合医改的宏伟历史篇章。挖掘并树立了一大批忠于党的卫生工作主张，忠于人民卫生健康事业，敢于突破创新、勇于挑战实践的典型人物和实践样板。希望本书同样能够为全国读者带来启发和思考，更好地投入到为人民群众健康不懈奋斗的伟大事业之中。

健康报社有限公司党委书记、董事长

邓海华

2024年6月7日

序 二

2018年，国家卫生健康委、国家中医药管理局联合启动优质服务基层行活动，此次活动是为进一步提升基层医疗卫生服务能力，使广大群众能够就近享有安全、有效、经济的基本医疗卫生服务，推动深化医药卫生体制改革，加快建设分级诊疗制度，加强基层医疗卫生服务体系建设的重大举措。

活动要求，基层医疗卫生机构对照《乡镇卫生院服务能力标准》《社区卫生服务中心服务能力标准》及相应的指南文件进行整改提升，通过补短板、强弱项，使一般乡镇卫生院和社区卫生服务中心的服务能力达到基本标准，部分服务能力较强的机构达到推荐标准。2023年，新修订的服务能力评价指南文件增加了对"医务人员少于10人，服务人口少于1万人"的机构新增了"合格标准"档次。

优质服务基层行活动启动近6年，取得明显成效，进一步提高了基层医疗卫生机构的服务能力，强化了基层医疗卫生机构的医疗服务质量和院感管理，在过去几年的新冠病毒感染防控工作中基层医疗卫生机构发挥了巨大作用，有目共睹。在优质服务基层行活动开展过程中，涌现出一批基层医疗卫生机构管理者，他们认真学习服务能力标准，积极整改提升所在机构的服务能力。本书主编即是其中的一位，勤于思考，将自己的所思所想所做进行总结，供参与优质服务基层行活动的机构参考。他们的这种精神值得鼓励！

开展"优质服务基层行"活动，加强基层医疗卫生机构服务能力建设和评价是"十四五"时期的一项重点工作。《中国农村卫生》杂志将持续助推"优质服务基层行"活动开展，促进基层医疗机构服务能力提升，推进健康乡村建设。

《中国农村卫生》编辑部

2024年5月29日

随着人民生活水平的不断提高，基层医疗卫生机构服务能力日益受到广大人民群众的关注，党的二十大报告明确提出提高基层防病治病和健康管理能力，发展壮大医疗卫生队伍，把工作重点放在农村和社区。基层医疗卫生机构不仅要提供基本医疗服务，而且要有效提供基本公共卫生和健康管理服务，满足人民群众多样化、个性化的健康需求。基于此，2018年8月，国家卫生健康委员会、国家中医药管理局启动了"优质服务基层行"活动，旨在进一步提升基层医疗服务水平，满足人民群众日益增长的健康需求。

"优质服务基层行"是自上而下基层能力提升行动，以保障基层医疗卫生机构运行和发展为出发点，既坚持"保基本、强基层、建机制"，又突出"补短板、强弱项"。通过该项活动的实施，逐步建立起符合我国基层医疗卫生机构特点的医疗服务能力标准和评价体系，使基层医疗卫生机构服务能力达到基本标准，部分服务能力较强的机构达到推荐标准，推动基层医疗卫生机构设施设备配备水平和综合服务能力提升，促进基层硬实力不断增强，软实力持续提升。

2024年1月，国家卫生健康委发布《关于实施"优质服务基层行"活动和社区医院建设三年行动的通知》，对基层医疗卫生机构能力做了进一步明确要求，服务人口超过1万人的乡镇卫生院和社区卫生服务中心普遍达到能力标准，全国达到推荐标准的机构达到20%以上，其中东、中、西部省份分别达到30%、20%和10%以上；全国每年新增社区医院500个以上，力争到2025年全国累计建成社区医院的社区卫生服务中心比例达到30%以上。

基层医疗卫生服务是医疗卫生服务体系的基石，直接关系到人民群众的健康福祉和社会稳定。在此背景下，《国家优质服务基层行创建实务应用手册——基层医院"6S"管理推行指导》一书应运而生，它不仅是对"优质服务基层行"活动的总结和归纳，更是对基层医疗卫生服务管理理念的深入探讨和传播。本书以系统化、科学化的方式，总结了基层医疗卫生服务的实践经验和成功案例，提炼出一系列有效的管理和服务方法，通过6S管理理念与基层医疗卫生服务的实际情况相融合，系统地介绍了如何通过深入推进6S管理，提升基层医疗卫生服务的管理水平和服务质量。

不积跬步，无以至千里；不积小流，无以成江海。期待本书能够指导更多的基层医疗卫生机构加强管理，优化服务，提升服务质量，更好地满足人民群众的健康需求。

国家卫生健康委卫生发展研究中心
研究室主任　张艳春

序 一

健康是民生之本。基层医疗卫生机构作为医疗卫生体系的重要组成部分，是卫生健康服务的第一堡垒，是保障人民群众健康的重要防线。做好基层医疗卫生健康工作，需聚齐目标要求、载体工具和专业人才三大要素，三者缺一不可！

三大要素中首要的就是目标要求。不清楚目标要求，工作就会成为一种南辕北辙的盲目且危险行为。基层医疗卫生工作的目标要求是什么？

2020年9月22日，习近平总书记在教育文化卫生体育领域专家代表座谈会上的讲话中明确要求，要"让广大人民群众就近享有公平可及、系统连续的预防、治疗、康复、健康促进等健康服务"。

2021年，国家发改委、国家卫健委等部门联合印发《"十四五"优质高效医疗卫生服务体系建设实施方案》：基本建成体系完整、布局合理、分工明确、功能互补、密切协作、运行高效、富有韧性的优质高效整合型医疗卫生服务体系……努力让广大人民群众就近享有公平可及、系统连续的高质量医疗卫生服务。

2022年9月6日，习近平总书记在主持召开中央全面深化改革委员会第二十七次会议再次强调，"要健全适应乡村特点、优质高效的乡村医疗卫生体系，让广大农民群众能够就近获得更加公平可及、系统连续的医疗卫生服务。"

2023年，中共中央办公厅、国务院办公厅联合印发《关于进一步深化改革促进乡村医疗卫生体系健康发展的意见》（厅字〔2023〕3号）又一次明确要求：推动重心下移、资源下沉，健全适应乡村特点、优质高效的乡村医疗卫生体系，让广大农民群众能够就近获得更加公平可及、系统连续的医疗卫生服务，为维护人民健康提供有力保障。

由此可见，把一家医院建成世界最大的"乡镇卫生院"、把一个县域建成全球最多的三级医院，那不是光荣，不是"以人民为中心"！医改无论怎么改，都必须以实现广大人民群众就近获得、就近享有公平可及、系统连续、优质高效的医疗卫生服务为唯一追求。这就是我们新时代党的卫生健康工作方针为什么要以"以基层为重点"的根本所在！

做好基层医疗卫生工作的第二大要素载体工具是什么？当然是居于县域三级医疗卫生服务

体系网中枢位置的乡镇（街道、中心）卫生院这一级的基层医疗卫生机构。没有这一级中枢性的基层医疗卫生机构，就没有承接基本医疗和基本公共卫生服务以及区域卫生管理任务的实际载体，就无法实现"让广大人民群众就近享有公平可及、系统连续的预防、治疗、康复、健康促进等健康服务"之目标。这既是"强基层"的目标所向，也是撰写本书作者们努力为之奋斗之初心！

有了载体，还需要一套以机制为先导的政策工具，目前来看，行之有效的"优质服务基层行活动"。这个活动的最大贡献是给了乡镇（街道、中心）卫生院一个全国统一的标准，同时也给国家、省、市、县四级医疗机构一个强基层、保基本的方向——"优质服务基层行"，就是要把优质的人力、财力、设备和技术资源都下沉到基层，而不是背道而驰地逐级虹吸到上级医院！

三大要素中最重要的一条就是专业人才。有载体但只是一个空架子，有工具但却没有人用，目标就永远实现不了！好在我们有这么一群以人民为中心、坚持为人民服务的基层医疗卫生干部职工，他们无论条件多么艰苦、无论困难多大，都一往情深、想方设法地为最需要就近获得基本医疗、基本公共卫生和健康管理服务的老百姓贴心服务。李存峰同志就是这样的一位基层卫生健康工作者和管理者。

初识存峰同志，缘自一位卫生院院长的推介，说他是一位"勤于钻研，勇于创新"的优秀院长。几次到他所在卫生院考察、调研并抽调他一起参加省级、省际活动，发现存峰同志确实属于那种有思路、有想法、能落地、干成事的实干家，在卫生院的业务工作的方面也颇有建树，是基层医疗机构管理队伍中不可或缺的全才。通过协/学会平台的历练，存峰同志迅速成长为山东省优秀卫生院院长和国家级优秀乡镇卫生院院长，被国家卫健委优质服务基层行活动吸收为专家组成员，参与了近年来国家基层卫生健康工作省际考核评价等工作，进一步开阔了视野，提升了能力与水平。

前几天存峰突然告诉我自己有本书稿要出版了，邀我写篇序。说真的，乍闻此讯我是有点意料之外之感，因为基层的日常工作是十分繁忙的，加上存峰同志又经常外出开会授课、参加考核评价等，他用什么时间撰写出一部几十万字的书稿？但静心一想又觉得事在情理之中，因为存峰同志一直就是这样，凭借着一股不服输的劲头，拼搏出了一项一项令人惊叹和赞赏的业绩。去年山东省卫健委印发通知，在全省启动了"优质服务基层行"与基层医疗卫生机构6S管理活动并行推进、同步考核，旨在持续推进和保持优质服务基层行活动的成效、不断提升服务质量。时隔不到一年，存峰和他的团队就拿出了这样一部极富指导意义的佳作，真如一场及时的春雨，于无声处给了大家一份酣畅淋漓的喜悦！

精益6S管理作为一种实用性极高、成效性显著的管理方法，已在许多医疗机构得到了广泛应用和验证。《国家优质服务基层行创建实务应用手册——基层医院"6S"管理推行指导》一书，系统地梳理和总结了基层医疗卫生健康服务工作中的做法和经验，会集了专家们的实践技能、技巧和理论与案例研究结晶。作为一本实用有效的工具书，它向基层医疗卫生机构提供了提升综合服务水平全方位、多层次的指导和支持。书中的6S管理理念和方法，也能够为各级各类医院管理者和医务人员提供实用的操作指南，促进各级各类医疗机构的高质量发展。

海不辞水，故能成其大；山不辞土石，故能成其高。新书即将出版，这不仅是存峰同志和他的团队努力的结果，也得益于编著者们所在单位领导的大力支持，更得益于出版社编辑、审校专家们的慧眼识珠、提点雕琢、策划运筹和鼎力推荐，谨此深表谢忱。

我本人对此书的出版亦已是非常期待的。近段时间，我们一直在研讨如何把任职多年、经验丰富的院长们的管理技能和经验传授给年轻的一代新院长，存峰同志及其团队用出版专著的形式，给我们打开了一条新的通道。希望此书的出版，可以向社会传递出对基层医疗卫生机构的重视和支持，凝聚社会各界力量、共同推进基层医疗卫生健康事业的建设与发展，为早日实现"让广大人民群众就近享有公平可及、系统连续的预防、治疗、康复、健康促进等健康服务"之伟大目标做出应有之贡献！

囿于自己的才疏学浅，贸然撰序确系勉为其难。但存峰同志的学识、人品和管理才能及业绩，我是十分佩服的！近年来多次合作共事，情胜兄弟，佳作出版实为大喜之事，固辞不受恐说不过去，只好不揣浅陋，欣然命笔。

以上所言，全系随阅有感，无序之序，忝为序。

山东第一医科大学（山东省医学科学院）教授

自2018年"优质服务基层行"活动开展以来，国家卫生健康委要求全国卫生健康系统坚持"以基层为重点"的新时期卫生健康工作方针，全面开展"优质服务基层行"工作，着力构建基层医疗卫生服务新体系，健全完善工作机制，打造医疗服务新亮点，促进基层医疗机构高质量发展。

聊城市卫生健康系统以构建"健康聊城"为主线，通过以评促建、以评促改，以"强管理、重规范、抓细节、补漏洞、优服务、提质量"为抓手，促使"优质服务基层行"活动在全市走深走实，取得了积极成效。各基层医疗卫生机构明确工作任务，深入研究创建标准，细化指标，责任到人，全市基层医疗服务能力不断提升，人民群众就医满意度和获得感显著增强。

2023年11月5日，聊城市卫生健康委员会筹备举办了"优质服务基层行"活动暨社区医院创建师资人员培训班，力争做好"回头看"市级师资储备工作，为优质服务基层行"回头看"抽查工作补充新鲜血液和力量。11月13日，聊城市卫生健康委员会根据山东省卫生健康委员会工作部署，深入推进"优质服务基层行"活动，严格对照《乡镇卫生院服务能力标准（2022版）》《社区卫生服务中心服务能力标准（2022版）》开展"回头看"工作，吹响山东省"优质服务基层行"活动"回头看"现场评价工作的冲锋号。

2023年7月，山东省卫健委下发了《关于开展基层医疗卫生机构6S管理试点工作的通知》，明确指出结合"优质服务基层行"活动，在全省基层医疗卫生机构开展6S管理试点工作。聊城市卫生健康委严格按照省卫健委文件要求，下发《关于开展基层医疗卫生机构6S管理试点做好服务环境整治工作的通知》（聊卫基层函〔2023〕15号），要求各基层医疗卫生机构加强管理，做到环境整洁有序、流程科学合理、服务便捷高效、行为严谨规范、医疗安全可靠，实现健康可持续发展。

为了让基层医疗卫生机构明确新时代党的卫生健康工作方针，将"优质服务基层行"活动与6S管理的核心要点有机融合，《国家优质服务基层行创建实务应用手册——基层医院"6S"管理推行指导》一书应运而生，书中内容倾注了多位专家的心血，明确了工作思路，剖析了条款指标，分享了创建经验，对基层医疗卫生机构防病治病和健康管理能力的进一步提升提供了坚实的基础。

　　基层医疗卫生机构是我国医疗卫生服务体系的网底，在就近满足群众看病就医需求和维护群众身体健康方面发挥着不可替代的重要作用。希望通过此书，对于全面推进健康中国建设，助力基层卫生服务能力再提升，推动聊城打造冀鲁豫三省交界医疗卫生高地贡献力量。

聊城市卫生健康委党组书记、主任

市中医药管理局局长

张月莲

在当前推动全面建设社会主义现代化国家的进程中，国家卫生健康委始终将基层医疗卫生服务能力建设作为最基础、最根本的一项重要工作。基层医疗卫生机构肩负着保障人民群众健康的使命，因此向广大人民群众提供优质、高效的服务就显得至关重要。

自2018年以来，国家卫生健康委联合国家中医药管理局每年坚持开展"优质服务基层行"活动，全国基层医疗卫生机构基础设施设备条件逐步完善，服务能力不断提升，"完善"和"提升"背后是党和国家对基层医疗领域的关心、关爱，是相关政府部门、研究机构、县域医共体牵头单位等社会各界力量的有力支持，更是无数基层医疗人在平凡的工作岗位上日日夜夜的辛勤付出，是他们勇于改革、敢于探索的勇气与决心的最好证明。

开展"优质服务基层行"活动对加快基层医疗卫生机构发展具有重要意义也是构建优质高效基层医疗卫生服务体系的重要举措，近年来，我县按照国家、省、市卫生健康委工作部署，多措并举，深入推进"优质服务基层行"活动。全县各基层医疗卫生机构在做好日常基本医疗卫生服务工作的同时，对照《乡镇卫生院服务能力标准》《社区卫生服务中心服务能力标准》，补短板、强弱项，持续加强服务能力建设，取得了积极成效。2023年，全县基本标准达标率100%，推荐标准达标率60%。

基层医疗卫生服务是卫生系统的网底，更是关系到广大群众健康和幸福的重要领域。在当前医改深入推进的背景下，提升基层服务质量、增强服务意识已成为我们工作的当务之急。实行6S管理对于基层医疗机构来说，不仅是一种管理工具，更是一种提升服务质量、优化工作流程、促进健康医疗环境的重要手段，有助于提高医疗机构整体运营效果，更好地为患者提供优质的医疗服务。

《国家优质服务基层行创建实务应用手册——基层医院"6S"管理推行指导》作为一份宝贵的工作指南和实践手册，通过结合多年基层服务经验，对《乡镇卫生院服务能力标准（2023版）》《社区卫生服务中心服务能力标准（2023版）》《社区医院基本标准（试行）》《社区医院医疗质量安全核心制度要点（试行）》进行了深入的剖析，总结了6S管理经验，提出了许多切实可行的措施和方法，帮助我们更好地开展服务工作。

愿《国家优质服务基层行创建实务应用手册——基层医院"6S"管理推行指导》成为基层医疗卫生机构工作的助力和指引，引领机构在服务群众、促进健康的道路上不断前行，书写出基层卫生事业发展的崭新篇章！让我们携起手来，共同努力，为建设健康中国、实现人民对美好生活的向往而奋斗！

东阿县卫生健康局党组书记、局长
县中医药管理局局长
张正伟

前　言

2016年10月，中共中央、国务院印发了《"健康中国2030"规划纲要》（以下简称《纲要》）。《纲要》中指出："以基层为重点，以改革创新为动力，预防为主，中西医并重，将健康融入所有政策，人民共建共享"，进一步明确了新时期卫生与健康工作的方针。2022年10月16日，习近平总书记在中国共产党第二十次全国代表大会上提出提升医疗卫生水平，推动健康中国建设，要求提高基层防病治病和健康管理能力。作为一名基层卫生工作者，我对基层卫生事业有着深厚的感情，它在我眼中是崇高的、神圣的、引以为荣的。毫无疑问，这是我会为之奉献一生的事业。

2018年8月，国家卫生健康委员会、国家中医药管理局启动"优质服务基层行"活动，并制定了《乡镇卫生院服务能力标准（2018年版）》和《社区卫生服务中心服务能力标准（2018年版）》，至此，基层医疗卫生机构有了第一个属于自己的能力标准。

很荣幸，我与"优质服务基层行"活动结缘，先后参与了国家基本标准、推荐标准、社区医院标准创建的落地工作，自2019年起，连续参加了5年多的"优质服务基层行"活动国家一致性评价、省级复核、市级评审、县级初审工作，并多次作为讲师进行授课，先后实地了解了山东省、江苏省、河北省、天津市、贵州省、青海省、内蒙古自治区、宁夏回族自治区、新疆维吾尔自治区、西藏自治区等基层医疗卫生机构发展情况。

作为"优质服务基层行"活动的学习者，我不断学习积累新知识、新技能和新理念，提高了自己服务基层的能力；作为"优质服务基层行"活动的实践者，我付诸行动，带领职工先后参与了基本标准、推荐标准、社区医院的创建工作；作为"优质服务基层行"活动的指导者，我与各位同仁分享经验，为创建工作中的难点、困惑点给予答疑；作为"优质服务基层行"活动的研究者，我致力深入了解基层服务工作的实际情况和问题，并寻求改进和创新的途径；作为"优质服务基层行"活动的传播者，我与同仁分享我的心得体会，带动更多力量参与到"优质服务基层行"活动中来；最后，作为"优质服务基层行"活动的收获者，我不断从"优质服务基层行"活动中收获成长和对社会的价值认知。通过这些角色的担当，我对"优质服务基层行"活动为基层带来的质量提高、能力提升、内驱力激活等有直观全面、多维度、深层次的了解。

在一次国家一致性评价中，一名医务人员困惑地问我"同一个条款，为什么在创建推荐标准时专家的要求与创建基本标准是不一样的？"原因是，同一条款，专家因机构的创建标准不同，评价的侧重点和角度是不一样的，对于创建基本标准的机构，评价时注重机构的功能性建设；而对创建推荐标准的机构，对服务能力有了进一步要求，评价重点则是应用性建设……

这件事情在我心中埋下了一颗种子，深夜时分经常在脑中回响：如何指导基层工作人员准确理解条款；如何使各科室融汇了解各条款中的关联性，进一步促进科室协调；如何发挥职能科室的指导监管作用，实现PDCA循环的落地；如何使领导层通过条款要求看到活动目标，增加对活动的重视；如何充分发挥"优质服务基层行"活动的引领作用，促使基层医疗卫生机构持续提升？

念念不忘，必有回响。2023年12月，国家卫生健康委员会印发了《乡镇卫生院服务能力评价指南（2023版）》《社区卫生服务中心服务能力评价指南（2023版）》，值此契机，我决定邀请各专业专家一起撰写一本实务的应用手册，为基层医疗卫生机构的能力提升尽一份力量。《国家优质服务基层行创建实务应用手册——基层医院"6S"管理推行指导》，正是在这样的背景下应运而生。

本书以《乡镇卫生院服务能力评价指南（2023版）》《社区卫生服务中心服务能力评价指南（2023版）》《社区医院基本标准（试行）》及各项法律行规为依据，分为乡镇卫生院服务能力标准评价、社区卫生服务中心服务能力标准评价、社区医院创建、基层医院"6S"管理四个板块，从支撑材料和现场评价两个角度，逐一解读条款要点。同时，"6S"管理作为基层医疗卫生机构管理提升的重要工具，是优质服务基层行活动的延伸。本书对"6S"管理的各个环节进行了详细的介绍，不仅提供了读者理论知识，更通过实际案例和操作指南，使理论与实践相结合，便于基层医疗工作者理解和应用。从整理不必要的物品，到建立有效的存储系统，再到持续的行为建设，每一步都旨在推动基层医院向着更高标准的服务质量迈进。

另外，本书融入了我通过交流、学习、评审、评价中积累的经验，比如，结合PDCA循环管理法，归纳总结出的适合基层实际的"基、准、保、人、做""五位一体"循环管理法。"基"包含机构环境、面积、标识、设施设备等基本条件，"准"包含对照标准制定科学可行的计划、方案、预案、制度、法规等基本要求，"保"包含对设备、制度的运行、维护、监管、评估、质检等基本行为，"人"包含人员资质资格、技术流程规范、知晓率、相关人员构成比等基本框架，"做"包含执行、分析、改进、成效、持久推进等构成基本循环。

将碎片化的知识系统化，比如，归纳总结的演练"七要素"：方案、通知、脚本、签到、影像资料、考核记录（含排名）、总结（含结果运用）；培训"八要素"：计划、通知、签到、影像资料、培训内容、试卷、成绩通报（含排名）、总结（含结果运用），以上模式的固定化，在方便工作开展的同时，保障了工作的规范性。因此，本书不仅是一本理论指导工具书，还是基于实践经验的操作手册，为基层医疗卫生机构提供了一套相对完整的服务能力提升方法，希望成为国家指南解读的有效传播载体。

　　我深知"优质服务基层行"活动离不开每一位基层医务工作者的辛勤付出和不懈努力，因此，本书特别强调了人才培养和团队建设的重要性。通过提升医疗人员的专业技能和服务理念，我们可以更好地满足人民群众的健康需求，提高居民的满意度和幸福感。

　　在推动基层服务质量提升的同时，我们也不应忽视医疗服务的公平性问题。编写本书旨在缩小不同基层医疗卫生机构服务的差距，我们也将会继续遵循国家卫生健康委每一版的指南不断深耕，力求为每个居民都能享受到公平的医疗资源和服务目标而贡献力量。

　　衷心感谢各位人士对本书的深切关怀与鼎力支持，对所有参与本书编写、编辑和审校的专家学者、"6S"管理实践中不断探索和进取的医务工作者及相关人员表示深深的谢意，是你们的智慧和努力，使这本书得以问世，也为基层医疗服务的改进提供了宝贵的经验和指导。

　　基层医疗卫生服务体系是一个国家医疗体系的重要组成部分，直接关系到人民的健康和幸福，然而，基层医疗卫生服务体系建设仍然面临着许多挑战。希望这本书的出版，能够引起更多人对基层医疗机构发展的关注，探讨解决方案，共同推动基层医疗事业的可持续发展。

　　本书撰写时间仓促，涉及领域广泛，篇幅较大，疏漏和错漏之处在所难免，敬望各位读者批评、指正。如得读者厚爱，我与团队将继续努力，持续输出更多的内容，让我们一起为基层医疗卫生机构的发展而努力！

李存峰

2024年6月

目 录

第一章　乡镇卫生院服务能力评价指导

★ 代表推荐条款

第二章 社区卫生服务中心服务能力评价指导

第三章　社区医院建设评价指导

第四章　国家优质服务基层行创建经验分享

第五章　基层医院"6S"管理推行指导

第一章

乡镇卫生院服务能力评价指导

1. 功能任务与资源配置

1.1 功能任务

1.1.1 基本功能

基本功能明确了乡镇卫生院的管理要求和服务标准流程，帮助卫生院建立科学规范的管理制度和标准化的医疗服务流程。有助于提高服务效率，增加医患之间的信任和满意度。

【C-1】

提供基本医疗服务。

开展以内（儿）科、外科、全科、中医等科目的门诊服务和检验检查服务，同时开展急诊急救等服务，能对常见的急危重症患者作出初步诊断和急救处理。

支撑材料：

● 机构提供医疗机构执业许可证（正、副本），人员基本信息一览表（附1-1），提供服务场所、设施设备及运行监管记录等支撑材料，提供便民措施及科室指引标识、开展连续性半年以上的急诊急救服务的支撑材料，提供内（儿）科、外科、全科、中医等医疗服务和检验、检查项目等科室开展诊疗服务等支撑材料。

● 机构同时依据乡镇卫生院服务能力评价指南（2023版）（本章简称"卫生院评价指南"）2.2.1.2急诊急救服务、2.2.1.3内科医疗服务、2.2.1.4外科医疗服务、2.2.1.6全科医疗服务、2.2.1.7中医医疗服务、2.2.1.11儿科医疗服务和2.2.2.1检验项目、2.2.2.2检查项目8条条款评审结果评判，8条条款均达到C级及以上水平则此条款合格。

现场评价：

● 现场查看机构相关科目设置情况，查看服务场所，查看设备及设备运转情况，查看便民措施及科室指引标识、开展连续性半年以上的急诊急救服务的支撑材料及内（儿）科、外科、全科、中医等医疗服务和检验、检查项目等科室开展诊疗服务的资料等。

● 同时依据支撑材料第2款查看8条条款是否达到C级及以上水平。

● 现场查看机构以上要点工作开展落实情况。

【C-2】

提供公共卫生服务。

开展含健康教育、预防接种、传染病及突发公共卫生事件报告和处理、卫生监督协管等预防保健服务。

支撑材料：
- 机构提供国家基本公共卫生服务项目实施方案、工作计划、人员职责分工，提供专业技术人员基本信息一览表，服务场所、设施设备及运行监管记录及开展连续半年以上服务过程工作记录等支撑材料。
- 机构同时依据卫生院评价指南2.2.3.2健康教育、2.2.3.3预防接种、2.2.3.12传染病及突发公共卫生事件报告和处理、2.2.3.13卫生监督协管4条条款评审结果评判，4条条款均达到C级及以上水平则此条款合格。

现场评价：
- 现场查看机构实施国家基本公共卫生服务项目的场所、设施设备及运行监管记录、开展连续半年以上服务过程的工作记录等。
- 同时依据本项支撑材料第2款查看4条条款是否达到C级及以上水平。

【C-3】

提供健康管理服务。

对辖区内常住居民尤其是65岁及以上老年人、高血压及2型糖尿病等慢性疾病患者、0～6岁儿童、孕产妇、严重精神障碍患者、肺结核患者等重点人群的健康危险因素进行全方位且连续的管理，达到维护或促进健康的目的。

支撑材料：
- 机构提供国家基本公共卫生服务项目实施方案、工作计划、人员职责分工及专业技术人员基本信息一览表，提供服务场所、设施设备及运行监管记录及开展连续半年以上服务过程工作的记录等支撑材料。
- 同时依据卫生院评价指南2.2.3.4儿童健康管理、2.2.3.5孕产妇健康管理、2.2.3.6老年人健康管理、2.2.3.7高血压患者健康管理、2.2.3.8 2型糖尿病患者健康管理、2.2.3.9严重精神障碍患者管理、2.2.3.10肺结核患者健康管理7条条款评审结果评判，7条条款均达到C级及以上则此条款合格。

现场评价：
- 现场查看机构实施国家基本公共卫生服务项目的场所、设施设备及运行监管记录，开展连续半年以上服务过程的工作记录等。

● 机构同时依据本项支撑材料第2款查看7条条款是否达到C级及以上。

【C-4】

承担县级卫生健康行政部门委托的卫生管理职能。

卫生管理职能主要指乡镇卫生院对管辖区域卫生室（所）等的基本医疗及公共卫生服务行使管理的职责与能力。

支撑材料：

● 机构提供对管辖区域卫生室（所）等的基本医疗及公共卫生服务行使管理的职责与能力的工作实施方案、工作计划、工作总结、专业技术人员基本信息一览表、基本医疗及基本公共卫生业务指导设备及场所等支撑材料。

● 机构提供对管辖区域卫生室（所）等开展连续半年以上的基本医疗及基本公共卫生日常管理的业务指导、培训、会议材料（如会议通知、培训或会议内容、影像资料、总结、签到、试卷）、考核记录、月季年度检查记录、奖惩记录等相关工作资料作为支撑材料。

现场评价：

● 现场查看机构相关文件及管理记录等。

【B】

具有辐射一定区域范围的医疗服务能力。

卫生院除服务本辖区居民以外，还有一定的服务辖区外居民的能力。

支撑材料：

● 机构通过特色科室建设情况，提供开展服务本辖区外居民的职能科室及医疗机构专业技术人员基本信息一览表等支撑材料。

● 机构提供开展服务本辖区外居民在门急诊就诊和住院诊疗人次每半年占比情况的实施方案、总结分析报告、下一步工作计划等相关支撑材料。

现场评价：

● 现场查看机构特色科室建设情况，提供开展服务本辖区外居民的职能科室及门急诊和住院服务过程的工作记录等。

【A-1】

提供家庭病床等居家医疗服务。

家庭病床是方便老年人、残疾人等患者获得连续性医疗服务，缓解看病难、看病贵、降低医疗费用的有效方法。医护人员应走入村居，走进家庭，主动开展家庭病床服务，不断满足辖区居民的医疗服务需求。

支撑材料：
● 机构提供本辖区开展家庭病床服务的工作方案、工作计划、工作制度、工作总结、专业技术人员基本信息一览表，提供开展家庭病床服务、上门巡诊、康复护理及健康护理场所、设施设备及运行监管记录，提供连续性半年以上的家庭病床服务及康复服务工作记录等支撑材料。

现场评价：
● 现场查看机构提供开展家庭病床服务、上门巡诊、康复护理记录及健康护理场所、设施设备及运行监管记录，提供连续性半年以上的家庭病床服务及康复服务工作记录等。

【A-2】

承担对周边区域内其他乡镇卫生院的技术指导。

在周边区域内医疗技术能力和基本公共卫生服务能力等方面具有领先地位，对周边其他卫生院进行技术指导。

支撑材料：
● 机构提供上级卫生健康行政部门授予本机构培训基地或其他具有培训指导资质的相关正式文件等支撑材料。
● 机构提供对周边区域内医疗技术能力和基本公共卫生服务能力等方面的实施方案、工作计划、工作总结、人员职责分工及专业技术人员基本信息一览表，提供开展技术指导、教学培训场所、设施设备及运行监管记录，提供开展连续半年以上的技术指导、教学培训等相关工作过程记录的支撑材料。

现场评价：
● 现场查看上级卫生健康行政部门授予本机构为培训基地或其他具有培训指导资质的相关正式文件等。
● 现场查看开展技术指导、教学培训场所、设施设备及运行监管记录，开展连续半年以上的技术指导或教学培训等相关过程记录。

1.1.2 主要任务

主要任务是评价乡镇卫生院的服务能力，为提高乡镇卫生院的服务质量和水平提供指导和参考。

【C-1】

提供当地居民常见病、多发病的门诊服务。

常见病、多发病是指辖区常见的以内科、外科、妇科、儿科等为主的、经常发生的、出现频率较高的疾病。

支撑材料：
- 机构提供门诊服务专业技术人员基本信息一览表、人员职责分工，提供服务场所、设施设备及运行监管记录，开展常见病、多发病规范诊疗服务过程工作记录（疾病病种统计表、年门诊服务量、门诊登记）等支撑材料。
- 机构同时依据卫生院评价指南2.2.1.3内科医疗服务、2.2.1.4外科医疗服务、2.2.1.5妇（产）科医疗服务★、2.2.1.6全科医疗服务、2.2.1.7中医医疗服务、2.2.1.11儿科医疗服务6条条款评审结果评判，6条条款均达到C级及以上则此条款合格。

现场评价：
- 现场查看机构服务场所、设施设备及运行监管记录，开展常见病、多发病规范诊疗服务过程工作记录等。
- 机构同时依据2.2.1.3内科医疗服务、2.2.1.4外科医疗服务、2.2.1.5妇（产）科医疗服务★、2.2.1.6全科医疗服务、2.2.1.7中医医疗服务、2.2.1.11儿科医疗服务6条条款评审结果评判，6条条款均达到C级及以上则此条款合格。

【C-2】

提供适宜技术，安全使用设备和药品。

至少能提供常见病、多发病的规范诊疗，能规范提供中药饮片、针刺、艾灸、刮痧、拔罐、中医微创、推拿、敷熨熏浴、骨伤、肛肠、其他类等项目中的6类10种以上的中医药技术方法，能提供辖区居民需要的、与卫生院技术能力相适应的，安全、有效的非限制类医疗技术服务，同时提供与基本功能相匹配的药品和设备。

支撑材料：
- 机构提供专业技术人员基本信息一览表，提供服务场所、设施设备及运行监管记录，开展6类10种以上中医药适宜技术的诊疗目录、中药饮片目录及诊疗工作记录等支撑材料。

- 机构同时依据卫生院评价指南2.2.1.3内科医疗服务、2.2.1.4外科医疗服务、2.2.1.5妇（产）科医疗服务★、2.2.1.6全科医疗服务、2.2.1.7中医医疗服务、2.2.1.11儿科医疗服务、1.3.3设备配置、3.8.1药品管理和、3.8.2临床用药9条条款评审结果评判，9条条款均达到C级及以上则此条款合格。

现场评价：

- 现场查看机构服务场所，查看设备及设备运行情况，查看服务过程工作记录等。
- 机构同时依据卫生院评价指南2.2.1.3内科医疗服务、2.2.1.4外科医疗服务、2.2.1.5妇（产）科医疗服务★、2.2.1.6全科医疗服务、2.2.1.7中医医疗服务、2.2.1.11儿科医疗服务、1.3.3设备配置、3.8.1药品管理和、3.8.2临床用药9条条款评审结果评判，9条条款均达到C级及以上则此条款合格。

【C-3】

提供中医药服务。

以中医药理论为指导，运用中医药技术方法，辨证施治内、外、妇、儿常见病、多发病，能规范提供中药饮片、针刺、艾灸、刮痧、拔罐、中医微创、推拿、敷熨、熏、浴、骨伤、肛肠、其他类等项目中的6类10种以上的中医药技术方法，并能提供中医药预防、保健服务。

支撑材料：

- 机构设置与医疗机构许可证诊疗科目相符的中医类别科室，提供中医药专业技术人员基本信息一览表，服务场所、设施设备及运行监管记录，提供服务过程工作记录（开展的中医药诊疗目录、与之匹配的药品，符合要求的设备及目录、照片、使用情况记录）等支撑材料。
- 机构同时依据卫生院评价指南2.2.1.7中医医疗服务、2.2.3.11中医药健康管理2条条款评审结果评判，2条条款均达到C级及以上则此条款合格。

现场评价：

- 现场查看机构服务场所，查看设施设备及运行情况，查看服务过程工作记录等。
- 机构同时依据卫生院评价指南2.2.1.7中医医疗服务、2.2.3.11中医药健康管理2条条款评审结果评判，2条条款均达到C级及以上则此条款合格。

【C-4】

提供基本公共卫生服务。

按照《国家基本公共卫生服务规范》要求，开展国家基本公共卫生服务项目。

支撑材料:

● 机构提供国家基本公共卫生服务项目实施方案、工作计划、人员职责分工及专业技术人员基本信息一览表，提供服务场所、设施设备及运行监管记录及开展连续半年以上服务过程工作记录等支撑材料。

● 机构同时依据卫生院评价指南2.2.3基本公共卫生服务14条条款评审结果评判，14条条款均达到C级及以上则此条款合格。

现场评价:

● 现场查看机构实施国家基本公共卫生服务项目的场所、设施设备及运行监管记录，查看开展连续半年以上服务过程工作记录等。

● 同时依据2.2.3基本公共卫生服务14条条款评审结果评判，查看14条条款是否达到C级及以上。

【C-5】

提供一定的急诊急救服务。

能够在卫生院进行心肺复苏、止血包扎、躯干及肢体固定等急诊急救服务。

支撑材料:

● 机构提供与医疗机构许可证诊疗科目相符的科室设置，专业技术人员基本信息一览表及开展24小时急诊服务排班表、急诊登记、急救记录，提供急救药品、场所、除颤仪、吸痰器等设施设备及运行监管记录、相关科室便民措施及科室指引标识，查看心肺复苏、止血包扎、躯干及肢体固定等急诊急救预案、演练，开展连续半年以上的急诊急救服务记录等相关支撑材料。

● 机构同时依据卫生院评价指南2.2.1.2急诊急救服务评审结果评判，达到C级及以上则此条款合格。

现场评价:

● 现场查看机构服务场所、设施设备及运行监管记录，随机抽查医务人员急救技术知晓情况、相关科室便民措施及科室指引标识，开展诊疗服务的过程记录等。

● 机构同时依据2.2.1.2急诊急救服务评审结果评判，查看是否达到C级及以上。

【C-6】

提供家庭医生签约服务。

以全科医生为核心，家庭医生服务团队为支撑，通过签约的方式，促使家庭医生与签约家庭建立起一种长期、稳定的服务关系，以便对签约家庭的家庭成员健康进行全程维护，为签约家庭和个人提供安全、方便、有效、连续、经济的基本医疗服务和基本公共卫生服务。

支撑材料：
● 机构提供家庭医生签约服务实施方案、工作计划、家庭医生签约服务人员职责分工，提供服务场所、设施设备及运行监管记录，本辖区家庭医生签约服务流程、团队组建、区域划分、协议书及相关服务记录（团队培训、督导工作、人员考核、居民履约等）工作资料等支撑材料。
● 机构同时依据卫生院评价指南2.1.3家庭医生签约服务评审结果评判，达到C级及以上则此条款合格。
现场评价：
● 现场查看机构实施家庭医生签约服务相关记录资料等。
● 同时依据2.1.3家庭医生签约服务评审结果评判，查看机构是否达到C级及以上。

【C-7】

提供转诊服务，接收转诊病人。

对无法确诊及危重的病人转诊到上级医院进行诊治，接收上级医院下转的康复期病人，鉴别可疑传染性患者并转诊到定点医疗机构进行诊断治疗。

支撑材料：
● 机构提供开展双向转诊服务工作制度、工作流程与上级医院签订的双向转诊协议书等，无法确诊及危重的病人转诊到上级医院的诊治记录或转诊单，提供接收上级医院下转的康复期病人的具体记录或转诊单，鉴别可疑传染性患者并转诊到定点医疗机构进行诊断治疗的具体记录或转诊单等支撑材料。
● 机构同时依据2.1.4转诊服务评审结果评判，达到C级及以上则此条款合格。
现场评价：
● 现场查看机构提供开展双向转诊服务的具体记录或转诊单等。
● 机构同时依据2.1.4转诊服务评审结果评判，查看机构是否达到C级及以上。

【C-8】

负责村卫生室业务和技术管理。

负责辖区村卫生室（所）的业务管理和技术指导。

支撑材料：

●机构提供辖区村卫生室（所）的业务管理和技术指导实施方案、工作计划、绩效评价方案、一体化管理制度，提供领导小组、人员职责分工及村卫生室（所）专业技术人员基本信息一览表，提供服务场所、设施设备及运行监管记录，开展督导、巡查、业务指导等相关记录（卫生室培训、督导或巡查记录、卫生室人员考核、总结等）的支撑材料。

现场评价：

●现场查看机构辖区村卫生室（所）的业务管理和技术指导的相关记录等。

【B-1】

提供住院服务。

设置有住院病床，能提供常见病、多发病的住院诊疗服务。

支撑材料：

●机构提供医疗机构执业许可证（正、副本）上的相关科目设置、专业技术人员基本信息一览表及相关人员职责分工，上年度或近季度开放床位、出入院量与床位使用率、住院病种量，开展住院诊疗服务场所、设施设备及运行监管记录，提供留观、入院、出院、转院制度、服务流程，提供常见病、多发病的住院诊疗服务过程工作记录等支撑材料。

●机构同时依据卫生院评价指南1.3.2床位设置、2.1.2住院服务2条条款评审结果评判，均达到C级及以上则此条款合格。

现场评价：

●现场查看机构常见病、多发病的住院诊疗服务过程工作记录等材料。

●同时依据1.3.2床位设置、2.1.2住院服务2条条款评审结果评判，查看机构是否达到C级及以上。

【B-2】

开展一级常规手术。

一级手术：技术难度较低、手术过程简单、风险度较小的各种手术。

支撑材料：

●机构提供专业技术人员基本信息一览表、开展一级手术相关人员职责分工，提供服务场所、设施设备及运行监管记录，一级手术目录、年度服务人次及服务过程工作记录等支撑材料（附1-2）。

现场评价：

- 现场查看机构开展一级手术服务过程工作记录等（附1-2）。

【A-1】

开展二级常规手术。

二级手术：有一定风险、过程复杂度一般、有一定技术难度的各种手术。

支撑材料：

- 机构提供专业技术人员基本信息一览表、开展二级手术相关人员职责分工，提供服务场所、设施设备及运行监管记录，二级手术目录、年度服务人次及服务过程工作记录等支撑材料（附1-2）。

现场评价：

- 现场查看机构开展二级手术服务过程工作记录等（附1-2）。

【A-2】

承担辖区内部分急危重症的诊疗。

具备开展循环系统、呼吸系统急危重症患者和肾功能衰竭、急性中毒、休克等急危重症患者作出初步诊断和急救处理技能。

支撑材料：

- 机构提供专业技术人员基本信息一览表，提供开展循环系统、呼吸系统急危重症患者和肾功能衰竭、急性中毒、休克等急危重症患者作出初步诊断和急救处理技能的预案及演练，提供场所、设施设备及运行监管记录，提供患者急诊登记记录、急救药品的配置清单及使用记录等支撑材料。
- 机构同时依据卫生院评价指南2.2.1.2急诊急救服务评审结果评判，达到C级及以上则此条款合格。

现场评价：

- 现场查看机构开展循环系统、呼吸系统急危重症患者和肾衰竭、急性中毒、休克等急危重症患者作出初步诊断和急救处理技能的预案及演练，提供记录、场所、设施设备及运行监管记录，患者急诊登记记录、急救药品的配置清单及记录等。
- 抽查机构医务人员急救技术掌握情况等。
- 机构同时依据2.2.1.2急诊急救服务评审结果评判，达到C级及以上则此条款合格。

【A-3】

提供长期照护或安宁疗护服务。

能为失能或半失能的老年人开展长期照护或为疾病终末期有安宁疗护需求的对象提供安宁疗护服务，有制度、流程、服务内容等，有工作记录。

支撑材料：
　　● 机构提供专业技术人员基本信息一览表，制定长期照护或疾病终末期安宁疗护服务的工作方案、工作制度、工作流程、服务内容、日常工作记录、年度工作统计记录，提供服务场所、设施设备及运行监管记录等支撑材料。
现场评价：
　　● 现场查看机构长期照护或疾病终末期安宁疗护服务日常工作记录、年度工作统计记录，查看服务场所、设施设备及运行监管记录等。

1.2　科室设置

1.2.1　临床科室

临床科室主要目的是评估乡镇卫生院在临床医疗方面的服务能力和水平。临床科室负责提供基本的医疗服务，具备一定的紧急救治、协同工作和转诊的能力，为患者提供全面的医疗服务。

【C-1】

设立全科医疗科、内科、儿科、外科、妇（产）科、中医科。

按照服务人口数量确定上述各临床科室数量及面积，达到《乡镇卫生院建设标准》（建标107—2008）要求（若有新标准，按新标准执行）；视觉可参考《基层医疗卫生机构功能单元视觉设计标准》（WS/T 809—2022）。

支撑材料：
　　● 机构提供医疗机构执业许可证（正、副本）、专业技术人员基本信息一览表，提供服务场所、设施设备及运行监管记录及相关科室开展的诊疗服务过程工作记录等支撑材料。
现场评价：
　　● 现场查看机构场所（标准中小诊室面积为3.0m×4.2m、大诊室面积为3.3m×4.5m）、设施设备及运行监管记录，查看相关科室便民措施及科室指引标识、诊疗服务过程资料等。

【C-2】

设置预检分诊处/发热哨点、输液室、急诊（抢救）室、肠道诊室等。

在机构入口处和门急诊醒目位置设置预检分诊处/发热哨点，标识清楚；输液室、急诊（抢救）室按规范设置；肠道诊室的标准按照当地的相关标准执行。

支撑材料：
● 机构提供与医疗机构许可证诊疗科目相符的科室设置、专业技术人员基本信息一览表，提供场所、施设备及运行监管记录，物品擦拭、紫外线消毒记录，提供开展诊疗服务、急诊急救过程记录及肠道门诊工作记录等支撑材料。

现场评价：
● 现场查看机构场所（标准中小诊室面积为3.0m×4.2m、大诊室面积为3.3m×4.5m），输液室（注射室）应与观察治疗室相邻设置，查看设施设备及运行监管记录、物品擦拭、紫外线消毒记录及开展诊疗服务、急诊急救过程工作资料、内科门诊兼治腹泻等病例资料。

【B-1】

设立儿科、口腔科、康复科等。

上述各科室达到《乡镇卫生院建设标准》（建标107—2008）要求（若有新标准，按新标准执行）；儿科诊室面积至少12m²；口腔科诊室面积至少30m²，配备牙科治疗椅、口腔检查器械、器械盘等；康复科面积不低于100m²，设有功能测评室、运动治疗室、物理治疗室、作业治疗室、传统康复治疗室、言语治疗室等（各室不一定独立设置，要能涵盖相应的功能），通行区域应体现无障碍设计。

支撑材料：
● 机构提供医疗机构执业许可证（正、副本）、查看与诊疗科目相符的科室设置、专业技术人员基本信息一览表，提供服务场所、设施设备及运行监管记录，开展连续半年以上相关科室开展诊疗服务过程的工作记录等支撑材料。

现场评价：
● 现场查看机构服务场所、设施设备及运行监管记录，开展诊疗服务的工作资料等。
● 现场查看相关科室符合常规诊疗诊室场所［儿科诊室面积至少12m²；口腔科诊室面积至少30m²；康复科面积不低于100m²，设有功能测评室、运动治疗室、物理治疗室、作业治疗室、传统康复治疗室、言语治疗室等（各室不一定独立设置，要能涵盖相应的功能）］、设施设备及运行监管记录等。

● 现场查看机构康复科通行区域是否体现无障碍设计。无障碍设施包括无障碍通道、出入口、门、楼梯、电梯、扶手等。主要出入口应为无障碍出入口，宜设置为平坡（《无障碍设计规范》GB50763—2012）出入口。门开启后，通行净宽不小于1m，门槛高度及门内外高差不应大于15mm，并以斜面过渡，且便于开关。查看电梯是否为无障碍电梯等。

【B-2】

设置发热诊室。

根据《关于加强基层医疗卫生机构发热诊室设置的通知》要求，独立设置发热诊室，面积及房屋设置等达到标准要求，具备相关设备设施及人员资质。

支撑材料：
● 机构设置相对独立的发热诊室（发热哨点），在机构出入口显著位置设有明显标识。
● 机构发热诊室（发热哨点）设置符合"三区两通道"（污染区、潜在污染区、清洁区、患者通道、工作人员通道）要求。
● 机构诊室应通风良好，选用独立空调，设置发热患者独立卫生间。
● 机构应具有相应资质和数量的工作人员，能熟练掌握传染病的诊断、治疗、防护、转运、隔离及消毒等技能，并经过传染病相关法律法规和知识技能培训。
● 机构应配备必要的办公设备、诊疗设备、消毒设备及一定储存量的防护设备等。
● 机构应提供设施设备运行监管记录、连续半年以上的诊疗服务、消毒记录、医疗废物处置记录等工作资料。
现场评价：
● 现场查看机构发热诊室（发热哨点）设置、人员、设施设备配备及相关工作记录等。
● 随机询问机构医务人员传染病的诊断、治疗、防护、转运、隔离及消毒等知识知晓率，查看相关技能操作熟练度。

【A-1】

至少设立3个以下科室：眼科、耳鼻咽喉科（可合并设立五官科）、血液透析室、重症监护室、急诊科、皮肤科、麻醉科、手术室（可合并设立）、体检中心等。

各科室有相对独立的诊疗用房，符合相关规定要求。

支撑材料:
 ● 机构提供医疗机构执业许可证(正、副本),上级卫生健康行政主管部门批复的特色科室设置的文件及责任人、专业技术人员基本信息一览表,提供服务场所、设施设备及运行监管记录,提供特色科室连续半年以上诊疗记录、诊疗收入或诊疗量的占比统计分析报告及信息系统汇总等支撑材料。

现场评价:
 ● 现场查看机构服务场所、设施设备及运行监管记录,提供特色科室连续半年以上诊疗记录,诊疗收入或诊疗量的占比统计分析报告及信息系统汇总等工作记录。

【A-2】

有1个具有一定辐射能力的特色科室。

特色科室建设符合地方特色科室建设的相关要求,特色科室诊疗收入或诊疗量应占有一定比例,原则上应不低于10%。

支撑材料:
 ● 机构提供特色科室成立文件、与医疗机构许可证诊疗科目相符的科室设置、专业技术人员基本信息一览表,提供场所、设施设备及运行监管记录等支撑材料。
 ● 机构提供开展特色科室门诊和(或)住院诊疗量中外乡镇居民就诊量、收入占比信息系统统计或在门诊科室中的占比说明,提供月度、季度、年度分析总结及开展的诊疗服务过程工作记录等支撑材料。

现场评价:
 ● 现场查看机构服务场所、设施设备及运行监管记录,开展特色科室门诊和(或)住院诊疗量中外乡镇居民就诊量、收入占比信息系统统计或在门诊科室中占比说明,查看月度、季度、年度分析总结及开展的诊疗服务过程工作记录等。

1.2.2 医技及其他科室

医技及其他科室主要目的是评估乡镇卫生院在医技服务和其他专科服务方面的能力和水平,为改善和提升乡镇卫生院的服务质量和水平提供指导和参考。

【C】

设置药房、检验科、放射科、B超室、心电图室(B超与心电图室可合并设立)、消毒供应室(可依托有资质的第三方机构)。

上述各科室达到《乡镇卫生院建设标准》（建标107—2008）要求（若有新标准，按新标准执行），视觉可参考《基层医疗卫生机构功能单元视觉设计标准》（WS/T 809—2022）。

支撑材料：
● 机构提供与医疗机构许可证诊疗科目相符的科室设置、医疗机构执业许可证（正、副本）、辐射安全和放射许可证原件（复印件）、专业技术人员基本信息一览表，提供机构依托第三方开展消毒的记录，提供相关委托协议、第三方资质及工作记录，场所、设施设备及运行监管记录，提供相关科室连续半年以上的诊疗服务过程工作记录等支撑材料。
现场评价：
● 现场查看与医疗机构许可证诊疗科目相符的科室设置场所、设施设备及运行监管记录，提供开展相关科室连续半年以上的诊疗服务过程工作记录等。

【B】

中西药房分设。

中西药房分开设置，中药房面积不少于40m²或者委托第三方配送（有委托协议及质量保证书等）且中药饮片或中药颗粒不低于300种。

支撑材料：
● 机构提供中西药房工作制度、工作流程、专业技术人员基本信息一览表，机构场所、信息系统中提供中药饮片或中药颗粒不低于300种，提供进销存记录、设施设备及运行监管记录、服务过程工作记录等支撑材料。
现场评价：
● 现场查看机构提供中西药房场所［独立设置中药房，面积不少于40m²或者委托第三方配送（有委托协议及质量保证书等）］、设施设备及运行监管记录、服务过程工作记录等。

【A】

增设肺功能室或内镜室等其他科室。

肺功能室面积的大小可依据测试仪器和测试项目的多少、测试对象以及各机构的实际情况而配置，但应注意以下各项因素：有良好的通风设备，场地不宜过于窄小；室内的温度、湿度应当相对恒定；肺功能室最好设在易于抢救病人的地方；肺功能室内环境宜安静。

内镜室设置根据内镜诊疗项目设置相应诊室，不同系统（如呼吸、消化系统）软式内镜的诊疗工作应分室进行，推荐每个诊疗单位分室设置，避免诊疗过程中的交叉污染。

支撑材料：

• 机构提供肺功能室或内镜室等其他科室工作制度、工作流程、专业技术人员基本信息一览表，提供场所、设施设备及运行监管记录及诊疗服务过程工作记录等支撑材料。

现场评价：

• 现场查看肺功能室或内镜室等其他科室场所、设施设备及运行监管记录、诊疗服务过程工作记录等。

1.2.3 公共卫生科或预防保健科

公共卫生科或预防保健科的目的主要是评估乡镇卫生院在公共卫生和预防保健方面的服务能力。有助于提升乡镇卫生院在疾病预防和控制、卫生监测和应急响应、传染病预防、慢性病防治、健康检查和健康管理等方面的服务和管理水平。

【C】

包含预防接种门诊（含预检室、登记室、接种室、留观室、冷链室）、儿童保健室、妇女保健室、健康教育室、避孕药具室及相关工作设施等。

上述各室达到《乡镇卫生院建设标准》（建标107—2008）要求（若有新标准，按新标准执行），视觉可参考《基层医疗卫生机构功能单元视觉设计标准》（WS/T 809—2022）。

接种门诊应设置候种区/室（宣教、留观）、预检区/室（登记、询问、体检）、接种区/室（有卡介苗专室或单独隔开）、办公区/室（含资料和冷链管理区/室）；接种流程合理，各区/室挂有明显的标志牌，有专门的出入口；在醒目位置张贴公示材料（内容包括国家政策、免疫程序，接种方法、接种须知和安全注射、接种流程等）。

儿童保健室、妇女保健室应相对独立分区，与预防接种门诊相邻，与疾病门诊分隔，流程与布局合理。

支撑材料：

• 机构提供与医疗机构许可证诊疗科目相符的科室设置、工作制度、工作流程、医疗机构专业技术人员基本信息一览表，提供场所、设施设备及运行监管记录及开展诊疗、预防保健服务过程工作记录等支撑材料。

现场评价：

• 现场查看与医疗机构许可证诊疗科目相符的科室设置场所，查看设施设备及运行情况，查看开展诊疗、预防保健服务过程工作记录等。

• 现场查看机构接种门诊是否设置候种区/室（宣教、留观）、预检区/室（登记、询问、体检）、接种区/室（有卡介苗专室或单独隔开）、办公区/室（含资料和冷链管理区/室）；接种流程合理，各区/室挂有明显的标志牌，有专门的出入口；在醒目位置张贴公示材料（内容包括国家政策、免疫程序，接种方法、接种须知和安全注射、接种流程等）；预防不良反应处置措施及相应的便民措施等。

● 现场查看机构儿童保健室、妇女保健室是否相对独立分区，与预防接种门诊相邻，与疾病门诊分隔，流程与布局合理等。

【B-1】

预防接种门诊达到当地规范化门诊建设标准。

卫生院根据当地卫生健康行政部门《规范化预防接种门诊评审方案》参加创建评审，并通过复核验收，取得规范化预防接种门诊称号。

支撑材料：
● 机构提供当地卫生健康行政部门规范化预防接种门诊评审验收合格报告或公布名单文件、专业技术人员基本信息一览表，服务场所、设施设备及运行监管记录及服务过程工作等支撑材料。
现场评价：
● 现场查看场所、设施设备及运行情况、服务过程工作资料等。

【B-2】

设置听力筛查、视力检查、心理和行为发育检查室。

听力检查、视力检查、心理和行为发育检查室各设置1间，均独立业务用房且面积不低于10m²，每个检查室均需配备相应的设备或器械。

支撑材料：
● 机构提供专业技术人员基本信息一览表，开展听力检查、视力检查、心理和行为发育检查室工作制度、工作流程，提供场所、设施设备及运行监管记录，开展诊疗服务过程工作记录等支撑材料。
现场评价：
● 现场查看听力检查、视力检查、心理和行为发育检查室场所（各设置1间，均独立业务用房且面积不低于10m²）、设施设备及运行情况及开展诊疗服务过程工作记录等。

【A-1】

增设心理咨询室、健康小屋、预防保健特色科室等。

心理咨询室需有独立业务用房且面积不低于12m²，有专（兼）职人员，诊室设置安静、温馨，一人一诊室，配备必要的心理测量量表。

健康小屋配备计算机硬件及网络、身高体重仪、血压计、血糖仪、腰围仪、健康评估一体机、视力表、糖尿病视网膜筛查仪、超声骨密度检测仪、肺功能检测仪等至少5种以上设备，数据与公共卫生信息系统互联互通。

开展营养门诊、生长发育门诊、儿童中医药管理门诊、戒烟门诊等与预防保健相关的特色科室，特色科室的年门诊量或者收入需达到预防保健总门诊人次或者收入的10%。

支撑材料：

● 机构提供心理咨询室、健康小屋、预防保健特色科室等工作制度、工作流程、专业技术人员基本信息一览表，提供服务场所、设施设备及运行监管记录，特色科室门诊和（或）住院诊疗量中外乡镇居民就诊量、收入占比（HIS系统数据统计）及开展诊疗服务过程工作记录等支撑材料。

现场评价：

● 现场查看心理咨询室、健康小屋、预防保健特色科室等场所（心理咨询室需有独立业务用房且面积不低于12m²）、设施设备及运行监管记录，查看特色科室门诊和（或）住院诊疗量中外乡镇居民就诊量、收入占比（HIS系统数据统计）及开展诊疗服务过程工作记录等。

【A-2】

预防接种门诊达到数字化门诊建设标准。

候诊、预检、登记、接种留观等程序融为一体，门诊管理与免疫规划网络信息管理平台无缝对接；有24小时不间断冷链监控，断电或温度偏离时，报警短信实时发送至相关负责人，有效保障疫苗使用安全。

支撑材料：

● 机构提供当地卫生健康行政部门数字化预防接种门诊评审验收合格报告或公布名单文件，专业技术人员基本信息一览表及24小时不间断冷链监控记录，断电或温度偏离时，报警短信实时发送记录，提供场所、设施设备及运行监管记录，服务过程工作记录等支撑材料。

现场评价：

● 现场查看服务场所、设施设备及运行监管记录服务过程工作记录等。

【A-3】

儿童保健室与预防接种门诊功能布局优化，便于实现儿童健康全过程管理和服务。

儿童保健室应相对独立分区，与预防接种门诊相邻，与疾病门诊分隔，流程与布局合理，应有取暖设施，环境温馨，符合儿童特点。

支撑材料：
- 机构提供儿童保健室工作制度、工作流程、专业技术人员基本信息一览表，提供服务场所（科室布局图）、设施设备及运行监管记录、服务过程工作记录等支撑材料。

现场评价：
- 现场查看机构儿童保健室场所（儿童保健室应相对独立分区，与预防接种门诊相邻，取暖设施）、设施设备及运行监管记录、服务过程工作记录等。

1.2.4　职能科室

职能科室的设置提升了乡镇卫生院在人力资源管理、财务管理、信息化建设和信息管理方面的服务能力，对保障乡镇卫生院的正常运转和提高工作效率具有重要意义。

【C-1】

设有党务、院办、医务、公卫管理、护理、财务、病案管理、信息、院感、医保结算、后勤管理等专（兼）职岗位。

设专（兼）职人员分别负责上述岗位工作。

支撑材料：
- 机构提供党务、院办、医务、公卫管理、护理、财务、病案管理、信息、院感、医保结算、后勤管理等科室岗位设置、岗位职责、工作制度、工作流程、人员基本信息一览表，提供服务场所、设施设备及运行监管记录，服务过程工作记录等支撑材料。

现场评价：
- 现场查看机构党务、院办、医务、公卫管理、护理、财务、病案管理、信息、院感、医保结算、后勤管理等科室岗位设置场所、设施设备及运行监管记录和服务过程工作等。

【C-2】

实行乡村一体化管理的，设立相关专（兼）职岗位。

设专（兼）职人员分别负责乡村一体化管理工作。

支撑材料：
● 机构提供实行乡村一体化管理的工作方案、工作制度、工作流程、人员基本信息一览表，提供场所、设施设备及运行监管记录、服务过程工作记录等支撑材料。
现场评价：
● 现场查看实行乡村一体化管理场所、设施设备及运行监管记录、服务过程工作记录等。

【B】

至少设立3个以下职能科室：院办、医务（质控）、公卫管理、护理、财务、病案管理、信息、院感、医保结算、后勤管理等。

支撑材料：
● 机构至少提供3个职能科室设置的工作制度、工作流程、人员基本信息一览表，提供场所、设施设备及运行监管记录、开展服务过程工作记录等支撑材料。
现场评价：
● 现场至少查看机构3个职能科室设置的场所、设施设备及运行监管记录、服务过程工作记录等。

【A】

独立设置院感科、病案管理科等。

支撑材料：
● 机构提供院感科、病案管理科室设置的工作制度、工作流程、人员基本信息一览表，提供场所、设施设备及运行监管记录、服务过程工作记录等支撑材料。
现场评价：
● 现场查看机构院感科、病案管理科室设置及其工作制度、工作流程、人员基本信息一览表，查看场所、设施设备及运行监管记录、服务过程工作记录等支撑材料。
● 现场查看机构病案管理科，具备防盗、防晒、防高温、防火、防潮、防尘、防鼠和防虫等防护措施。

1.3　设施设备

1.3.1　建筑面积

　　乡镇卫生院的建筑面积应符合国家建设标准和卫生部门相关规定，以确保医疗场所的安全性、卫生性和功能性。

【C】

20张床位及以下，建筑面积达到300～1100m²。

　　建筑面积＝房屋建筑面积（附1-3中的房屋建筑面积）＋租房面积（附1-3中的租房面积）＋其他面积（不属于上述两类，但能够提供相关证明材料支撑的房屋建筑面积）。

　　床位指编制床位数，即由卫生健康行政部门核定的床位数，应与附1-3中"编制床位"数一致，下同。

　　卫生院的实有建筑面积应符合《乡镇卫生院建设标准》（建标107—2008）要求（若有新标准，按新标准执行），不低于标准建筑面积（标准建筑面积是指按照服务能力标准测算的建筑面积）。

支撑材料：
　　● 机构提供医疗机构执业许可证（正、副本）、与填报业务用房面积相等的房产证、租赁协议或其他面积相关证明材料（可累加）。
现场评价：
　　● 现场查看医疗机构执业许可证（正、副本）、与填报业务用房面积相等的房产证、租赁协议或其他面积相关证明材料（可累加）。

【B】

21～99张床位，每增设1张床位，建筑面积至少增加50m²。

　　卫生院的实有建筑面积应不低于标准建筑面积。
　　标准建筑面积（m²）＝300m²＋（编制床位-20）×50m²

支撑材料：
　　● 机构提供医疗机构执业许可证（正、副本）、与填报业务用房面积相等的房产证、租赁协议或其他面积相关证明材料（可累加）。

现场评价：

- 现场查看医疗机构执业许可证（正、副本）、与填报业务用房面积相等的房产证、租赁协议或其他面积相关证明材料（可累加）。

【A】

100张床位及以上，每增设1张床位，建筑面积至少增加55m²。

卫生院的实有建筑面积应不低于标准建筑面积。

标准建筑面积（m²）＝ 300m² ＋（99-20）× 50m² ＋（编制床位-99）× 55m²

支撑材料：

- 机构提供医疗机构执业许可证（正、副本）、与填报业务用房面积相等的房产证、租赁协议或其他面积相关证明材料（可累加）。

现场评价：

- 现场查看医疗机构执业许可证（正、副本）、与填报业务用房面积相等的房产证、租赁协议或其他面积相关证明材料（可累加）。

1.3.2 床位设置

床位设置可以确定乡镇卫生院提供住院服务的能力、区分不同科别的病房、提高住院服务的效率，合理的床位设置也有助于提高乡镇卫生院的运营效率和医疗资源的合理利用。

【C】

实际开放床位10 ～ 20张。

实际开放床位指实有床位，即年底固定实有床位，包括正规床、简易床、监护床，超过半年加床、正在消毒和修理床位，因扩建或大修而停用床位，不包括产科新生儿床、接产室待产床、库存床、观察床、临时加床和病人家属陪侍床。

支撑材料：

- 机构实际开放床位数及组成明细。

现场评价：

- 现场查看机构实际开放床位。

【B】

实际开放床位21 ～ 99张。

支撑材料：
- 机构实际开放床位数及组成明细。

现场评价：
- 现场查看机构实际开放床位。

【A】

实际开放床位100张及以上。

支撑材料：
- 机构实际开放床位数及组成明细。

现场评价：
- 现场查看机构实际开放床位。

1.3.3 设备配置

　　设备配置的目的是了解自身医疗设备的完备程度，有助于提升基层医疗的整体水平，并为患者提供更好的医疗保障。

【C】

参照《医疗机构基本标准》要求配备相关设备，配备必要的中医药服务设备。

　　配备"附1-4基本设备和中医药服务设备清单"中的90%以上的基本设备，并配备6种以上中医诊疗设备和康复设备，则认为符合此条款要求。

支撑材料：
- 机构提供基本设备和中医药服务设备清单（附1-4）中的90%以上的基本设备及6种以上中医诊疗设备和康复设备清单、图片及运行监管记录等。

现场评价：
- 现场核实机构设备配备情况及运行监管记录。

【B-1】

配备听力筛查工具、视力筛查工具、心理行为发育筛查工具。

支撑材料：
- 机构提供听力筛查工具、视力筛查工具、心理行为发育筛查工具清单、图片及运行监管记录等。

现场评价：
- 现场核实机构设备配备情况及运行监管记录。

【B-2】

配备与诊疗科目相匹配的其他设备。

支撑材料：
- 机构提供诊疗目录表、与诊疗科目相匹配的其他设备目录、图片及运行监管记录等。

现场评价：
- 现场查看机构诊疗目录表，核实设备配备情况及运行监管记录。

【B-3】

配备DR、彩超、全自动生化分析仪、全自动化学发光免疫分析仪、血凝仪、生物安全柜、十二导联心电图机、空气消毒机、麻醉机、呼吸机以及与诊疗科目相匹配的其他设备。

支撑材料：
- 机构提供配备DR、彩超、全自动生化分析仪、全自动化学发光免疫分析仪、血凝仪、生物安全柜、十二导联心电图机、空气消毒机、麻醉机、呼吸机以及与诊疗科目相匹配的设施设备目录（附1-5）、图片及运行监管记录。

现场评价：
- 现场核实机构设备配备情况及运行监管记录。

【A】

配备胃镜或CT等设备、配备急救型救护车。

支撑材料：
- 机构提供配备胃镜或CT设施设备目录、图片及运行监管记录。
- 机构提供急救型救护车值班及交接班记录、派车单等。

现场评价：
- 现场核实机构胃镜或CT等设备配备情况及运行监管记录、急救型救护车值班表、交接班记录、派车单等。

1.3.4　公共设施

公共设施是为了便利患者的就医流程、保障医疗安全和卫生、提升患者的医疗服务体验，有助于提升患者满意度、整体服务能力。

【C-1】

卫生厕所布局合理，卫生间的洗手池等应采用非手动开关。

设置具有粪便无害化处理设施、按规范管理的厕所，男女应分开设置，卫生间的洗手池等应采用非手动开关。

支撑材料：
- 机构提供布局合理，具有粪便无害化处理设施、按规范管理的厕所图片，首层至少设置男（非手动开关：1个无障碍厕位、1个无障碍小便器、1个无障碍洗手池）、女（非手动开关：1个无障碍厕位、1个无障碍洗手池）各一个无障碍厕所。

现场评价：
- 现场查看机构厕所卫生及便民设施。

【C-2】

门诊诊室、治疗室、多人病房等区域为服务对象提供必要的私密性保护措施。

门诊诊室（一医一患一诊室）、治疗室、多人病房（如有）等区域，应有阻隔外界视线的装置（如屏风、遮挡帘等）。

支撑材料：
- 机构提供门诊诊室、治疗室、多人病房等区域阻隔外界视线的装置图片（如屏风、遮挡帘等）、医患沟通及知情告知环节等支撑材料。

现场评价：
- 现场核实机构私密性保护措施配备、医患沟通及知情告知落实情况。

【C-3】

在需要警示的地方有明显的警示标识。

在有可能引起火灾、爆炸、危险、污染等地方，应设置警示标识，如氧气房、放射科、医疗废物存放点等地方放置警示标识，警示标识应符合《消防安全标志》（GB13495—92）、《安全标志及其使用导则》（GB—2894—2008）和《医疗废物集中处置技术规范》（环发〔2003〕206号）相关要求（若有新标准，按新标准执行）。

支撑材料：
- 机构提供警示标识图片，注明地点，包括放射科、检验科、氧气房（氧气暂存间）、医疗废物存放点、配电房等支撑材料。

现场评价：
- 现场查看机构警示标识规范性。

【C-4】

设立服务功能适宜的独立母婴室，配备基本设施，引导标识醒目。

独立区域，面积不低于10m^2；配备基本设施（带安全扣的婴儿尿布台，婴儿床；提供热水和洗手液的洗手台或水池；便于哺乳的座椅，放置哺乳有关用品的桌子，垃圾桶；保护哺乳私密性的可上锁的门、帘子遮挡设备等；提供纸巾、湿巾，提供饮用水）；有醒目的引导标识。

支撑材料：
- 机构提供设立独立母婴室的工作制度、工作流程，人员基本信息一览表，提供场所、设施设备及运行监管记录，消毒记录、服务过程工作记录等支撑材料。

现场评价：
- 现场查看机构独立母婴室场所、引导标识、设施设备及运行监管记录、消毒记录、服务过程工作记录等。

【C-5】

无障碍设施符合相关标准要求。

无障碍设施包括无障碍通道、出入口、门、楼梯、电梯、扶手等。

支撑材料：

● 机构提供无障碍设施（包括无障碍通道、出入口、门、楼梯、电梯、扶手等）安全管理制度、防护措施、设施设备及运行监管记录等支撑材料。

现场评价：

● 现场查看机构无障碍设施安全管理制度、防护措施、设施设备及运行监管记录等。

● 现场查看机构无障碍设施情况，包括无障碍通道、出入口、门、楼梯、电梯、扶手等。门槛高度及门内外高差不应大于15mm，并以斜面过渡且便于开关；主要出入口应为无障碍出入口，宜设置为平坡（《无障碍设计规范》GB50763—2012）出入口；门开启后，通行净宽不小于1m，同一建筑内应至少设置一部无障碍楼梯，若设有电梯组，每组电梯设置一部无障碍电梯；住院部（如有）病人活动室墙面四周应设置高度适宜的扶手等。

【B-1】

如设肠道门诊的，肠道门诊厕所应单设。

支撑材料：

● 机构提供肠道门诊的科室设置、工作制度、工作流程、专业技术人员基本信息一览表，提供服务场所、设施设备及运行监管记录，肠道门诊服务过程工作记录、肠道门诊厕所独立设置图片等支撑材料。

现场评价：

● 现场查看机构肠道门诊的科室及厕所设置、设施设备及运行监管记录、服务过程工作记录等。

【B-2】

候诊椅数量配备适宜，舒适度较好。

支撑材料：

● 机构提供等候区候诊椅图片、传染病防控期间张贴隔位就座标识等支撑材料。

现场评价：

● 现场查看机构候诊椅设置合理性、传染病防控期间隔位就座标识等。

【B-3】

有必要的采暖、制冷设备。

支撑材料：
- 机构提供采暖、制冷设备人员及职责分工，设施设备目录及运行监管记录等支撑材料。

现场评价：
- 现场查看机构采暖、制冷设施设备及运行监管记录等。

【B-4】

医疗用房首层应设有无障碍厕所，层数为二层时宜设电梯或无障碍坡道，三层及以上应设电梯。

医疗用房首层厕所中至少一处厕所应配备无障碍设施，可男女分设或建设无性别卫生间。无障碍厕位门扇向外开启后，入口净宽不应小于0.80m，门扇内侧无障碍厕所应设关门拉手，坐便器高0.45m，两侧应设高0.70m水平抓杆，应设立至少1个无障碍厕位、1个无障碍洗手池（男厕至少配备1个无障碍小便器）；层数为二层时宜设电梯或无障碍坡道，三层及以上应设电梯。

支撑材料：
- 机构提供机构医疗用房首层厕所中至少一处厕所配备无障碍设施，可男女分设或建设无性别卫生间，应设置非手动开关、至少1个无障碍厕位、1个无障碍洗手池（男厕至少配备1个无障碍小便器），布局合理，具有粪便无害化处理设施。机构提供医疗用房层数为二层的设立电梯或无障碍坡道，三层设置电梯并提供设施设备及运行监管记录等支撑材料。
- 机构提供无障碍厕所图片，图片能体现入口宽度、关门拉手、水平抓杆、无障碍厕位、无障碍洗手池、无障碍小便器等元素及电梯、无障碍坡道等图片。

现场评价：
- 现场查看机构无障碍厕所、无障碍坡道及电梯配置情况。医疗用房层数为二层的设立电梯或无障碍坡道，三层设置电梯并提供设施设备及运行监管记录等。

【A】

配备使用自助查询、自助挂号、自助打印化验结果报告等设备，使用门诊叫号系统及住院病室一键呼叫对讲系统。

全部配备自助查询、自助挂号、自助打印化验结果报告等设备、使用门诊叫号系统。

支撑材料：
　　● 机构提供自助查询、自助挂号、自助打印化验结果报告等设备目录及图片，使用门诊叫号系统、病房一键呼叫系统，设施设备及运行监管记录等支撑材料。

现场评价：
　　● 现场查看机构自助查询、自助挂号、自助打印化验结果报告等设备，查看门诊叫号系统、病房一键呼叫系统，设施设备及运行监管记录等。

1.4　人员配备

　　人员配备的评价目的是评估乡镇卫生院在医务人员方面的配置情况，充实医疗机构中规定的岗位要求，以保证业务活动的正常进行，进而实现医院的既定目标。

【C-1】

达到《医疗机构基本标准》要求的配备。

　　床位总数在19张以下的乡（镇）、街道卫生院应配备如下，①定员至少5人；②卫生技术人员数不低于全院职工总数的80%；③从事防保工作人员不低于卫生技术人员总数的20%。

　　床位总数20～99张的乡（镇）、街道卫生院应配备如下，①至少有3名医师、5名护士和相应的药剂、检验、放射线技术人员；②至少有1名具有主治医师以上职称的医师。

支撑材料：
　　● 机构提供医疗机构执业许可证（正、副本）、专业技术人员基本信息一览表，一览表中至少有3名医师、5名护士和相应的药剂、检验、放射线技术人员。机构至少有1名具有主治医师以上职称的医师并提供相关资格证书、执业证书和职称证书等支撑材料。

现场评价：
　　● 现场查看医疗机构执业许可证（正、副本），医、药、护、技卫生专业技术人员配备情况等。

【C-2】

人员编制数不少于本省（区、市）出台的编制标准。

支撑材料：

● 机构提供本省（区、市）出台的人员编制文件、本机构三定方案（职能配置、内设机构、人员编制）、专业技术人员基本信息一览表、工资发放记录表等，核实卫生院编制数与实有人数。

现场评价：

● 现场查看机构提供的本省（区、市）出台的人员编制文件，核实卫生院编制数与实有人数。

【C-3】

卫生技术人员数不少于全院职工总数的80%。

卫生技术人员包括在本卫生院注册的医、药、护、技人员。填报的数据应与"卫健统1-2表"（附1-3）中"卫生技术人员数"一致。

支撑材料：

● 提供在本机构注册的医、药、护、技人员等基本信息一览表、相应的人员资质，"卫健统1-2表"（附1-3）中"卫生技术人员数"页面截图，核对卫生技术人员一致性，标注说明人员比例等支撑材料。

现场评价：

● 现场查看机构卫生技术人员配备及资质等。

【C-4】

辖区内每万名服务人口注册全科医师数不少于2人。

注册全科医师指执业注册范围为全科医学的医师（含加注全科医学）。服务人口为辖区常住人口数应与"卫健统1-2表"（附1-3）中数据一致。

支撑材料：

● 机构提供辖区人口数统计文件、"卫健统1-2表"（附1-3）辖区常住人口数页面截图，核对数据一致性。提供专业技术人员基本信息一览表、每万名服务人口注册全科医师配备数量、在本机构注册的全科医学（含加注）的执业证，诊疗服务记录、工资发放记录表等支撑材料。

现场评价：

● 现场查看机构提供辖区人口数统计文件，全科医师人员配备及资质、诊疗服务记录等。

【C-5】

中医类别医师不少于2名。

包括中医类别执业（助理）医师，乡村全科执业助理医师。

支撑材料：
- 机构提供中医类别专业技术人员基本信息一览表、中医类别执业（助理）医师、乡村全科执业助理医师资格证、执业证，工作记录及工资发放记录表等支撑材料。

现场评价：
- 现场查看机构中医类别、医师人员配备及资质、工资发放记录、工作记录等。

【B-1】

大专及以上学历卫生技术人员比例达到50%以上。

大专及以上学历卫生技术人员比例＝（大专及以上学历卫生技术人员数/卫生院卫生技术人员总数）×100%

支撑材料：
- 机构提供卫生专业技术人员基本信息一览表、相应学历证书，大专及以上学历卫生技术人员比例达到50%以上、工资发放记录等支撑材料。

现场评价：
- 现场查看机构卫生技术人员学历证书、相关记录等。

【B-2】

公共卫生人员占专业技术人员编制的比例不低于25%。

公共卫生人员主要是指从事预防接种、妇保、儿保、老年人、慢性病管理等公共卫生工作的医护人员。

公共卫生人员比例＝（公共卫生人员数/卫生技术人员编制总数）×100%。

支撑材料：
- 机构提供公共卫生人员基本信息一览表（含项目分工）、人员占比说明、人员资质、公共卫生经费发放记录表等。

现场评价：
- 现场查看机构相关人员资质、公共卫生经费发放记录表等。

【B-3】

辖区内每万服务人口注册全科医师数不少于3人，其中至少有一名经过助理全科医生培训或住院医师规范化培训。

注册全科医师指执业注册范围为全科医学的医师（含加注全科医学）。服务人口为辖区常住人口数，应与附1-3中数据一致。

支撑材料：
● 机构提供辖区人口数统计文件、附1-3辖区常住人口数页面截图，核对数据一致性。提供专业技术人员基本信息一览表、每万名服务人口注册全科医师配备数量、在本机构注册的全科医学（含加注）的执业证，助理全科医生培训或住院医师规范化培训合格证，诊疗服务记录、工资发放记录表等支撑材料。

现场评价：
● 现场查看机构提供辖区人口数统计文件，全科医师人员配备及资质、诊疗服务记录等。

【B-4】

至少配备1名提供儿童基本医疗服务的全科医生。

至少配备1名能够提供儿童基本医疗服务的全科医生（含中医全科）。

支撑材料：
● 机构提供专业技术人员基本信息一览表，经过儿童基本医疗服务培训取得合格证的全科医生（含中医全科）资质，人员工资发放记录表、儿童基本医疗服务诊疗记录等支撑材料。

现场评价：
● 现场查看机构全科医生（含中医全科）人员配备及资质、诊疗服务记录等。

【B-5】

至少配备2名从事儿童保健的医师。

支撑材料：
● 机构提供专业技术人员基本信息一览表，至少配备2名从事儿童保健人员的医师资质证明、工资发放记录表、服务记录等支撑材料。

现场评价：
- 现场查看机构儿童保健的相关服务记录等。

【B-6】

至少配备1名公共卫生医师。

通过国家医师资格考试取得执业公共卫生医师或执业助理公共卫生医师资格，经注册在医疗机构中执业的公共卫生专业人员。

支撑材料：
- 机构提供专业技术人员基本信息一览表、执业（助理）公共卫生医师执业证书，公共卫生医师工资发放记录表、诊疗服务记录等支撑材料。

现场评价：
- 现场查看机构执业（助理）公共卫生医师资质、相关服务记录等。

【A-1】

执业（助理）医师中本科及以上学历人员比例达到50%以上。

执业（助理）医师中本科及以上学历人员比例＝执业（助理）医师中本科及以上学历人员数/执业（助理）医师总数×100%

支撑材料：
- 机构提供专业技术人员的基本信息一览表、相应学历证书、工资发放记录表、诊疗服务记录等支撑材料。

现场评价：
- 现场查看以上人员基本信息一览表、相应学历证书、工资发放记录表、诊疗服务记录等。

【A-2】

中级职称及以上卫生技术人员比例达到20%，并有1名中级及以上执业护士。

中级职称及以上卫生技术人员比例＝中级职称及以上卫生技术人员数/卫生技术人员总数×100%

支撑材料：

● 机构提供中级职称及以上卫生技术人员基本信息一览表、相应资质证书、工资发放记录表、诊疗服务记录等支撑材料。

现场评价：

● 现场查看机构中级职称及以上卫生技术人员基本信息一览表、相应资质证书、工资发放记录表、诊疗服务记录等。

【A-3】

至少有1名副高级及以上职称医师。

支撑材料：

● 机构提供专业技术人员基本信息一览表、副高级以上职称证书、工资发放记录表、诊疗服务记录等支撑材料。

现场评价：

● 现场查看机构副高级以上职称证书及相关服务记录等。

【A-4】

辖区内每万服务人口注册全科医师数不少于4人，其中至少有1名经过住院医师规范化培训。

支撑材料：

● 机构提供专业技术人员基本信息一览表、每万名服务人口注册全科医师配备数量、在本机构注册的全科医学（含加注）的执业证，住院医师规范化培训合格证，诊疗服务记录、工资发放记录表等支撑材料。

现场评价：

● 现场查看机构提全科医师人员配备及资质、诊疗服务记录等。

【A-5】

至少有1名中级及以上职称的中医类别医师。

支撑材料：

● 机构提供其中医类别专业技术人员基本信息一览表、中医类别执业（助理）医师的资格证、中级及以上职称专业人员的证书，人员诊疗记录及工资发放记录表等支撑材料。

现场评价：
- 现场查看中医类别医师人员配备及资质、职称证书、工资发放记录、诊疗记录等。

2. 基本医疗和公共卫生服务

2.1 服务方式

2.1.1 门、急诊服务

乡镇卫生院以维护当地居民健康为中心，综合提供公共卫生和基本医疗等服务；承担常见病、多发病的门诊诊治，开展院内外急救服务，针对患者或居民突发疾病进行院前急救、紧急抢救等。

【C-1】

预检分诊处及门诊布局科学、合理，流程有序、连贯、便捷。

优化门、急诊布局科学、合理，完善预检分诊、门诊管理制度并落实。

支撑材料：
- 机构门、急诊布局科学、合理。门、急诊布局符合《乡镇卫生院建设标准》（建标107—2008）相关要求，并有利于患者就医。门、急诊抢救室通道方便担架和平车等进出。设计门、急诊流程，制作方便患者就医流程图。急诊室位置醒目，方便利用门诊及医技科室的房屋及设施。传染病门诊、隔离观察室、发热诊室（发热哨点）肠道门诊厕所相对独立，设有独立出入口。
- 机构预检分诊应通风良好，相对独立，标识导向醒目易懂。分诊台有消毒隔离条件和防护用品，工作人员采取必要的防护措施，配备快速鉴别病情的相关医疗设备。对急诊患者进行分级管理，实施分类救治。设立科学合理的疑似传染病患者就诊通道，通过预检，有效分诊疑似传染病、发热等患者。
- 制定符合本机构的预检分诊、门诊管理制度、诊疗常规及操作规程。
- 保障机构门诊诊疗秩序及连贯性的工作预案。
- 机构有针对门、急诊高风险意外事件的应急预案并落实。

现场评价：
- 现场查看机构预检分诊，门、急诊布局，标识及指示路线等。
- 现场查看门、急诊管理制度与程序及落实情况。

【C-2】

患者就诊方便，有导诊指示线路图，诊室标识清楚，设施设置人性化。

患者就诊方便，有导诊指示线路图，诊室标识清楚，设施设置人性化，为患者提供必要的隐私保护措施。

支撑材料：
- 机构提供预检分诊、门急诊标识、指示线路图的照片。
- 机构提供重点区域、就诊高峰有序就诊保障措施的资料。
- 机构提供诊室设施设置人性化，有私密性良好的诊疗环境，为患者提供必要的隐私保护措施，必要时使用屏风、遮挡帘等的资料。

现场评价：
- 现场查看机构预检分诊、门、急诊标识、指示线路图，是否方便患者就诊。
- 现场查看机构诊室保护患者隐私的设施。

【C-3】

能提供一般常见病、多发病诊治和慢性病管理服务。

提供一般常见病、多发病的诊治，为诊断明确、病情稳定的高血压、2型糖尿病、慢性阻塞性肺病、冠心病、卒中康复期、晚期肿瘤、慢性肾功能衰竭等慢性病患者提供治疗、康复、护理管理等服务。

支撑材料：
- 机构提供门急诊患者诊疗记录及公卫慢病管理服务记录。

现场评价：
- 现场查看机构各诊室诊疗记录和慢性病管理记录。

【C-4】

急诊服务区域标识醒目。

建筑外"急诊"标识醒目，建筑内急诊服务区引导清楚。

支撑材料：
- 机构提供建筑外急诊标识、院内急诊服务区指引标识的照片。

- 机构提供大厅内急诊服务区标识及引导明显，具备夜间识别功能的照片。

现场评价：

- 现场查看机构急诊区域标识及急诊服务区引导图。

【C-5】

基本急救设备配置和药品配备符合国家相关规定，且运行状况良好。

抢救室内应当备有急救药品、器械及抢救设备等。一切抢救药品、器械、设备、敷料等均需放在指定位置，并有明显标识，不得挪用或外借，药品、器械用后均需及时清理、消毒，消耗部分应及时补充，放回原处。

急救器械应包括一般急救搬动、转运器械。抢救设备包括心电图机、心脏起搏/除颤仪、呼吸机（简易呼吸器）、心电监护仪、给氧设备、吸痰器、洗胃机。抢救设备应进行定期检查和维护，设备运行状态标识清晰，保证设备完好率达到100%。

抢救室常备药品应根据卫生院的实际工作情况，至少配备心脏复苏药物、呼吸兴奋药、血管活性药、利尿及脱水药、抗心律失常药、镇静药、解痉药、解热镇痛药、止血药、常见中毒的解毒药、平喘药、纠正水电解质酸碱失衡类药、各种静脉补液液体、局部麻醉药、激素类药物等。抢救药品应当定期检查和更换，保证药品在使用有效期内。

支撑材料：

- 机构提供制定的急救仪器、器材和药品管理制度。
- 机构应有专人负责管理抢救设备和药品，检查其完备性并做好相应登记，具体责任应落实到个人。
- 机构应配备急救药品及抢救设备；做好管理工作，提供定期检查和维护记录（附1-8、附1-9）。

现场评价：

- 现场查看机构基本急救设备和药品配备及维护记录，药品交接记录等。
- 现场查看机构设施设备运行监管记录。

【C-6】

有预检分诊登记资料，能够对患者的来源、去向进行追溯。

预检分诊是优化资源配置、提高门、急诊医疗服务效率的重要途径。预检分诊应有预检分诊登记本，登记资料能够对患者的来源、去向进行追溯。

支撑材料：

- 机构提供预检分诊人员配备情况（机构人员基本信息一览表、值班表等）。
- 机构提供预检分诊登记资料本，内容翔实可追溯。

现场评价：

- 现场查看机构预检分诊人员配备情况。
- 抽查机构预检分诊登记患者，对其来源、去向进行追溯。

【B-1】

设立咨询服务台、候诊区，开展导诊、分诊服务，设立助老服务点，提供轮椅、担架等便民设施。

门诊大厅醒目位置设置咨询服务台、候诊区、助老服务点；咨询服务台标识清晰可见并配备咨询服务人员，开展导诊、分诊服务。为行动不便的患者提供轮椅、担架等便民设施。

支撑材料：

- 机构提供咨询服务台、助老服务点的服务工作记录。
- 机构提供其门诊大厅布局、相关制度与流程、便民措施（轮椅、担架车等功能良好）落实情况。

现场评价：

- 现场查看机构咨询服务台、候诊区、助老服务点、便民设施等。
- 现场查看机构咨询服务台服务工作记录。

【B-2】

能实现挂号、收费、医保结算等一站式服务。

支撑材料：

- 机构挂号、收费、医保结算窗口应集中设置。
- 机构提供收费处能实现挂号、收费、医保结算一站式服务的材料。

现场评价：

- 现场查看机构一站式窗口设置。
- 现场查看机构体现一站式结算的票据，并访谈工作人员。

【B-3】

在挂号、检验、药房、收费等窗口有针对抢救患者的优先措施，有针对性地落实对老年人的优先措施。

　　有针对抢救患者及老年人优先措施的相关制度、程序，在挂号、检验、药房、收费等窗口有针对抢救患者及老年人优先处置的标识。

支撑材料：
- 机构有急危重症患者优先处置制度与程序并落实。
- 机构在挂号、检验、药房、收费等窗口有针对抢救患者优先处置及老年人优先的标识。

现场评价：
- 现场查看机构急危重患者、老年人优先措施的制度、程序及落实情况。
- 现场查看机构相关标识，并访谈患者及家属。

【B-4】

有急诊登记资料，能够对患者的来源、去向及急救全过程进行追溯。

　　建立急诊患者登记本、抢救记录本，做好急诊抢救的全程记录，能够对患者的来源、去向及急救全过程进行追溯。

支撑材料：
- 机构提供内容完善、可追溯的急诊患者登记本和抢救记录。（附1-6、附1-7）

现场评价：
- 现场查看机构急诊抢救相关资料。
- 抽查机构急诊患者登记，对其来源、去向进行追溯。

【B-5】

规范设置发热诊室，落实相关制度和规范要求，加强疾病早期诊断和传染病筛查，做好转诊。

　　发热诊室设在机构内相对独立的区域，诊室内应当通风良好，配备独立空调；实行首诊负责制，加强疾病早期诊断和传染病筛查，做好转诊。

支撑材料：
- 机构规范设置发热诊室，其中传染病门诊和隔离观察室应相对独立，并有单独出入口，提供相关材料。
- 结合机构实际制定并定期修订各项管理制度与流程，包括发热诊室工作制度、岗位职责、消毒隔离制度、诊室就诊流程、病人登记制度、病人转诊制度、病人就诊须知等，并严格落实各种规范要求，加强对不明原因发热病人的早期诊断和传染病筛查，做好转诊。

- 机构成立发热诊室管理领导小组，小组成员职责明确，工作流程合理，提供相关材料。
- 机构发热诊室成员定期开展培训，包括医院感染管理、消毒隔离、传染病防控知识、医疗废物管理等，培训资料包括培训计划、培训通知、签到表、培训影像资料、培训内容、试卷及成绩通报（含排名）、培训总结（含结果运用）等。

现场评价：

- 现场查看机构发热诊室领导小组构成情况、小组人员基本信息一览表、资格证等相关资料。
- 现场查看机构发热诊室的相关制度和服务流程及培训台账等，访谈工作人员。
- 现场查看机构发热患者就诊登记记录，内容可追溯。

【A-1】

有缩短患者等候时间的措施。

推广预约诊疗服务，采取手机客户端、电话、互联网或诊间等方式，开展分时段预约就诊；利用信息化手段，有效缩短患者挂号、缴费、化验检查等的等候时间。

支撑材料：

- 机构制定缩短患者等候时间的措施，开展分时段预约就诊；机构实施分诊护士提前上班制度，推广预约诊疗服务，有采取手机客户端、电话、互联网或诊间等预约方式。
- 机构检验科提供自助取号、取化验单等自助服务系统，利用信息化手段，有效缩短患者挂号、缴费、化验检查等的等候时间。

现场评价：

- 现场查看机构提供缩短患者等候时间的措施落实情况。
- 现场查看机构就诊服务流程，访谈工作人员。

【A-2】

规范设置急诊科。

参照《急诊科建设与管理指南（试行）》规范设置急诊科。

支撑材料：

- 机构提供医疗机构执业许可证（正、副本），参照《急诊科建设与管理指南（试行）》规范设置急诊科。

- 机构急诊服务区域标识应醒目，有独立的急诊服务区（与普通门诊明显区分）。应设置急诊通道（通道方便担架和平车等进出）。
- 机构急诊科应当有固定的急诊医师和护士，医师、护士梯队结构合理。
- 除正在接受住院医师规范化培训的医师外，急诊医师应当具有3年以上临床工作经验，具备独立处理常见急诊病症的基本能力，熟练掌握心肺复苏、气管插管、深静脉穿刺、动脉穿刺、心电复律、呼吸机使用、血液净化及创伤急救等基本技能，并定期接受急救技能的再培训，再培训间隔时间原则上不超过2年。
- 急诊护士应当具有3年以上临床护理工作经验，经规范化培训合格，掌握急诊、危重症患者的急救护理技能，常见急救操作技术的配合及急诊护理工作内涵与流程，并定期接受急救技能的再培训，再培训间隔时间原则上不超过2年。
- 机构急诊科应当设医疗区和支持区。医疗区包括分诊处、就诊室、治疗室、处置室、抢救室和观察室，支持区包括挂号、各类辅助检查部门、药房、收费等部门。医疗区和支持区应当合理布局，有利于缩短急诊检查和抢救距离半径。
- 机构急诊科应当设有急诊通信装置（电话、传呼、对讲机）。
- 机构急诊科抢救室应当临近急诊分诊处，根据需要设置相应数量的抢救床，每床净使用面积不少于12m²。急诊科应当根据急诊患者流量和专业特点设置观察床，收住需要在急诊临时观察的患者，观察床数量根据医院承担的医疗任务和急诊病人量确定。急诊患者留观时间原则上不超过72小时。
- 机构抢救室内应备有急救药品、器械及心肺复苏、监护等抢救设备，并具有必要时施行紧急外科处置的功能。

现场评价：

- 现场查看机构医疗执业许可证。
- 查看机构急诊科的布局，人员配置、急救设备设施和急救药品等配备。

【A-3】

职能部门对门、急诊管理工作有分析评价，持续改进门、急诊工作质量。

职能部门定期到门、急诊科室进行现场查看、考核，做出分析评价，提出整改措施，门、急诊工作质量得到持续改进。

支撑材料：

- 机构职能部门根据门、急诊管理制度制定督导、考核标准并组织实施。
- 机构职能部门至少每季度一次对门、急诊科室进行现场查看、考核，做出分析评价，提出整改措施，保证门、急诊工作持续改进并有成效。

现场评价：

- 现场查看机构门、急诊管理督导、考核标准。
- 现场查看机构门、急诊管理督导、考核工作记录、分析评价报告及持续改进措施。

2.1.2 住院服务

住院服务是指对入院接受诊疗的患者提供良好的医疗服务，并实行以病房管理为中心的全过程管理活动。住院服务是医院整体医疗水平的体现，是发挥医院功能的中心环节，是医疗质量的基本保证，住院服务水平是医院服务质量的重要标志。

【C-1】

能提供常见病、多发病的住院诊疗。

为患有《乡镇卫生院服务能力标准（2022年版）》所列疾病且符合住院条件的患者提供住院诊疗服务。（附1-10）

支撑材料：

- 机构提供医疗机构执业许可证副本，核定床位数量、实际开放床位。
- 机构能够提供住院服务，医院信息系统（HIS）导出住院患者诊疗记录，提供住院病历，查看住院病案首页疾病编码，包含但不限于《乡镇卫生院服务能力标准（2022年版）》所列疾病病种。

现场评价：

- 现场查看机构医疗机构执业许可证上核定的床位数，查看病房床位设置，查看是否可以提供住院服务。
- 现场查看机构各科住院患者诊疗记录、住院病案首页。

【C-2】

执行留观、入院、出院、转院制度，并有相应的服务流程。

制定留观、入院、出院、转院等制度和相应的服务流程，并在实际工作中落实。

支撑材料：

- 机构制定急诊患者留观、入院、出院、转院制度及服务流程。
- 机构提供患者留观病历、入院记录、出院记录、转院记录。

现场评价：
- 现场查看机构制度、流程和相关服务记录。

【B-1】

能为患者入院、出院、转院提供指导和各种便民措施。

有部门或专（兼）职人员负责为患者入院、出院、转院提供指导和24小时服务，能为患者提供轮椅、推车、氧气、救护车呼叫等便民措施，能为特殊患者（比如残疾人、无家属患者等）提供帮助、代办相关手续等，能为急诊、危重症患者及时办理入院、转院手续。

支撑材料：
- 机构有明确专门科室和专（兼）职人员负责患者入院、出院、转院等工作，且有部门协调规定及协调机制，能提供24小时服务。
- 机构可提供轮椅、推车、氧气、救护车呼叫等便民措施，有为特殊患者提供帮助、代办相关手续的相关资料。

现场评价：
- 现场查看机构协调机制及便民措施。
- 现场查看机构相关便民措施落实情况。

【B-2】

有部门负责协调转诊，并有记录。

有双向转诊的制度，有部门间协调机制，有部门负责协调转诊。

支撑材料：
- 机构制定双向转诊的制度、流程、部门间协调机制，设置转（出）院部门或专（兼）职人员岗，负责协调转诊。
- 机构提供双向转诊记录本、转诊单，记录内容完整。（附1-11，附1-12）

现场评价：
- 现场查看机构双向转诊制度、流程，负责转（出）院工作成员名单。
- 查看机构双向转诊记录本、转诊单。

【B-3】

有部门或专（兼）职人员负责出院病人随访，并有记录或工作日志。

有病人回访工作制度及人员职责，有部门或者专（兼）人员负责病人随访并有工作记录。

支撑材料：
- 建立本机构出院病人随访制度，提供负责协调转诊和出院病人随访专（兼）职人员信息表及职责分工的文件。
- 按照规范填写机构转诊和出院病人随访登记本、出院患者随访记录（附1-13），记录工作情况。

现场评价：
- 查看机构病人随访工作制度、人员职责分工等资料。
- 现场查看机构随访登记本、出院患者随访记录，抽查2～3名出院病人，了解出院后随访情况。

【B-4】

至少有1名主治及以上职称的执业医师。

支撑材料：
- 提供机构主治医师基本信息一览表及相关资格证书、执业证书和职称证书，提供患者住院病程记录等支撑材料。

现场评价：
- 现场查看机构主治医师配备、人员资质及住院病历。

【A-1】

能提供长期照护或安宁疗护等服务。

机构为失能患者或终末期患者提供长期照护或安宁疗护等服务，有相关制度、流程、服务内容、相关活动区域、设备、工作记录等。

支撑材料：
- 机构设置长期照护或安宁疗护病房，配备相应的设施设备和医护人员，提供人员基本信息一览表、人员资质等。
- 机构提供长期照护或安宁疗护工作制度与服务规范，服务内容及工作记录等。
- 机构对其开展服务的医护人员进行相关培训，培训资料包括培训计划、培训通知、签到表、影像资料、培训内容、试卷及成绩通报（含排名）、总结（含结果运用）等。

现场评价：
- 现场查看机构提供长期照护或安宁疗护服务的相关设施设备、人员信息一览表、人员资质、相关工作制度、服务规范等。
- 现场查看机构长期照护或安宁疗护工作记录、培训资料等。

【A-2】

职能部门对住院诊疗情况有分析评价，持续改进住院诊疗工作质量。

职能部门每季度对住院诊疗情况进行分析评价，找出问题所在，提出杜绝重大医疗差错、事故发生的具体措施以及减少或杜绝各种医疗投诉、纠纷等整改建议，做到合理检查、合理治疗、合理用药，以推动住院诊疗质量的持续改进。

支撑材料：
- 机构职能部门至少每季度1次对住院诊疗情况进行现场查看、考核，做出分析评价，提出整改措施，持续改进住院诊疗工作，并有成效。
- 机构提供案例说明：在不断改进完善急诊患者入院、出院、转院等环节的服务流程，提高工作效率等方面所取得的成效。

现场评价：
- 现场查看机构自查及督导记录、分析评价结果和持续改进措施。
- 现场查看机构提供的案例说明。

2.1.3 家庭医生签约服务

家庭医生签约服务是以全科（临床）医生为核心，以家庭医生服务团队为支撑，以基层医疗机构为主要服务场所，通过签约的方式，与居民（家庭）建立起一种长期、稳定的服务关系，以便对签约居民的健康进行全过程的维护，为其提供综合、便捷、连续、精准的基本医疗和健康管理服务。

【C-1】

提供家庭医生签约服务，包括个人或家庭签约。

查看家庭医生签约相关工作材料：团队组建、宣传资料、服务内容、签约目录等。

支撑材料：
- 机构提供其家庭医生签约服务工作的实施方案、工作制度、签约协议书及服务记录等。

● 机构提供其家庭医生签约服务团队组建资料，含人员资质等信息，并有人员分工。

现场评价：

● 现场查看机构家庭医生签约服务相关工作材料，如实施方案、工作制度、团队组建、人员公示等。

【C-2】

明确签约服务包内容（包含中医药服务）。

家庭医生签约服务包的内容包括基本医疗、基本公共卫生和个性化健康管理服务、中医药服务等。

支撑材料：

● 机构提供家庭医生签约服务协议，家庭医生签约服务包的内容应包括基本医疗、基本公共卫生和个性化健康管理服务、中医药服务等。

现场评价：

● 现场查看机构家庭医生签约服务协议。

【C-3】

签订签约服务协议并按照协议提供服务。

家庭医生签约服务协议应明确签约服务内容、方式、期限和双方的责任、权利、义务及其他有关事项；首次签约应有甲乙双方的本人签字，可为电子签章；按照协议的内容（服务包）向签约居民提供服务。

支撑材料：

● 家庭医生签约服务协议应明确签约服务内容、方式、期限和双方的责任、权利、义务及其他有关事项。

● 首次签约应有甲乙双方的本人签字，可为电子签章。

● 按照家庭医生签约服务协议的内容（服务包）向签约居民提供服务的履约记录，应有履约影像资料、居民或家属签字等。

现场评价：

● 现场查看家庭医生签约服务协议及服务记录。

【C-4】

有家庭医生签约服务费标准及来源。

明确家庭医生签约服务费标准及来源，签约服务费可由医保基金、基本公共卫生服务经费和签约居民付费等组成。

支撑材料：
- 机构提供有明确家庭医生签约服务费标准及来源的文件，签约服务费可由医保基金、基本公共卫生服务经费和签约居民付费等组成，并贯彻实施。

现场评价：
- 现场查看家庭医生签约服务的文件、收费记录、财务报表等，并访谈相关工作人员。

【C-5】

有团队或个人能为签约居民提供中医药服务。

在每个家庭医生团队中，至少有1名中医类别医师或能够提供中医药服务的其他类别医师，团队或个人能提供中医药服务。

支撑材料：
- 机构提供家庭医生团队组建资料，含人员资质，如毕业证、执业证、资格证、培训证等。
- 机构提供团队或个人中医药服务的记录，如影像资料、履约记录等。

现场评价：
- 现场查看家庭医生团队组成、人员资质及服务记录。

【B-1】

原则上，以个人开展服务的，每个家庭医生签约人数不超过1200人；以团队开展服务的，每个团队签约人数不超过2000人。

可以个人或团队开展。

支撑材料：
- 机构提供个人或团队签约人员统计表或信息平台查询截图。

现场评价：

- 现场查看家庭医生个人或团队签约名单或信息平台。

【B-2】

签约服务覆盖率不低于本县（市、区）签约率平均水平。

签约服务覆盖率＝签约居民人数/当地常住人口数×100%

签约服务覆盖率不低于本县（市、区）签约率平均水平。

常住人口数应与附1-3中相关数据一致。

支撑材料：

- 机构提供签约人员名单或信息系统查询截图、当地卫生健康行政部门工作通报、评价反馈等资料。常住人口数应与附1-3中相关数据一致。
- 机构提供当地明确签约率的文件、签约评价手册等。

现场评价：

- 现场查看签约报表、签约信息平台或相关佐证资料。

【B-3】

签约居民履约率达到70%以上。

签约居民履约率＝一个签约年度内履约居民数/签约居民总人数×100%

支撑材料：

- 机构提供履约服务记录、统计报表、信息系统查询截图或当地卫生健康行政部门工作通报、评价反馈等资料。

现场评价：

- 现场查看签约报表或签约信息平台或相关佐证资料。

【B-4】

以需求为导向，针对不同人群提供相应的个性化服务。

以需求为导向，制定至少包括高血压患者、2型糖尿病患者、0～6岁儿童、孕产妇、老年人等重点人群的个性化服务包并提供相应的服务。

支撑材料：
- 机构制定至少包括高血压患者、2型糖尿病患者、0～6岁儿童、孕产妇、老年人等重点人群的个性化服务包。
- 机构提供个性化服务的相关履约记录，应有影像资料、居民或家属签字等。

现场评价：
- 现场查看机构家庭医生签约服务协议及个性化服务记录。

【B-5】

为签约居民提供优先转诊、检查、住院等服务。

与区域内综合性或专科医疗机构签订协议，建立双向转诊的协同服务关系，并能为签约居民提供优先转诊、检查、住院等服务。

支撑材料：
- 提供机构与区域内综合性或专科医疗机构签订双向转诊协议。
- 机构提供签约居民优先转诊、检查、住院等相关制度，并确保在醒目位置张贴签约居民优先的明显标识。
- 机构提供为签约居民优先转诊、检查、住院等服务的工作记录。

现场评价：
- 现场查看机构相关制度、双向转诊协议、服务记录等。

【B-6】

定期开展家庭医生签约服务质量考核。

建立以服务质量和服务效果为核心的考评机制，将考核结果同家庭医生团队的绩效收入、职称评定等挂钩，促使家庭医生团队形成以结果为导向的服务意识。

支撑材料：
- 机构提供其家庭医生签约绩效考核方案、考核办法与经费分配方案等资料，机构应明确评价结果应用办法。
- 机构应制定家庭医生签约绩效考核指标体系，评价指标应包括数量与构成、履约质量、健康管理效果、居民满意度、基层就诊率、转诊率等，并形成考核报告（包括成绩排名、问题反馈等）。
- 机构应将考核结果进行通报、公示，并同家庭医生团队的绩效收入、职称评定等挂钩。

现场评价：

- 查看机构家庭医生签约服务绩效考核工作方案、指标体系、评价过程资料、评价结果应用等。

【B-7】

能为签约慢性病患者提供大于4周长处方服务并在相应区域公示。

大力推广长处方服务，在安全、合理、有效的前提下，为患有慢性病的签约居民开具大于4周长处方并在相应区域公示，减少其往返医疗机构的次数。

支撑材料：

- 机构为患有慢性病的签约居民开具的大于4周长处方。
- 机构提供长处方及公示资料。

现场评价：

- 现场查看机构长处方及公示资料。

【A-1】

签约服务覆盖率在本县（市、区）签约率中处于前20%位次以内。

签约服务覆盖率＝签约居民人数/当地常住人口数×100%

签约服务覆盖率处于前20%位次以内。常住人口数应与附1-3中相关数据一致。

支撑材料：

- 机构提供信息系统查询截图、统计报表或当地卫生健康行政部门工作通报、评价反馈等。

现场评价：

- 现场查看机构签约报表或签约信息平台或相关佐证资料。

【A-2】

签约居民履约率达到80%以上。

签约居民履约率＝一个签约年度内履约居民数/签约居民总人数×100%

支撑材料：

● 机构提供其信息系统查询截图、统计报表或当地卫生健康行政部门工作通报、评价反馈等。

现场评价：

● 现场查看机构签约报表或签约信息平台或相关佐证资料。

【A-3】

与二三级综合医院全科医学科建立联系。有二三级医院医师加入家庭医生队伍，开展签约服务。

与二、三级综合医院全科医学科签订协议，建立双向转诊的协同服务关系，有二、三级医院医师加入家庭医生队伍，开展签约服务。

支撑材料：

● 机构提供其与二、三级综合医院全科医学科签订医联体、医共体及双向转诊等协议，并有相应工作记录。

● 机构家庭医生签约团队应有二、三级医院医师加入，并有签约服务工作记录（可通过影像资料、履约记录等体现）。

现场评价：

● 现场查看机构相关协议及工作记录、人员组成及履约记录。

【A-4】

能够提供家庭病床服务。

家庭病床服务是指对需要连续治疗，但因本人生活不能自理或行动不便，到医疗机构就诊确有困难，需依靠医护人员上门服务的患者，在患者家中设立病床，由指定医护人员定期查床、治疗、护理以及康复，并在特定病历上记录服务过程的一种卫生服务形式。

支撑材料：

● 机构提供开展家庭病床服务的资质、家庭病床服务相关工作制度、家庭病床服务领导小组及工作职责等。

● 机构提供家庭病床服务记录，如病历记录、康复计划及记录、服务影像资料等。

现场评价：

● 现场查看机构相关制定、人员组成及工作记录等。

2.1.4 转诊服务

转诊服务是指在接诊患者过程中，发现患者有转诊指征的，可将患者转诊至二、三级医疗机构专科或专家处就诊。诊疗完毕或病情稳定后，由二、三级医疗机构将患者转回卫生院、村卫生室等，接受延续性治疗或健康管理服务。

【C-1】

至少有1家相对固定的转诊医院，签订双向转诊协议。

卫生院与区域内综合性和（或）专科医疗机构签订协议，建立双向转诊的协同服务关系。

支撑材料：
- 机构与上级医院签订的转诊协议。

现场评价：
- 现场查看机构双向转诊协议书（有效期内）。

【C-2】

有转诊记录可查。

卫生院对上转或下转的病人做好相应记录，有转诊单。

支撑材料：
- 机构提供双向转诊患者统计表（图），转诊记录。

现场评价：
- 现场查看机构双向转诊单记录（附1-11）。

【C-3】

建立双向转诊制度并落实。

建立符合当地实际的双向转诊制度，有负责双向转诊工作的专（兼）职人员并有相关工作记录。

支撑材料：
- 机构应成立本机构的双向转诊领导小组，小组成员职责明确，有专（兼）职人员负责。
- 机构提供符合其双向转诊的制度、流程及转诊记录。

现场评价：
- 查看机构双向转诊领导小组及职责。
- 查看机构双向转诊制度与流程、双向转诊服务记录。

【C-4】

接收上级医院下转的疾病恢复期病人。

机构要主动接收上级医院下转的疾病恢复期的病人。

支撑材料：
- 上级医院确诊后的需慢性病治疗和疾病恢复期病人可转至下级医疗机构，为下转病人提供可持续服务。机构应根据双向转诊通知单，与上级医师保持联系，便于更有效地指导病人康复。机构应提供接收上级医院下转病人的服务记录。

现场评价：
- 现场查看机构接收上级医院下转病人的服务记录。

【B-1】

转诊机构之间有转诊信息反馈机制。

转诊机构之间要建立信息反馈制度，及时将患者的基本情况、处理结果、注意事项等进行反馈。

支撑材料：
- 制定应符合本机构的双向转诊信息反馈机制、患者病情病历资料交接制度与服务流程。
- 机构双向转诊负责人应对上转患者的基本情况、处理结果、信息登记、安排床位、预留挂号单、注意事项等进行反馈以及落实下转患者的回转信息联络和信息报送等相关工作，提供患者病情病历资料交接记录。

现场评价：
- 现场查看机构与上级医院之间转诊信息反馈机制。
- 查看机构患者病情病历资料交接记录。

【B-2】

能提供上级医院预约挂号服务。

卫生院与上级医院之间开通经由信息系统或电话等预约挂号服务。

支撑材料：
- 机构应提供给患者安排上级医院预约挂号、检查、住院服务的辅佐资料，例如微信群、公众号、电话预约等。

现场评价：
- 机构进行现场演示。

【B-3】

有转诊信息系统。

转诊信息系统可实现区域医疗机构的病人互转、就医信息共享、远程预约挂号、病人院后管理等功能。

支撑材料：
- 区域内医疗机构开通双向转诊平台，实现病人互转、就医信息共享等功能。
- 机构转诊患者追踪资料应完整，能对患者来源、去向及诊疗全过程进行追溯。

现场评价：
- 现场演示机构转诊信息系统。

【A】

能提供上级医院预约检查、预约住院服务。

与上级医院之间开通经由信息系统或电话等预约检查，预约住院服务。

支撑材料：
- 机构有体现上级医院预约检查、住院服务的工作制度、服务流程、预约记录等。

现场评价：
- 机构现场进行预约演示。

2.1.5　远程医疗服务 ★

远程医疗服务是优化医疗资源配置、促进优质医疗资源下沉、提高医疗服务质量和水平、建立分级诊疗制度和解决群众看病就医问题的重要手段。

【C-1】

建立远程医疗协作网络。

由牵头单位与卫生院构建远程医疗协作网络。牵头单位设计不同的远程医疗项目，包括影像诊断、病理诊断、远程会诊、远程查房、病例讨论，以及针对危重症病人的移动医疗。卫生院与远程协作医院有协作机制和方案。

支撑材料：
- 机构提供其与远程协作医院的协作机制、方案及远程医疗协作协议等资料。

现场评价：
- 现场查看机构远程医疗协作机制与方案，查看机构有效期内的远程医疗协作协议。

【C-2】

配备远程医疗的设施设备，能开展远程医疗服务。

有开展远程医疗服务的设备、设施，能够开展远程医疗服务；远程医疗信息系统应当满足图像、声音、文字以及诊疗所需其他医疗信息的安全、实时传输，图像清晰，数据准确，符合《远程医疗信息系统建设技术指南》，满足临床诊疗要求。

支撑材料：
- 机构应提供开展远程医疗服务相适应的诊疗科目、设施设备及服务记录。

现场评价：
- 现场查看设施设备运行监管记录及服务记录。

【C-3】

有专（兼）职人员负责远程医疗服务。

有专（兼）职人员负责仪器、设备、设施、信息系统的定期检测、登记、维护、改造、升级，符合远程医疗相关卫生信息标准和信息安全的规定，保障远程医疗服务信息系统（硬件和软件）处于正常运行状态满足医疗机构开展远程医疗服务的需要。

支撑材料：
- 提供医疗机构指定专（兼）职人员的任命文件，明确岗位职责。
- 机构提供远程医疗服务设施设备运行监管记录及服务过程。

现场评价：
- 现场查看机构人员配备相关文件及职责。
- 查看机构远程医疗服务设施设备目录、运行监管记录及服务工作记录。

【C-4】

有完善的远程医疗服务质量保障制度。

有完善的远程医疗服务管理制度、医疗质量与安全、信息化技术保障措施，执行国家发布或认可的技术规范和操作规程，制定应急预案，保障医疗质量与安全。

支撑材料：
- 机构提供远程医疗服务管理制度、医疗质量与医疗安全保障制度等。
- 机构应制定与远程医疗服务项目相适应的服务流程、应急预案、操作规程及岗位职责并落实。

现场评价：
- 现场查看机构远程医疗服务质量保障制度、服务流程、应急预案、操作规程及岗位职责。

【B-1】

不断完善和及时改进设施设备、信息技术。

卫生院有完善的信息化技术保障措施，做好远程医疗设备的日常维护，及时改进技术。

支撑材料：
- 机构建立信息化技术保障相关工作制度（措施）。
- 机构信息技术专业人员做好远程医疗设备的运行监管记录（日常维护信息、异常问题处置过程等）。

现场评价：
- 查看机构信息化技术保障相关工作制度（措施）。
- 现场查看机构信息系统运行监管记录（日常维护信息、异常问题处置过程等）。

【B-2】

通信网络和诊疗装置维护完好，常态化运行并有记录。

通信网络和重要设备应当有不间断电源，确保远程医疗服务信息系统（硬件和软件）处于正常运行状态，并做好相关记录。

支撑材料：
- 机构通信网络和重要设备配备应有不间断电源，符合远程医疗相关卫生信息标准和信息安全的规定，保障远程医疗服务信息系统（硬件和软件）处于正常运行状态。
- 机构应提供信息系统运行监管记录和远程医疗服务记录。

现场评价：
- 现场查看机构远程医疗服务信息系统运行状态，运行监管记录和远程医疗服务记录。

【A】

相关职能部门定期进行评价，有记录，对存在的问题有改进措施及成效评价。

相关职能部门定期对远程医疗服务情况进行质量评价，针对存在的问题，提出改进措施，形成总结报告。

支撑材料：
- 机构职能部门至少每季度开展1次远程医疗服务，并进行现场查看、考核。
- 机构应针对提出的问题，进行分析评价，做出整改措施，形成总结报告，使远程医疗工作有效地持续改进。

现场评价：
- 现场查看机构督导记录、总结分析结果和持续改进措施。

2.2　服务内容和水平

2.2.1　医疗服务

乡镇卫生院以维护当地居民健康为中心，提供基本医疗等服务，承担常见病、多发病的诊治。

2.2.1.1 疾病种类（见附件）

【C-1】

至少能够识别和初步诊治50种常见病、多发病。

开展至少50种常见病、多发病诊疗服务（不含中医病种），其中30种病种年诊疗应大于50人次，另20种病种年诊疗量应大于20人次。有机构病种诊疗目录，有数据显示诊疗病例或报告说明。

支撑材料：
- 机构提供识别和初步诊治病种统计表（附1-14），至少开展50种常见病、多发病诊疗服务（不含中医病种），年诊疗人次应符合要求。常见病种（≥50种）及诊疗量标准见表1-1。
- 提供机构HIS系统病种诊疗目录和相关病种的诊疗记录，形成年度汇总报告。

表1-1　常见病种（≥50种）及诊疗量标准

常见病种（种）	年诊疗量（人次/种）
30	≥50
20	≥20

现场评价：
- 现场查看机构识别和初步诊治病种统计表（附1-14），并符合年度诊疗人次要求。
- 现场查看机构HIS系统病种诊疗目录、相关病种的诊疗记录和年度汇总报告，提供统计数据的佐证材料，核实表格数据真实性。

【C-2】

至少能够识别和初步诊治20种中医疾病。

开展至少20种中医常见病、多发病的诊疗服务，其中10种病种年诊疗应大于50人次，其他10种病种年诊疗量应大于20人次。

支撑材料：
- 机构提供识别和初步诊治中医病种统计表（附1-15），至少开展20种中医常见疾病病种诊疗服务，年诊疗人次应符合要求。常见病种（≥20种）及诊疗量标准见表1-2。
- 提供机构HIS系统中医病种诊疗目录和相关中医病种的诊疗记录，形成年度汇总报告。

表1-2　常见病种（≥20种）及诊疗量标准

中医常见病种（种）	年诊疗量（人次/种）
10	≥50
10	≥20

现场评价：

- 现场查看机构识别和初步诊治中医病种统计表（附1-15），并符合年度诊疗人次要求。
- 现场查看机构HIS系统中医病种诊疗目录、相关病种的诊疗记录和年度汇总报告，提供统计数据的佐证材料，核实表格数据真实性。

【B-1】

至少能够识别和初步诊治60种（含C中50种）常见病、多发病。

开展至少60种常见病、多发病诊疗服务，其中40种病种年诊疗应大于50人次，另20种病种年诊疗量应大于20人次。有机构病种诊疗目录，有数据显示诊疗病例或报告说明。

支撑材料：

- 机构提供识别和初步诊治病种统计表（附1-14），至少开展60种（含C中50种）常见病、多发病诊疗服务（不含中医病种），年诊疗人次应符合要求。其中常见病种（≥60种）及诊疗量标准见表1-3。
- 机构提供HIS系统病种诊疗目录和相关病种的诊疗记录，形成年度汇总报告。

表1-3　常见病种（≥60种）及诊疗量标准

常见病种（种）	年诊疗量（人次/种）
40	≥50
20	≥20

现场评价：

- 现场查看机构识别和初步诊治病种统计表（附1-14），并符合年度诊疗人次要求。
- 现场查看机构HIS系统病种诊疗目录、相关病种的诊疗记录和年度汇总报告，提供统计数据的佐证材料，核实表格数据真实性。

【B-2】

至少能够识别和初步诊治30种中医疾病。

开展至少30种（含C中20种）中医常见病、多发病诊疗服务，有机构病种诊疗目录，有数据显示诊疗病例或报告说明。其中20种病种年诊疗应大于50人次，另10种病种年诊疗量应大于20人次。

支撑材料：

● 机构提供识别和初步诊治中医病种统计表（附1-15），至少开展30种（含C中20种）中医常见疾病病种诊疗服务，年诊疗人次应符合要求。中医常见病种（≥30种）及诊疗量标准见表1-4。

● 提供机构HIS系统中医病种诊疗目录和相关中医病种的诊疗记录，形成年度汇总报告。

表1-4 中医常见病种（≥30种）及诊疗量标准

中医常见病种（种）	年诊疗量（人次/种）
20	≥50
10	≥20

现场评价：

● 现场查看机构识别和初步诊治中医病种统计表（附1-15），并符合年度诊疗人次要求。

● 现场查看机构HIS系统中医病种诊疗目录、相关病种的诊疗记录和年度汇总报告，提供统计数据的佐证材料，核实表格数据真实性。

【B-3】

近3年累计收治住院病种（含家庭病床）不低于50种。

近3年，累计收治住院患者（含家庭病床）的病种在50种以上，其中20种病种3年累计诊疗量应大于100人次，另30种病种3年累计诊疗量应大于30人次。有卫生院病种诊疗目录，有数据显示诊疗病例或报告说明。

支撑材料：

● 机构提供住院病种统计表（附1-16），近3年全院累计收治住院患者（含家庭病床）

的病种≥50种，年诊疗人次应符合要求。住院病种（≥50种）及诊疗量标准见表1-5。

● 提供机构内HIS系统住院诊疗记录、病历信息系统调取病案统计、卫健统表（附1-3）中住院病案首页病种统计查询记录和年度汇总报告。

表1-5　住院病种（≥50种）及诊疗量标准

住院病种（含家庭病床）（种）	近3年诊疗量（人次/种）
20	≥100
30	≥30

现场评价：

● 现场查看机构住院病种统计表（附1-16），并符合年度诊疗人次要求。

● 现场查看机构信息系统调取住院诊疗记录或调取卫健统表住院病案首页病种统计查询等，提供统计数据的佐证材料，核实表格数据真实性。

【A-1】

至少能够识别和初步诊治100种常见病、多发病。

开展至少100种常见病、多发病诊疗服务，其中60种病种年诊疗量应大于50人次，另40种病种年诊疗量应大于20人次。

支撑材料：

● 机构提供识别和初步诊治病种统计表（附1-16），至少开展100种常见病、多发病诊疗服务（不含中医病种），年诊疗人次应符合要求。常见病种（≥100种）及诊疗量标准见表1-6。

● 提供机构HIS系统病种诊疗目录和相关病种的诊疗记录，形成年度汇总报告。

表1-6　常见病种（≥100种）及诊疗量标准

常见病种（种）	年诊疗量（人次/种）
60	≥50
40	≥20

现场评价：

● 现场查看机构识别和初步诊治病种统计表（附1-14），并符合年度诊疗人次要求。

● 现场查看机构HIS系统病种诊疗目录、相关病种的诊疗记录和年度汇总报告，提供统计数据的佐证材料，核实表格数据真实性。

【A-2】

至少能够识别和初步诊治40种中医疾病。

开展至少40种（含B种30种）中医常见病、多发病诊疗服务，有机构病种诊疗目录，有数据显示诊疗病例或报告说明。其中30种病种年诊疗量应大于50人次，另10种病种年诊疗量要大于20人次。

支撑材料：

● 机构填写识别和初步诊治中医病种统计表（附1-15），开展至少40种（含B种30种）中医常见疾病病种诊疗服务，年诊疗人次应符合要求。中医常见病种（≥40种）及诊疗量标准见表1-7。

● 提供机构HIS系统中医病种诊疗目录和相关中医病种的诊疗记录，形成年度汇总报告。

表1-7　中医常见病种（≥40种）及诊疗量标准

中医常见病种（种）	年诊疗量（人次/种）
30	≥50
10	≥20

现场评价：

● 现场查看机构识别和初步诊治中医病种统计表（附1-15），并符合年度诊疗人次要求。

● 现场查看机构HIS系统中医病种诊疗目录、相关病种的诊疗记录和年度汇总报告，提供统计数据的佐证材料，核实表格数据真实性。

【A-3】

近3年累计收治住院疾病（含家庭病床）不低于60种。

支撑材料：

● 机构提供住院病种统计表（附1-16），近3年全院累计收治住院患者（含家庭病床）的病种≥60种（含B-3的50种），年诊疗人次应符合要求。住院病种（≥60种）及诊疗量标准见表1-8。

● 提供机构内HIS系统住院诊疗记录、病历信息系统调取病案统计、卫健统表（附1-3）中住院病案首页病种统计查询记录和年度汇总报告。

表1-8　住院病种（≥60种）及诊疗量标准

住院病种（含家庭病床）（种）	近3年诊疗量（人次/种）
30	≥100
30	≥30

现场评价：

● 现场查看机构住院病种统计表（附1-16），并符合年度诊疗人次要求。

● 现场查看机构信息系统调取住院诊疗记录或调取卫健统表住院病案首页病种统计查询等，提供统计数据的佐证材料，核实表格数据真实性。

【A-4】

近3年累计开展手术不低于10种。

近3年，累计手术病种在10种以上，其中每种手术病种应开展3人次以上。有卫生院手术目录，有数据显示手术病例或报告说明。

支撑材料：

● 机构提供住院病种统计表中手术病种统计（附1-16），近3年全院累计收治手术患者病种≥10种，按要求筛选出手术病种，年诊疗人次应符合要求。

● 提供机构信息系统年度内手术相关诊疗记录、手术记录和汇总报告。

要求近3年，累计手术病种10种以上，其中每年手术病种应开展3人次以上。

现场评价：

● 现场查看机构住院病种统计表（附1-16），要符合年度诊疗人次要求。

● 现场查看机构信息系统中提取的手术术种目录、相关术种的住院病历或手术记录，提供统计数据的佐证材料，核实表格数据真实性。

2.2.1.2　急诊急救服务

急诊急救是指患者在卫生院紧急情况下的治疗或抢救。卫生院通过建立完善的急救制度，落实救治流程，可以最大限度地为病患争取最佳有效抢救时间，提高急救成功率。

【C-1】

开展服务区域内24小时急诊服务。

能够提供24小时急诊服务，对于危重症患者，建立绿色通道，且有提供24小时急诊服务的标识。

支撑材料：
- 机构提供医疗机构执业许可证（正、副本）。
- 机构应规范设置急诊科或急救室，布局符合《乡镇卫生院建设标准》（建标107—2008）或《急诊科建设与管理指南（试行）》相关要求，位置醒目，通道方便担架和平车等进出，利于患者就医。
- 机构人员配置应达到能提供24小时服务的要求，急诊医护人员应具有资质，并有3年以上临床工作经验。
- 机构急诊设备、急救药品、耗材配备齐全，设备运行状态良好，药品、耗材均在有效期内。
- 机构建立危重患者绿色通道的规章、制度、流程并落实。
- 机构能够提供24小时急诊服务，室内外设有24小时急诊服务的标识，具备夜间识别功能。

现场评价：
- 查看医疗机构执业许可证、急诊医护人员基本信息一览表、人员资质、排班表等。
- 查看机构急诊科或急救室布局、标识、设施设备配备情况。
- 查看机构绿色通道等相关规章制度执行情况，现场可模拟绿色通道的建立情况。
- 现场查看机构24小时急诊服务记录，抽查一个工作日的急诊诊疗数据，核实服务记录内容真实性。

【C-2】

医务人员掌握应急知识、急救设备的使用，具备应急能力，能对循环系统、呼吸系统急危重症患者和肾功能衰竭、急性中毒、休克及一般急危重症患者作出初步诊断和急救处理。

医务人员掌握急救知识、急救设备的使用，具备急救能力。能对循环系统、呼吸系统急危重症患者和肾功能衰竭、急性中毒、休克、溺水、外伤及一般急危重症患者作出初步诊断和急救处理。

支撑材料：

● 机构应建立循环系统、呼吸系统急危重症和肾功能衰竭、急性中毒、休克、溺水、外伤及一般急危重症患者急救流程并"上墙"，组织医务人员定期开展急救知识、急救设备的使用的培训，培训资料包括培训计划、培训通知、现场签到、影像资料、培训内容、试卷及成绩通报（含排名）、总结（含结果运用）等。

● 机构提供急诊急救服务记录、急诊登记本、抢救记录等。

现场评价：

● 现场查看机构相关疾病急救流程及相关培训资料。

● 现场查看机构急诊登记本、抢救记录等。

● 现场测评机构医务人员掌握应急知识、急救设备使用的能力。

【C-3】

医务人员应掌握心肺复苏术、电除颤，使用简易呼吸机、洗胃机。能够开展清创、缝合、止血、包扎、简易骨折固定（如夹板外固定等）等急救技术。

医护人员能够熟练掌握心肺复苏术、电除颤、使用简易呼吸机、洗胃机，能够开展清创、缝合、止血、包扎、骨折固定、急救搬运、简易呼吸器使用、静脉穿刺置管、吸痰术、洗胃术等10种以上的急救技能。急救技能评价标准参考《临床诊疗指南：急诊医学分册》（人民卫生出版社）和《临床技能操作规范：急诊医学分册》（人民军医出版社）。

支撑材料：

● 机构提供卫生技术统计表（附1-17），制定心肺复苏术、电除颤、腹腔穿刺、止血、包扎、骨折固定、急救搬运、简易呼吸使用、静脉穿刺置管、吸痰术、洗胃术等10种以上急救技术的操作规范。

● 机构组织医护人员进行心肺复苏术、电除颤、腹腔穿刺、止血、包扎、骨折固定、急救搬运、简易呼吸使用、静脉穿刺置管、吸痰术、洗胃术等急救技能操作的培训，进行急救知识技能测试评价，培训资料包括且不限于培训计划、培训通知、现场签到、影像资料、培训资料、试卷及成绩通报（含排名）、总结（含结果运用）。

现场评价：

● 现场查看机构相关急救技术的操作规范。

● 现场查看机构急救技术的技能操作培训及技能测评资料。

● 现场测评机构医务人员掌握急救技术的能力。

【C-4】

急救药品配备齐全并定期更新（确保在有效期内），急救物品完好率100%。

抢救室常备药品应根据卫生院的实际工作情况配备，应参照《国家基本药物处方集》（2021版基层部分）配备，至少配备心脏复苏药物、呼吸兴奋药、血管活性药、利尿及脱水药、抗心律失常药、镇静药、解痉药、解热镇痛药、止血药、常见中毒的解毒药、平喘药、纠正水电解质酸碱失衡类药、各种静脉补液液体、局部麻醉药、激素类药物等。抢救药品应当由专人定期检查、补充和更换，保证药品在使用有效期内。急救物品完好率达到100%。

支撑材料：
- 机构制定急救药品管理制度、近效期管理制度等。
- 机构至少配备22种急救药品：西地兰、尼可刹米、间羟胺、多巴胺、纳洛酮、氨茶碱、呋塞米、阿托品、地西泮、苯巴比妥、异丙嗪、去甲肾上腺素、肾上腺素、异丙肾上腺素、地塞米松、利多卡因、0.9%氯化钠注射液、5%葡萄糖注射液、706代血浆、20%甘露醇注射液、5%碳酸氢钠注射液、林格液等，标识和分类清晰，便于取放。
- 机构抢救药品应当由专人定期检查、补充和更换，保证药品在使用有效期内，急救物品完好率达到100%。

现场评价：
- 查看机构急救药品管理制度、近效期管理制度及落实情况。
- 查看机构急救车和科内急救药品定期核查记录、登记使用记录、交接记录等。

【C-5】

每年至少组织1次急救演练。

急救演练应覆盖全体医护人员，内容包括培训、演练及考核，每年至少1次。

支撑材料：
- 机构每年至少组织全体医护人员进行1次急救演练及考核，包括演练方案、通知、脚本、签到、影像资料、考核记录、总结分析、整改等。

现场评价：
- 查看机构急救理论、技能操作演练相关资料，现场询问演练情况。

【B-1】

对急性创伤、急诊分娩、急性心肌梗死、急性卒中、急性颅脑损伤、高危新生儿等重点病种具备初步识别与处理能力。

有相关疾病的临床诊疗指南、临床技术操作规范，有抢救、会诊制度等核心制度，配置有相关诊治设备。门、急诊配有中级职称及以上医师和护士，能够对急性创伤、急诊分娩、急性心肌梗死、急性卒中、急性颅脑损伤、高危新生儿等重点病种进行初步识别与处理。备有相关疾病的抢救流程图。

支撑材料:
- 机构制定相关疾病的临床诊疗指南、临床技术操作规范。
- 有符合本机构工作实际的抢救、会诊制度等核心制度。
- 机构门、急诊配有中级职称及以上医师和护士,急诊室备有对急性创伤、急诊分娩、急性心肌梗死、急性卒中、急性颅脑损伤、高危新生儿等重点病种的抢救流程图并"上墙"。
- 机构提供重点病种的急诊服务流程与服务时限,并进行重点病种的培训学习,培训资料包括培训计划、培训通知、签到表、影像资料、培训内容、试卷及成绩通报(含排名)、总结(含结果运用)。

现场评价:
- 现场查看机构相关疾病的临床诊疗指南、临床技术操作规范、重点病种的抢救流程。
- 现场查看机构急诊医护人员的资质,具备中级以上职称。
- 查看机构急诊服务流程与服务时限,相关疾病的培训资料,现场测评工作人员抢救技能。

【B-2】

急救体系相关责任部门管理人员知晓履职要求,监管措施落实到位。

有医院急诊急救应急预案,急救体系完整,分工明确,流程合理,有监管和考核机制,有专(兼)职人员负责监管。

支撑材料:
- 机构应提供急诊急救应急预案。
- 机构应建立健全急救体系,制定监管和考核机制,有专(兼)职人员负责监管,分工明确,流程合理。

现场评价:
- 查看机构急诊急救应急预案、监管和考核机制。
- 查看机构急诊急救体系相关文件及职责,组织架构图。
- 现场查看机构监管记录等,访谈工作人员。

【B-3】

在急危重症抢救中，有主治或以上医师负责组织抢救工作。

门、急诊应配有中级职称及以上医师和护士组织抢救。

支撑材料：
- 机构提供中级职称及以上医师和护士基本信息一览表、执业证、资格证等资质证明。
- 机构提供有主治或以上医师负责组织、参与的急危重症抢救记录。

现场评价：
- 现场核实机构人员资质。
- 现场查看机构急危重症抢救记录。

【B-4】

掌握胸腔穿刺、气管插管、气管切开等技术。

参与急救人员须熟练掌握胸腔穿刺、气管插管、气管切开等技术。

支撑材料：
- 机构提供胸腔穿刺、气管插管、气管切开等技术的培训考核资料，培训资料包括培训计划、培训通知、签到表、影像资料、培训内容、试卷、成绩通报（含排名）、总结（含结果运用）。

现场评价：
- 现场测评机构工作人员掌握胸腔穿刺、气管插管、气管切开等技术能力。

【B-5】

建立危重患者"绿色转诊通道"。

卫生院应与上级医疗机构签订双向转诊有关文件，建立危重患者"绿色转诊通道"，有转诊相关记录。

支撑材料：
- 机构提供与上级医疗机构签订双向转诊的有关文件（有效期内），建立危重患者"绿色转诊通道"。

- 机构应制定本机构双向转诊制度、绿色通道转诊流程，提供转诊相关记录等。

现场评价：

- 现场查看机构双向转诊协议、制度、流程及转诊记录等。
- 现场访谈机构工作人员转诊流程知晓率。

【A-1】

建立多学科协作机制，相关部门责任明确，各司其职，确保患者能够获得连贯、及时、有效的救治。

有多学科协作的会诊及抢救制度，明确主要责任人，相关部门责任明确，各司其职，且有相关资料显示患者能够获得连续、及时有效的救治。

支撑材料：

- 机构制定多学科协作的会诊制度及抢救制度，成立多学科协作小组。
- 机构提供多学科协作病历资料或演练记录，能够体现连续、及时有效的救治过程。

现场评价：

- 现场查看机构多学科协作机制、会诊制度、抢救制度及流程。
- 查看机构多学科协作病历资料或演练记录。
- 现场测评机构工作人员多学科协作能力。

【A-2】

对急诊诊疗情况有记录并进行分析评价，对存在问题与不足有改进措施，持续改进急诊服务有成效。

对急诊诊疗过程有详细记录。科室有业务学习、病案讨论记录、医疗质量医疗安全相关学习与讨论记录等，并定期分析和评价存在的问题与不足，针对问题提出整改措施，持续改进急诊服务显成效。

支撑材料：

- 机构提供完整的急诊诊疗记录，有详细抢救记录，包括开始抢救的时间，须具体到分，生命体征、辅助检查、抢救过程、抢救结果、医师签字，参与抢救的医生、护士签名等。
- 机构提供科室组织医护人员进行业务学习、医疗质量与安全学习、病案讨论等有关记录。
- 机构职能科室对急诊诊疗的服务质量进行考核，分析和评价存在的问题，科室整改记录，持续改进的成效。

现场评价：

- 现场查看机构抢救记录。
- 现场查看机构院科两级对急诊诊疗服务质量的考核记录、分析评价报告及持续改进资料等。

2.2.1.3　内科医疗服务

临床科室是乡镇卫生院诊疗业务和医疗服务提供主体，直接担负着对病人的接收、诊断、治疗等任务，能够使辖区居民就近享有安全、有效、方便、经济的基本医疗服务。

【C-1】

能对内科常见病、多发病进行识别和初步诊治。

支撑材料：

- 提供医疗机构执业许可证（正、副本）、人员基本信息一览表、执业证、资格证等资质证明等。
- 提供机构内科病种目录及诊疗记录等。

现场评价：

- 查看医疗机构执业许可证及人员资质等。
- 查看机构门诊诊疗记录及卫生技术统计表。

【C-2】

能对诊断明确的慢性病（如高血压病、冠状动脉粥样硬化性心脏病、慢性阻塞性肺疾病、糖尿病、脑卒中康复期、晚期肿瘤、慢性肾功能衰竭等）提供综合管理服务。

卫生院通过对居民的健康体检和慢病管理，对每位诊断明确的慢病患者，制定合理的治疗方案；提供用药指导，定期随访，调整用药；生活方式干预，康复护理，家庭康复指导等服务。

支撑材料：

- 机构提供慢性病患者健康档案，提供治疗方案、定期随访、防治宣传、用药指导、生活方式干预、康复护理及指导等健康服务资料。

现场评价：

- 现场查看机构慢性病患者综合服务相关资料。

【B-1】

设立住院病房，上一年度收治病种不少于5种。

提供内科住院医疗服务，上一年度收治内科住院病种不少于5种。

支撑材料：
- 机构提供信息系统中的出院记录或上一年度内科收治病种不少于5种的住院病历。

现场评价：
- 现场查看机构病房及床位设置情况。
- 现场查看机构HIS系统中出院记录或上一年度内科住院病历。

【B-2】

医护人员配备满足住院病人照护需要。

机构实际护床比不低于0.4∶1.0，每名护士平均负责的患者不超过8人。每个病区至少要有1名中级及以上职称执业医师。

支撑材料：
- 机构内科病房医护人员配置与床位一览表，医护比例≥1.0∶1.5；床护比例≥1.0∶0.4，护患比＜1∶8，提供内科医护人员排班表。
- 机构每个病区至少要有1名中级及以上职称执业医师。

现场评价：
- 现场查看机构内科病房医护人员配置及排班表，核实人员配置的合理性。

【B-3】

住院病房有中级及以上职称医师负责主持危重病人抢救工作。

卫生院住院病房危重病人抢救工作必须由中级及以上医生主持。

支撑材料：
- 机构成立内科危重症急救小组，主治以上医师担任组长，明确医护人员分工和职责。
- 机构病房内需配备急救药品和相关急救设备，可提供危重病人抢救服务。
- 机构制定内科危重患者应急预案及急救流程，组织医护人员进行培训，培训资料包括培训计划、培训通知、签到表、影像资料、培训内容、试卷及成绩通报（含排名）、总结（含结果运用）。

- 机构至少提供一份完整的内科危重病人抢救记录或演练资料，危重病人抢救工作必须由中级及以上职称医师主持，提供参与抢救医师的执业医师资格证书和中级职称证书。

现场评价：

- 现场查看机构内科危重症急救小组组建情况。
- 查看机构内科危重患者应急预案及急救流程及相关培训资料等。
- 查看机构病房内急救药品及设备配备情况及运行监管记录等。
- 查看机构内科危重病例抢救记录或演练资料、人员资质等。

【A-1】

住院病房有副高及以上职称医师负责主持危重病人抢救工作。

住院病房有副高级及以上职称医生主持危重病人抢救工作。

支撑材料：

- 机构内科危重症急救小组由副主任以上医师担任组长，明确医护人员分工和职责。
- 机构至少提供一份完整的内科危重病人抢救记录或演练资料，危重病人抢救工作必须由副高级及以上职称医师主持。

现场评价：

- 查看机构内科危重病例抢救记录、演练资料及人员资质等。

【A-2】

定期进行住院病人医疗质量分析，并持续改进。

建立院科两级医疗质量管理组织，定期检查、评价和分析，提出问题和整改意见，不断提高医疗服务质量。

支撑材料：

- 机构成立院科两级医疗质量管理组织，内科医疗质量管理小组由内科主任任组长，明确人员分工和职责。
- 机构科室至少每月对住院病人医疗质量进行1次检查、评价和分析，提出问题和整改意见，不断提高医疗服务质量。
- 机构院级督导至少每季度开展1次，提供督导检查记录及总结分析报告，持续改进有成效。

现场评价：

- 现场查看机构院科两级医疗质量管理组织建设、职责分工等相关文件。
- 查看机构科室自查报告、院级督导记录，数据等支撑的总结分析报告。

2.2.1.4 外科医疗服务

临床科室是乡镇卫生院诊疗业务和医疗服务提供主体，直接担负着对病人的接收、诊断、治疗等任务，能够使辖区居民就近享有安全、有效、方便、经济的基本医疗服务。

【C】

能在外科门诊完成止血、缝合、包扎、骨折固定、转运等处理。

设置外科门诊、外科门诊治疗室（换药室、清创缝合室、小手术室）。能提供止血、缝合、包扎、骨折固定、转运等处理。

支撑材料：

- 提供医疗机构执业许可证（正、副本）、人员基本信息一览表、外科人员执业证、资格证等资质证明等。
- 机构应设置外科门诊、门诊治疗室（换药室、清创缝合室、小手术室），配备外伤处理、骨折固定、转运等器材。
- 机构制定外科常见疾病诊疗指南和操作规范，并进行培训，培训资料包括培训计划、培训通知、签到表、影像资料、培训内容、试卷及成绩单（含排名）、总结（含结果运用）。
- 机构提供外科常见病、多发病的诊疗目录、相关诊疗记录，另填写外科相关卫生技术统计表（附1-17）。

现场评价：

- 查看医疗机构执业许可证及人员资质等。
- 查看机构外科科室设置及外伤处理相关器材配备，以及相关培训资料，现场考核外科医师操作。
- 查看机构外科门诊诊疗记录及卫生技术统计表。
- 现场测评机构工作人员掌握止血、缝合、包扎、骨折固定、转运等技术能力。

【B-1】

能提供住院服务。

有外科（综合）住院病房，至少应配备1名外科执业医师。

支撑材料：

- 机构设置外科或（综合）病房，有外科床位，提供外科住院病历。
- 机构至少有1名注册范围为外科的执业医师。

现场评价：

- 现场查看机构外科或（综合）病房和床位设置，查看外科住院病历。
- 查看机构外科住院医师人员基本信息一览表及资格证、执业证书。

【B-2】

近3年累计开展手术病种不少于5种。

支撑材料：

- 机构需要提供近3年开展的手术名称及数量附表，近3年累计病种应≥5种。

现场评价：

- 查看机构手术病种统计表。
- 现场查看机构电子病历信息系统或外科住院病历、手术记录等。

【B-3】

具备临床输血基本条件与资质。

检验科开展血型鉴定和交叉配血，有暂存血液制品设备并规范管理，有取、输血相关工作制度，有相应的资质。

支撑材料：

- 机构根据《医疗机构临床用血管理办法》和《临床输血技术规范》，制定《临床用血申请制度》《临床用血审核制度》《血液入库、保存、发放管理制度》《退血管理制度》《血液报废管理制度》《血标本的采集与送检制度》《交叉配血管理制度》《工作环节交接制度》《护士执行输血管理制度》《输血前核查核对制度》《不良输血反应管理制度》《临床输血信息反馈制度》《输血文档保存管理制度》等临床用血管理制度。
- 机构成立临床用血管理工作小组，组织医务人员对相关制度和操作规范进行培训，培训资料包括培训计划、培训通知、签到表、影像资料、培训内容、试卷及成绩通报（含排名）、总结（含结果运用）。
- 培训检验科可开展血型鉴定、交叉配血、不规则抗体检测等，且严格按照要求进行操作。

现场评价：

- 现场查看机构制定的相关制度及资质等。

- 查看机构临床用血管理工作小组组建情况。
- 机构临床用血学习培训相关资料。
- 查看机构相关检验报告单等。

【B-4】

手术切除标本送检病理检查（可与其他单位协作完成并出示协作单位协作合同）。

有将手术切除标本送交相关科室或其他单位进行病理检查的工作制度。送交其他单位进行病理检查的需出示协作双方签署的合作协议。

支撑材料：
- 机构提供《病理标本采集及固定制度》《病理科标本验收制度》《不合格标本处理制度与程序》等并落实。
- 机构标本外送的需要提供有效期内的外送标本合作协议等。
- 查看机构手术切除标本送检相关手术记录或手术病历等。

现场评价：
- 现场查看机构病理检查的工作制度及落实情况。
- 现场查看机构外送标本合作协议等。
- 现场查看机构手术病历及病理检查报告等。

【A-1】

近3年累计开展手术病种不少于10种。

支撑材料：
- 机构提供近3年累计开展手术病种的统计表，不少于10种。

现场评价：
- 现场查看机构手术病种统计表，提供手术病历、手术记录等。

【A-2】

有高级职称医师负责主持危重病人抢救工作。

支撑材料：
- 机构成立外科危重症急救小组，副主任以上医师担任组长，明确医护人员分工和职责。

- 机构制定外科危重患者应急预案及急救流程，组织医护人员进行培训，培训资料包括培训计划、培训通知、签到表、影像资料、培训内容、试卷、成绩通报（含排名）、总结（含结果运用）。
- 机构病房内需配备急救药品和相关急救设备，可提供危重病人抢救服务。
- 机构至少提供一份完整的外科危重病人抢救记录或演练资料，危重病人抢救工作必须由副高级及以上职称医师主持。

现场评价：
- 现场查看机构外科危重症急救小组文件及成员分工、人员资质等。
- 查看机构外科危重患者应急预案及急救流程及相关培训资料。
- 查看机构病房内急救药品及设备配备情况，相关药品、设备使用及运行监管记录。
- 查看机构外科危重病例抢救记录等。

【A-3】

定期进行住院病人医疗质量与手术质量分析，并持续改进。

建立院科两级医疗质量管理组织，对住院病人医疗质量和手术质量定期检查、评价和分析，提出问题和整改意见，不断提高医疗服务质量。

支撑材料：
- 机构成立院科两级医疗质量管理组织，外科医疗质量管理小组由外科主任任组长，明确人员分工和职责。
- 机构科室至少每月一次对住院病人医疗质量和手术质量进行检查、评价和分析，提出问题和整改意见，不断提高医疗服务质量。
- 机构院级督导至少每季度开展一次，提供督导检查记录及总结分析报告，持续改进有成效。

现场评价：
- 现场查看机构院科两级医疗质量管理组织建设、职责分工等相关文件。
- 查看机构科室自查报告、院级督导记录，数据等支撑的总结分析报告。

2.2.1.5 妇（产）科医疗服务★

临床科室是乡镇卫生院诊疗业务和医疗服务提供主体，直接担负着对病人的接收、诊断、治疗等任务，能够使辖区居民就近享有安全、有效、方便、经济的基本医疗服务。

【C-1】

能开展孕妇一般产前检查。

在上级妇幼保健专业机构的指导下，开展孕妇一般产前检查。

支撑材料：

● 提供医疗机构执业许可证（正、副本）、人员基本信息一览表、执业证、资格证等资质证明等。

● 在上级妇幼保健专业机构的指导下，开展孕妇一般产前检查，填写产前检查卫生技术统计表（附1-17），并提供诊疗记录等。

现场评价：

● 查看医疗机构执业许可证及人员资质等。

● 查看机构相关诊疗记录及卫生技术统计表等。

【C-2】

能对妇科常见病、多发病进行识别和初步诊治。

有妇产科执业医师，能对妇科常见病、多发病进行识别和初步诊治，有门诊记录。

支撑材料：

● 机构提供妇产科医师基本信息一览表及执业证、资格证等资质证明等。

● 机构应制定妇（产）科常见病、多发病的诊疗指南和操作规范，并进行培训学习，培训资料包括培训计划、培训通知、签到表、影像资料、培训内容、考试、成绩单（含排名）、总结（含结果运用）。

● 机构提供妇（产）科常见病、多发病的诊疗目录，另填写妇（产）科专业技术统计表（附1-17），并提供诊疗记录等。

现场评价：

● 现场查看机构妇（产）科人员信息一览表、人员资质等。

● 现场查看机构妇（产）科常见病、多发病的诊疗指南、操作规范及培训资料等。

● 查看机构妇科诊疗记录及卫生技术统计表等。

【C-3】

能提供避孕措施及手术咨询服务。

开设免费避孕药具智能或人工发放点。开展避孕节育知识咨询就诊指导服务。能够提供计划生育术后的随访服务。

支撑材料：

- 机构应制定避孕药具质量管理规范、避孕药具管理与发放制度等，指定专（兼）职人员管理。
- 机构应开设免费避孕药具智能或人工发放点，设备运行状态正常，提供避孕药具发放记录。
- 机构应提供避孕节育知识咨询就诊指导服务，实施计划生育术后随访服务。

现场评价：

- 现场查看机构避孕药具质量管理规范、避孕药具管理与发放制度等。
- 现场查看机构避孕药具发放设备或发放点、发放记录、进销存记录等。
- 查看机构避孕节育健康教育咨询服务记录和术后随访记录等。

【B-1】

能提供住院服务，上一年度收治病种不少于3种。

有妇产科住院病床，至少应配备1名妇产科执业医师。上一年度收治病种不少于3种。

支撑材料：

- 机构提供信息系统中的出院记录或上一年度妇（产）科收治病种不少于3种的住院病历。

现场评价：

- 现场查看机构妇（产）科病房配置及人员资质等。
- 现场查看机构HIS系统中出院记录或上一年度妇（产）科住院病历等。

【B-2】

有中级及以上职称医师负责主持危重病人抢救工作。

危重病人抢救工作须由中级及以上职称医师负责主持。

支撑材料：

- 机构成立妇产科危重症急救小组，主治以上医师担任组长，明确医护人员分工和职责。
- 机构制定妇产科危重患者应急预案及急救流程，组织医护人员进行培训，培训资料包括计划、通知、签到、影像资料、培训内容、试卷、成绩通报（含排名）、总结（含结果运用）。
- 机构病房内需配备急救药品和相关急救设备，可提供危重病人抢救服务。

● 机构至少提供一份完整的妇产科危重病人抢救记录或演练资料，危重病人抢救工作必须由中级及以上职称医师主持。

现场评价：

● 现场查看机构妇产科危重症急救小组文件及成员分工，查看人员资质。

● 查看机构内科危重患者应急预案及急救流程及相关培训资料等。

● 查看机构病房内急救药品及设备配备情况及运行监管记录等。

● 查看机构妇产科危重病例抢救记录或演练资料等。

【A-1】

能开展分娩服务，分娩现场要有1名经过新生儿复苏培训的专业人员。

有中级及以上妇（产）科执业医师开展正常分娩服务。要有1名经过新生儿复苏培训的专业人员开展工作。

支撑材料：

● 机构提供母婴保健技术服务执业许可证，人员基本信息一览表、执业证、资格证、培训证明等资质材料。

● 机构产房科室设置规范，布局和分区合理，配备分娩及抢救设施设备，建立健全相关工作制度。

● 机构应制定分娩与接生临床指南、操作规范及流程，定期组织相关医护人员进行培训，培训资料包括培训计划、培训通知、签到表、影像资料、培训内容、试卷、成绩单（含排名）、总结（含结果运用）。

● 机构至少提供一份完整的产科分娩病历及相关诊疗记录等。

现场评价：

● 查看机构母婴保健技术服务执业许可证及人员资质等。

● 现场查看机构产房的科室设置及设备、工作制度、岗位职责等。

● 查看机构分娩与接生临床指南、操作规范及流程、相关培训资料等。

● 查看机构产科分娩病历及分娩服务记录等。

【A-2】

有高级职称医师负责主持危重病人抢救工作。

危重病人抢救工作须由高级职称医师负责主持。

支撑材料：

• 机构妇产科危重症急救小组由副主任以上医师担任组长，明确医护人员分工和职责。

• 机构至少提供一份完整的妇产科危重病人抢救记录或演练资料，危重病人抢救工作必须由副高级及以上职称医师主持。

现场评价：

• 现场查看机构妇产科危重症急救小组文件、人员资质等。

• 查看机构妇产科危重病例抢救记录或演练资料等。

【A-3】

定期进行住院病人医疗质量与手术质量分析，并持续改进。

建立院科两级医疗质量管理组织，对住院病人医疗质量和手术质量定期检查、评价和分析，提出问题和整改意见，不断提高医疗服务质量。

支撑材料：

• 机构应成立院科两级医疗质量管理组织，妇产科医疗质量管理小组由妇产科主任任组长，明确人员分工和职责。

• 机构科室至少每月对住院病人医疗质量与手术质量进行一次检查、评价和分析，提出问题和整改意见，不断提高医疗服务质量。

• 机构院级督导至少每季度开展一次，提供督导检查记录及总结分析报告，持续改进有成效。

现场评价：

• 现场查看机构院科两级医疗质量管理组织建设、职责分工等相关文件。

• 查看机构科室自查报告、院级督导记录及总结分析报告。

2.2.1.6 全科医疗服务

临床科室是乡镇卫生院诊疗业务和医疗服务提供主体，它直接担负着对病人的接收、诊断、治疗等任务，其科学合理设置，能够使辖区居民就近享有安全、有效、方便、经济的基本医疗服务。建立一支以全科医生为主体、各类专业人员参与的结构合理、具有良好专业素质的卫生技术队伍，是卫生院能力建设的重要方面。

【C-1】

开展一般常见病、多发病的临床诊疗服务和连续的健康管理服务。

提供常见病、多发病诊疗和双向转诊，提供病人康复和慢性病管理、健康管理等服务。

支撑材料：
- 提供医疗机构执业许可证（正、副本）、人员基本信息一览表、执业证、资格证等资质证明等。
- 机构制定全科常见疾病诊疗指南和操作规范，并组织学习培训，培训资料包括培训计划、培训通知、签到表、影像资料、培训内容、试卷、成绩单（含排名）、总结（含结果运用）。
- 机构应提供双向转诊服务，可提供病人康复和慢性病管理、健康管理等服务。
- 梳理机构全科医疗科常见病、多发病的诊疗目录，提供病种统计表。

现场评价：
- 查看医疗机构执业许可证及人员资质等。
- 现场查看机构全科常见疾病诊疗指南和操作规范及培训资料。
- 查看机构双向转诊服务记录，患者康复和慢性病管理、健康管理等服务记录。
- 查看机构全科门诊诊疗记录及卫生技术统计表。

【C-2】

全科医生在门诊开展高血压、糖尿病的主动筛查及诊断治疗。

全科医生开展高血压、糖尿病患者主动筛查，门诊发现的辖区高血压、糖尿病患者全部纳入管理，对血压、血糖控制不满意进行治疗或转诊。

支撑材料：
- 机构提供高血压、糖尿病患者主动筛查实施方案、筛查计划、筛查流程，开展高血压、糖尿病患者主动筛查。
- 机构开展"三高共管、六病同防""医防融合"慢性病管理工作，提供相关慢性病管理工作制度和流程，门诊筛查出的高血压、2型糖尿病患者纳入"三高共管"流程。
- 机构提供高血压、糖尿病分级管理方案、转诊流程，对血压、血糖控制不满意患者进行治疗或转诊的诊疗记录或转诊记录。

现场评价：
- 现场查看机构全科医疗科高血压、糖尿病主动筛查方案、筛查计划、筛查流程，查看高血压、2型糖尿病慢性病的筛查、诊治等相关服务记录。
- 现场查看机构医防融合工作站开展情况、制度和流程，"三高共管"相关管理及服务记录。
- 查看机构高血压、糖尿病分级管理方案、转诊流程，相关诊疗记录或转诊记录。

【C-3】

全科医生对诊断明确的高血压、2型糖尿病等慢性病患者提供医防融合健康管理服务。

全科医生对诊断明确的高血压、2型糖尿病等慢性病患者，实施慢病医防融合的预防、评估、治疗以及管控为整体的健康管理服务。

支撑材料：
- 机构开展医防融合慢性病健康管理工作，提供相关慢性病管理工作制度和流程，对确诊的高血压、2型糖尿病患者纳入慢病医防融合健康管理，并提供相关记录。
- 机构建立高血压、2型糖尿病慢性病患者的健康管理档案，提供预防、评估、治疗以及管控为整体的健康管理服务。

现场评价：
- 现场查看机构医防融合管理模式、相关慢性病管理工作制度和流程。
- 机构提供医防融合慢性病患者的健康管理档案，查看健康管理服务记录、病情评估情况、治疗记录。

【C-4】

能进行腹痛、腹泻、发热、贫血、咳嗽等常见症状的初步鉴别诊断。

全科医师掌握上述常见症状的病因、临床表现和特征，可以进行初步的鉴别诊断。

支撑材料：
- 机构对常见症状的病因、临床表现和特征进行学习培训，培训资料包括培训计划、培训通知、签到表、影像资料、培训内容、试卷、成绩单（含排名）、总结（含结果运用）。
- 机构提供腹痛、腹泻、发热、贫血、咳嗽等常见症状的诊疗记录。

现场评价：
- 现场查看机构指定的诊疗指南、操作规范及培训学习资料。
- 现场查看机构相关症状的诊疗记录，进行能力测试。

【B-1】

对诊断明确的冠状动脉粥样硬化性心脏病、慢性阻塞性肺疾病、脑卒中康复期、晚期肿瘤、慢性肾功能衰竭等疾病，能提供健康管理服务。

通过指导用药、干预生活方式、提供康复护理、家庭康复指导等，为诊断明确的冠心病、慢性阻塞性肺疾病、脑卒中康复期、晚期肿瘤、慢性肾功能衰竭等疾病患者提供健康管理服务。

支撑材料：
- 机构提供冠心病、慢性阻塞性肺疾病、脑卒中康复期、晚期肿瘤、慢性肾功能衰竭等疾病健康管理服务方案，可提供指导用药、干预生活方式、提供康复护理、家庭康复指导等服务资料。
- 机构提供冠心病、慢性阻塞性肺疾病、脑卒中康复期、晚期肿瘤、慢性肾功能衰竭等5种以上慢性病的健康管理服务记录。

现场评价：
- 现场查看机构涵盖以上5种慢性病的健康管理服务方案。
- 现场查看机构以上5种慢性病的健康管理服务记录。

【B-2】

能完成外科止血、缝合、包扎、骨折固定、转运等处理。

有对外伤患者处置、转运的制度和流程，并能完成外科止血、缝合、包扎、骨折固定、转运等处理。

支撑材料：
- 机构应设置治疗室或换药室，制定外伤患者处置、转运的制度和流程，配备外伤处理、骨折固定、转运等器材，能完成外科止血、缝合、包扎、骨折固定、转运等处理。
- 机构应制定外伤常见疾病诊疗指南和操作规范，并组织学习培训，培训资料包括培训计划、培训通知、签到表、影像资料、培训内容、考试、成绩单（含排名）、总结（含结果运用）。

现场评价：
- 现场查看机构门诊治疗室（换药室、清创缝合室等），相关制度及处置流程，骨折固定器材、转运等器材，并进行现场考核。
- 查看机构外伤常见疾病培训资料。
- 现场查看机构提供的外伤患者的处置诊疗记录，现场考核全科医师操作。

【A-1】

定期对服务质量进行分析并持续改进。

职能科室对全科医生的服务质量进行检查、考核，每季度至少1次。对于检查和考核结果进行分析，提出整改建议。科室依据建议进行整改，促进持续改进。

支撑材料：

- 机构应设有医院服务质量管理控制小组，有科室质量管理控制专职或兼职人员。
- 机构需要提供院科两级的质控督导检查、总结分析和持续改进措施，每季度至少1次。

现场评价：

- 现场查看医院服务质量管理控制小组、专兼职人员。
- 查看院科两级督导、自查记录、分析结果和持续改进措施。

【A-2】

提供眼、耳鼻喉、烧伤等其他临床服务。

能提供1种及以上其他临床专科服务，如眼、耳鼻喉、烧伤等。

支撑材料：

- 机构制定眼、耳鼻喉、烧伤等常见疾病诊疗指南和操作规范，并组织学习培训，培训资料包括培训计划、培训通知、签到表、影像资料、培训内容、试卷、成绩单（含排名）、总结（含结果运用）。
- 机构至少提供眼、耳鼻喉、烧伤等1种以上相关专科的临床诊疗记录。

现场评价：

- 查看机构眼、耳鼻喉、烧伤等专科常见疾病诊疗指南和操作规范及培训资料。
- 查看机构眼、耳鼻喉、烧伤等专科的诊疗记录，并进行能力测试。

【A-3】

建立以全科医师为核心，全科专科有效联动的服务模式。

医院和基层医疗卫生机构要建立健全分工协作、优势互补的合作机制。实现社区全科门诊与上级医疗机构专科门诊间联动，组建以全科医生为核心、专科医师提供技术支持的服务团队，医院社区联动，全科专科协同，救治与管理结合的医疗服务模式。

支撑材料：

- 机构应设有以全科为中心的多学科联动机制服务小组，具体到相关科室具体成员及联系方式。

- 机构制定全科专科联动机制，查看机构提供的全、专联动机制及绿色通道、转诊会诊记录（如微信交流群中的记录）。

现场评价：

- 现场查看机构多学科联动机制服务小组文件及成员分工。
- 查看机构提供的上下、全专联动机制及绿色通道、转诊、会诊记录（如微信交流群中的记录）。

2.2.1.7　中医医疗服务

卫生院应当合理配备中医药专业技术人员，运用和推广适宜的中医药技术方法，增强提供中医药服务的能力，传承发展中医药。

【C-1】

有中医馆，具有中医文化氛围。

中医馆（含中医科、室）布局合理，标识和标牌规范、醒目。设置2个以上中医诊室。服务环境体现中医药文化元素。

支撑材料：

- 机构提供医疗机构执业许可证（正、副本）。
- 机构的中医馆（国医堂）布局合理，设置2个以上中医诊室，标识和标牌规范、醒目，服务环境体现中医药文化特色。

现场评价：

- 现场查看医疗机构执业许可证。
- 查看中医馆（国医堂）科室设置，至少设置2个中医诊室，具有中医文化氛围。

【C-2】

有具备资质的中医师，至少有1名中医执业医师。

至少有1名中医类别医师。

支撑材料：

- 中医科医师注册范围应为中医类别，且至少有1名中医执业医师，提供中医科执业医师资格证书、执业证书等。

现场评价：

- 现场查看机构科室人员信息一览表、中医类别资格证书、执业证书等。

【C-3】

能辨证施治内、外、妇、儿常见病多发病。

中医师能够辨证施治内、外、妇、儿等常见病多发病。

支撑材料：
- 机构应制定中医内、外、妇、儿等常见病多发病诊疗指南和操作规范，并组织学习培训，培训资料包括培训计划、培训通知、签到表、影像资料、培训内容、试卷、成绩通报（含排名）、总结（含结果运用）。
- 机构提供中医科病种目录及门诊诊疗记录等。

现场评价：
- 现场查看机构中医科常见病诊疗指南和操作规范及相关培训学习记录，并访谈医师。
- 查看机构中医疾病病种目录表及门诊诊疗记录。

【C-4】

家庭医生团队均能对签约居民提供中医药服务。

支撑材料：
- 机构应提供家庭医生签约服务中中医药服务记录。
- 机构应开展中医适宜技术项目和中医药健康知识宣传及指导服务。

现场评价：
- 查看家庭医生签约服务中中医药服务记录。
- 现场查看机构中医适宜技术和中医药健康宣传及指导服务记录。

【B-1】

提供合格的中药饮片，并提供代煎服务。

配有符合国家质量标准的中药饮片，中药饮片不少于300种。设置中药煎药室，配置煎药机，提供中药代煎服务，使用面积原则上不低于10m²。

支撑材料：
- 现场查看机构中药房、中药饮片配备，中药饮片不少于300种。
- 机构提供不少于300种中药饮片目录及相关数据统计的佐证材料。

- 机构提供工作制度和流程，设置中药煎药室，配置煎药机，提供中药代煎服务，使用面积原则上不低于10m²。

现场评价：

- 现场查看机构中药饮片目录，进、销、存记录，调取HIS系统中药饮片库存，核实数据真实性。
- 现场查看中药煎药室设置及管理，提供中药代煎服务，查看中药代煎服务记录。
- 未设置煎药室的，查看第三方代煎中药协议书及服务记录。

【B-2】

能够规范开展6类10种以上中医适宜技术。

能规范提供针刺、艾灸、刮痧、拔罐、敷贴、中医微创、推拿、敷熨熏浴、骨伤、肛肠、其他类等项目中6类10种以上的中医药技术方法，配备针具、火罐、刮痧板、TDP治疗仪等相应的中医诊疗设备。

支撑材料：

- 机构提供针刺、艾灸、刮痧、拔罐、敷贴、中医微创、推拿、敷熨熏浴、骨伤、肛肠、其他类等项目中6类10种以上的中医药技术操作规范，并组织培训，培训资料包括计划、通知、签到、影像资料、培训内容、考试、成绩单（含排名）、总结（含结果运用）。
- 机构中医诊疗设备配置齐全，至少配备针具、火罐、刮痧板、TDP（特定电磁波）治疗仪等相应的中医诊疗设备及运行监管记录。
- 机构提供中医适宜技术诊疗目录、工作记录及中医适宜技术项目统计表。

现场评价：

- 查看机构中医适宜技术操作规范及相关培训资料。
- 查看机构中医诊疗设备，运行状态正常，查看运行监管记录。
- 查看机构中医适宜技术项目统计表及相关诊疗记录。
- 现场测评机构工作人员掌握中医药适宜技术能力。

【B-3】

能够对高血压、2型糖尿病开展中医药健康干预服务。

中医全科医师能够开展高血压、2型糖尿病等稳定期患者的中医健康干预、养生保健服务。

支撑材料：

- 机构应提供高血压、2型糖尿病等中医养生保健服务方案。
- 机构应提供高血压、2型糖尿病开展中医药健康干预服务、养生保健服务记录。

现场评价：

- 现场查看机构提供的高血压、2型糖尿病等慢性病的中医养生保健服务方案及服务记录。

【A-1】

能够积极运用中医治未病理论和方法，提供中医药养生保健和健康知识传播服务。

运用中医"治未病"理论和方法，指导开展具有中医药特色的个体化饮食起居、情志调摄、食疗药膳、运动锻炼等养生保健活动，开展以中医药内容为主的健康知识宣传。

支撑材料：

- 机构应提供中医"治未病"养生保健干预方案，包含个体化的饮食起居、情志调摄、食疗药膳、运动锻炼等养生保健活动。
- 机构应提供为健康或亚健康人群运用中医膳食、膏方进行调理的工作记录等。
- 机构应开展中医药健康知识宣传，如健康教育讲座、中医药健康知识宣传、中医药健康咨询等。

现场评价：

- 现场查看机构中医治未病的养生保健干预方案及服务记录等。
- 查看机构中医治未病相关的门诊处方、病历等。
- 现场查看机构中医健康教育宣传记录和影视资料等。

【A-2】

能够对冠心病、中风、慢阻肺等慢性病开展中医药健康干预服务。

中医全科医师能够对冠心病、中风、慢阻肺等慢性病患者开展中医健康干预服务。

支撑材料：

- 机构提供冠心病、中风、慢阻肺等慢性病中医健康干预方案。
- 机构提供冠心病、中风、慢阻肺等慢性病健康评估、中医健康干预的服务记录。

现场评价：

- 查看机构冠心病、中风、慢阻肺等慢性病中医健康干预方案、健康评估、健康干预及诊疗服务记录。

【A-3】

有院科两级质量管理体系，定期进行医疗质量分析和持续改进。

建立院科两级医疗质量管理组织，定期检查、评价和分析，提出问题和整改意见，不断提高医疗服务质量。

支撑材料：
- 机构建立院科两级医疗质量管理组织，中医科医疗质量管理小组由中医科主任任组长，人员分工、职责明确。
- 机构科室每月对医疗质量进行一次自查，形成自查报告，提出问题和整改意见，不断提高医疗服务质量。
- 机构职能部门至少每季度一次对中医医疗质量进行督导检查、评价和分析，总结分析报告，数据显示体现持续改进。

现场评价：
- 现场查看机构院科两级医疗质量管理组织相关文件，职责分工。
- 查看机构科室自查报告、院级督导记录，有数据支撑的总结分析报告。

2.2.1.8　眼、耳鼻咽喉医疗服务★

在以基层为重点的新时代党的卫生与健康工作方针指导下，卫生院必须大力发展基层医疗服务，有条件的卫生院可以开展眼、耳鼻咽喉科医疗服务，使更多的患者能够在家门口就可以享受到基层医疗卫生服务。

【C-1】

能对眼、耳鼻咽喉常见病进行识别和初步诊治。

卫生院医师通过到上级医院进修学习，能够对眼、耳鼻咽喉常见病进行识别和初步诊治。请填写卫生技术统计表（附1-17）。

支撑材料：
- 提供医疗机构执业许可证（正、副本）、人员基本信息一览表、执业证、资格证或到上级医院进修学习的培训合格证书等资质证明等。
- 机构应设置眼、耳鼻咽喉诊室、治疗室并提供配备设备、运行监管记录。
- 机构制定眼、耳鼻咽喉科常见病、多发病的诊疗指南和操作规范，并进行培训学习的记录，培训资料包括培训计划、培训通知、签到表、影像资料、培训内容、试卷、成绩单（含排名）、总结（含结果运用）。

- 机构提供眼、耳鼻咽喉科病种目录、技术操作目录，提供病种统计表。

现场评价：

- 查看医疗机构执业许可证及人员资质等。
- 现场查看机构眼、耳鼻喉科诊室、治疗室设置情况及设备配备，查看主要设备清单及运行监管记录。
- 现场查看机构眼、耳鼻喉科常见病诊疗指南和操作规范及相关培训学习记录，并现场进行能力测试。
- 现场查看机构至少持续半年以上眼、耳鼻喉疾病相关病种统计表、诊疗记录。

【C-2】

对眼、耳鼻咽喉诊疗工作有记录。

支撑材料：

- 机构提供眼、耳鼻咽喉门诊病种目录、技术操作目录及诊疗记录，提供病种统计表等。

现场评价：

- 现场查看机构连续半年以上眼、耳鼻咽喉门诊病种目录、技术操作目录及诊疗记录，提供病种统计表等。

【B-1】

能够治疗8种及以上眼、耳鼻咽喉病种。

支撑材料：

- 机构提供眼、耳鼻咽喉科门诊专（兼）职人提供8种及以上眼、耳鼻咽喉病种统计表。

现场评价：

- 现场查看机构眼、耳鼻咽喉病种统计表。
- 现场调取机构HIS系统或眼、耳鼻咽喉诊疗记录等。

【B-2】

能够结合儿童健康管理开展儿童常见眼、耳等疾病的筛查、转诊和健康教育。

0～6岁的儿童结合健康管理开展常见眼、耳等疾病的筛查，早期发现影响儿童视觉发育、听力损失等疾病并及早矫治或及时转诊。做好眼保健、儿童听力宣传教育工作。

支撑材料：

● 机构提供儿童健康管理常见眼、耳等疾病筛查方案。

● 机构提供0～6岁儿童眼、耳疾病健康教育宣传和指导记录，提供常见眼、耳疾病的筛查服务，对筛查出相关疾病的儿童进行转诊。

现场评价：

● 现场查看机构儿童健康管理常见眼、耳等疾病筛查方案。

● 现场查看机构0～6岁儿童常见眼、耳疾病的健康教育宣传记录、筛查记录、转诊记录。

【A】

定期进行眼、耳鼻咽喉医疗质量分析，并持续改进。

职能科室对眼、耳鼻咽喉医师的服务质量进行定期检查、考核，每月至少1次。对于检查和考核结果进行分析，提出整改建议，促进持续改进。

支撑材料：

● 机构应成立院科两级服务质量管理组织，有科室质量管理控制专职或兼职人员，明确人员分工和职责。

● 机构科室每月对医疗质量进行1次自查、评价和分析，提出问题和整改意见，不断提高医疗服务质量。

● 机构院级督导至少每季度一次，提供督导检查及总结分析报告，并体现持续改进。

现场评价：

● 现场查看机构院科两级医疗质量管理组织相关红头文件，职责分工等相关文件。

● 现场查看机构科室自查报告、院级督导记录，有数据支撑的总结分析报告。

2.2.1.9 口腔医疗服务★

为了提高全民基本口腔保健水平，实现人人享有初级口腔卫生保健的目标，应开展口腔卫生保健服务，建立以卫生院为基础的口腔保健防治网。

【C-1】

能对口腔科常见疾病进行识别和初步诊治。

能开展牙体牙髓病、牙周黏膜病等常见口腔疾病服务。

支撑材料：

- 机构提供医疗机构执业许可证（正、副本），人员信息一览表、执业证书及资格证书等。
- 机构口腔诊室、治疗室设置应合理，确保牙科综合治疗椅、设施设备等运行状态良好。
- 机构应制定口腔科牙体牙髓病、牙周黏膜病等常见病、多发病的诊疗指南和操作规范，并进行培训学习，培训资料包括培训计划、培训通知、签到表、影像资料、培训内容、试卷、成绩单（含排名）、总结（含结果运用）。
- 机构提供口腔科病种统计表、技术操作目录等。

现场评价：

- 现场查看医疗机构执业许可证及人员资质。
- 现场查看机构口腔科诊室、治疗室设置及设备配备，查看主要设备目录及运行监管记录。
- 现场查看机构口腔科常见病诊疗指南和操作规范及相关培训学习记录，并现场进行能力测试。
- 现场查看机构至少持续半年以上的口腔疾病相关病种统计表、诊疗记录。

【C-2】

能提供口腔预防保健、适宜技术服务并有工作记录。

提供儿童口腔保健，龋齿检查，学生口腔筛查，窝沟封闭等服务。

支撑材料：

- 机构应提供儿童口腔疾病的预防保健、适宜技术服务方案。
- 机构提供儿童口腔疾病的预防保健、龋齿检查，学生口腔筛查，窝沟封闭等服务记录。

现场评价：

- 现场查看机构儿童口腔疾病的预防保健、适宜技术服务方案。
- 现场查看机构预防保健、适宜技术服务记录等。

【C-3】

从事诊疗医务人员应掌握口腔诊疗器械消毒技术操作规范。

从事口腔诊疗服务的医务人员应掌握口腔诊疗器械消毒知识程序及要点等有关制度，严格执行相关消毒工作，规范开展口腔诊疗服务。

支撑材料：
- 机构提供科室器械消毒技术操作规范、器械消毒灭菌流程等。
- 机构提供相关消毒操作规范的培训资料，包括培训计划、培训通知、签到表、影像资料、培训资料、试卷、成绩通报（含排名）、总结（含结果运用）。
- 机构提供科室消毒记录、口腔诊疗器械消毒记录。
- 不具备消毒条件的机构应提供第三方消毒协议书及相关记录。

现场评价：
- 现场查看机构操作规范、工作流程、人员培训等资料，访谈工作人员知晓率。
- 现场查看机构第三方消毒协议书及相关消毒记录等。

【C-4】

进入患者口腔内的所有诊疗器械必须达到一人一用一消毒的要求。

进入患者口腔内的所有诊疗器械包括口镜、探针、牙科镊子等口腔检查器械、各类用于辅助治疗的物理测量仪器、印模托盘、漱口杯等，使用前必须达到一人一用一消毒的要求。

支撑材料：
- 机构提供科室诊疗记录、消毒记录及口腔诊疗器械消毒记录等。

现场评价：
- 现场查看机构相关记录等。

【B-1】

能够诊治不少于6种的口腔疾病。

能够诊治龋齿、急性牙周炎、化脓性牙龈炎、口腔炎等不少于6种的口腔疾病。

支撑材料：
- 机构提供口腔科门诊诊疗记录，提供包含龋齿、急性牙周炎、化脓性牙龈炎、口腔炎等不少于6种口腔科常见疾病病种统计表。

现场评价：
- 现场查看机构科室病种统计表及诊疗记录等。

【B-2】

口腔科疾病诊疗工作有相关记录。

支撑材料：

- 提供机构口腔科门诊诊疗工作记录、门诊日志、门诊病历等。
- 提供机构口腔科病种统计表、技术操作目录。

现场评价：

- 现场查看机构口腔科至少持续半年以上门诊诊疗工作记录、病种统计表及技术操作目录等。

【B-3】

能够结合儿童健康管理开展儿童常见口腔异常的检查、转诊和健康教育。

在儿童健康检查时，进行口腔保健指导和口腔疾病筛查，对发现口腔异常疾病（如唇裂、腭裂等颜面发育异常、舌系带过短、乳牙早萌或滞留、乳牙反咬合、龋齿等）及时进行转诊，宣传口腔卫生保健知识。

支撑材料：

- 机构提供儿童健康管理常见口腔疾病筛查方案。
- 机构提供0～6岁儿童健康管理的常见口腔疾病的筛查服务记录，对筛查出口腔异常疾病（如唇裂、腭裂等颜面发育异常、舌系带过短、乳牙早萌或滞留、乳牙反咬合、龋齿等）的儿童进行转诊服务的相关记录等。
- 机构定期开展口腔卫生保健知识相关的健康教育宣传和指导。

现场评价：

- 查看机构儿童健康管理常见眼、耳等疾病筛查方案。
- 查看机构口腔科儿童口腔疾病的健康管理活动记录，0～6岁儿童常见眼、耳疾病的筛查、转诊记录。
- 查看机构0～6岁儿童常见眼、耳疾病的健康教育记录。

【A-1】

能提供复杂牙拔除术、修复正畸或种植等技术服务。

能提供复杂牙拔除术、修复正畸或种植等技术服务。

支撑材料：

- 机构提供复杂牙拔除术、修复正畸或种植等技术操作规范，并组织学习培训，培训资料包括培训计划、培训通知、签到表、影像资料、培训内容、试卷、成绩单（含排名）、总结（含结果运用）。

- 机构口腔科可以开展复杂牙拔除术、修复正畸或种植等技术服务，机构应提供相关诊疗记录等资料。

现场评价：

- 查看机构复杂牙拔除术、修复正畸或种植等技术操作规范、培训资料、诊疗记录等。
- 现场测评机构工作人员掌握口腔技术能力。

【A-2】

定期进行口腔医疗质量数据分析和持续改进。

卫生院有院科两级口腔质量检查制度，依据制度对科室的医疗质量进行定期或不定期检查，对检查结果进行分析，提出改进意见。

支撑材料：

- 机构成立院科两级医疗质量管理组织，明确人员分工和职责。
- 机构科室每月对医疗质量进行自查，形成自查报告，提出问题和整改意见。
- 机构职能部门至少每季度对口腔科医疗质量进行1次督导检查、评价和分析，总结分析报告，数据显示体现持续改进。

现场评价：

- 现场查看机构院科两级医疗质量管理组织相关文件。
- 查看机构科室自查报告、职能部门督导记录，有数据支撑的总结分析报告。

2.2.1.10　康复医疗服务★

乡镇卫生院应开展规范化康复服务，不断加强康复服务能力建设，提升康复服务水平，满足群众多样化的医疗卫生服务需求。

【C-1】

从事康复治疗的医务人员接受过康复专业培训。

从事康复治疗的医务人员需经过行政部门组织开展的康复专业培训，并取得培训合格证书。

支撑材料：

- 机构需要提供医疗机构执业许可证（正、副本）。
- 提供机构科室人员信息一览表、人员资质以及卫生健康行政部门组织开展的康复医学转岗培训的康复治疗师合格证书等。

现场评价：

- 现场查看机构医疗机构执业许可证（正、副本）。
- 现场查看机构科室人员信息一览表、康复专业执业医师证或转岗培训合格证书等。

【C-2】

从事康复治疗的医师对每个康复患者有明确诊断与功能评估并制订康复治疗计划。

从事康复治疗的医师对每个康复患者有明确诊断与功能评估并制订康复治疗计划，并向患者及其家属、授权委托人说明康复治疗计划，包括各种程序内容与训练目的、方向性、预后预测、禁忌等。

支撑材料：

- 制定符合本机构的临床康复医学诊疗指南、操作规范并落实。
- 机构提供康复患者的诊疗记录，包括诊断、功能评估单、康复治疗计划、康复训练记录等。

现场评价：

- 现场查看机构临床康复医学诊疗指南、操作规范。
- 现场查看机构康复治疗记录单及康复治疗计划等相关工作记录。

【C-3】

能开展红外线治疗，低频脉冲电治疗，中频脉冲电治疗，中医药治疗，超短波治疗，微波治疗，超声波治疗、牵引。

请填写卫生技术统计表（附1-17）。

支撑材料：

- 机构康复医学科须配备相关设备，包括红外线治疗仪，低频脉冲电治疗仪，中频脉冲电治疗仪，中医药治疗，超短波治疗仪，微波治疗仪，超声波治疗仪、牵引仪等，确保设备运行状态良好，有运行监管记录。
- 机构应提供卫生技术统计表，包括红外线治疗、低频脉冲电治疗、中频脉冲电治疗、中医药治疗，超短波治疗，微波治疗，超声波治疗、牵引及服务人次。

现场评价：

- 现场查看机构康复医学科相关设备设施清单、运行监管记录。
- 现场查看机构康复医学科卫生技术统计表、开展的适宜技术诊疗记录等。

【C-4】

有针对康复病人预防二次伤害的预案。

支撑材料：
- 机构应提供康复医学科意外紧急处置预案、预防二次伤害预案与流程并落实。
- 机构应提供康复医学科意外紧急处置预案与流程的培训资料，包括培训计划、培训通知、签到表、影像资料、培训内容、试卷、成绩通报（含排名）、总结（含结果运用）。

现场评价：
- 现场查看机构相关处置预案与流程及相关培训资料等。

【B-1】

能开展关节松动训练，引导式教育训练，作业疗法等服务。

利用关节的生理运动和附属运动等治疗手段进行关节松动训练；通过教育方式引导或诱导功能障碍儿童进行引导式教育训练；用有目的、经过选择的作业活动，对躯体和心理功能障碍者进行作业治疗。同时应具备相应场地、设备等服务条件。

支撑材料：
- 机构有开展相关康复项目的场地、设备设施，且设备设施运行状态良好。
- 机构提供康复诊疗目录，包括关节松动训练、引导式教育训练、作业疗法训练的康复项目。

现场评价：
- 现场查看机构康复场地、设备清单、设备运行监管记录。
- 现场查看机构相关作业治疗的诊疗记录等。

【B-2】

康复治疗计划（含中医药服务）由康复医师（中医师）、治疗师、护士、病人及家属、授权委托人等共同落实。

由医生领导的多学科诊疗小组制订康复治疗计划。康复治疗计划中要有中医药服务。诊疗小组由康复医师、中医师、治疗师、护士、病人及家属或授权委托人组成。

支撑材料：
- 机构成立多学科康复诊疗小组，诊疗小组由康复医师、中医师、治疗师、护士等组成，人员分工明确。

- 机构应制定康复治疗计划，康复治疗计划（含中医药服务）由康复医师（中医师）、治疗师、护士、病人及家属、授权委托人等共同签字并执行。

现场评价：

- 现场查看机构多学科康复诊疗小组文件及职责。
- 查看机构康复诊疗记录、康复治疗计划及共同签字执行情况。
- 现场机构访谈医护人员、患者及家属知晓情况。

【B-3】

能开展居家康复医疗服务。

通过"互联网＋"、家庭病床、上门巡诊等方式将医疗机构内康复医疗服务延伸至居家，为行动不便的老年人、出院患者等人群提供专业的康复治疗、康复训练和指导等服务。

支撑材料：

- 机构提供通过"互联网＋"、家庭病床、上门巡诊等方式开展居家康复医疗、日间康复训练的服务记录及影像等资料。

现场评价：

- 现场查看机构居家康复医疗服务记录及影像等资料。

【A-1】

能开展认知知觉功能障碍训练，运动疗法，慢性呼吸系统疾病等综合康复，儿童孤独症、脑瘫等疾病的康复服务，并规范管理。

对康复病人进行认知知觉功能障碍训练，包括知觉障碍（躯体构图障碍、视空间关系障碍、失认症、失用症）训练、注意功能障碍训练、记忆功能障碍训练、执行能力障碍训练等。

能够利用器械、徒手或患者自身力量，通过某些运动方式（主动或被动运动等），使患者获得全身或局部运动功能、感觉功能恢复的训练，包括关节功能训练、肌力训练、有氧训练、平衡训练、步行训练等。

能够开展儿童孤独症、脑瘫的评估、教育与训练，慢性呼吸系统疾病的肺功能训练。做好康复规范管理的评估、近期目标、远期目标及康复训练工作。

支撑材料：

- 机构提供认知知觉功能障碍训练，运动疗法，慢性呼吸系统疾病等综合康复，儿童孤独症、脑瘫等疾病的康复服务方案、康复治疗计划、相关康复器械等。

- 机构提供认知知觉功能障碍训练，运动疗法，慢性呼吸系统疾病等综合康复，儿童孤独症、脑瘫等疾病的康复诊疗记录。

现场评价：

- 现场查看机构相关康复服务方案、康复治疗计划、相关康复器械等。
- 现场查看机构相关康复诊疗记录。

【A-2】

对转入社区及家庭的患者提供转诊后连续的康复训练指导。

支撑材料：

- 机构对转入社区及家庭的患者建立服务档案，制定康复训练指导方案，提供连续的康复训练指导，并有康复指导记录。

现场评价：

- 现场查看转入机构的康复患者登记表、康复服务档案、康复训练指导方案、康复指导记录及影像等资料。

【A-3】

科室对康复计划落实情况有自查、评价，有改进措施。

卫生院有院科两级康复相关工作制度，依据制度对科室的康复计划进行定期或不定期自查评价，制定改进措施并落实。

支撑材料：

- 机构应成立康复科医疗质量管理组织，明确职责分工。
- 机构制定院科两级康复相关工作制度，依据制度定期或不定期对科室的康复计划落实情况进行自查、评价，制定改进措施并落实。

现场评价：

- 现场查看机构康复科医疗质量管理组织文件、职责分工。
- 现场查看机构相关工作制度、院科两级自查评价报告、改进措施等。

2.2.1.11　儿科医疗服务

临床科室是乡镇卫生院诊疗业务和医疗服务的提供主体，直接担负着对病人的接收、诊断、治疗等任务，其科学合理设置，能够使辖区居民就近享有安全、有效、方便、经济的基本医疗服务。

【C-1】

至少配备1名能够提供儿童基本医疗服务的全科医生（含中医全科）。

支撑材料：
- 机构提供医疗机构执业许可证（正、副本）。
- 机构至少配备1名能够提供儿童基本医疗服务的全科医生（含中医全科），提供人员信息一览表、执业证书及资格证书等。

现场评价：
- 现场查看医疗机构执业许可证、人员信息一览表、执业证书及资格证书等。

【C-2】

开展儿科常见病、多发病的临床诊疗服务。

能够提供如呼吸系统疾病、消化系统疾病、营养障碍性疾病、皮肤疾病、传染性疾病等儿童常见疾病的诊疗服务。

支撑材料：
- 机构制定儿童常见病、多发病诊疗指南和操作规范，并组织学习培训，培训资料包括培训计划、培训通知、签到表、影像资料、培训内容、试卷、成绩单（含排名）、总结（含结果运用）。
- 机构提供儿科科室诊疗记录、病种统计表。

现场评价：
- 现场查看机构儿童常见病、多发病诊疗指南、操作规范及培训资料等。
- 现场查看机构儿科诊疗记录、病种统计表等。

【C-3】

定期开展儿科急救及常见病处置培训。

每年定期开展儿童常见急症的处理、儿童急危重症的抢救，儿童意外伤害等急救知识的培训。

支撑材料：
- 机构应提供儿科急症、意外伤害、急危重症的抢救预案和流程，儿科常见病处置流程，定期组织医务人员进行培训，培训资料包括培训计划、培训通知、签到表、影像资料、培训内容、试卷、成绩单（含排名）、总结（含结果运用）。

现场评价：

● 现场查看机构急症、意外伤害、急危重症的抢救预案和流程，儿科常见病处置流程相关培训资料。

● 现场测评机构工作人员掌握急诊急救常见病的处置能力。

【B-1】

至少配备1名儿科医生。

机构应提供儿科医师的资格证书和执业证书，注册地点应为本机构。

支撑材料：

● 提供机构人员基本信息一览表、执业证书、资格证书等资料。

现场评价：

● 现场查看机构人员配备及相关资质。

【B-2】

应用中医适宜技术治疗儿科常见病、多发病。

机构能够提供开展小儿推拿、按摩、针灸、拔罐、刮痧、耳穴的压豆、穴位贴敷等中医药适宜技术服务。

支撑材料：

● 机构提供治疗儿科常见病多发病的小儿推拿、按摩、针灸、拔罐、刮痧、耳穴的压豆、穴位贴敷等中医药适宜技术服务的操作规范。

● 机构配备开展儿童疾病中医适宜技术的器材，并提供运行监管记录。

● 机构提供开展儿科疾病中医药适宜技术诊疗服务记录、诊疗目录。

现场评价：

● 现场查看机构儿科中医药适宜技术服务操作规范。

● 现场查看机构相关中医适宜技术的器材及运行监管记录。

● 现场查看机构儿科疾病中医药适宜技术诊疗服务记录、诊疗目录。

【B-3】

能够提供出生缺陷疾病预防、治疗咨询服务。

能够提供出生缺陷一、二、三级预防措施，即在孕前和孕早期采取措施预防出生缺陷。在新生儿出生后进行筛查，早期发现新生儿疾病和异常并进行治疗、咨询及转诊服务。

支撑材料：
- 机构提供出生缺陷一、二、三级预防措施、出生缺陷疾病筛查方案。
- 机构应提供出生缺陷疾病预防、筛查服务，对筛查出新生儿疾病和异常疾病的新生儿进行治疗、转诊等。
- 机构应定期开展预防出生缺陷相关的健康教育咨询和指导。

现场评价：
- 现场查看机构出生缺陷一、二、三级预防措施，出生缺陷疾病筛查方案。
- 现场查看机构出生缺陷健康管理活动记录，新生儿出生缺陷的预防、筛查、诊断、治疗、转诊记录。
- 现场查看机构出生缺陷的健康教育咨询记录。

【B-4】

能够早期识别危重症患儿并进行初步急救处置。

能够对危重患儿（如呼吸道阻塞、严重呼吸道窘迫、中枢性发绀、休克体征、昏迷、惊厥、腹泻有重度脱水等患儿）进行早期识别与急救处置。

支撑材料：
- 机构制定危重患儿包括呼吸道阻塞、严重呼吸道窘迫、中枢性发绀、休克体征、昏迷、惊厥、腹泻有重度脱水等早期识别与急救流程，并进行培训及演练，培训演练资料包括培训计划、演练方案、培训通知、脚本、签到表、影像资料、培训资料、试卷、成绩单（含排名）、总结（含结果运用）、整改方案等。
- 机构提供患儿急危重症的识别和急救处置的相关记录。

现场评价：
- 现场查看机构危重患儿相关急救服务流程、培训及演练资料。
- 现场查看机构相关危重患儿急救处置记录。
- 现场测评机构工作人员掌握危重症患儿识别、急救处置能力。

【A】

设有儿科病床，提供住院服务。

有儿科住院病床，至少应配备1名中级以上儿科执业医师。

支撑材料：

- 机构设立儿科病房或儿科住院病床。
- 机构至少有1名中级以上儿科执业医师，机构应供儿科执业医师资格证书、执业证书。
- 机构提供儿科住院服务诊疗记录。

现场评价：

- 现场查看机构儿科住院病房或儿科住院病床。
- 现场查看机构儿科医师中中级以上职称人员的职称证书、执业医师证书。
- 现场查看机构儿科住院服务诊疗记录。

2.2.1.12　老年人卫生服务

老年人卫生服务指针对老年人群体的一系列健康管理和卫生保健措施，旨在提高老年人的健康水平和生活质量。

【C-1】

保留老年人熟悉的传统服务方式，解决老年人运用智能技术困难问题。

提供老年人熟悉的传统服务方式（如人工面对面），同时协助老年人运用智能技术。

支撑材料：

- 机构门诊应设有导医服务，可配备导医、志愿者等人员，为老年人提供就医指导服务，建立老年人就医绿色通道。
- 机构保留人工服务窗口及现金收费窗口，老年人凭身份证、医保卡、社保卡等证件可以挂号就医。

现场评价：

- 现场查看机构改善老年患者就医流程、多渠道挂号等就医服务模式。
- 现场观察机构相关助老服务及服务记录。

【C-2】

为老年人提供优先就诊、转诊服务。

为辖区老年人提供优先、方便、快捷、规范的诊疗、保健、双向转诊等服务。

支撑材料：

- 机构提供老年人优先服务措施，优先就诊、入院、转诊流程及标识等。

现场评价：
- 现场查看机构为老年人提供的就医优先措施及服务记录等。

【C-3】

能开展65岁及以上老年人综合评估，对5种重点慢性病每年至少开展1次健康评估。

对65岁及以上老年人群通过体检或专项评估等方法，对高血压、糖尿病、冠心病、脑卒中、慢阻肺5种慢性病开展早期筛查评估。

支撑材料：
- 机构提供对65岁及以上老年人综合评估方案，高血压、糖尿病、冠心病、脑卒中、慢阻肺5种慢性病健康评估方案。
- 机构提供对65岁以上的老年人健康体检档案及慢性病的筛查评估记录。

现场评价：
- 查看机构对65岁及以上老年人综合评估方案，高血压、糖尿病、冠心病、脑卒中、慢阻肺5种慢性病健康评估方案。
- 现场查看机构对65岁及以上的老年人健康体检档案及慢性病筛查评估记录。数据来源包括：65岁及以上老年人体检相关疾病初筛后的统计数据或专业评估数据等。

【B-1】

对机构信息化终端、APP等进行适老化改造，方便老年人阅览和操作。

支撑材料：
- 机构要推进信息无障碍服务，对可以通过网络办理就医的智能终端、智能APP适老化改造，使其具备大屏幕、大字体、大音量，计大字版、语音版、简洁版等终端产品。推出语音引导、人工咨询服务。完善多种预约挂号方式，对刷脸支付、身份证挂号、社保卡挂号等进行信息化改造。

现场评价：
- 机构现场演示对信息化终端、APP等进行适老化改造。

【B-2】

对重点慢性病、退行性疾病、营养和心理等多种健康情况进行评估并干预。

机构对老年人群重点慢性病除5种（高血压、2型糖尿病、冠心病、脑卒中、慢性阻塞性肺疾病）慢性病外的其他如骨关节病、常见肿瘤、认知障碍、营养不良、心理障碍等老年人进行早期筛查评估。

支撑材料：
 ● 机构应该建立健全老年健康危险因素干预措施，做到重点慢性病、退行性疾病、营养和心理疾病的早发现、早诊断、早治疗。
 ● 机构提供加强老年人健康管理，提供生活方式和健康状况评估、体格检查和健康指导服务。
 ● 机构提供对老年人重点慢性病、退行性疾病、营养和心理等多种健康情况的健康教育、健康状况评估及预防措施进行宣讲教育资料及记录。
现场评价：
 ● 现场查阅机构相关服务记录。

【A-1】

能够为居家老年人、辖区内养老机构提供家庭病床、巡诊等上门服务，提供一键呼叫等服务。

为辖区居家、养老机构的失能、失智、行动不便老年人提供远程医疗咨询、复诊、上门送药、家庭病床服务等延伸服务，并在村居委会、养老机构等相关部门的协助下，为老人提供一键呼叫服务。

支撑材料：
 ● 机构应提供居家医疗服务，家庭签约医师能够为居家失能、慢性病、高龄、残疾等行动不便的老年人提供家庭病床、上门巡诊等上门服务，安装"一键呼"适老化设备。
现场评价：
 ● 现场查看机构的家庭病床、上门巡诊服务记录及影像资料等。
 ● 现场演示机构一键呼叫等服务系统。

【A-2】

为辖区内有需要的老年人提供康复护理、安宁疗护等服务。

根据辖区居民的需求和机构的服务能力，为老年人提供康复、护理以及安宁疗护等服务。

支撑材料：

● 机构设置老年康复护理病房，为疾病终末期患者提供安宁疗护病床。

现场评价：

● 现场查看机构提供的康复、护理、安宁疗护等服务，相关设施设备及诊疗服务记录等。

2.2.1.13　心理健康服务★

心理健康服务是乡镇卫生院的重要组成部分，运用心理学及医学的理论和方法，预防或减少各类心理行为问题，建立健全心理健康服务体系，促进心理健康服务规范化管理。

【C-1】

制定心理健康服务的相关制度。

支撑材料：

● 提供医疗机构执业许可证（正、副本）。

● 机构应提供心理健康服务的相关工作制度、岗位职责、工作流程、保密制度、医患沟通制度等。

现场评价：

● 现场查看医疗机构执业许可证（正、副本）。

● 现场查看机构心理健康服务相关工作制度及流程、应急预案。

【C-2】

至少配备1名专（兼）职心理健康服务工作人员。

支撑材料：

● 机构提供心理健康服务专（兼）职负责人员基本信息一览表，资格证、执业证或经过专业培训取得的合格证书等。

现场评价：

● 现场查看机构相关人员配备情况、人员资质。

【C-3】

开展心理健康科普宣传、健康教育等。

通过电视、广播、网络、报纸等多种媒体开展多种形式科普宣教，以宣传折页、科普宣传栏、视频、手机客户端平台等形式开展心理健康科普宣教。

支撑材料：
- 机构应提供以多种形式开展的心理健康科普宣传及健康教育活动的资料及宣教记录等。

现场评价：
- 现场查看机构多形式心理健康科普宣传及健康教育活动的相关记录等。

【B-1】

能够开展心理疾病初步识别。

至少配备1套心理测量量表，能对抑郁症、焦虑障碍、躯体形式障碍等疾病进行初步识别。

支撑材料：
- 机构需要具有心理测量量表及相关设备，提供设施设备运行监管记录等。
- 机构提供心理疾病的诊疗指南与操作规范，并进行培训，培训资料包括培训计划、培训通知、签到表、影像资料、培训内容、试卷、成绩单（含排名）、总结（含结果运用）。
- 机构能开展心理疾病初步识别，并填写心理疾病诊疗目录等。

现场评价：
- 现场查看机构心理测量量表及相关设备、运行监管记录。
- 现场查看机构诊疗指南与操作规范及相关培训资料。
- 现场调取机构信息系统查看心理疾病诊疗记录等。

【B-2】

为有需求的家庭和个人提供心理健康指导。

能够运用心理学的理论和方法，预防或减少各类心理行为问题，促进心理健康，提高生活质量，主要包括心理健康宣传教育、心理咨询、心理疾病健康指导等。

支撑材料：
- 机构应为有需求的家庭和个人提供心理健康指导的服务记录等。

现场评价：
- 现场查看机构为有需求的家庭和个人提供心理健康指导相关服务记录等。

【A-1】

有心理治疗师或转岗培训精神科医师提供心理健康服务。

至少配备1名心理治疗师或转岗培训精神科医师，对重点人员提供心理援助服务、心理危机干预，对常见的精神障碍和心理行为问题进行治疗。

支撑材料：
- 机构提供心理治疗师或转岗培训精神科医师的执业证书，提供相关心理健康诊疗记录等。

现场评价：
- 现场查看机构相关医师执业证书、诊疗记录等。

【A-2】

与心理健康或精神疾病专业机构建立协作机制。

基层医疗机构与心理健康或精神疾病专业医疗机构签订协作协议，建立双向转诊的协同服务关系。

支撑材料：
- 机构提供与精神心理专科医院的协作协议书（有效期内），会诊、转诊记录等。

现场评价：
- 现场查看机构双向转诊协议，会诊、转诊记录等。

2.2.2 检验检查服务

2.2.2.1 检验项目

临床检验是医疗诊断过程中重要的辅助手段，卫生院应当按照卫生健康行政部门核准登记的医学检验科下设专业诊疗科目设定临床检验项目，提供临床检验服务。

【C】

开展血常规、尿常规、便常规、肝功能、肾功能、淀粉酶、血脂、血清电解质、血糖检测、ABO红细胞定型、ABO血型鉴定等检验项目。

支撑材料：

- 提供医疗机构执业许可证（正、副本）、人员基本信息一览表及人员资质等。
- 机构检验科室设置布局、设施设备应符合相应规范标准，并提供运行监管记录。
- 机构建立临床检验技术工作岗位职责，有大型生化分析仪的提供操作人员上岗证等。
- 机构相关检验设备（含床旁检验设备）按照要求定期检测并有记录。
- 机构提供室间质量评价相关合格证明（每年一次）。
- 机构提供检验检查项目统计表、工作记录等。

现场评价：

- 现场查看医疗机构执业许可证、检验科室布局、设备设施配备情况。
- 现场查看机构检验人员资质、LIS系统等工作记录。（另请填写附1-17）
- 查看机构相关检验设施设备运行监管记录。
- 现场查看机构室间质量评价相关合格证明。
- 查看机构检验检查项目统计表（附1-18）。

【B-1】

开展凝血功能、糖化血红蛋白、乙型肝炎血清标志物、HCV抗体、艾滋、梅毒抗体检测（初筛）、Rh血型鉴定等。

支撑材料：

- 机构检验科设施设备应符合相应规范标准，并提供运行监管记录。
- 机构相关检验设备（含床旁检验设备）按照要求定期检测并有记录。
- 机构提供室间质量评价相关合格证明（每年一次）。
- 机构提供检验检查项目统计表、工作记录等。

现场评价：

- 现场查看机构室间质量评价相关合格证明、检验检查项目统计表、相关记录等。

【B-2】

提供24小时急诊检验服务。

临床检验专业技术人员24小时在岗值班，提供24小时急诊检验服务。

支撑材料：

- 机构设置24小时急诊检验标识。
- 机构提供临床检验科室24小时值班表、24小时检验报告单等。

现场评价：

- 现场查看机构24小时急诊检验标识、排班表、检验报告单等。

【A-1】

开展心肌损伤标志物、肿瘤标志物、血气分析、微生物等检测。

支撑材料：

- 机构检验科设施设备应符合相应规范标准，并提供运行监管记录。
- 机构相关检验设备（含床旁检验设备）按照要求定期检测并有记录。
- 机构提供室间质量评价相关合格证明（每年一次）。
- 机构提供检验检查项目统计表、工作记录等。

现场评价：

- 现场查看机构室间质量评价相关合格证明、检验检查项目统计表，相关记录等。

【A-2】

对临床诊疗临时需要而不能提供的特殊检验项目，可委托上级医院或第三方检测中心等单位提供服务，或联合多院开展服务，但应签署医院之间的委托服务协议，必须有室内质控与室间质评，以及结果回报时限等保证条款。

支撑材料：

- 机构提供与上级医院或第三方检测中心、联合多院签订的相关协议（有效期内）。
- 机构建立检验报告单回报时间控制及管理制度，并进行公示。
- 机构提供上级医院或第三方检测中心等单位的室内质量控制和室间质量评价等相关资料。
- 机构提供需要上级医院或第三方检测中心单位提供服务的特殊检验项目报告单。

现场评价：

- 现场查看机构委托协议（有效期内）、特殊检验项目报告单等。
- 现场查看机构检验报告单回报时间控制、管理制度及公示情况等。
- 现场查看机构室内质控与室间质评相关资料。

2.2.2.2 检查项目

临床检查是医疗诊断过程中重要的辅助手段，卫生院应当按照卫生健康行政部门核准登记的医学影像科下设专业诊疗科目设定临床检查项目，提供临床检查服务。

【C-1】

开展胸、腹部透视、CR摄片、心电图、B超检查。

支撑材料：
- 提供医疗机构执业许可证（正、副本）、放射诊疗许可证、人员基本信息一览表及人员资质等。
- 机构科室设置布局、设施设备符合相应规范标准，建立相关工作岗位职责，并提供运行监管记录。
- 机构相关检查设备（含床旁检查设备）按照要求定期检测并有记录。
- 机构提供检验检查项目统计表、工作记录等。

现场评价：
- 现场查看医疗机构执业许可证（正、副本）、放射诊疗许可证。
- 现场查看机构人员资质、设备及运行监管记录。（另请填写附1-17）。
- 现场查看机构检验检查项目统计表（附1-18）包括：胸、腹部透视、CR摄片、心电图、B超检查。
- 查看机构相关检查报告。

【C-2】

检查设施设备配备符合相关要求，检查项目与临床工作相适应。

支撑材料：
- 机构科室设置布局、设施设备符合相应规范标准，服务满足临床需要。
- 机构放射科、心电图、超声等相关设施设备运行状况正常，强检标识清晰。
- 机构相关检查设备（含床旁检查设备）按照要求定期检测并有记录。
- 机构开展检查项目工作记录。

现场评价：
- 现场查看机构科室设置布局、设备设施符合相应规范标准。
- 现场查看机构相关设施设备运行状况、强检标识及工作记录等。

【B-1】

开展DR摄片、彩超检查。

支撑材料：
- 机构配备DR、彩超设备，强检标识清晰，有运行监管记录。

- 机构提供工作记录、检验检查项目统计表。

现场评价:

- 现场查看机构DR、彩超设备运行情况及强检标识等。
- 现场查看机构检验检查项目统计表及工作记录等。

【B-2】

开展心电监测等。

支撑材料:

- 机构开展心电监测,相关设施设备运行良好。
- 机构提供工作记录、检验检查项目统计表等。

现场评价:

- 现场查看机构心电监测设备运行情况、检验检查项目统计表及工作记录等。

【A-1】

开展消化道造影和静脉肾盂造影,DR数字图像拼接等,有条件的提供CT检查。

支撑材料:

- 机构开展消化道造影和静脉肾盂造影,DR数字图像拼接或CT检查,相关设施设备运行良好。
- 机构提供检验检查项目统计表及工作记录等。

现场评价:

- 现场查看机构相关设备配备及运行情况、检验检查项目统计表及工作记录等。

【A-2】

开展远程心电监测、动态心电监测、动态血压监测等。

支撑材料:

- 机构配备远程心电监测、动态心电监测、动态血压监测设备及运行监管记录。
- 机构相关检查设备(含床旁检查设备)按照要求定期检测并有记录。
- 机构提供检验检查项目统计表及工作记录等。

现场评价:

- 现场查看机构相关设备配备及运行情况、检验检查项目统计表及工作记录等。

2.2.3　基本公共卫生服务

2.2.3.1　居民健康档案管理

居民健康档案是居民健康状况的资料库，通过建立居民健康档案，基层医疗机构可以了解居民的健康状况，做出基本健康评价，并进行针对性的健康指导。

【C-1】

按照规范要求，具备开展服务的设施设备和人员条件。

配备开展居民健康档案管理服务的电脑、网络设备，运行正常。纸质健康档案具备档案室、档案柜、档案袋（夹）等设施，符合防盗、防晒、防高温、防火、防潮、防尘、防鼠和防虫等要求。配置专（兼）职人员负责健康档案管理工作。电子健康档案有专（兼）职人员负责网络维护管理工作。

支撑材料：
- 机构提供开展居民健康档案管理的办公场所、工作方案、制度等相关资料。
- 机构提供开展服务的设施、设备运行监管记录相关资料，如配备开展居民健康档案管理服务的电脑、网络设备，应运行正常，纸质健康档案具备档案室、档案柜、档案袋（夹）等设施，符合防盗、防晒、防高温、防火、防潮、防尘、防鼠和防虫等要求。
- 机构提供配置专（兼）职人员负责健康档案管理工作的相关资料，如人员分工文件、人员基本信息一览表及人员资质等。
- 机构提供配置专（兼）职人员负责电子健康档案网络维护管理工作相关资料，如明确工作分工资料、网络维护管理工作记录等。

现场评价：
- 现场查看机构办公场所、设施设备运行情况、人员配置及工作记录等。

【C-2】

为辖区内常住居民开展健康档案管理服务并遵循国家统一的相关数据标准与规范。

为辖区常住居民建立健康档案，对重点人群的随访、体检服务以及对建档居民的诊疗服务使用、更新健康档案，对死亡、失访与迁出居民的健康档案终止并保存。电子健康档案相关表单设计遵循国家统一的相关数据标准与规范，电子健康档案编码统一正确。

支撑材料：
- 机构提供为辖区常住居民建立健康档案相关资料，如健康档案、系统统计报表等。

● 机构提供对重点人群的随访、体检服务记录，对建档居民的诊疗服务使用、更新复核健康档案记录，对死亡、失访与迁出居民的健康档案终止并保存记录等。

● 机构提供的健康档案相关表单设计遵循国家统一的相关数据标准与规范，健康档案编码统一正确。

现场评价：

● 现场查看机构信息系统居民健康档案相关资料。

【C-3】

居民规范化电子健康档案覆盖率达到国家标准。

辖区常住居民规范化电子健康档案覆盖率依据评审年度国家的目标任务要求。

规范化电子健康档案覆盖率＝规范建立电子健康档案人数/辖区内常住居民数×100%

"建档"指完成健康档案封面和个人基本信息表，其中0～6岁儿童不需要填写个人基本信息表，其基本信息填写在新生儿家庭访视记录表上。

支撑材料：

● 机构提供电子档案信息系统以及当地卫生健康行政部门或专业公共卫生机构的工作通报、评价反馈等。

现场评价：

● 现场查看机构电子档案信息系统及相关佐证资料。

【B-1】

健康档案使用率达到50%以上。

健康档案使用率＝健康档案中有动态记录的档案份数/档案总数×100%

"有动态记录的档案"是指1年内与患者的医疗记录相关联和（或）有符合对应服务规范要求的相关服务记录的健康档案。

支撑材料：

● 机构提供电子档案信息系统以及当地卫生健康行政部门或专业公共卫生机构的工作通报、评价反馈等。

现场评价：

● 现场查看机构电子档案信息系统及相关佐证资料。

【B-2】

电子健康档案向个人开放。

开展电子健康档案向个人开放的宣传，告知居民开放渠道。开放内容至少包括个人基本信息、健康检查（辅助检查结果）等。开放渠道结合本地实际，有条件的可通过智能客户终端、网站等多元化和交互形式，方便广大居民"拿得到、看得懂、易操作、见实效"。

支撑材料：
- 机构提供多渠道向个人开放电子健康档案的相关资料，如操作流程等。
- 机构提供开放内容相关资料，至少包括个人基本信息、健康检查（辅助检查结果）等。
- 机构提供电子健康档案开放工作多渠道宣传工作资料，如海报、宣传栏、显示屏、短信、网络平台等。

现场评价：
- 现场查看机构电子健康档案开放渠道、内容、宣传方式、系统开放率、查询率等资料。

【A】

电子健康档案数据与医疗信息互联互通。

电子健康档案信息系统和医院信息系统（HIS）相连接，尽快实现与同级疾病预防控制中心疾控信息系统相连接。

支撑材料：
- 机构提供电子档案系统与HIS系统互联互通相关资料，如HIS系统可查询居民个人基本信息、健康体检、重点人群随访记录及家庭医生签约情况等。电子健康档案数据可查询居民疾病诊断、接诊记录等。

现场评价：
- 现场查看机构信息系统互联互通情况。

2.2.3.2　健康教育

健康教育是有组织、有计划、有实施的教育活动，是通过信息传播和行为干预，帮助个体和群体掌握卫生保健知识、树立健康观念，自愿采纳有利于健康行为和生活方式的教育活动。

【C-1】

按照规范要求，具备开展服务的场地、设施设备。

具备开展健康教育的场地、设施设备，包括用于播放影音视频的电视、LED屏，用于宣教的电脑、投影仪、照相机等，设备完好可正常使用。配备专（兼）职人员负责健康教育工作，每年接受健康教育专业知识和技能培训不少于8学时。

支撑材料：
● 机构应提供开展健康教育的场地、设施、设备运行监管记录等相关资料，包括用于播放影音视频的电视、播放器、LED屏；用于宣教的电脑、投影仪、照相机等，设备完好可正常使用。

现场评价：
● 现场查看机构工作场地、设施设备运行情况、人员配置及培训落实情况等相关资料。

【C-2】

每个机构至少配备2名从事健康教育的专（兼）职人员。

至少具有2名有资质的从事健康教育的专（兼）职人员。

支撑材料：
● 机构提供配置专（兼）职人员负责健康教育工作的相关资料，如人员分工文件、人员基本信息一览表、人员资质及培训记录、培训证书等。

现场评价：
● 现场查看机构健康教育专（兼）职人员配置、培训资料及工作记录等。

【C-3】

利用多种形式开展辖区健康教育服务。

辖区健康教育服务形式包括健康教育资料（发放印刷资料、播放音像资料）、设立健康教育宣传橱窗、开展公众健康咨询活动、举办健康知识讲座、开展个体化健康教育。

支撑材料：
● 机构提供不少于12种健康教育印刷材料（包含4种中医药内容）采购、发放等相关资料，如健康教育印刷材料采购资料（采购合同、发票、随货同行或采购明细单等）、出入库记录等。

- 机构提供不少于6种的健康教育音像材料（包含2种中医药内容）采购、播放等相关资料，如健康教育音像材料采购资料（采购合同、发票、随货同行或采购明细单等）。
- 机构设置宣传栏不少于2个，村卫生室和社区卫生服务站设置宣传栏不少于1个。
- 机构每年开展不至少9次的公众咨询活动（包含1种中医药内容）。
- 机构每月至少举办1次健康知识讲座、村卫生室和社区卫生服务站每两个月至少举办1次健康知识讲座，均包含1种中医药内容。

现场评价：

- 现场查看机构开展健康教育服务的形式及种类。

【C-4】

健康教育服务内容符合规范要求。

　　健康教育服务内容包括：宣传普及《中国公民健康素养——基本知识与技能（2015年版）》；配合有关部门开展公民健康素养促进行动；对青少年、妇女、老年人、残疾人、0～6岁儿童家长等人群进行健康教育；开展合理膳食、控制体重、适当运动、心理平衡、改善睡眠、限盐、控烟、限酒、科学就医、合理用药、戒毒等健康生活方式和可干预危险因素的健康教育；开展心脑血管、呼吸系统、内分泌系统、肿瘤、精神疾病等重点慢性非传染性疾病，以及结核病、肝炎、性与生殖、艾滋病等重点传染性疾病的健康教育；开展食品卫生、职业卫生、放射卫生、环境卫生、饮水卫生、学校卫生、出生缺陷防治等公共卫生问题的健康教育；开展突发公共卫生事件应急与处理。健康教育内容要通俗易懂，确保其科学性、时效性，并有一定比例的中医药健康教育内容。

支撑材料：

- 机构宣传普及《中国公民健康素养——基本知识与技能（2015年版）》资料。
- 机构配合有关部门开展公民健康素养促进行动资料。
- 机构对青少年、妇女、老年人、残疾人、0～6岁儿童家长等人群进行健康教育资料。
- 机构开展合理膳食、控制体重、适当运动等健康生活方式和可干预危险因素的健康教育资料。
- 机构开展心脑血管、呼吸系统、精神疾病等重点慢性非传染性疾病，以及结核病、艾滋病等重点传染性疾病的健康教育资料。
- 机构开展食品卫生、职业卫生等公共卫生问题的健康教育资料。
- 机构开展突发公共卫生事件应急与处理的健康教育资料。
- 机构健康教育内容要通俗易懂，确保其科学性、时效性，并有一定比例的中医药健康教育内容。

现场评价：

- 现场查看机构健康教育服务内容。

【B-1】

确定具体科室负责相关工作。

确定具体科室负责健康教育相关工作，由科室牵头负责机构健康教育工作的组织、策划、协调、指导、督导、培训、考核等工作。

支撑材料：

- 机构提供设置负责健康教育具体科室的相关文件、工作实施方案、计划和干预策略、制度等。

现场评价：

- 现场查看机构具体科室负责健康教育相关资料。

【B-2】

健康教育形式和频次达到规范要求。

按照《国家基本公共卫生服务规范（第三版）》中的健康教育形式和频次要求：每年发放印刷资料≥12种；播放音像资料≥6种；开展公众健康咨询活动≥9次；宣传栏设置符合规范要求，每2个月最少更换1次；机构每月至少举办1次健康知识讲座。

支撑材料：

- 机构提供为健康教育发放工作资料的记录，如发放记录、图片等。健康教育资料不少于12种，包含4种中医药内容，健康教育资料发放地点包括但不限于候诊区、诊室、咨询台、病区、村卫生室、服务站、村庄、社区、家庭等。
- 机构提供健康教育音像播放记录、图片等。健康教育音像资料不少于6种，包含2种中医药内容，播放地点包括但不限于门诊候诊区、观察室、健教室等。
- 机构设置宣传栏不少于2个，村卫生室和社区卫生服务站设置宣传栏不少于1个，每个宣传栏的面积不少于2m²。宣传栏一般设置在机构的户外、健康教育室、候诊室、输液室或收费大厅的明显位置，宣传栏中心位置距地面1.5～1.6m高，平均每2个月更换至少1次，每年包含1种中医药内容。
- 机构提供不少于9次的公众咨询活动工作资料，如计划、通知、活动记录、图片、发放宣传资料记录等，包含1种中医药内容。
- 机构提供符合国家规范要求频次的健康知识讲座工作资料，如讲座计划、讲座通知、签到表、活动记录、图片、讲座内容、发放宣传资料记录等。机构每月至少举办1次健康知识讲座、村卫生室和社区卫生服务站每两个月至少举办1次健康知识讲座，均包含1种中医药内容。

现场评价：

- 现场查看机构健康教育服务形式和频次的规范性等相关资料。

【B-3】

利用互联网、手机终端等新媒体、新形式开展健康教育。

利用现代技术在PC端、手机端以及传统媒体、新媒体开展不同形式的健康教育。

支撑材料：

- 机构提供运用新媒体、新形式开展健康教育工作的资料，如官方网站、微博、微信公众号、视频号、短视频平台、APP等。

现场评价：

- 现场查看机构健康教育工作记录。

【B-4】

戒烟咨询服务。

机构提供戒烟咨询服务，做好禁止吸烟的宣传教育工作，为吸烟人员戒烟指导和戒烟帮助，并做好相关记录。

支撑材料：

- 按《关于进一步加强无烟医疗卫生机构建设工作的通知》（国卫规划函〔2020〕306号）要求在机构入口处、门诊厅、住院部、诊室、病房、会议室、走廊、卫生间、楼梯、电梯、停车场等重点区域张贴醒目的禁烟标识。机构范围内禁止销售烟草制品以及发布各种形式的烟草广告。
- 完善机构工作机制，明确职责分工，将无烟医疗卫生机构建设纳入年度工作计划和日常工作。
- 机构设立控烟监督员和巡查员，对吸烟者进行劝阻。
- 机构健全首诊询问吸烟史制度，提供戒烟咨询服务等工作记录。
- 机构结合世界无烟日以及各种卫生健康日等节点，通过讲座、咨询活动、宣传栏、电子屏等形式，利用电视、广播、报纸等传统媒体和微博、微信、短视频平台等新媒体，对烟草危害科普知识、戒烟服务信息等进行广泛宣传。

现场评价：

- 现场查看机构无烟医院环境、制度建设、人员配置及服务记录、宣传记录等资料。

【A-1】

对健康教育服务质量进行评价。

职能科室对健康教育服务质量进行检查、评价，每季度至少1次。对于检查和评价结果进行分析评价，提出整改建议。评价内容包括数量评价、设计评价、过程评价、效果评价、总体评价等内容。

支撑材料：

- 机构职能科室对健康教育服务质量进行检查、评价过程资料，包括通知、评价过程、问题反馈、评价报告等，每季度至少1次。
- 机构评价内容包括数量评价、设计评价、过程评价、效果评价、总体评价等内容。
- 机构评价报告对于检查和考核结果进行分析评价，提出针对性整改建议。

现场评价：

- 现场查看机构健康教育服务质量检查、评价过程资料及评价分析报告等。

【A-2】

针对评价结果改进健康教育方式、内容。

根据评价结果对上次存在的问题进行整改落实，将健康教育方式、内容形成完整的质量分析评价报告，对存在的问题有改进措施并显成效。

支撑材料：

- 机构提供根据评价结果进行整改落实的相关资料。
- 机构提供质量分析评价报告包含健康教育方式、内容等，体现持续改进措施落实及取得成效等相关情况。

现场评价：

- 现场查看机构质量分析评价报告、持续改进措施落实及整改成效等。

2.2.3.3 预防接种

预防接种主要包括3方面内容：预防接种管理、预防接种以及疑似预防接种异常反应处理。预防接种是预防传染病最直接、最经济、最有效的手段。接种疫苗能够增强人的机体免疫力，提高自身的抵抗力，抵御致病菌的侵袭，从而起到保护人体的作用。

【C-1】

按照规范要求，具备开展服务的设施设备和人员条件。

机构必须为区县级卫生行政部门指定的预防接种单位，具有区县级卫生行政部门指定的预防接种资质。具备《疫苗储存和运输管理规范》规定的冷藏设施、设备，包括冰箱、冷藏箱、冷藏包、冰排和温度监测等基本设施设备。具备预防接种信息管理系统。接种室、接种台符合《预防接种工作规范（2023年版）》规定。预防接种人员应当具备执业医师、执业助理医师、执业护士或者乡村医生资格，并经过县（市）级或以上卫生行政部门组织的预防接种专业培训，经考核合格后持证上岗。

支撑材料：
- 机构具有区县级卫生行政部门指定的预防接种资质。
- 机构按《疫苗储存和运输管理规范（2017年版）》（国卫疾控发〔2017〕60号）配备冰箱、不少于5只的冷藏箱（包）、足够数量的冰排和温度监测等设施设备。
- 机构配备信息化设施设备，如电脑、条码扫描器、身份证读卡器、打印机等，具备预防接种信息管理系统，并正常运行，提供运行监管记录。
- 机构接种门诊为总面积不少于40m²的专用房，与普通门诊、注射室、病房、放射科分开，并保持一定的距离。候种、预检及登记区合计不少于25m²，留观区不少于20m²，冷链区不少于10m²，接种量大于100人次/日的应按比例扩大。留观区原则上应与候种区分开，场地受限制时可将两者安排在同一区域，但必须设置显著标识以便区分。
- 机构接种门诊要有候种室（宣传教育、反应观察）、预诊室（登记、询问、体检）、接种室（疫苗接种应分室或分区，卡介苗应设专室）、冷链室和留观室。
- 机构预防接种人员应当具备执业医师、执业助理医师、执业护士或者乡村医生资格，并经过县（市）级或以上卫生行政部门组织的预防接种专业培训，经考核合格后持证上岗。

现场评价：
- 现场查看机构预防接种资质、房屋建设、分区布局、设施设备、系统运行、人员基本信息一览表及相关资质等。

【C-2】

为辖区内0～6岁儿童和其他重点人群开展预防接种服务。根据地方要求，按照规范流程，开展新冠疫苗接种工作。

为辖区内0～6岁儿童进行常规接种。在重点地区、重点人群开展强化免疫或补充免疫、群体性接种工作和应急接种工作。根据地方要求，严格按照《新冠病毒疫苗接种技术指南》

规范接种流程，开展新冠疫苗接种工作。

支撑材料：

● 机构为辖区内0～6岁儿童提供常规接种服务相关资料，如为辖区内所有居住满3个月的0～6岁儿童建立预防接种证和预防接种卡（簿）等儿童预防接种档案，每季度对辖区内儿童的预防接种卡（簿）进行1次核查和整理，查缺补漏，并及时进行补种。

● 机构为重点地区、重点人群开展强化免疫或补充免疫、群体性接种工作和应急接种工作资料。

● 机构根据地方要求，严格按照《新冠病毒疫苗接种技术指南》规范接种流程，提供开展新冠疫苗接种的相关资料。

现场评价：

● 现场查看机构儿童预防接种登记簿、预防接种信息系统、新冠疫苗接种工作等相关资料。

【C-3】

预防接种门诊服务流程与冷链管理符合规范要求。

预防接种门诊服务流程符合规范要求，冷链管理符合规范要求。

支撑材料：

● 制定机构预防接种门诊服务流程，并符合规范要求。

● 机构按《疫苗储存和运输管理规范（2017年版）》（国卫疾控发〔2017〕60号）疫苗在储存、运输全过程中处于规定的温度环境，冷链储存、运输符合要求，并定时监测（储存每天上午和下午至少各进行一次人工温度记录，间隔不少于6小时；运输间隔不超过6小时）；记录温度（冰箱冷藏室温度应当控制在2℃～8℃，冷冻室温度应当控制在≤-15℃），有条件的机构可以应用自动温度监测器材或设备对冰箱进行温度监测记录。

现场评价：

● 现场查看机构工作记录及落实情况。

【B-1】

预防接种证（卡）建证（卡）率达到100%。

年度辖区内已建立预防接种证（卡）是指及时为辖区内所有居住满3个月的0～6岁儿童建立预防接种证和预防接种卡等儿童预防接种档案。

建证率＝年度辖区内已建立预防接种证人数/年度辖区内应建立预防接种证人数×

100%

建证率要求为100%。

建卡率＝年度辖区内已建立预防接种卡人数/年度辖区内应建立预防接种卡人数×100%

建卡率要求为100%。

支撑材料：
   ● 机构提供预防接种信息系统以及当地卫生健康行政部门或专业公共卫生机构的工作通报、评价反馈等。
现场评价：
   ● 现场查看机构预防接种信息系统及相关佐证资料。

【B-2】

辖区适龄儿童国家免疫规划疫苗接种率达到90%以上。

某种疫苗接种率＝年度辖区内某种疫苗实际接种人数/年度辖区内某种疫苗应接种人数×100%

支撑材料：
   ● 机构提供预防接种信息系统截图便于考核者查看，以及提供当地卫生健康行政部门或专业公共卫生机构的工作通报、评价反馈等资料。
现场评价：
   ● 现场查看机构预防接种信息系统及相关佐证资料。

【A-1】

辖区适龄儿童国家免疫规划疫苗接种率达到95%以上。

同【B-2】辖区适龄儿童国家免疫规划疫苗接种率要求≥95%。

【A-2】

连续三年及以上未出现预防接种引起的医疗安全事件。

提供当地卫生行政部门或专业公共卫生机构出具的连续三年未出现预防接种引起的医疗安全事件证明。

支撑材料：

● 机构提供当地卫生行政部门或专业公共卫生机构出具连续三年未出现预防接种引起的医疗安全事件证明。

现场评价：

● 现场查看机构相关证明。

2.2.3.4　儿童健康管理

儿童健康管理是以预防保健为中心、以保护和促进儿童身心健康和社会适应能力为目标，基层医疗机构根据各年龄阶段儿童的生长发育特点，提供综合性保健服务，注重健康教育、保健育儿知识、咨询服务，帮助家长掌握儿童保健知识，降低疾病的发生率和死亡率，促进儿童身体的全面发展。

【C-1】

按照规范要求，具备开展服务的设施设备。

配备儿童体检室。具备儿童保健设备：包括有儿童体重秤、量床、身高计、软尺、听诊器、手电筒、消毒压舌板，听力和视力筛查工具以及必要的辅助检查设备。

支撑材料：

● 机构配备儿童体检室，并配置电脑及网络等设施设备及相应运行监管记录等。

● 机构具备儿童保健设备，如儿童体重秤、量床、身高计、软尺、听诊器、手电筒、消毒压舌板，听力和视力筛查工具以及必要的辅助检查设备等。

现场评价：

● 现场查看机构科室设置、设施设备等配备情况。

【C-2】

配备医生从事儿童保健服务。

至少有一名从事儿童健康管理工作的人员应取得相应执业医师资格证书，并接受过儿童保健专业技术培训。

支撑材料：

● 机构提供从事儿童健康管理工作人员基本信息一览表及相关资质，如执业证、资格证、培训证明等。

现场评价：
- 现场查看机构人员基本信息一览表及相关培训与执业资格资料。

【C-3】

对辖区内常住的0～6岁儿童规范开展健康管理服务。

对辖区内常住的0～6岁儿童健康管理服务，包括：新生儿家庭访视、新生儿满月健康管理、婴幼儿健康管理、学龄前儿童健康管理、儿童中医药健康管理、健康问题处理，并有工作记录。

支撑材料：
- 机构按照国家规范要求频次及内容开展新生儿家庭访视、新生儿满月健康管理、婴幼儿健康管理、学龄前儿童健康管理、儿童眼保健和视力检查、儿童中医药健康管理等服务，并有相关服务记录。

现场评价：
- 现场查看机构儿童健康管理服务记录等资料。

【C-4】

随访结果及时向儿童家长反馈。

对0～6岁儿童定期随访服务的健康检查结果及时向儿童家长反馈，并有工作记录。

支撑材料：
- 机构提供向儿童家长及时反馈随访结果的工作资料，如通过发放纸质资料、微信沟通等方式开展反馈工作的图片、家长确认签字的反馈工作记录等。

现场评价：
- 现场查看机构反馈工作相关资料等。

【C-5】

在对儿童开展健康体检时做好视力、听力等宣教、检查、转诊工作。

面向儿童家长普及儿童眼保健和听力科学知识，引导家庭积极主动接受视力、听力检查服务。内容包括健康教育、视力和听力筛查评估、健康指导、转诊服务和登记儿童视力和听力健康档案信息等。

支撑材料：

●机构利用健康体检、健康教育讲座、咨询活动等向儿童家长开展儿童眼保健和听力科学知识健康宣教工作的资料，如通知、签到表、影像资料、健康教育资料发放记录、活动记录及总结等。

●机构开展视力和听力筛查评估、健康指导、转诊服务等相关工作记录，如儿童健康档案信息、异常儿童登记表、检查记录、转诊单及相关记录等。

现场评价：

●现场查看机构儿童眼保健和听力科学知识健康宣教工作资料。

●现场查看机构开展视力和听力筛查评估、健康指导、转诊服务等相关工作记录。

【B-1】

新生儿访视率达到90%以上。

新生儿访视率＝年度辖区内按照规范要求接受1次及以上访视的新生儿人数/年度辖区内活产数×100%

支撑材料：

●机构提供儿童健康管理信息系统截图便于考核者查看，以及提供当地卫生健康行政部门或专业公共卫生机构的工作通报、评价反馈等资料。

现场评价：

●现场查看机构儿童健康管理信息系统及相关佐证资料。

【B-2】

对发现健康问题的儿童进行指导，必要时及时转诊并追踪随访转诊结果。

对健康管理中发现的有营养不良、贫血、单纯性肥胖等情况的儿童应当分析其原因，给出指导或转诊的建议。对心理行为发育偏异、口腔发育异常（唇腭裂、诞生牙）、龋齿、视力低常或听力异常儿童等情况应及时转诊并追踪随访转诊后结果。

支撑材料：

●机构建立异常儿童专案管理登记表，给予指导或转诊建议。

●机构提供异常儿童转诊单、异常情况随访表等，能体现及时开展转诊后追踪随访工作落实情况。

现场评价：

●现场查看机构异常儿童登记表、转诊记录、转诊后追踪随访记录等相关资料。

【A】

0～6岁儿童健康管理率达到90%以上。

0～6岁儿童健康管理率＝年度辖区内接受1次及以上随访的0～6岁儿童数/年度辖区内应管理的0～6岁儿童数×100%

0～6岁儿童健康管理率≥90%。

能对辖区0～6岁儿童健康管理服务情况及成效进行总结分析，提出改进措施。

支撑材料：
- 机构提供儿童健康管理信息系统截图便于考核者查看，以及提供当地卫生健康行政部门或专业公共卫生机构的工作通报、评价反馈等资料。
- 机构提供总结分析报告及针对性整改措施落实、成效评价情况等。

现场评价：
- 现场查看机构儿童健康管理信息系统及相关佐证资料。
- 现场查看机构总结分析报告及针对性整改措施落实、成效评价情况等。

2.2.3.5　孕产妇健康管理

孕产妇健康管理服务包括孕早期、孕中期、孕晚期健康管理、产后访视和产后42天健康检查等内容。

【C-1】

按照规范要求，具备开展服务的设施设备和人员条件。

配备妇科（妇保）门诊室。具备孕产妇保健设备：包括检查床、血压计、体重计、软尺、产后访视包及相关辅助检查设备等。从事孕产妇健康管理服务工作的人员应取得相应的执业资格、并接受过孕产妇保健专业技术培训。

支撑材料：
- 机构配备妇科（妇保）门诊室，并配置电脑及网络等设施、设备运行监管记录等。
- 机构具备孕产妇保健设备，如查床、血压计、体重计、软尺、产后访视包及相关辅助检查设备等。
- 机构从事孕产妇健康管理工作人员基本信息一览表及相关资质，如执业证、资格证、培训证明等。

现场评价：
- 现场查看机构科室设置、设施设备、人员基本信息一览表及相关培训与执业资格资料。

【C-2】

对辖区内常住的孕产妇规范开展健康管理服务。

孕产妇开展健康管理服务，内容包括：孕早期健康管理、孕中期健康管理、孕晚期健康管理、产后访视、产后42天健康检查。具有助产技术服务资质，基层医疗卫生机构在孕中期和孕晚期对孕产妇各进行2次随访，没有助产技术服务资质的基层医疗卫生机构督促孕产妇前往有资质的机构并进行相关随访。

支撑材料：
● 机构按照国家规范要求频次及内容开展孕早期健康管理、孕中期健康管理、孕晚期健康管理、产后访视、产后42天健康检查服务，并有相关服务记录。
现场评价：
● 现场查看机构孕产妇健康管理服务记录等资料。

【C-3】

定期随访结果及时向孕产妇反馈。

对产前定期随访及产后定期访视的健康检查结果及时向孕产妇反馈，并有工作记录。

支撑材料：
● 机构提供向孕产妇及时反馈随访结果的工作资料，如通过发放纸质资料、微信沟通等方式开展反馈工作的图片、确认签字的反馈工作记录等。
现场评价：
● 现场查看机构反馈工作相关资料。

【B-1】

早孕建册率、产后访视率分别达到90%以上。

早孕建册率＝辖区内孕13周之前建册并进行第一次产前检查的产妇人数/该地该时间段内活产数×100%

产后访视率＝辖区内产妇出院后28天内接受过产后访视的产妇人数/该地该时间内活产数×100%

支撑材料:

● 机构提供孕产妇健康管理信息系统截图便于考核者查看,以及提供当地卫生健康行政部门或专业公共卫生机构的工作通报、评价反馈等资料。

现场评价:

● 现场查看机构孕产妇健康管理信息系统及相关佐证资料。

【B-2】

对发现有异常的孕产妇及时转诊并追踪随访转诊结果。

对具有妊娠危险因素和可能有妊娠禁忌证或严重并发症的孕妇,对出现危急征象的孕妇,及时转诊到上级医疗卫生机构,并在2周内追踪随访转诊结果。

发现有产褥感染、产后出血、子宫复旧不佳、妊娠合并症未恢复者以及产后抑郁等问题的产妇,应及时转至上级医疗卫生机构进一步检查、诊断和治疗。

支撑材料:

● 机构提供异常孕产妇转诊单、追踪随访记录表等,能体现及时开展转诊后追踪随访工作落实情况。

现场评价:

● 现场查看机构异常孕产妇登记表、转诊记录、转诊后追踪随访记录等相关资料。

【A-1】

孕产妇系统管理率达到90%以上。

孕产妇系统管理率＝辖区内按照规范要求完成早孕建册、产前5次和产后2次及以上随访服务的人数/该地该时间内活产数×100%

孕产妇系统管理率要求≥90%。能对辖区孕产妇健康管理服务情况及成效进行总结分析,提出改进措施。

支撑材料:

● 机构提供孕产妇健康管理信息系统以及当地卫生健康行政部门或专业公共卫生机构的工作通报、评价反馈等。

● 机构总结分析报告及针对性整改措施落实、成效评价情况等。

现场评价:

● 现场查看机构孕产妇健康管理信息系统及相关佐证资料。

● 现场查看机构总结分析报告及针对性整改措施落实、成效评价情况等。

【A-2】

对发现异常的孕产妇进行指导和处理。

对发现异常的孕产妇进行指导和处理，并有工作记录。

支撑材料：
- 机构建立异常孕产妇专案管理登记表、异常情况随访表，给予指导或处理建议。

现场评价：
- 现场查看机构异常孕产妇登记表、随访记录等相关资料。

2.2.3.6 老年人健康管理

基层医疗机构为老年人每年免费提供一次健康体检，帮助老年人尽早发现健康风险因素，早期发现疾病并进行针对性治疗。对患有高血压、糖尿病的老年人可免费提供健康指导和随访管理，以有效控制病情进展，监测治疗效果，降低疾病危害。

【C-1】

按照规范要求，具备开展服务的设施设备和人员条件。

具备开展老年人健康管理服务的血压计、听诊器、身高体重秤，电脑、网络设备运行正常。具备尿液分析仪、血液细胞分析仪、全自动（半自动）生化分析仪、心电图机、B超等辅助检查设施设备，设备完好，正常使用。配备专（兼）职医务人员负责老年人健康管理工作，并接受过相关培训。

支撑材料：
- 机构应配备老年人健康管理办公场所，并配置电脑及网络等设施设备，保证设施设备正常运行，有相应运行监管记录。
- 机构具备老年人健康管理服务设备，如血压计、听诊器、身高体重秤、尿液分析仪、血液细胞分析仪、全自动（半自动）生化分析仪、心电图机、B超等辅助检查设施设备及运行监管记录，设备完好，正常使用。
- 机构提供从事老年人健康管理工作人员基本信息一览表及相关资质，如执业证、资格证、培训证明等。

现场评价：
- 现场查看机构科室设置、设施设备、人员资质及相关培训资料等。

【C-2】

对辖区内常住的65岁及以上老年人规范开展健康管理服务。

对辖区内常住65岁及以上老年人健康管理的服务内容为每年提供1次健康管理，包括生活方式和健康状况评估、体格检查、辅助检查和健康指导。

支撑材料：
● 机构每年为辖区内常住65岁及以上老年人提供1次健康管理服务的相关资料，包括生活方式和健康状况评估、体格检查、辅助检查和健康指导，并有相关服务记录。
现场评价：
● 现场查看机构老年人健康管理服务记录等资料。

【C-3】

65岁及以上老年人城乡社区规范健康管理服务率达到国家指标要求。

老年人城乡社区健康管理服务率依据评审年度国家的目标任务要求。

老年人健康管理率＝年内接受健康管理人数/年内辖区内65岁及以上常住居民数×100%

接受健康管理是指建立了健康档案、接受了健康体检、健康指导、健康体检表填写完整。

支撑材料：
● 机构提供老年人健康管理信息系统截图便于考核者查看，以及提供当地卫生健康行政部门或专业公共卫生机构的工作通报、评价反馈等资料。
现场评价：
● 现场查看机构老年人健康管理信息系统及相关佐证资料。

【C-4】

健康体检结果及时向居民本人反馈。

对老年人进行年度健康体检，并将结果及时反馈给居民本人。

支撑材料：
● 机构提供将健康体检结果及时向老年人反馈的工作资料，如通过发放纸质资料、微信沟通等方式开展反馈工作的图片、确认签字的反馈工作记录等。

现场评价：

- 现场查看机构反馈工作相关资料等。

【B】

对发现异常和患病老年人及时治疗或转诊，并随访转诊结果。

对明确诊断的高血压或糖尿病患者纳入慢性病患者健康管理。对患有其他疾病的老年人及时治疗或转诊，并随访转诊结果。

支撑材料：

- 机构为异常和患病老年人提供治疗或转诊服务记录等，如治疗记录、转诊单、追踪随访记录表等，能体现及时开展转诊后追踪随访工作落实情况。

现场评价：

- 现场查看机构异常和患病老年人治疗记录、转诊记录、转诊后追踪随访记录等相关资料。

【A】

对历年老年人健康体检结果有比对分析并制订工作改进措施。

对历年老年人健康体检结果进行比对分析总结，提出改进措施，并形成整改报告。

支撑材料：

- 机构提供健康分析报告及针对性整改措施落实、整改报告、成效评价情况等。

现场评价：

- 现场查看机构健康分析报告及针对性整改措施落实、整改报告、成效评价情况等。

2.2.3.7 高血压患者健康管理

指导辖区内35岁及以上的常住居民（常住半年以上）中原发性高血压患者改善生活方式和合理使用疗效好、副作用小的降压药物治疗，最大限度地降低血压水平，控制高血压病情发展，减少并发症，提高生活质量。

【C-1】

按照规范要求，具备开展服务的设施设备和人员条件。

具备开展高血患者健康管理服务的血压计、听诊器、身高体重秤等基本设施设备，电脑、网络设备运行正常。配备医务人员负责高血压患者健康管理的项目实施与管理工作。

支撑材料：
- 机构配备高血压患者健康管理办公场所，并配置电脑及网络等设施设备，设备运行正常，有相应运行监管记录等。
- 机构具备高血压患者健康管理服务设备，如血压计、听诊器、身高体重秤等基本设施设备，有运行监管记录，设备完好，正常使用。
- 机构从事高血压患者健康管理工作人员基本信息一览表及相关资质，如执业证、资格证、培训证明等。

现场评价：
- 现场查看机构科室设置、设施设备、人员资质及相关培训资料等。

【C-2】

对辖区内常住的原发性高血压患者规范开展健康管理服务。

对辖区内常住的原发性高血压患者健康管理的服务内容包括：筛查，随访评估，分类干预，健康体检。

支撑材料：
- 机构对辖区内35岁及以上常住居民，每年为其免费测量一次血压（非同日三次测量）。
- 机构对第一次发现收缩压≥140mmHg和（或）舒张压≥90mmHg的居民在去除可能引起血压升高的因素后预约其复查，非同日3次测量血压均高于正常，可初步诊断为高血压。建议转诊到有条件的上级医院确诊并取得治疗方案，2周内随访转诊结果，对已确诊的原发性高血压患者纳入高血压患者健康管理。对可疑继发性高血压患者，及时转诊。
- 机构对原发性高血压患者，每年进行1次较全面的健康检查，可与随访相结合。内容包括体温、脉搏、呼吸、血压、身高、体重、腰围、皮肤、浅表淋巴结、心脏、肺部、腹部等常规体格检查，并对口腔、视力、听力和运动功能等进行判断。具体内容参照《居民健康档案管理服务规范》健康体检表。
- 机构对原发性高血压患者，每年要提供至少4次面对面的随访。
- 机构对血压控制满意、无药物不良反应、无新发并发症或原有并发症无加重的患者，预约下一次随访时间。
- 机构对第一次出现血压控制不满意或出现药物不良反应的患者，结合其服药依从性，必要时增加现用药物剂量、更换或增加不同类的降压药物，2周内随访。
- 机构对连续两次出现血压控制不满意或药物不良反应难以控制以及出现新的并发症

或原有并发症加重的患者，建议其转诊到上级医院，2周内主动随访转诊情况。

- 机构对所有患者进行有针对性的健康教育，与患者一起制定生活方式改进目标并在下一次随访时评估进展。

现场评价：

- 现场查看机构开展筛查、随访评估、分类干预、健康体检等相关资料。

【C-3】

定期随访结果及时向患者反馈。

对高血压患者进行定期随访服务的结果及时告知患者。

支撑材料：

- 机构将高血压患者定期随访服务的结果及时向居民本人反馈的工作资料，如通过发放纸质资料、微信沟通等方式开展反馈工作的图片、确认签字的反馈工作记录等。

现场评价：

- 现场查看机构反馈工作相关资料等。

【C-4】

高血压患者健康管理由临床医生负责，以家庭医生为主。

临床医生负责开展高血压患者健康管理工作，成立家庭医生签约服务团队，以家庭医师为主应与门诊服务相结合实施高血压连续的健康管理服务。

支撑材料：

- 机构提供家庭医生签约服务团队人员组成及资质资料。
- 机构提供家庭医生签约服务团队实施高血压连续健康管理服务的工作资料。

现场评价：

- 现场查看机构家庭医生签约服务团队人员资料及实施健康管理服务记录的资料。

【B】

高血压患者基层规范管理服务率达到国家标准。

高血压患者规范管理服务率依据评审年度国家的目标任务要求。

高血压患者规范管理率＝按照规范要求进行高血压患者健康管理的人数/年内已管理的

高血压患者人数×100%

其中"年内已管理高血压患者"是指建档并年内至少面对面随访一次的高血压患者。

支撑材料：
 ● 机构提供高血压患者健康管理信息系统以及当地卫生健康行政部门或专业公共卫生机构的工作通报、评价反馈等。
现场评价：
 ● 现场查看机构高血压患者健康管理信息系统及相关佐证资料。

【A】

已管理的高血压患者血压控制率达到60%以上。

管理人群血压控制率＝年内最近一次随访血压达标人数/年内已管理的高血压患者人数×100%

"最近一次随访血压"指的是按照规范要求最近一次随访的血压，若失访则判断为未达标。"血压控制"是指收缩压＜140mmHg和舒张压＜90mmHg（65岁及以上患者收缩压＜150mmHg和舒张压＜90mmHg），即收缩压和舒张压同时达标。管理人群血压控制率要求为≥60%。

支撑材料：
 ● 机构提供高血压患者健康管理信息系统截图便于考核者查看，以及提供当地卫生健康行政部门或专业公共卫生机构的工作通报、评价反馈等资料。
现场评价：
 ● 现场查看机构高血压患者健康管理信息系统及相关佐证资料。

2.2.3.8　2型糖尿病患者健康管理

对辖区内35岁及以上的常住居民（常住半年以上）中2型糖尿病患者的全面监测、分析、评估，给予分类干预和连续性、综合性健康管理，以达到控制疾病发展、防止并发症的发生和发展、提高生命质量、降低医疗费用的目的。

【C-1】

按照规范要求，具备开展服务的设施设备和人员条件。

具备开展2型糖尿病患者健康管理服务的血压计、听诊器、血糖检测仪、身高体重秤等基本设施设备，电脑、网络设备运行正常。配备医务人员负责2型糖尿病患者健康管理的项目实施与管理工作。

支撑材料:

- 机构配备糖尿病患者健康管理办公场所,并配置电脑及网络等设施设备及相应运行监管记录等。
- 机构具备糖尿病患者健康管理服务设备,如血压计、听诊器、血糖检测仪、身高体重秤等基本设施设备及运行监管记录,设备完好,正常使用。
- 机构提供从事糖尿病患者健康管理工作人员基本信息一览表及相关资质,如执业证、资格证、培训证明等。

现场评价:

- 现场查看机构科室设置、设施设备、人员资质及相关培训资料等。

【C-2】

对辖区内常住的2型糖尿病患者规范开展健康管理服务。

对辖区内常住的2型糖尿病患者开展健康管理服务内容包括:筛查、随访评估、分类干预、健康体检。

支撑材料:

- 机构对工作中发现的2型糖尿病高危人群每年至少测量1次空腹血糖。
- 机构对确诊的2型糖尿病患者,每年提供4次免费空腹血糖检测,至少进行4次面对面随访,并评估是否存在危急情况,如出现危险情况或存在不能处理的其他疾病时,须在处理后紧急转诊。对于紧急转诊者,在2周内主动随访转诊情况。
- 机构对血糖控制满意(空腹血糖值＜7.0mmol/L),无药物不良反应、无新发并发症或原有并发症无加重的患者,预约下一次随访。
- 机构对第一次出现空腹血糖控制不满意(空腹血糖值≥7.0mmol/L)或药物不良反应的患者,结合其服药依从情况进行指导,必要时增加现有药物剂量、更换或增加不同类的降糖药物,2周内随访。
- 机构对连续两次出现空腹血糖控制不满意或药物不良反应难以控制以及出现新的并发症或原有并发症加重的患者,建议其转诊到上级医院,2周内主动随访转诊情况。
- 机构对所有的患者进行针对性的健康教育,与患者一起制定生活方式改进目标并在下一次随访时评估进展。
- 机构对确诊的2型糖尿病患者,每年进行1次较全面的健康体检,体检可与随访相结合。内容包括体温、脉搏、呼吸、血压、空腹血糖、身高、体重、腰围、皮肤、浅表淋巴结、心脏、肺部、腹部等常规体格检查,并对口腔、视力、听力和运动功能等进行判断。

现场评价:

- 现场查看机构开展2型糖尿病患者筛查、随访评估、分类干预、健康体检等相关资料。

【C-3】

定期随访结果及时向患者反馈。

对 2 型糖尿病患者进行定期随访服务的结果及时告知患者。

支撑材料：
- 机构将糖尿病患者定期随访服务的结果及时向居民本人反馈的工作资料，如通过发放纸质资料、微信沟通等方式开展反馈工作的图片、确认签字的反馈工作记录等。

现场评价：
- 现场查看机构反馈工作的相关资料。

【C-4】

糖尿病患者健康管理由临床医生负责，以家庭医生为主。

临床医生负责开展糖尿病患者健康管理工作，成立家庭医生签约服务团队，以家庭医师为主应与门诊服务相结合实施糖尿病连续的健康管理服务。

支撑材料：
- 机构提供家庭医生签约服务团队人员组成及资质资料。
- 机构提供家庭医生签约服务团队实施高血压连续健康管理服务的工作资料。

现场评价：
- 现场查看机构家庭医生签约服务团队人员资料及实施糖尿病患者健康管理服务记录的资料。

【B】

2 型糖尿病患者基层规范管理服务率达到国家标准。

2 型糖尿病患者规范管理率依据评审年度国家的目标任务要求。

2 型糖尿病患者规范管理率＝按照规范要求进行 2 型糖尿病患者健康管理的人数/年内已管理的 2 型糖尿病患者人数×100%

其中"年内已管理的 2 型糖尿病患者"是指建档并年内至少面对面随访一次的 2 型糖尿病患者。

支撑材料：

　　● 机构提供糖尿病患者健康管理信息系统截图便于考核者查看，以及提供当地卫生健康行政部门或专业公共卫生机构工作的通报、评价反馈等资料。

现场评价：

　　● 现场查看机构糖尿病患者健康管理信息系统及相关佐证资料。

【A】

已管理的2型糖尿病患者血糖控制率达到60%以上。

管理人群血糖控制率＝年内最近一次随访血糖达标人数/年内已管理的2型糖尿病患者人数×100%

管理人群血糖控制率要求为≥60%。

"最近一次随访血糖"指的是按照规范要求最近一次随访的血糖，若失访则判断为未达标；血糖达标是指空腹血糖＜7mmol/L。

支撑材料：

　　● 机构提供糖尿病患者健康管理信息系统截图便于考核者查看，以及提供当地卫生健康行政部门或专业公共卫生机构的工作通报、评价反馈等资料。

现场评价：

　　● 现场查看机构糖尿病患者健康管理信息系统及相关佐证资料。

2.2.3.9　严重精神障碍患者管理

对严重精神障碍患者开展管理服务是采取预防为主、防治结合、重点干预、广泛覆盖的方法，提供连续性服务，每季度提供一次免费随访服务，每年提供一次免费体检，并根据每次的健康状况进行评估和干预。

【C-1】

按照规范要求，具备开展服务的设施设备和人员条件。

具备开展严重精神障碍患者管理的血压计、听诊器、身高体重秤及相关辅助检查等设备。文件柜、电脑、网络设备运行正常。配备专兼（职）人员开展严重精神障碍患者管理工作，并接受过严重精神障碍管理培训。

支撑材料：

　　● 机构配备严重精神障碍患者健康管理办公场所，并配置电脑及网络等设施设备，设施运行正常，有相应运行监管记录等。

- 机构具备严重精神障碍患者健康管理服务设备，如血压计、听诊器、身高体重秤及相关辅助检查等设备及运行监管记录，设备完好，正常使用。
- 机构提供从事严重精神障碍患者健康管理工作人员基本信息一览表及相关资质，如执业证、资格证、培训证明等。

现场评价：
- 现场查看机构科室设置、设施设备、人员资质及相关培训资料等。

【C-2】

对辖区内常住的6种严重精神障碍患者规范开展管理服务。

对辖区内常住的6种严重精神障碍患者（包括精神分裂症、分裂情感性障碍、偏执性精神病、双相情感障碍、癫痫所致精神障碍、精神发育迟滞伴发精神障碍）开展管理服务。服务内容包括：信息管理、随访评估、分类干预、健康体检。

支撑材料：
- 机构在将严重精神障碍患者纳入管理时，为患者进行一次全面评估，按照要求填写严重精神障碍患者个人信息补充表。
- 机构对应管理的严重精神障碍患者每年至少随访4次，每次随访应对患者进行危险性评估。检查患者的精神状况，包括感觉、知觉、思维、情感和意志行为、自知力等。询问和评估患者的躯体疾病、社会功能情况、用药情况及各项实验室检查结果等。
- 机构根据患者的危险性评估分级、社会功能状况、精神症状评估、自知力判断，以及患者是否存在药物不良反应或躯体疾病情况对患者进行分类干预。
- 机构每次随访根据患者病情的控制情况，对患者及其家属进行有针对性的健康教育和生活技能训练等方面的康复指导，对家属提供心理支持和帮助。
- 机构在患者病情许可的情况下，征得监护人与（或）患者本人同意后，每年进行1次健康检查，可与随访相结合，内容包括一般体格检查、血压、体重、血常规（含白细胞分类）、转氨酶、血糖、心电图。

现场评价：
- 现场查看机构开展信息管理、随访评估、分类干预、健康体检等相关资料。

【C-3】

定期随访结果及时向患者或家属反馈。

对严重精神障碍患者进行定期随访服务的结果及时告知患者或家属。

支撑材料：

● 机构提供将精神障碍患者定期随访服务的结果及时向患者或家属反馈的工作资料，如通过发放纸质资料、微信沟通等方式开展反馈工作的图片、确认签字的反馈工作记录等。

现场评价：

● 现场查看机构反馈工作相关资料。

【B-1】

严重精神障碍患者健康管理由临床医师负责。

由临床医师负责严重精神障碍患者管理工作。医生对严重精神障碍患者实行连续的、相对固定的责任制管理。

支撑材料：

● 机构提供严重精神障碍患者管理责任区域划分、工作制度等。

● 机构提供严重精神障碍患者管理人员名单及相关资质，如执业证、资格证、培训证明等。

● 机构提供医生对严重精神障碍患者实行连续的、相对固定的服务工作记录等。

现场评价：

● 现场查看机构责任区域划分、人员名单及相关资质、工作记录等。

【B-2】

社区在册居家严重精神障碍患者健康管理率达到国家标准。

严重精神障碍患者管理率依据评审年度国家的目标任务要求。

严重精神障碍患者管理率＝年内辖区内按照要求进行管理的严重精神障碍患者人数/年内辖区内登记在册的确诊严重精神障碍患者人数×100%

支撑材料：

● 机构提供国家严重精神障碍患者健康信息系统截图便于考核者查看，以及提供当地卫生健康行政部门或专业公共卫生机构的工作通报、评价反馈等资料。

现场评价：

● 现场查看国家严重精神障碍患者健康信息系统及相关佐证资料。

【B-3】

与上级医疗卫生机构建立培训指导、转会诊制度。

与上级医疗卫生机构（精神卫生专业机构）建立点对点技术指导制度、培训督导制度、转诊会诊制度。上级医疗卫生机构（精神卫生专业机构）定期对卫生院开展技术指导和培训。

支撑材料：
- 机构提供其与上级医疗机构（精神卫生专业机构）建立技术指导制度、培训督导制度、转诊会诊制度等资料。
- 机构提供技术指导与培训督导记录（有图片等佐证）、转会诊记录等。

现场评价：
- 现场查看机构与上级医疗机构（精神卫生专业机构）建立的相关制度、技术指导与培训督导记录、与上级医疗卫生机构转会诊记录。

【A-1】

在管患者服药率达到80%以上，其中规律服药率达到45%以上。

在管患者服药率=服药患者人数/在管患者人数×100%
"服药患者"为至少有一次服药记录的患者。在管患者服药率要求≥80%。
在管患者规律服药率=规律服药患者人数/在管患者人数×100%
在管患者规律服药率要求≥45%。

支撑材料：
- 机构提供国家严重精神障碍患者健康信息系统截图便于考核者查看，以及提供当地卫生健康行政部门或专业公共卫生机构的工作通报、评价反馈等资料。

现场评价：
- 现场查看机构国家严重精神障碍患者健康信息系统及相关佐证资料。

【A-2】

患者病情稳定率达到80%以上。

患者病情稳定率=最近一次随访时分类为病情稳定的患者数/所有登记在管的确诊严重精神障碍患者数×100%

患者病情稳定率要求≥80%。

支撑材料：

● 机构提供国家严重精神障碍患者健康信息系统截图便于考核者查看，以及提供当地卫生健康行政部门或专业公共卫生机构的工作通报、评价反馈等资料。

现场评价：

● 现场查看国家严重精神障碍患者健康信息系统及相关佐证资料。

2.2.3.10　肺结核患者健康管理

辖区内所有确诊的肺结核患者都可享受健康管理服务。对疑似肺结核患者，进行筛查和推介转诊，确诊后第一次上户随访，治疗期间督导其按时服药并定期随访，治愈后对患者档案结案评估。

【C-1】

按照规范要求，具备开展服务的设施设备和人员条件。

具备开展肺结核患者健康管理的疫情信息专用电话及文件柜等基本设施设备。电脑、网络设备运行正常。配备专（兼）职人员负责肺结核病患者健康管理工作，并接受过上级专业机构的培训和技术指导。

支撑材料：

● 机构配备肺结核患者健康管理办公场所，并配置电脑、电话、文件柜及网络等设施设备，有相应运行监管记录等。

● 机构提供从事肺结核患者健康管理工作人员基本信息一览表及相关资质，如执业证、资格证、培训证明等。

现场评价：

● 现场查看机构科室设置、设施设备、人员资质及相关培训资料等。

【C-2】

发现肺结核可疑症状者及时转诊到结核病定点医疗机构，对辖区内常住的肺结核患者规范开展健康管理服务。

对辖区内前来就诊的居民或患者，如发现肺结核可疑症状者，在鉴别诊断基础上，推荐转诊到结核病定点医疗机构。对辖区内常住的肺结核患者健康管理服务内容包括：筛查及推介转诊、第一次入户随访、督导服药和随访管理、结案评估。

支撑材料：

● 机构应对辖区内疑似患者症状者填写双向转诊单，推荐到定点医疗机构进行检查。1周内进行电话随访，了解是否前去就诊，督促其及时就医。

● 机构接到上级专业机构管理通知单后，在72小时内访视患者，若72小时内2次访视均未见到患者，则将访视结果报告上级专业机构报告。

● 机构医务人员应对患者进行直接面视督导服药或指导家属进行服药督导工作。

● 对于由机构医务人员督导的患者，医务人员至少每月记录1次对患者的随访评估结果。对于由家庭成员督导的患者要在患者的强化期或注射期内每10天随访1次，继续期或非注射期内每1个月随访1次。

● 机构评估危急因素存在情况，如有则紧急转诊，2周内主动随访转诊情况。

● 机构对出现药物不良反应、并发症或合并症的患者，要立即转诊，2周内随访。

● 机构应提醒并督促患者按时到定点医疗机构进行复诊。

● 当患者停止抗结核治疗后，机构对其进行结案评估，包括：记录患者停止治疗的时间及原因、对其全程服药管理情况进行评估、收集和上报患者的肺结核患者治疗记录卡或耐多药肺结核患者服药卡。同时将患者转诊至结核病定点医疗机构进行治疗转归评估，2周内进行电话随访，了解是否转诊的情况。

现场评价：

● 现场查看机构对辖区内常住肺结核患者健康管理服务资料，如筛查及推介转诊、第一次入户随访、督导服药和随访管理、结案评估。

【C-3】

按照规范开展随访。

按照《国家基本公共卫生服务规范》要求，根据督导人员情况，医务人员应定期进行随访服务，并将结果及时告知患者或其家属。

支撑材料：

● 机构提供随访服务相关记录等，内容规范。

● 机构应对肺结核患者进行定期随访服务的结果及时告知患者或家属。

现场评价：

● 现场查看机构肺结核患者健康管理、反馈工作相关资料。

【B-1】

肺结核患者管理率达到90%以上。

肺结核患者管理率＝已管理的肺结核患者人数/辖区同期内经上级定点医疗机构确诊并通知基层医疗卫生机构管理的肺结核患者人数×100%

支撑材料：
- 机构提供肺结核患者健康信息系统截图便于考核者查看，以及提供当地卫生健康行政部门或专业公共卫生机构的工作通报、评价反馈等资料。

现场评价：
- 现场查看机构肺结核患者健康信息系统及相关佐证资料。

【B-2】

肺结核病患者健康管理由临床医师负责，以家庭医生为主。

由临床医师负责肺结核病患者管理工作。成立家庭医生签约服务团队以家庭医生为主对肺结核患者实行连续的、相对固定的责任制管理。

支撑材料：
- 机构肺结核患者管理人员名单及相关资质，如执业证、资格证、培训证明等。
- 机构家庭医生签约团队人员组成表、责任区域划分表、工作制度等。
- 机构对肺结核患者实行连续的、相对固定的服务工作记录等。

现场评价：
- 现场查看机构家庭医生管理记录、人员分工职责、人员资质和相关培训指导记录。

【A-1】

肺结核患者规律服药率达到90%以上。

肺结核患者规律服药率＝按照要求规律服药的肺结核患者人数/同期辖区内已完成治疗的肺结核患者人数×100%

肺结核患者规律服药率要求≥90%。

支撑材料：
- 机构提供肺结核患者健康信息系统截图便于考核者查看，以及提供当地卫生健康行政部门或专业公共卫生机构的工作通报、评价反馈等资料。

现场评价：
- 现场查看机构肺结核患者健康信息系统及相关佐证资料。

【A-2】

与上级医疗机构建立转会诊制度。

与上级医疗机构（结核病定点医疗机构）建立转会诊制度，制定转会诊服务流程。

支撑材料：
- 机构与上级医疗机构（结核病定点医疗机构）建立转会诊制度，并制定转会诊服务流程。
- 机构与上级医疗卫生机构转会诊记录。

现场评价：
- 现场查看机构与上级医疗机构（结核病定点医疗机构）建立的转会诊制度、工作流程和转会诊记录。

2.2.3.11　中医药健康管理

0～36个月的常住儿童，在6月、12月、18月、24月、30月、36个月时，医生指导家长进行儿童饮食起居、穴位保健等中医药健康保健。65岁及以上常住老年人，通过中医体质辨识，对情志、饮食、起居、运动、穴位保健等进行中医药健康指导。

【C-1】

按照规范要求，具备开展服务的设施设备和人员条件。

具备开展中医药健康管理服务的电脑、网络系统等基本设施设备，运行正常。开展老年人中医体质辨识工作的人员应为接受过老年人中医药知识和技能培训的卫生技术人员。开展老年人中医药保健指导工作的人员应为中医类别执业（助理）医师或接受过中医药知识和技能专门培训的其他类别医师（含乡村医生）。开展儿童中医药健康管理服务的人员应为中医类别执业（助理）医师，或接受过儿童中医药保健知识和技能培训的其他类别医师（含乡村医生）。

支撑材料：
- 机构配备中医药健康管理办公场所，并配置电脑及网络等设施，有设备运行监管记录，有条件的机构配备老年人中医药辨识一体机或系统等。
- 机构提供从事中医药健康管理工作人员基本信息一览表及相关资质，如执业证、资格证、培训证明等。开展老年人中医体质辨识工作的人员应为接受过老年人中医药知识和技能培训的卫生技术人员。开展老年人中医药保健指导工作的人员应为中医类别执业（助理）医师或接受过中医药知识和技能专门培训的其他类别医师（含乡村医生）。开展儿童中医药健康管理服务的人员应为中医类别执业（助理）医师，或接受过儿童中医药保健知识和技能培训的其他类别医师（含乡村医生）。

现场评价：

- 现场查看机构科室设置、设施设备、人员资质及相关培训资料等。

【C-2】

对辖区内常住65岁及以上老年人与0～36个月儿童规范开展健康管理服务，管理率达到国家或地方年度标准。

对辖区内常住65岁及以上老年人与0～36个月儿童开展中医药健康管理服务。服务内容包括：每年为老年人提供一次中医体质辨识和中医药保健指导。儿童按6月、12月、18月、24月、30月、36月龄向家长提供儿童中医饮食调养、起居活动、穴位按揉等中医药健康指导。管理率要达到国家或属地地方的年度标准。

支撑材料：

- 机构每年为辖区内常住65岁及以上老年人提供一次中医体质辨识和中医药保健指导，并有工作记录。
- 机构按6月、12月、18月、24月、30月、36月龄向家长提供儿童中医饮食调养、起居活动、穴位按揉等中医药健康指导，并有工作记录。
- 机构管理率要达到国家或属地地方的年度标准的佐证资料，如提供中医药健康信息系统供查询，以及提供当地卫生健康行政部门工作的通报、评价反馈等资料。

现场评价：

- 现场查看中医药健康信息系统及相关佐证资料。

【C-3】

中医药健康管理与老年人、儿童健康管理服务相结合，提供一站式便民服务。

开展老年人中医药健康管理服务应与老年人健康体检和慢病管理及日常诊疗时间相结合。开展儿童中医药健康管理服务应与儿童健康体检和预防接种相结合，提供一站式便民服务。

支撑材料：

- 机构提供老年人中医药健康管理服务与老年人健康体检和慢病管理及日常诊疗时间相结合资料，如工作制度、工作流程、服务图片、服务记录等。
- 机构提供儿童中医药健康管理服务与儿童健康体检和预防接种相结合的资料，如儿童保健科与预防接种门诊连贯设置、工作制度、工作流程、服务图片、服务记录等。

现场评价：

- 现场查看机构儿童保健科科室设置情况及中医药健康管理资料等。

【B-1】

65岁及以上老年人、0～36个月儿童中医药健康管理率分别超过国家或地方年度标准1个百分点。

65岁及以上老年人、0～36个月儿童中医药健康管理率目标高于符合评审年度国家或地方的目标任务要求的1个百分点。

老年人中医药健康管理服务率＝年内接受中医药健康管理服务的65岁及以上居民数/年内辖区内65岁及以上常住居民数×100%

"接受中医药健康管理"是指建立了健康档案、接受了中医体质辨识、中医药保健指导、服务记录表填写完整。

0～36个月儿童中医药健康管理服务率＝年度辖区内按照月龄接受中医药健康管理服务的0～36月儿童数/年度辖区内的0～36月儿童数×100%

支撑材料：

- 机构提供中医药健康信息系统以及当地卫生健康行政部门的工作通报、评价反馈等。

现场评价：

- 现场查看机构中医药健康信息系统及相关佐证资料。

【B-2】

相关服务由中医师及其团队开展。

开展中医药健康管理服务，是由本机构中医师或由中医师参与的家庭医生团队提供的。

支撑材料：

- 机构提供家庭医生签约团队人员组成表、责任区域划分表、工作制度等。
- 机构提供中医师及其团队对肺结核患者实行连续的、相对固定的服务工作记录等。

现场评价：

- 现场查看机构家庭医生签约团队及相关服务记录等。

【A】

65岁及以上老年人、0～36个月儿童中医药健康管理率超过国家或地方年度标准2个百分点。

65岁及以上老年人、0～36个月儿童中医药健康管理率目标高于符合评审年度国家或地方的目标任务要求的2个百分点。

支撑材料：
- 机构提供中医药健康信息系统以及当地卫生健康行政部门的工作通报、评价反馈等。

现场评价：
- 现场查看机构中医药健康信息系统及相关佐证资料。

2.2.3.12　传染病及突发公共卫生事件报告和处理

对辖区内的人口提供传染病疫情和突发公共卫生事件风险管理，传染病和突发公共卫生事件的发现和等级、相关信息报告、处理。对于所有突然发生，可能或已经对居民身体造成伤害的传染病疫情、集体中毒等突发公共卫生事件，相关医疗机构要上报及时政府部门，以动员所有力量保护群众、减少二次伤害。

【C-1】

按照规范要求，具备开展服务的设施设备和人员条件。

具备开展传染病及突发公共卫生事件报告和处理的疫情专用电话、传真机，电脑、网络系统等基本设备设施运行正常。配备专（兼）职人员负责传染病疫情及突发公共卫生报告管理工作，定期对工作人员进行相关知识和技能的培训。

支撑材料：
- 机构配备传染病及突发公共卫生事件报告和处理办公场所，并配置电脑及网络等设施设备，有相应运行监管记录。
- 机构具备开展传染病及突发公共卫生事件报告和处理的疫情专用电话、传真机，电脑、网络系统等基本设备，有相应运行监管记录。
- 机构从事传染病及突发公共卫生事件报告和处理工作人员基本信息一览表及相关资质，如执业证、资格证等。
- 机构定期（每年至少一次以上）对相关科室工作人员进行传染病及突发公共卫生事件报告管理工作相关知识和技能培训资料包括培训计划、培训通知、签到表、影像资料、培训内容、试卷、成绩通报（含排名）、总结（含结果运用），有培训证书的提供培训证书。

现场评价：

- 现场查看机构科室设置、设施设备、人员基资质及相关培训资料等。

【C-2】

按照有关法律法规要求，开展传染病及突发公共卫生事件报告和处理工作。

传染病疫情和突发公共卫生事件报告和处理工作内容包括：传染病和突发公共卫生事件风险管理，发现、登记，相关信息报告，传染病和突发公共卫生事件的处理。

支撑材料：

- 机构应成立传染病和突发公共卫生事件报告管理工作领导小组、制定工作制度、管理流程、管控责任，并推进落实。
- 机构提供传染病登记本、报告卡、门诊日志等相关信息报告记录。
- 机构业务科室与辅助科室建立传染病和突发公共卫生事件的反馈机制，并有相关工作记录。
- 机构提供传染病和突发公共卫生事件的处理流程及相关记录。
- 机构定期开展传染病漏报调查，有督导记录和自查小结。

现场评价：

- 现场查看机构传染病及突发公共卫生事件报告和处理的相关资料。

【C-3】

建立健全传染病和突发公共卫生事件报告管理制度，制定突发公共卫生事件应急预案。

按照《中华人民共和国传染病防治法》《突发公共卫生事件应急条例》《国家突发公共卫生事件应急预案》等法律法规要求，建立健全传染病和突发公共卫生事件报告管理制度，制定突发公共卫生事件应急预案。

支撑材料：

- 机构提供传染病及突发公共卫生事件报告管理制度、报告流程和要求。
- 有传染病发生的机构查看实际处置情况，无传染病发生的机构每年至少开展一次演练。机构制定突发公共卫生事件应急预案，包括应急预案的演练方案、演练过程记录、存在的问题分析及整改效果、影像资料等。

现场评价：

- 现场查看机构传染病及突发公共卫生事件报告管理制度和突发公共卫生事件应急预案。

【C-4】

相关医务人员熟练掌握传染病和新冠肺炎疫情防控核心知识要点。

相关医务人员熟练掌握《中华人民共和国传染病防治法》《突发公共卫生事件应急条例》《国家突发公共卫生事件应急预案》等法律法规要求，熟练掌握《新冠肺炎防控方案》《新冠肺炎疫情防护指导手册》等核心知识要点。

支撑材料：

- 机构提供对《中华人民共和国传染病防治法》《突发公共卫生事件应急条例》《国家突发公共卫生事件应急预案》等法律法规要求和《新型冠状病毒肺炎防控方案（第十版）》《新冠肺炎疫情防护指导手册》等核心知识要点的培训资料，包括培训计划、培训通知、签到表、影像资料、培训内容、试卷、成绩通报（含排名）、总结（含结果运用）等，上级有培训证书的提供培训证书。

现场评价：

- 专家现场抽取5名不同部门的相关医务人员，核实《中华人民共和国传染病防治法》《突发公共卫生事件应急条例》《国家突发公共卫生事件应急预案》等法律法规核心要点的掌握情况。
- 专家现场抽取5名不同部门的相关医务人员，核实《新型冠状病毒肺炎防控方案（第十版）》《新型冠状病毒肺炎诊疗方案（试行第十版）》等核心知识要点掌握情况。

【B-1】

传染病疫情报告率、传染病疫情报告及时率达到95%以上。

传染病疫情报告率、传染病疫情报告及时率目标要求依据评审年度国家或地方的目标任务要求。

传染病疫情报告率＝网络报告的传染病病例数/登记传染病病例数×100%

传染病疫情报告及时率＝报告及时的病例数/报告传染病病例数×100%

支撑材料：

- 机构提供其传染病疫情报告登记本及信息平台上报情况。
- 机构提供当地卫生健康行政部门及专业公共卫生机构的工作通报、评价反馈、证明等。

现场评价：
- 专家现场随机抽查机构传染病疫情报告登记本上记录（至少20条记录，少于20条全部核查），与信息平台上报传染病情况是否一致，计算报告率达到95%以上。
- 专家随机抽查机构传染病疫情报告登记本上报告时间（至少20条记录，少于20条全部核查），与网络平台上报传染病疫情的时间，是否符合国家或地方上规定的传染病疫情报告时间的要求，计算报告及时率应达到95%以上。
- 专家查看县（市、区）卫生行政部门或疾控中心对传染病疫情报告率、传染病疫情报告及时率的年度检查简报，机构均应达到95%以上。

【B-2】

突发公共卫生事件相关信息报告率达到95%以上。

突发公共卫生事件相关信息报告率＝及时报告的突发公共卫生事件相关信息数/突发公共卫生事件相关信息数×100%

支撑材料：
- 机构提供其突发公共卫生事件相关信息报告记录及信息平台上报情况。
- 机构提供当地卫生健康行政部门及专业公共卫生机构的工作通报、评价反馈、证明等。

现场评价：
- 考核人员随机查看机构突发公共卫生事件相关信息报告记录（至少20条记录，少于20条全部核查），与国家（省、市）平台上报突发公共卫生事件相关信息是否一致，计算报告率达应到95%以上。
- 考核人员查看县（市、区）卫生行政部门或疾控中心对突发公共卫生事件相关信息报告的年度检查简报，机构报告率应达到95%以上。

【B-3】

对传染病和新冠肺炎疫情防控相关知识、抗原检测、核酸采样的技能进行培训及应急预案演练。

完善感染防控制度和预警机制，优化工作流程，制订不同情形下的应急预案并实施演练。要扎实做好抗原检测的培训，充分掌握抗原检测的特性和操作要点，以确保检测结果准确可靠。掌握核酸采样的标识及信息登记、采集方法、标本送检等技能。

支撑材料：

● 完善传染病、新冠肺炎疫情防控制度和预警机制，优化工作流程，制定传染病、新冠肺炎疫情应急预案并实施演练。

● 新冠肺炎疫情防控、抗原检测、核酸采样技能的相关培训资料包括培训计划、培训通知、签到表、影像资料、培训内容、试卷、成绩通报（含排名）、总结（含结果运用），有培训证书的提供培训证书。

● 新冠肺炎疫情防控、抗原检测、核酸采样技能的相关演练资料，如演练方案、脚本、图片、分析、整改等。

现场评价：

● 现场查看机构培训记录、应急预案制定及演练落实情况。

【A-1】

传染病疫情报告率、传染病疫情报告及时率达到100%。

同【B-1】。传染病疫情报告率、传染病疫情报告及时率要求为100%。

【A-2】

突发公共卫生事件相关信息报告率达到100%。

同【B-2】。突发公共卫生事件相关信息报告率要求为100%。

2.2.3.13　卫生监督协管

基层医疗卫生机构协助区（县）卫生监督机构，在辖区内依法开展职业卫生咨询指导、饮用水卫生安全、学校卫生、非法行医和非法采供血信息反馈报告等工作，并接受卫生监督机构的业务指导。

【C-1】

按照规范要求，具备开展服务的设施设备和人员条件。

配备开展卫生监督协管工作的电话、电脑、网络设备与必要的交通工具，并运行正常。配备专（兼）职人员负责卫生监督协管服务工作，明确责任分工，并接受相关培训。

支撑材料：

● 机构配备卫生监督协管办公场所，并配置电脑及网络等设施设备与必要的交通工具，有相应运行监管记录等。

- 机构提供从事卫生监督协管工作人员基本信息一览表及相关资质，如执业证、资格证、培训证明等。

现场评价：

- 现场查看机构科室设置、设施设备、人员资质及相关培训资料等。

【C-2】

规范开展辖区内卫生监督协管服务。

开展辖区内卫生监督协管服务内容包括：食源性疾病及相关信息报告、饮用水卫生安全巡查、学校卫生服务、非法行医和非法采供血相关信息报告。

支撑材料：

- 机构开展辖区内卫生监督协管服务内容，包括食源性疾病及相关信息报告、计划生育相关信息报告、饮用水卫生安全巡查、学校卫生服务、非法行医和非法采供血相关信息报告，并有工作记录等。

现场评价：

- 现场查看机构卫生监督协管工作资料。

【B-1】

实行卫生监督协管信息零报告制度。

按时上报卫生监督协管信息，实行零报告制度。

支撑材料：

- 机构提供卫生监督协管信息零报告制度。
- 机构提供零报告制度落实情况说明。

现场评价：

- 现场查看机构卫生监督协管报告资料。

【B-2】

卫生监督协管信息报告率达到95%以上。

卫生监督协管信息报告率＝报告事件或线索次数／发现的事件或线索次数×100%

报告事件或线索包括食源性疾病、饮用水卫生安全、学校卫生、非法行医和非法采供血。

支撑材料：

● 机构随机抽查机构卫生监督协管信息事件或线索记录（至少5条记录，少于5条全部核查）与上报情况是否一致，计算报告率达到95%以上。

● 机构提供当地卫生健康行政部门或卫生监督机构工作通报、评价反馈、证明等。

现场评价：

● 现场查看机构卫生监督协管工作资料及相关佐证资料。

【A】

辖区内连续三年以上无食源性疾病、无饮用水卫生安全和学校卫生问题、无非法行医和非法采供血等不良事件。

当地卫生行政部门或卫生监督机构出具的连续三年以上无卫生监督不良事件的证明材料。

支撑材料：

● 机构提供当地卫生行政部门或卫生监督机构出具的连续三年以上无卫生监督不良事件的证明材料。

现场评价：

● 现场查看机构证明材料。

2.2.3.14　重大公共卫生项目及其他

国家重大公共卫生服务项目是针对重大公共卫生问题制定的一系列计划、措施和行动，旨在预防、控制和治疗疾病，保障公众健康。这些项目通常涉及大规模的疾病预防和控制、疫苗研发、流行病学调查、卫生教育、医疗救治等方面，主要由政府、卫生部门、医疗机构等多方合作。

【C-1】

按照当地卫生行政部门要求，开展或协助开展重大公共卫生项目服务。

重大公共卫生服务项目主要是指针对主要传染病、慢性病、地方病、职业病等重大疾病和严重威胁妇女、儿童、老年人等重点人群的健康问题，以及突发公共卫生事件预防和处置等重点干预项目，并适时充实调整。

从2009年开始继续实施结核病、艾滋病等重大疾病防控、国家免疫规划、农村孕产妇住院分娩、贫困白内障患者复明、农村改水改厕、消除燃煤型氟中毒危害等重大公共卫生服务项目。新增15岁以下人群补种乙肝疫苗、农村妇女孕前和孕早期增补叶酸预防神经管缺陷、农村妇女乳腺癌、宫颈癌检查等项目。

重大公共卫生服务项目主要通过专业公共卫生机构组织实施。卫生院应配合专业公共卫生机构做好相关重大公共卫生服务。根据当地卫生行政部门重大公共卫生服务项目方案，按照项目要求开展或协助开展重大公共卫生项目服务，并有工作记录。

支撑材料：
- 机构提供当地卫生行政部门重大公共卫生服务项目工作方案，以及符合方案要求的工作记录。

现场评价：
- 现场查看机构工作方案及相关工作记录等资料。

【C-2】

具备开展相关重大公共卫生项目的设施设备和人员条件。

支撑材料：
- 机构根据当地卫生行政部门要求，配备当地开展重大公共卫生服务项目相应的设施设备，提供设施设备清单、运行监管记录等相关资料。
- 机构配备专（兼）职人员负责重大公共卫生项目工作，并接受过专业公共卫生机构和医院的相关专业培训，提供人员基本信息一览表及相关培训资料。

现场评价：
- 现场查看机构设施设备、人员配备及相关培训等资料。

【C-3】

建立和相关部门的协调工作机制。

支撑材料：
- 机构提供与辖区街道、公安、民政等相关部门建立分工明确、功能互补、信息互通、资源共享的协调工作机制。

现场评价：
- 现场查看机构重大公共卫生项目协调工作机制相关资料。

【C-4】

提供多种形式的生育知识健康教育、咨询和就诊指导。

支撑材料：

- 机构利用发放宣传资料、设置宣传栏、播放音像资料等多种形式开展生育知识宣传、生育知识健康教育、咨询和就诊指导，并有工作记录。

现场评价：

- 现场查看机构相关工作记录等资料。

【C-5】

提供避孕药具自助发放服务。

支撑材料：

- 机构内部有避孕药具自助发放机并可正常使用。
- 机构提供自助发放服务记录等资料。

现场评价：

- 现场查看机构设施设备配置及服务记录等。

【B-1】

服务人员熟悉掌握重大公共卫生项目实施要求与工作流程。

支撑材料：

- 机构提供定期对从事重大公共卫生项目的相关服务人员进行考核的相关记录。

现场评价：

- 现场抽取1～2名机构工作人员了解掌握实施要求与工作流程的知晓率。
- 查看机构重大公共卫生项目相关资料。

【B-2】

重大公共卫生项目的进度、质量和效果完成任务目标。

支撑材料：

- 机构提供重大公共卫生项目进度、质量和效果达到任务目标要求。

现场评价：

- 现场查看机构相关报表与档案等资料。

【A】

辖区内重大公共卫生项目针对的健康危险因素、健康问题得到明显改善。

支撑材料：
- 机构提供辖区内重大公共卫生项目针对健康危险因素、健康问题的调查评估报告。

现场评价：
- 现场查看机构调查评估报告。

2.3 服务效果

2.3.1 服务效率

提高医疗卫生运行效率、服务水平和质量，能够满足人民群众多层次、多样化的医疗卫生需求。

【C-1】

每年至少开展1次服务效率总结分析，并有记录。

每年至少进行1次服务效率总结分析。服务效率总结分析内容包括：卫生院医师构成、年诊疗量、公共卫生服务量、人均服务量等分析及总结。

支撑材料：
- 机构提供服务效率方案、计划、总结分析报告和工作记录等。

现场评价：
- 现场核查机构人均诊疗人次、床位使用率、日均就诊人次等数据。
- 现场查看机构服务效率总结分析报告和工作记录等。

【C-2】

对诊疗效率有针对措施。

针对诊疗服务效率存在的问题有针对性整改措施。

支撑材料：
- 机构提供服务效率问题清单、整改报告、持续改进措施、总结等。

现场评价：
- 现场查看机构相关资料。

【B-1】

医师日均担负诊疗人次不低于10人次。

医师日均担负诊疗人次＝（年诊疗人次数/机构医师总人数）/251
卫生院的医师日均担负诊疗人次≥10人次。

支撑材料：
- 机构提供年诊疗人次统计表、医师花名册与相关工作记录。数据来源查看国家卫生健康统计年报，卫生院的医师日均担负诊疗人次≥10人次。

现场评价：
- 现场查看机构诊疗与医师情况等相关资料及卫生健康统计年报。

【B-2】

辖区居民年平均就诊人次数不低于1人次。

辖区居民年平均就诊人次数＝辖区常住居民年接受卫生院总人次数/辖区常住居民总人数
辖区居民年平均就诊人次数≥1人次。

支撑材料：
- 机构辖区内常住居民年诊疗人次统计表和上级卫生健康行政部门确定的辖区人口数。

现场评价：
- 现场查看机构诊疗人次与辖区居民情况等相关资料。

【B-3】

病床使用率不低于60%。

床位使用率＝实际占用的总床日数/实际开放的总床日数
病床使用率≥60%

支撑材料：
- 提供医疗机构执业许可证（正、副本），实际开放床位数与床位使用情况年报表。数据来源国家卫生健康统计年报，或调取HIS系统住院床位统计分析，病床使用率

≥60%。
现场评价：
  ● 现场核查病床使用率是否≥60%。数据来源国家卫生健康统计年报，或调取HIS系统住院床位统计分析，病床使用率≥60%。

【A-1】

医师日均担负诊疗人次不低于12人次。

同【B-1】医师日均担负诊疗人次≥12人次。

支撑材料：
  ● 机构提供年诊疗人次统计表、医师花名册与相关工作记录。数据来源查看国家卫生健康统计年报，卫生院的医师日均担负诊疗人次≥12人次。
现场评价：
  ● 现场查看机构诊疗与医师情况等相关资料及卫生健康统计年报。

【A-2】

辖区居民年平均就诊人次数不低于2人次。

同【B-2】辖区居民年平均就诊人次数≥2人次。

支撑材料：
  ● 机构辖区内常住居民年诊疗人次统计表和上级卫生健康行政部门确定的辖区人口数。
现场评价：
  ● 现场查看机构诊疗人次与辖区居民情况等相关资料。

【A-3】

病床使用率不低于75%。

床位使用率＝实际占用的总床日数/实际开放的总床日数
病床使用率≥75%

支撑材料：
  ● 机构提供实际开放床位数与床位使用情况年报表，数据来源国家卫生健康统计年报，或调取HIS系统住院床位统计分析，病床使用率≥75%。

现场评价：
- 现场查看病床使用率是否≥75%。

2.3.2 满意度

群众满意是卫生行业的出发点和落脚点，是衡量基层卫生服务工作的重要标准。定期开展居民和职工满意度调查，能够从居民和职工角度获取其真实感受，让卫生院管理者从居民和职工体验的角度不断制定标准、完善措施，促进服务质量的改善。

【C-1】

每年至少开展1次居民满意度调查，包括对机构环境、服务质量、服务态度、服务项目、服务时间等的满意度。针对问题提出改进措施。

根据机构综合服务工作每年至少开展一次居民和职工满意度调查，能够从居民和职工角度获取其真实感受，让机构管理者从居民和职工体验的角度不断制定标准、完善措施，促进服务质量的改善。

支撑材料：
- 医院指定部门负责患者和员工满意度监测管理，有相关的制度、调查方案、计划、流程及适宜的评价内容等。
- 机构每年开展1次居民满意度调查，填写满意度调查表、对满意度监测中发现的问题，及时沟通、协商、整改和反馈。

现场评价：
- 现场查看机构居民满意度调查的相关资料和整改措施。

【C-2】

每年至少开展1次职工满意度调查。

每年至少开展1次职工满意度调查，内容包括对工作环境、绩效分配方案、工作量等的满意度。

支撑材料：
- 机构提供职工满意度调查方案、计划、满意度调查表、整改报告等落实措施过程的资料、总结分析。

现场评价：

- 现场查看机构职工满意度调查的相关资料。

【B-1】

有提高职工和居民满意度的具体措施。

通过调查分析，针对职工和居民满意度不够高的问题，提出具体改进措施。

支撑材料：

- 机构提供职工和居民满意度调查评价分析报告、提升方案等落实措施过程的资料、总结分析。

现场评价：

- 现场查看机构满意度调查分析报告与整改措施等相关资料。

【B-2】

职工满意度不低于80%。

职工满意度＝评价满意的被调查职工人数/接受调查的职工总人数×100%

支撑材料：

- 机构提供职工满意度调查问卷、总结，职工满意度≥80%。

现场评价：

- 现场查看机构满意度调查报告。

【B-3】

居民满意度不低于80%。

居民满意度＝评价满意的被调查患者人数/接受调查患者总数×100%

支撑材料：

- 机构提供居民满意度调查问卷、总结，居民满意度≥80%。

现场评价：

- 现场查看机构满意度调查报告。

【A-1】

职工满意度不低于90%。

支撑材料：
- 机构提供职工满意度调查问卷、总结，职工满意度≥90%。

现场评价：
- 现场查看机构满意度调查报告。

【A-2】

居民满意度不低于90%。

支撑材料：
- 机构提供居民满意度调查问卷、总结，居民满意度≥90%。

现场评价：
- 现场查看机构满意度调查报告。

3. 业务管理

3.1 执业与诊疗规范管理

3.1.1 执业管理

规范医疗服务行为，加强专业技术人员执业资格管理，在执业活动中严格遵守有关法律法规，认真实施各项技术规范，建立并执行卫生院业务管理的核心制度，使各项服务活动更加规范、有序地运行，对进一步提高服务质量，保障医疗安全，减少医疗差错和医疗事故等具有重要的作用。

【C-1】

建立本机构的医疗技术临床应用管理制度，并执行。

医疗机构要按照《医疗技术临床应用管理办法》，建立本机构的医疗技术临床应用管理制度，包括目录管理、手术分级、医师授权、质量控制、档案管理、动态评估、人员培训等制度，根据自身条件和技术能力开展医疗技术临床应用，保障医疗技术临床应用质量和安全。

> 支撑材料：
> ● 制定符合本机构的《医疗技术临床应用管理制度》，并在临床工作中执行。
> ● 提供本机构开展的医疗技术项目，建立医疗技术分级管理制度、医疗技术档案，建立手术分级管理制度并授权，在临床工作中执行。
> 现场评价：
> ● 现场查看机构相关制度及落实情况。

【C-2】

执行卫生技术人员执业资格审核与执业准入相关规定。

医疗机构不得使用非卫生技术人员从事医疗卫生技术工作，未取得执业资质的卫生技术人员不得执业。卫生技术人员严格遵守有关法律、法规和医疗技术规范，不得超范围执业。机构外聘专家应依法办理执业备案或执业地点变更手续。

> 支撑材料：
> ● 制定符合本机构《卫生技术人员执业资格审核与执业准入管理制度》，并落实。
> ● 提供机构专业技术人员基本情况一览表，包括姓名、专业、所在科室、执业范围等，提供专业技术人员资格证、执业证。
> ● 提供外聘专家在机构备案、多点执业、执业地点变更等手续资料。
> 现场评价：
> ● 现场查看机构相关制度及落实情况等。
> ● 现场核查机构医护人员的执业资格和执业注册范围。
> ● 查看机构外聘专家在本机构备案手续。
> ● 现场核查机构检查报告、门诊处方、医嘱等与医务科备案情况。

【B-1】

在机构醒目位置公布诊疗科目、诊疗时间和收费标准，接受社会与公众监督。

在门诊大厅等醒目位置及时向社会公众、服务对象公开基本医疗服务内容、服务项目、服务价格、服务时间、服务变更等内容，并接受社会和公众监督。

> 支撑材料：
> ● 提供医疗机构执业许可证（正、副本）、诊疗时间、依法执业监督台公示情况，并

及时更新。

- 机构应对诊疗科目和收费标准在门诊大厅进行公示，并实时更新。
- 机构应对药品（含带量采购）、耗材、中药饮片等目录、价格、种类、产地等进行公示，实时更新。
- 机构设置意见箱，公示监督电话，接受社会与群众监督。

现场评价：

- 现场查看机构依法执业监督平台、诊疗项目、收费标准、药品耗材、监督电话等公示情况及更新情况。
- 现场核对机构公示内容与实际情况的一致性。

【B-2】

建立本机构依法执业自查工作制度，定期组织开展依法执业自查，并指导辖区村卫生室依法执业。

医疗机构要按照《医疗机构依法执业自查管理办法》，对本机构及其人员执业活动中遵守医疗卫生法律法规、规章情况进行自查，对发现的违法违规执业问题进行整改，并指导辖区村卫生室依法执业。机构每季度开展日常自查，每年开展全面自查。自查内容要涵盖医疗机构资质、执业及保障管理，医务人员资质及执业管理，药品和医疗器械、临床用血管理，医疗技术临床应用与临床研究，医疗质量管理，传染病防治，母婴保健与计划生育技术服务（含人类辅助生殖技术和人类精子库），放射诊疗、职业健康检查、职业病诊断，精神卫生服务，中医药服务，医疗文书管理，法律法规、规章规定，医疗机构应当履行的职责和遵守的其他要求。

支撑材料：

- 制定符合本机构的《依法执业自查工作制度》，建立医务人员档案，包括学历证书、执业资格及注册证书、手术医师分级授权、高风险诊疗技术操作资格授权、专科（业）培训证、进修培训证书等资料。
- 按照《医疗机构依法执业自查管理办法》对机构及其人员执业活动中遵守医疗卫生法律法规、规章情况进行自查，包括执业资质、授权权限、特殊岗位的专业培训证等，每季度开展日常自查，每年开展全面自查，并有自查记录。
- 机构定期对本辖区域村卫生室（所）开展连续半年以上的依法执业的培训、指导、督导记录，培训资料包括培训计划、培训通知、签到表、影像资料、培训内容、试卷、成绩通报（含排名）、总结（含结果运用）。

现场评价：

- 现场查看机构依法执业自查工作制度、医务人员档案等。
- 现场查看机构科室开展技术的诊疗范围及技术项目等。

- 查看机构科室依法执业自查、职能部门督导检查记录，以及自查报告。
- 查看机构卫生院每季度一次对卫生室依法执业督导记录、卫生室整改报告。

【A-1】

对科室诊疗活动进行全程管理，发现问题及时整改。

职能部门对科室诊疗活动进行全程管理，每季度开展医疗质量检查、分析、反馈，体现持续改进。

支撑材料：
- 职能部门至少每季度对各临床科室进行一次现场查看、考核，做出分析评价，提出整改措施，持续改进有成效。

现场评价：
- 现场查看机构医疗质量检查、督导、考核工作记录、分析评价报告及持续改进措施。

3.1.2　规范诊疗

科学地规范医务人员的临床技术操作，是推动医疗卫生技术建设的前提，是新形势下提高医疗质量、确保医疗安全、防范医疗风险的重要举措。

【C-1】

本机构及其医务人员应当遵循临床诊疗指南、临床技术操作规范、行业标准等有关要求开展诊疗工作。

支撑材料：
- 制定符合机构各科室的临床诊疗指南、临床技术操作规范，定期进行培训，培训资料包括培训计划、培训通知、签到表、影像资料、培训内容、试卷、成绩通报（含排名）、总结（含结果运用）。

现场评价：
- 现场查看机构各科室的临床诊疗指南和技术操作规范。
- 随机测评考核机构医务人员操作（如静脉穿刺、心肺复苏）。
- 抽查机构住院病历查看规范开展诊疗活动情况。

【C-2】

定期对相关人员进行培训和考核，及时更新知识。

每年定期对相关人员开展培训和考核，相关指南、操作规范、标准新增或修订时，要及时更新和培训。

支撑材料：

- 制定机构培训和考核制度，根据培训计划组织医务人员进行培训和考核。
- 机构职能部门按计划每季度（至少每半年）对各岗位专业技术人员进行理论及操作培训，培训资料包括培训计划、培训通知、签到表、影像资料、培训内容、试卷、成绩通报（含排名）、总结（含结果运用）。
- 机构要及时更新相关指南、操作规范，标准新增或修订时也要及时培训，使医务人员及时掌握并严格遵循本专业岗位相关规范和指南开展医疗工作。

现场评价：

- 查看机构培训和考核制度、培训计划（至少每季度一次）。
- 现场查看机构培训记录、考核记录。

【B-1】

设立专门职能科室，有专（兼）职人员负责管理和考核。

机构要设立专门的职能科室，有专（兼）职人员负责规范诊疗的管理和考核工作，有健全的诊疗规范管理体系和的核心制度，持续改进并落实。

支撑材料：

- 机构设立职能科室，成立管理考核组织，配备专（兼）职人员，职责明确。
- 机构要建立健全诊疗规范管理体系和核心制度，并依据制度进行管理和考核，提供考核记录，体现持续改进和落实。

现场评价：

- 查看机构职能科室、考核组织成立的文件及职责。
- 查看机构诊疗规范管理方案、核心制度落实情况和考核记录。

【B-2】

根据医学发展和本机构实际，及时补充完善诊疗规范。

支撑材料：

● 机构提供修订的诊疗规范（如新技术、新设备应用等），需要显示修改内容并说明原因。

现场评价：

● 现场查看机构更新的诊疗规范及执行情况。

【A-1】

相关职能部门履行监管职责，定期评价、分析和反馈，持续改进。

职能部门每季度对规范诊疗情况进行监管，开展评价、分析并反馈，要体现持续改进。

支撑材料：

● 机构职能部门至少每季度一次对各临床科室进行现场查看、考核，做出分析评价，提出整改措施，持续改进有成效。

现场评价：

● 现场查看机构督导记录、分析报告及改进措施等。

3.2　医疗质量安全管理

3.2.1　医疗质量管理体系和制度建设

3.2.1.1　医疗质量管理体系

医疗质量管理是卫生事业改革和发展的重要内容，对当前构建分级诊疗体系等改革措施的落实和医改目标的实现具有重要意义。

【C-1】

成立医疗质量管理组织，有本机构医疗质量管理组织架构图，院长是第一责任人。

成立由机构主要负责人为第一责任人的医疗质量管理委员会或管理工作小组。成员由医疗管理、质量控制、护理、院感、信息等相关职能部门负责人及相关临床、药学、医技等科室负责人组成，有适合本机构医疗质量管理的组织架构图。

支撑材料：

● 机构应成立医疗质量管理委员会，明确院长是第一责任人，成员有分管副院长、医务科、护理部、院感管理等职能部门负责人以及各临床和辅助科室主任、护士长等。

- 在医疗质量管理委员会框架内成立适合本单位的质量管理小组，包括医疗质量管理组、护理质量管理组、药事管理组、院感管理组等，形成完整合理的医疗质量管理组织架构图。
- 机构管理组织红头文件应有文号、日期，并盖章，职责明确，责任到人。

现场评价：
- 现场查看机构成立医疗质量安全管理委员会和工作小组的红头文件及职责，明确院长是第一责任人。
- 现场查看医院质量管理组织架构图，能清楚反映医院质量管理组织结构，有明确的责任与人员组成要求。

【C-2】

有科室医疗质量与安全管理小组，科主任为第一责任人。

成立由科主任任组长、相关医务人员为成员的科室医疗质量与安全管理小组，职责明确，责任到人。

支撑材料：
- 机构成立科室质量与安全管理小组，明确科主任是第一责任人，科主任为组长，相关成员为组员，职责明确，责任到人（实行医疗质量责任追究制）。

现场评价：
- 现场查看机构各科室质量与安全管理小组成立文件，符合《医疗质量管理办法》要求。

【C-3】

有科室医疗质量与安全管理制度、工作计划和工作记录。

各科室建立适合本科室的医疗质量与安全管理制度，年初制定年度医疗质量与安全管理工作计划，有活动记录。

支撑材料：
- 机构各科室制定符合本科室的医疗质量与安全管理制度，职责明确，并落实。
- 机构各科室建立科室质量与安全管理年度工作计划。
- 机构根据工作计划至少每月开展一次质控活动，建立《科室质量与安全管理小组工作记录本》，内容包括工作主题、现存问题及原因分析、整改措施、结果反馈等。

现场评价：
- 现场查看机构质量与安全管理工作制度及落实情况。
- 现场查看机构科室质量与安全管理年度工作计划及活动记录。

【B-1】

对科室医疗质量与安全指标进行资料收集和分析。

职能部门每季度对科室医疗质量与安全指标进行收集和分析，指标可包括疾病诊断、处方和病历质量、合理使用抗菌药物和激素、合理输血、手术分级和围手术期管理、手术并发症、麻醉操作、医院感染、急危重症管理、医疗护理缺陷与纠纷等。

支撑材料：
- 建立符合本科室的医疗质量与安全指标，指标可包括疾病诊断、处方和病历质量、合理使用抗菌药物和激素、合理输血、手术分级和围手术期管理、手术并发症、麻醉操作、医院感染、急危重症管理、医疗护理缺陷与纠纷等，并用数据进行详细量化。
- 机构职能部门每季度对科室医疗质量与安全指标进行收集、分析，形成总结分析报告并反馈临床科室，职能部门可以是医疗质量管理委员会、医务科、护理部等。

现场评价：
- 现场查看机构各科室医疗质量与安全指标，各科室每月自查记录及报告等资料。
- 查看机构每季度职能部门质量总结分析的相关材料。

【B-2】

对科室医疗质量与安全进行定期检查，提出改进措施并落实。

职能部门每季度对科室医疗质量与安全进行督查、总结和反馈，有改进措施和落实记录。

支撑材料：
- 机构职能部门每季度召开医疗质量安全会议，各小组组长参加，对各科室医疗质量与安全检查的情况进行总结分析，包含存在的问题、问题产生原因的分析、整改措施、对发现的问题提出整改后的落实改进情况。

现场评价：
- 现场查看机构会议记录、总结分析报告。

【A】

机构内职能部门对医疗质量管理工作进行定期考核，持续改进医疗质量管理水平，有证据表明成效显著。

支撑材料：
- 机构职能部门每季度一次对科室医疗质量管理工作进行考核，持续改进医疗质量管理水平，不同科室用各自的指标进行量化考核，数据分析表明医疗质量改进有成效。
- 机构制定奖励性绩效文件，将科室医疗质量管理工作考核结果与绩效分配挂钩，体现在绩效二次分配中。

现场评价：
- 查看机构职能部门对各科室管理小组的医疗质量管理工作进行考核的记录，用数据变化表明医疗质量持续改进有成效。
- 机构提供职能部门奖励性绩效文件，查看考核结果在绩效分配中的体现。

3.2.1.2 医疗质量管理制度

执行医疗质量管理制度是提升医疗质量，保障医疗安全，维护人民群众健康权益的重要路径，是医疗质量持续改进的评价要点。

【C-1】

有完善的医疗质量管理规章制度，并有明确的核心制度。

制定符合机构实际的医疗质量管理规章制度和医疗质量安全核心制度，可包括首诊负责制度、三级查房制度、会诊制度、分级护理制度、值班和交接班制度、疑难病例讨论制度、急危重症患者抢救制度、术前讨论制度、死亡病例讨论制度、查对制度、手术安全核查制度、手术分级管理制度、新技术和新项目准入制度、危急值报告制度、病历管理制度、抗菌药物分级管理制度、临床用血审核制度、信息安全管理制度、预检分诊制度、院感督查员制度等。

支撑材料：
- 制定符合机构实际的医疗质量管理规章制度。
- 根据机构实际开展诊疗项目，制定医疗质量安全核心制度，覆盖全部诊疗过程。

现场评价：
- 提供机构制度汇编，查看医疗质量管理规章制度和医疗质量安全核心制度。
- 现场查看机构各科室相关规章制度及落实情况。

【C-2】

有持续改进医疗质量实施方案及配套制度、考核标准和质量指标。

建立适合机构的医疗质量与医疗安全持续改进实施方案、考核标准和质量指标及医疗质量安全奖惩、职称晋升等配套制度，保障医疗质量安全相关制度落实。

支撑材料：
- 机构应建立符合本机构的医疗质量与安全持续改进实施方案和考核方案，体现考核细则、考核标准和质量指标及医疗质量安全奖惩、职称晋升等相关内容。

现场评价：
- 现场查看机构持续改进医疗质量实施方案。
- 查看机构医疗质量与安全考核方案、考核标准和质量指标等相关资料。

【C-3】

有医疗质量管理的考核体系和管理流程。

建立适合机构的院科两级医疗质量考核体系，制定相应管理流程。

支撑材料：
- 机构建立院科两级医疗质量管理考核体系，制定相应管理流程。一级应为机构对科室考核，二级为科室内部考核。医疗质量管理考核主要包括：科室管理、门诊、急诊病区、护理、院感防控等10个方面的医疗质量与持续改进，同时还包括科室医疗质量评价指标、单病种质量控制、医疗技术综合指数等内容。

现场评价：
- 查看机构院科两级医疗质量管理体系相关红头文件，组织架构图，相应的管理流程。

【C-4】

有本机构及科室的相关培训制度，医务人员掌握并遵循本岗位相关制度。

院科两级围绕医疗质量管理建立规章制度并加强培训，医务人员要掌握并遵循与其岗位相关的医疗质量管理制度。

支撑材料：
- 机构建立院科两级培训制度、培训计划、培训方案，定期组织医务人员进行培训，培训资料包括培训计划、培训通知、签到表、影像资料、培训资料、试卷、成绩通报（含排名）、总结（含结果运用）。

现场评价：

- 查看机构医疗质量与安全培训制度和方案。
- 查看机构培训计划及实施培训的相关资料。
- 查看机构各科室培训计划及实施培训的相关资料。
- 根据机构培训记录抽查人员知晓情况。

【B-1】

定期修订和及时更新制度，落实各项医疗质量管理制度，覆盖医疗全过程。

建立本机构全员参与、覆盖临床诊疗服务全过程的医疗质量管理与控制工作制度，并及时修订和更新。

支撑材料：

- 建立健全机构医疗质量管理与控制工作制度，制度应与医院的诊疗服务相一致，覆盖诊疗全过程。
- 根据相关法律法规、标准规范等更新情况，结合机构医疗质量管理过程中发现的问题及时修订《医疗质量管理制度》，可提供新旧两版制度，注明制定日期、修订日期，修订的制度应做标注和对比。

现场评价：

- 现场查看机构制度汇编。
- 提供可体现机构相关制度覆盖诊疗全过程的诊疗服务记录。
- 查看机构制度更新、修订情况。

【B-2】

医疗质量考核有记录，可查询。

机构科室定期对医疗质量进行考核，对质量指标有收集整理分析总结，并反馈给科室。

支撑材料：

- 机构根据考核标准和质量指标，各科室每月进行医疗质量自查。
- 机构职能部门对质量指标进行收集整理分析总结，并反馈给科室。

现场评价：

- 现场查看机构每月科室自查报告。

- 查看机构职能部门考核记录、质量指标收集档案、数据分析总结及反馈。
- 现场访谈机构职能部门级科室人员知晓情况。

【B-3】

利用多种形式对医疗质量控制的结果及成效进行反馈通报。

机构要将质量考核的结果和成效通过信息公示、会议通报、约谈等多种形式进行反馈（如医院内信息网络通报、院质量管理会议、医院质量信息月刊等）。

支撑材料：
- 机构定期召开医疗质量研讨会，将质量考核的结果和成效通过信息公示、会议通报、座谈会等多种形式进行反馈。

现场评价：
- 现场查看机构质量控制结果通报记录。

【A】

对方案执行、制度落实有监督、检查分析、总结、反馈及改进措施，医疗质量持续改进效果明显。

机构每季度对《医疗质量持续改进方案》执行情况和医疗质量管理制度落实情况进行总结分析，体现持续整改见成效。

支撑材料：
- 机构职能部门每季度对医疗质量持续改进方案执行情况和医疗质量管理制度落实情况进行督导、总结、反馈，提出改进措施、效果评价，有数据表明医疗质量持续改进。

现场评价：
- 现场查看机构督导记录、效果分析报告和成效证据。

3.2.2　医疗质量管理制度落实

3.2.2.1　"三基"培训与考核

机构定期对医务人员进行"基础理论、基础知识、基本技能"（以下简称"三基"）的训练和考核，提高专业技术人员整体素质，全面提升医疗质量，保障医疗安全。

【C-1】

有各专业、各岗位的"三基"培训和考核制度。

机构设置"三基"培训、考核部门，建立相关制度，并针对各专业、各岗位定期开展培训和考核。

支撑材料：
- 机构"三基"培训与考核管理实行院科两级负责制，设置"三基"培训与考核部门。
- 机构提供各专业（临床、护理、中医等）、各岗位（医护药技等）的"三基"培训与考核制度等。

现场评价：
- 现场查看机构"三基"培训与考核组织相关文件及职责。
- 现场查看机构"三基"培训制度、考核制度等。

【C-2】

有针对不同专业卫生技术人员的"三基"培训内容、要求、重点和培训计划。

职能部门每年结合机构实际，分专业（医、护、技）、分层次（初、中、高）制定培训计划，内容包括基础知识、基础理论、基本技能，要求明确，重点突出。

支撑材料：
- 结合机构实际情况，针对专业、岗位、层次不同（如初、中、高级职称）制定培训计划、培训内容、培训要求、培训重点（如新员工参加岗前培训）等，院级培训内容包括但不限于制度与职责、岗位技能、管理知识、文化建设、消防等应急、法律法规、政策及指令性培训。
- 机构科室应根据专业特点，明确本专业"三基"训练内容，特别是针对本专业的薄弱环节和人员构成情况，制定适合本专业的年度计划，由科室组织实施。科室培训内容指业务学习，包含基础知识、基本理论、基本技能、诊疗常规、制度、应急及医院指令性任务培训。

现场评价：
- 现场查看机构院科两级的培训计划。

【C-3】

有与培训相适宜的培训设施、设备及经费保障。

机构有"三基"培训设施设备，如培训场地、电脑、投影仪、医用模拟人等，并提供相关经费保障依据。

支撑材料：
- 结合机构实际情况设置相应的教学场地，有"三基"培训设施（如电脑、投影仪等）、设备（如心肺复苏模拟人、胸穿包、腹穿包等）及运行监管记录。
- 机构将"三基"培训工作经费、采购计划等纳入到年度财务预算，做到经费有保障。

现场评价：
- 现场查看机构培训教学场地、设施设备清单及运行监管记录等。
- 现场查看机构年度财务预算、采购计划。

【B-1】

落实培训及考核计划，在岗人员参加"三基"培训覆盖率达到90%以上。

有落实培训和考核计划的记录，内容包括培训通知、培训课件、培训场景照片、签到册等，在岗人员培训覆盖率每年达到90%以上。

支撑材料：
- 机构每季度进行一次培训，培训资料包括培训计划、培训通知、签到表、影像资料、培训内容、试卷、成绩通报（含排名）、总结（含结果运用），缺考人员名单再补考成绩。
- 机构按照培训计划进行院科两级考核，对专业知识和技能考核进行业务水平测试。
- 机构在岗人员培训覆盖率每年应达到90%以上。

现场评价：
- 现场查看机构院科两级"三基"培训资料，核实培训覆盖率。

【B-2】

有指定部门或专职人员负责实施。

支撑材料：
- 机构设有"三基"培训专职部门或有专职负责人员，成立以分管院长为组长，相关部门负责人为成员的工作领导小组，职责明确，具体制定实施方案、考核方案、奖惩制度以及相关经费使用计划等。

现场评价：

- 现场查看机构"三基"培训组织相关文件及岗位职责。
- 现场查看实施方案、考核方案、奖惩制度以及相关经费使用计划等。

【A】

在岗人员参加"三基"考核合格率达到90%以上。

支撑材料：

- 机构提供在岗人员"三基"培训考核的相关资料，包括理论和技能测评，体现合格率≥90%的佐证材料。

现场评价：

- 现场查看机构"三基"培训考核资料。
- 现场抽查机构医务人员"三基"培训相关内容知晓情况。

3.2.2.2　住院诊疗质量管理

住院管理的核心是住院诊疗管理，即对诊疗行为的规范化、科学化及制度化，充分应用医学科学理论知识及现代化诊疗手段，发挥医院整体功能而使住院病人得到良好的医疗服务。良好、有效的住院管理系统能充分发挥组织、协调、控制、优化等功能，有利于提高医院诊疗工作效率和效益，保证诊疗质量，为病人提供满意的医疗服务。

【C-1】

住院诊疗活动的医疗质量管理在科主任领导下完成，实行分级管理。

科主任是住院诊疗活动医疗质量管理第一责任人，要明确科主任和一、二、三级医师权责，结合科室实际实行分级管理，确保医疗质量与安全。

支撑材料：

- 机构提供住院分级诊疗管理制度（包括三级医师负责制度、三级医师查房制度等），成立质量管理小组，明确科主任是住院诊疗活动医疗质量管理第一责任人，一、二、三级医师权责清晰，小组成员进行分级管理。

现场评价：

- 现场查看机构分级诊疗管理制度，质量管理小组文件、科室内人员名单及分级管理相关资料。

【C-2】

对卫生技术人员有明确的岗位职责与技能要求。

建立机构各岗位、各类卫生技术人员岗位职责，明确常见病诊疗规范和操作技能要求，医务人员知晓本岗位职责与技能要求，并执行。

支撑材料：
- ●机构应当建立各岗位各类卫生技术人员岗位职责。
- ●建立机构常见病诊疗规范和操作技能，定期对医务人员进行培训，提供培训资料，包括培训计划、培训通知、签到表、影像资料、培训资料、试卷、成绩通报（含排名）、总结（含结果运用）。

现场评价：
- ●现场查看机构各科室岗位职责汇编并"上墙"。
- ●查看机构常见病诊疗规范和操作技能及培训资料。
- ●现场访谈机构医护人员的岗位职责，随机抽查技能操作。

【B-1】

根据床位、工作量、医师的资质层次分成诊疗小组。

机构要结合医疗机构执业许可证核准的床位数、实际床位使用率、医师的职称、专业等实际情况，组建不同专业的诊疗小组。

支撑材料：
- ●机构结合其实际情况，根据医疗许可证核准的床位使用率、医师的职称、专业等情况，组建不同专业诊疗小组，诊疗小组组长应由高年资主治医师及以上人员担任，对本组收治患者的诊疗活动承担责任，确保医疗质量与安全。诊疗小组应由组长及各级医师组成，能够满足三级医师查房。

现场评价：
- ●现场查看机构各科室诊疗小组文件、小组成员名单、人员资质等材料。
- ●抽查机构病历查看活动记录。

【B-2】

有院科两级的质量监督管理，对存在问题及时反馈。

建立院科两级质量监督管理组织，每季度进行督查、总结和反馈。

支撑材料：
- 建立机构院科两级质量监督管理组织，明确人员分工和职责。
- 提供住院诊疗质量管理考核方案，科室自查每月1次，职能部门至少每季度对住院诊疗活动质量进行1次督导、检查、总结、提出改进措施，反馈给临床科室，改进医疗质量，并将工作情况通报全院。

现场评价：
- 查看机构院科两级质量监督管理组织文件及职责。
- 查看机构院科两级住院诊疗管理与持续改进督导检查情况、总结及反馈资料。

【A】

持续改进住院诊疗质量，确保医疗质量与安全。

能应用PDCA、鱼骨图、品管圈等质量管理工具进行质量改进，有案例和数据表明医疗质量明显提升。

支撑材料：
- 机构制定医疗质量持续改进实施方案，应用质量管理工具进行质量改进，有案例和数据表明住院医疗质量明显改进有成效，体现持续改进措施及效果分析报告。

现场评价：
- 查看机构医疗质量持续改进实施方案。
- 查看机构运用PDCA、鱼骨图、品管圈等质量管理工具质量改进效果分析报告，内容包含总结分析、整改案例、数据支撑等。

3.2.2.3　首诊负责制度

首诊负责制度是为了明确规范医疗责任主体，保障患者诊疗过程中诊疗服务的连续性，控制与减少不必要的医疗转诊，特别是不发生影响患者生命医疗转诊，保障医疗行为可追溯，保障患者确保医疗质量安全。

【C-1】

建立首诊负责制度，有首诊处理流程。

按照《关于印发医疗质量安全核心制度要点的通知》（国卫医发〔2018〕8号）要求，建立适合机构实际的首诊负责制度和处理流程。

支撑材料：

　　● 机构根据《关于印发医疗质量安全核心制度要点的通知》（国卫医发〔2018〕8号）的要求，建立适合本机构的首诊负责制度和首诊处理流程，门诊接诊科室制度和流程"上墙"。

现场评价：

　　● 现场查看机构首诊负责制度和流程图的合理性，访谈医务人员。

【C-2】

制定预检分诊、转科、转院程序和流程。

支撑材料：

　　● 制定适合本机构的预检分诊、转科、转院程序和流程。

　　● 机构相关医务人员熟悉预检分诊、转科、转院流程，提供预检分诊记录、转科、转院记录。

现场评价：

　　● 现场查看机构预检分诊、转科、转院程序和流程图。

　　● 查看机构预检分诊、转科、转院记录。

【B-1】

各科医务人员应知晓和掌握首诊负责制度和处理流程。

支撑材料：

　　● 机构应当组织各科医务人员定期参加相关培训，提供首诊负责制度和处理流程培训记录，培训资料包括培训计划、培训通知、签到表、影像资料、培训内容、试卷、成绩通报（含排名）、总结（含结果运用）。

现场评价：

　　● 现场查看机构首诊负责制度和处理流程培训资料。

　　● 访谈机构医务人员知晓情况。

【B-2】

预检分诊、首诊负责制在日常工作中得到完全落实。

支撑材料：

　　● 医疗机构要建立健全的预检分诊和首诊负责制度的执行机制和工作流程，明确各个科室的职责和协作关系，预检分诊人员应熟悉自己的岗位职责。

　　● 首诊医师在接诊过程中负责患者全程诊疗，确保患者能够顺利进行初诊评估、诊疗方案制定、转诊协调等环节。

现场评价：

　　● 查看机构预检分诊和首诊负责医师的岗位职责，并访谈医务人员。

　　● 机构提供典型的首诊医师接诊后转科的病案资料和记录，查看预检分诊记录、诊疗记录（门诊日志、住院记录或诊疗系统），追踪门诊就医流程。

【A】

职能部门履行监管职责，对落实情况有评价，持续改进。

　　职能部门每年对首诊负责情况进行监管，开展督查、总结和反馈，体现持续改进见成效。

支撑材料：

　　● 机构职能部门应当对预检分诊、首诊负责制的执行情况进行监管，每年开展1次督导、检查、总结、反馈，持续改进有成效。

现场评价：

　　● 现场查看机构对预检分诊、首诊负责情况的督导记录，相关评价结果和持续改进措施，改进效果分析报告。

3.2.2.4　查房制度

　　查房制度指患者住院期间由不同级别的医师以查房的形式实施患者评估、制定与调整诊疗方案、观察诊疗效果等医疗活动的制度，是医疗质量安全核心制度之一。

【C-1】

各临床科室均建立查房制度。

支撑材料：

　　● 机构依据《关于印发医疗质量安全核心制度要点的通知》（国卫医发〔2018〕8号），建立三级查房体系及制度。

现场评价：

　　● 查看机构各临床科室查房制度。

【C-2】

住院医师对所管患者实行24小时负责制，实行早晚查房，急危重症患者应随时观察病情变化并做出处理。

支撑材料：
- 机构的住院医师对所管患者实行24小时负责制，实行早晚查房，急危重症患者应随时观察病情变化并做出处理，及时书写病程记录。

现场评价：
- 现场访谈机构的住院患者、住院医师查房情况。
- 机构提供住院运行病历，查看病程记录急危重症患者随时记录病情变化，核查医嘱执行情况。

【C-3】

对新入院患者，主治医师（上级医师）应在48小时内查看患者。

支撑材料：
- 新入院患者，主治医师（上级医师）应在48小时内查房并书写主治医师查房记录于病程记录中。

现场评价：
- 机构提供住院运行病历，现场抽查机构住院病历上级医师48小时内的查房记录。

【B-1】

各科医务人员应知晓查房制度并落实。

建立机构查房制度，各科医务人员应知晓和掌握，及时开展培训，有培训通知、培训课件、培训场景照片、签到册等资料。

支撑材料：
- 机构对查房制度进行培训且有资料，培训资料包括计划、通知、签到、影像资料、培训内容、试卷、成绩通报（含排名）、总结（含结果运用）。

现场评价：
- 现场查看机构查房制度及相关培训资料。
- 访谈机构医护人员查房制度知晓情况。

【B-2】

科主任或副高级及以上医师每周至少查房2次。

支撑材料：
- 机构科主任或副高级及以上医师每周至少查房2次，新入院患者，应在72小时内查看患者，并对患者的诊断、治疗、处理提出指导意见。对疑难重症患者要及时查房，提出明确的诊治意见。按要求进行教学查房，并记录副主任医师查房记录。

现场评价：
- 机构提供住院病历，现场查看病历查房记录，访谈患者科主任或副高级及以上医师查房情况。

【B-3】

按规定准确、规范、完整记录查房内容。

支撑材料：
- 机构应当按《病历书写基本规范》要求，客观、真实、准确、及时、完整地记录查房内容。

现场评价：
- 机构提供住院病历，现场查看病程记录的规范性。

【A】

职能部门履行监管职责，对落实情况有评价，持续改进有记录。

职能部门每季度开展督查、总结和反馈并有记录，有持续改进措施且成效明显。

支撑材料：
- 机构职能部门每季度至少1次对查房制度的落实情况进行督导检查，总结分析问题、反馈，有改进措施，有证据显示持续改进。

现场评价：
- 现场查看机构督导记录及分析报告，有数据有记录，体现持续改进。

3.2.2.5 值班交接班制度

值班交接班制度指医疗机构及其医务人员通过值班和交接班机制保障患者诊疗过程连续性的制度，要求医生在值班和交接班后，应熟知病房患者情况便于及时处理，是提升医疗质量、确保医疗安全的重要措施，是医疗质量安全核心制度之一。

【C-1】

建立本机构值班体系，包括临床、医技、护理部门以及提供诊疗支持的后勤部门。

支撑材料：
- 机构建立值班体系，包括医院总值班，医疗、护理、行政后勤的院级值班指挥系统。临床、医技科室以及保卫、后勤保障服务、物业管理等部门的运行值班系统，其中包括一线值班，二线、三线的听班。

现场评价：
- 查看本机构值班体系。

【C-2】

制定本机构及科室值班和交接班制度，明确岗位职责和相关规定。

制定机构及科室（部门）值班、交接班制度，明确岗位职责和交接班要素，如时间、地点、内容、人员等，记录符合相关规定。

支撑材料：
- 制定符合本机构及科室的值班、交接班制度，明确各值班岗位职责，并对制度进行培训，各科医务人员应知晓并掌握。

现场评价：
- 查看机构值班及交接班制度、岗位职责等，现场访谈知晓及落实情况。

【C-3】

值班表向全院公开，值班人员资质符合岗位要求。

值班人员须具有值班岗位所需的执业资质，无执业资质及非本机构人员不得单独值班。

支撑材料：
- 机构值班表应当在全院公开，值班表应当涵盖与患者诊疗相关的所有岗位和时间。值班医务人员资质必须符合岗位要求，无执业资质及非本机构执业医务人员不得单独值班。当值人员不得擅自离岗，休息时应当在指定的地点休息。

现场评价：

- 现场查看机构值班表公示情况、抽取值班人员查看资质证书。

【B】

按要求落实值班和交接班相关制度、规定，及时记录值班情况，交接班记录规范、完整。

交班医务人员将新入院、危重患者、手术患者、危急值患者作为交班重点，对于交班医务人员提出的注意事项，接班医务人员应予以回应。

支撑材料：

- 机构按要求严格落实值班和交接班相关制度、规定，交班医（护）师将新入院、危重患者、手术患者、危急值患者作为交班重点，提出注意事项，接班人员应给予回应，规范记录于交接班记录中。
- 机构建立医、护书面交接班记录本，交接要素含时间、地点、内容、人员等，交班人员和接班人员共同签字确认。

现场评价：

- 现场查看机构交接班记录本，体现交班重点。
- 现场机构访谈工作人员。

【A】

职能部门履行监管职责，对落实情况有评价、有记录，持续改进。

职能部门每季度开展督查，及时总结反馈，提出改进措施，且成效明显。

支撑材料：

- 机构职能部门督导至少每季度1次，提供督导检查记录及总结分析报告，持续改进有成效。

现场评价：

- 现场查看机构职能部门督导记录、数据等总结分析报告。

3.2.2.6 手术、麻醉授权管理★

医疗机构应根据手术级别、专业特点、术者技术岗位和手术技术临床应用能力及培训情况，组织本机构专家组对术者进行综合评估后授予术者相应的手术、麻醉权限，以保证医疗安全，维护患者合法权益。

【C-1】

有对实施手术、麻醉等高风险操作卫生技术人员的授权管理制度。

机构要建立并落实手术和麻醉授权管理制度，手术分级授权管理要落实到每一位手术医师和麻醉医师，权限与资质、能力要相符。

支撑材料：
- 机构实行手术医师资格准入制度和手术分级授权管理制度，有定期手术医师资格和能力评价与再授权的机制，建立并落实手术和麻醉授权管理制度、手术医师资格分级授权管理制度与规范性文件等，手术医师资格分级授权管理落实到每一位手术医师，手术医师的手术权限与其资格、能力相符。
- 机构重点开展的二、三级手术有明确目录。已开展外科、妇产科、口腔科等诊疗服务的机构（门诊和/或住院病房）建议建立此项制度，以保证外科患者诊疗的医疗安全。

现场评价：
- 现场查看机构手术医师资格准入制度、实施手术和麻醉医师授权管理制度。
- 查看机构手术分级授权文件、手术分级目录及人员资质，访谈知晓情况。

【C-2】

有需要授权许可的高风险诊疗技术项目的目录。

机构应组织相关科室负责人及专家对本机构的高风险诊疗技术项目进行评估后列出项目目录，并根据卫健行政部门有关规定和机构发展实际情况进行动态调整。

支撑材料：
- 组织机构相关科室负责人及专家对本机构高风险诊疗技术项目进行梳理评估，列出项目目录，进行授权并根据机构的发展情况进行动态调整。
- 机构提供体现目录及授权动态调整的相关资料。

现场评价：
- 查看机构的高风险诊疗技术项目评估记录、《高风险诊疗技术项目目录》及授权文件。
- 查看机构体现目录及授权动态调整的相关资料。

【C-3】

对实施手术、麻醉相关人员进行授权。

由申请人填写相关资料，经本科室和职能科室组织专家讨论和考核评估，确认后由机构授权并公示。

支撑材料：
- 机构有对实施手术、麻醉相关人员授权的相关制度和程序，首先是个人申请，由临床科室和职能科室组织专家评估，最后由机构授权并进行公示。

现场评价：
- 查看机构的相关授权文件、工作流程及授权公示情况。

【B-1】

相关人员知晓本部门、本岗位的管理要求。

有职能科室对实施手术、麻醉相关人员进行授权管理相关培训的记录，相关人员均要知晓本科室、本岗位工作制度和岗位职责。

支撑材料：
- 机构对实施手术、麻醉相关人员进行手术麻醉授权的管理规定进行培训并留存资料。资料包括：培训计划、培训通知、签到表、影像资料、培训内容、试卷、成绩通报（含排名）、总结（含结果运用）。
- 机构建立本科室、本岗位工作制度和岗位职责，进行岗前培训，职能部门管理人员、手术医师、麻醉医师及手术室相关医务人员知晓制度、本科室及本岗位管理要求，知晓率100%。

现场评价：
- 现场查看机构授权管理相关的培训资料。
- 现场查看机构工作制度和岗位职责及岗前培训资料，访谈机构的手术医师、麻醉医师授权知晓情况。

【B-2】

无违反相关规定的行为。

手术医师、麻醉医师资格分级授权管理执行良好，无越级开展手术或麻醉的行为，无非计划再次手术记录，无未经授权擅自开展手术的案例发生。

支撑材料：
- 机构按照手术医师、麻醉医师资格分级授权管理制度开展工作，分级授权管理执行良好，无越级手术或麻醉行为，无未经授权擅自开展手术和麻醉的案例。

现场评价：

- 现场抽查机构的手术记录核实分级授权的落实情况，查看病历、麻醉、手术记录、登记本等。

【A-1】

职能部门履行监管职责，根据监管情况，定期更新授权项目。

职能部门每年对手术、麻醉授权开展检查，有检查记录。定期对医师能力进行评价后再授权，并纳入个人专业技术档案管理。机构要根据实际发展情况，至少每两年更新一次授权项目。

支撑材料：

- 机构职能部门履行监管职责，对手术麻醉授权至少每年开展1次检查，有检查记录。建立手术医师再授权管理制度与程序，对授权实施动态管理，根据对医师能力评价进行再授权，并纳入个人专业技术档案管理。至少每两年更新一次业务能力评价考核与再授权登记表及授权文件。

现场评价：

- 查看机构职能部门对手术麻醉授权的督导检查记录。
- 查看机构手术医师再授权管理制度与程序，查看个人专业技术档案以及动态管理情况。

【A-2】

有医疗技术项目操作人员的技能及资质数据库，并及时更新。

建立机构医疗技术项目操作人员的技能及资质数据库（目录），内容包括学历、职称、执业资格、培训和进修情况、目前承担工作、履职情况、考核情况等。数据库（目录）要根据机构和医疗技术项目的变更，项目操作人员技能和资质、职称与职位的变化及时更新，至少两年更新一次。

支撑材料：

- 机构建立医疗技术项目操作人员的技能及资质数据库（目录），数据库（目录）要根据机构和医疗技术项目的变更，项目操作人员技能和资质、职称与职位的变化及时更新，至少两年更新一次。

现场评价：

- 查看机构医疗技术项目操作人员资质数据库（目录），更新文件。

3.2.2.7 病历书写规范管理

病历书写质量反映医院的医疗服务质量，反映医务人员医德医风、业务水平、工作态度和综合素质能力，也是记录医疗行为是否规范的重要法律依据。

【C-1】

有病历书写基本规范与住院病历质量监控管理规定，医师按照规范书写门诊、急诊和住院患者病历。

根据《病历书写基本规范》《电子病历基本规范（试行）》等相关要求，医师规范书写门诊、急诊、住院病历。

支撑材料：

- 提供本机构的病历书写基本规范、住院病历质量监控管理制度等。
- 机构提供门诊、急诊和住院患者病历，急诊病历书写就诊时间应当具体到分钟，病历记录应当由接诊医师在患者就诊时及时完成。

现场评价：

- 现场查看机构病历书写基本规范、住院病历质量监控管理制度等相关制度。
- 抽查机构门诊病历、急诊和住院患者病历等医疗文书。

【C-2】

将病历书写基本规范作为医师岗前培训内容和医师"三基"训练内容，医师知晓率100%。

支撑材料：

- 机构医师岗前培训和"三基"训练包含病历书写基本规范的内容，培训资料包括培训计划、培训通知、签到表、影像资料、培训内容、试卷、成绩通报（含排名）、总结（含结果运用）。
- 机构制定每年医师培训计划，医师对该项工作内容知晓率100%。

现场评价：

- 查看机构医师岗前培训和"三基"训练培训资料中病历书写规范培训等相关资料。
- 查看机构医师培训计划，现场测评工作人员病历书写基本规范能力。

【B-1】

有院科两级病历质控人员，定期开展质控活动，有记录。

有院科两级专（兼）职人员负责病历书写质量控制工作，院级质控每季度开展，科室质控每月开展，均有工作记录。

支撑材料：
- 机构建立院科两级病历质控体系，指定院科两级专（兼）职人员负责病历书写质量控制工作，明确职责。
- 机构院级最少每季度1次、科室级最少每月1次对病历质量进行督导检查，并有质控工作记录。

现场评价：
- 查看机构院科两级病历质控体系建设情况。
- 查看机构院科两级对病历质量的督导检查、质控活动记录。

【B-2】

门、急诊病历书写合格率达到98%以上、住院病历书写合格率达到95%以上、甲级病历率达到90%以上，无丙级病历。

门、急诊病历书写合格率＝抽查合格的门、急诊病历份数/抽查的门、急诊病历份数×100%

住院病历书写合格率＝抽查合格的住院病历份数/抽查的住院病历份数×100%

甲级病历率＝抽查的甲级病历份数/抽查的合格病历份数×100%

支撑材料：
- 根据机构病历质量评价标准、门诊病历质量评价标准进行病历质控，包括门、急诊病历，住院病历，处方，各种申请单，检查报告单，居民健康档案等。每月开展一次病历质控检查，门、急诊病历书写合格率＞98%，住院病历合格率＞95%，甲级病历率＞90%，无丙级病历。

现场评价：
- 查看机构病历质量评价标准、门诊病历质量评价标准，每月病历质控考核记录。
- 查看机构科室病历书写质量考核登记本，每月病历质量指标达标情况，现场抽查病历书写情况。

【A】

有职能部门监管记录，对落实情况有评价、有记录，持续改进。

职能部门每季度开展督导检查、分析评价并有记录，体现持续改进见成效。

支撑材料：
- 机构职能部门至少每季度1次进行病历质量监管，对病历检查中发现的问题进行总结、分析、评价、整改，撰写总结分析报告，病历书写规范性持续改进有成效。

现场评价：
- 查看机构职能科室的检查病历书写质量的督导记录及总结分析报告。

3.2.2.8　手术管理★

手术管理制度是指在患者进行手术前、手术中以及手术后的全过程中，医疗机构严格依照规定的标准、流程和程序，对患者进行全面的管理和监测的一种医疗管理制度。为确保手术患者安全和效果，建立科学、规范、有效的手术管理制度，提高医疗机构的整体管理水平。

【C-1】

有符合本机构的手术分级管理、手术审批权限制度和手术分级目录。

制定符合机构实际的手术分级管理、手术审批权限制度和手术分级目录，将手术分级管理目录纳入本机构院务公开范围，主动向社会公开三、四级手术管理目录，并及时更新。

支撑材料：
- 建立健全适合本机构的手术分级管理、手术准入制度、手术审批权限、术前评估、术前讨论、手术知情同意等手术管理制度。
- 制定适用本机构的《手术分级目录》，并将手术分级管理目录纳入本机构院务公开范围，公开三、四级手术管理目录，根据本机构发展情况，至少每2年更新1次手术分级目录。

现场评价：
- 现场查看机构相关制度及更新修订记录等。
- 查看机构手术分级管理目录及公示公开情况。

【C-2】

有患者病情评估制度，在术前完成病史、体格检查、影像与实验室资料等评估。

建立机构患者病情评估制度和手术风险评估制度，在术前要完成患者的病史采集、体格检查、影像和实验室检查。医生、麻醉师进行手术风险评估时要根据病史、体格检查、影像与实验室资料、临床诊断、拟施手术风险与利弊进行综合评估。

支撑材料：
- 机构建立患者病情评估制度、手术风险评估制度和操作规范与程序，至少包括：患者病情评估的重点范围、评估人及资质、评估标准与内容、时限要求、记录文件格式等。医师对接诊的手术患者都应进行病情评估，在术前完成病史采集、体格检查、影像和实验室检查，并依据前述资料对患者病情进行综合评估，包括入院前、入院后、出院前、麻醉前、手术前、手术后评估及急危重症患者的病情、营养评估等。
- 术前机构主管医师应对手术患者按照手术风险评估表内容逐项进行评估，记录在病情评估单。

现场评价：
- 现场查看机构病情评估制度、手术风险评估制度和操作规范与程序。
- 现场查看机构病历中病情评估单。

【C-3】

有术前讨论制度，根据手术分级和患者病情确定参加讨论人员及内容。

建立机构术前讨论制度，内容包括但不限于患者术前病情及承受能力评估、临床诊断和诊断依据、手术指征与禁忌证、拟行术式及替代治疗方案、手术风险评估、术中、术后注意事项，可能出现的风险及应对措施、术前准备情况、是否需要分次完成手术、围手术期护理具体要求、麻醉方式与麻醉风险等。应根据科室手术分级目录、人员配置、技术水平、既往手术效果等情况确定参加讨论人员，术前讨论的结论应记入病历。

支撑材料：
- 机构制定术前讨论制度，手术分级二级及以上级别手术，必须进行术前讨论。内容包括但不限于患者术前病情及承受能力评估、临床诊断和诊断依据、手术指征与禁忌证、拟行术式及替代治疗方案、手术风险评估，术中、术后注意事项、可能出现的风险及应对措施、术前准备情况、是否需要分次完成手术、围手术期护理具体要求、麻醉方式与麻醉风险、确定手术人员等。
- 机构根据科室手术分级目录、人员配置、技术水平、既往手术效果等情况确定参加讨论人员，主管医师要做好讨论前准备工作，提供完整的临床资料（包括实验室检查、辅助检查等），并提出自己对诊断、手术适应证、术前准备情况、术式设想及根据、手术中的困难及对策、围手术期处理、家属意向等意见，书写术前讨论记录，并有主持人审签。

现场评价：

- 现场查看机构术前讨论制度。
- 查看机构病历中术前讨论记录。

【C-4】

有落实患者知情同意管理的相关制度与程序。

机构建立手术知情同意制度，知情同意包括两方面内容，知情：患者（家属）对病情、手术方案、手术适应证及并发症、备用方案、费用开支等真实情况的了解和不做手术所承担的风险。同意：患者（家属）在知情的情况下有选择接受或拒绝的权利。凡实施手术治疗患者，必须在下达手术医嘱前履行书面知情同意手续。

支撑材料：

- 机构制定知情同意管理制度和程序，包括患者知情同意告知制度、围手术期管理制度、治疗方案选择同意书、手术风险评估制度等。
- 机构知情同意书包括术前诊断、手术目的和风险、高值耗材的使用与选择，以及其他可选择的诊疗方法等。手术前谈话必须有手术医师或第一助手参与并签字，知情同意结果记录于病历之中。手术前，应向患者或近亲属、授权委托人充分说明手术指征、手术风险与利弊、高值耗材的使用与选择、可能的并发症及其他可供选择的诊疗方法等，并签署知情同意书。

现场评价：

- 查看机构知情同意相关管理制度和程序。
- 查看机构病历中知情同意书的签署，现场访谈患者知晓情况。

【C-5】

医务人员熟悉手术后常见并发症，对常见并发症有预防措施。

支撑材料：

- 对高风险、高危手术患者有风险评估，制定本机构《手术后常见并发症的预防与处理规范与流程》《手术意外或并发症、合并症处理预案》等，有预防深静脉血栓、肺栓塞等手术并发症的预防措施，并落实到位。
- 机构术后病程记录体现对术后并发症的预防措施。

- 机构对预案、流程进行培训，资料包括培训计划、培训通知、签到表、影像资料、培训内容、试卷、成绩通报（含排名）、总结（含结果运用）。

现场评价：

- 查看机构制定的相关预案与流程。
- 查看机构术后病程记录体现对术后并发症的预防措施。
- 查看机构相关预案、流程培训资料，访谈医护人员知晓情况。

【C-6】

定期对临床科室手术医师进行相关教育与培训。

职能部门定期开展手术管理相关制度和流程培训，并有记录。

支撑材料：

- 机构应制定培训制度，定期对手术管理的各项制度和流程进行培训，并留存资料。培训资料包括培训计划、培训通知、签到表、影像资料、培训内容、试卷、成绩通报（含排名）、总结（含结果运用）。

现场评价：

- 查看机构职能部门定期开展手术管理相关制度和流程培训相关资料，现场访谈手术医师。

【B】

职能部门对制度落实情况定期检查有记录，并将结果进行反馈。

职能部门每季度对手术管理各项制度和操作规范落实情况进行督导检查、反馈通报，并将督查结果作为考核相关科室及其主要负责人的重要指标。

支撑材料：

- 机构制定手术管理考核制度和标准。
- 机构职能部门至少每季度1次对手术分级管理、病情评估、术前讨论、知情同意书的签署、手术并发症的预防等围手术管理进行督导检查、总结、反馈。将督查结果作为科室评优及主要负责人晋升的重要指标。

现场评价：

- 现场查看机构手术管理考核制度和标准。
- 机构职能部门对手术管理制度落实情况督导检查记录及反馈记录。查看将督查结果作为科室评优及主要负责人晋升的重要指标落实情况。

【A】

职能部门对检查结果进行分析，持续整改并取得成效。

支撑材料：
● 机构职能部门运用质量管理工具对每季度的督导检查结果进行总结分析（分析报告可运用PDCA、鱼骨图、品管圈等质量管理工具体现质量改进效果，内容包含总结分析、整改案例、数据支撑等），将发现问题反馈，临床科室有改进措施，持续改进有成效。
现场评价：
● 现场查看机构职能部门对检查结果的落实情况及整改成效等。

3.2.2.9 患者麻醉前病情评估和讨论制度★

患者麻醉前病情评估和讨论制度是在进行麻醉手术前，对患者进行全面的病史评估和讨论的重要流程。通过对患者病史的全面评估和讨论，可以有效识别患者的风险因素，确保手术过程的安全和顺利。

【C-1】

有患者麻醉前病情评估制度，对高风险择期手术、新开展手术或麻醉方法进行麻醉前讨论。

建立患者麻醉前病情评估制度，所有手术患者（急诊手术、限期手术和择期手术）都应进行麻醉前病情评估，评估结果应保存于患者病案资料中。针对高风险择期手术、疑难危重患者的麻醉及新开展手术麻醉方法，要进行麻醉前讨论，重点包括术前准备情况及手术时机、麻醉方案的选择和可能发生问题的防范措施、特殊病例特殊处理等。

支撑材料：
● 机构制定《麻醉前病情评估制度》，麻醉医师在术前均应访视患者，对全身情况进行麻醉前评估，评估内容包括：明确患者麻醉前病情评估的重点范围，手术风险评估，术前麻醉准备，对临床诊断，拟施行手术，麻醉方式与麻醉的风险、利弊等，填写麻醉前访视与评估记录单，并对高风险择期手术、新开展手术或麻醉方法，进行麻醉前讨论，记录在病历中。
● 机构针对高风险择期手术、疑难危重患者的麻醉及新开展手术麻醉方法进行麻醉前讨论，共同制订麻醉方案，对手术和麻醉中可能发生的困难和意外做出评估，并在术前访视和讨论的基础上完成麻醉前小结。制定完善的麻醉计划和麻醉中不良事件的防治措施，达到减少围麻期并发症发生率和死亡率，增加手术、麻醉安全性的目的。

现场评价：

● 现场查看机构麻醉前病情评估制度、麻醉前讨论制度、麻醉计划和麻醉中不良事件的防治措施等规范性制度。

● 现场查看机构病历中麻醉前访视与评估记录单、麻醉前讨论记录、麻醉小结等。

【C-2】

有麻醉前由麻醉医师落实患者知情同意的相关制度。

建立麻醉知情同意制度，由麻醉医师在麻醉前向患者和（或）委托人告知，使其了解病情严重程度、诊疗手术、麻醉方案、麻醉风险大小与益处、费用开支等真实情况，在知情的情况下有选择、接受与拒绝的权利。

支撑材料：

● 机构制定《麻醉知情同意制度》，术前由麻醉师落实并签署知情同意书，并于病历中保存。麻醉医师向患者告知拟施麻醉的相关情况，内容包括患者姓名、性别、年龄、病案号、科别、术前诊断、拟行手术方式、拟行麻醉方式，患者基础疾病及可能对麻醉产生影响的特殊情况，麻醉中拟行的有创操作和监测，麻醉风险、可能发生的并发症及意外情况，使其了解病情严重程度、诊疗手术、麻醉方案、麻醉风险大小与益处、费用开支等真实情况。

现场评价：

● 现场查看机构《麻醉知情同意制度》。

【C-3】

向患者、近亲属或授权委托人说明所选的麻醉方案及术后镇痛风险、益处和其他可供选择的方案。

支撑材料：

● 机构规范麻醉知情同意书，麻醉知情同意书内容包括所选的麻醉方案及术后镇痛风险、益处和其他可供选择的方案。

现场评价：

● 现场查看机构病历中麻醉知情同意书的内容。

【C-4】

签署麻醉知情同意书，并存放在病历中。

进行麻醉前谈话，患者和（或）患者的委托人在《麻醉知情同意书》上签字，以示对麻醉风险知情同意。

支撑材料：
- 机构麻醉师应进行麻醉前谈话，患者、近亲属或授权委托人应签署麻醉知情同意书，同意书须麻醉医师签名、填写日期并保存在病历中。

现场评价：
- 现场查看机构病历麻醉知情同意书的签字，访谈患者家属。

【C-5】

有全身麻醉后的复苏管理措施，实施规范的全程监测并有记录。

机构有全身麻醉后复苏管理措施，手术床配备吸氧设备、无创血压和血氧饱和度等监护设备，呼吸机（麻醉机）等必需设备及抢救药品。麻醉医师对患者进行全程监测，监护结果和处理记录要留存病历。

支撑材料：
- 机构麻醉复苏室应配备手术床、氧气、吸引器、多功能监测仪、口咽通气道、喉镜、气管插管、呼吸器、除颤仪、输液泵、呼吸机（麻醉机）等设备以及抢救药品。
- 机构应制定全身麻醉后复苏管理措施，麻醉医师实施规范全程监测，监护结果和处理均有记录并留存于病历。

现场评价：
- 现场查看机构麻醉复苏室的相关设备、设备运行监管记录。
- 现场查看机构抢救药品配置及使用记录。
- 现场查看全身麻醉后复苏管理措施。
- 现场查看手术病历，查看麻醉监护记录。

【B-1】

评估与讨论的病历记录完整性达到100%。

病历有麻醉前病情评估、麻醉前讨论、麻醉知情同意书、麻醉记录等，完整性要达到100%。

支撑材料：
- 机构提供麻醉前病情评估、麻醉前讨论、麻醉知情同意书、麻醉记录等资料。

现场评价：
- 现场查看机构病历中麻醉相关资料等。

【B-2】
科室对变更麻醉方案的病例进行定期回顾、总结和分析。

支撑材料：
- 机构麻醉科应定期对变更麻醉方案的病例进行回顾、总结分析，有提高麻醉质量的改进措施。

现场评价：
- 现场查看机构麻醉科质控活动记录、定期对变更麻醉方案的总结分析报告及改进措施等。

【A】
职能部门履行监管职责，有监管检查、反馈和改进措施。

职能科室每季度开展督导检查、总结反馈，提出改进措施并落实整改。

支撑材料：
- 职能科室督导至少每季度一次，督导检查麻醉科的各项制度落实情况，对麻醉前评估、麻醉前讨论、知情同意书的签署、麻醉复苏室的管理等各项质量指标进行检查、总结、反馈，提出改进措施，持续改进有成效。

现场评价：
- 现场查看机构职能部门督导记录、数据等总结分析报告。

3.2.2.10　输血管理★
建立输血管理制度是为了加强和规范医院临床输血管理，推进临床科学合理用血，保护血液资源，确保临床输血安全和输血质量。

【C-1】
制定本机构的相关管理制度，有临床输血管理组织和职能管理部门，对全院临床输血进行监管指导，并有工作记录。

成立机构临床输血管理组织，明确工作职责，制定临床输血管理相关制度和实施细则，内容涵盖本机构输血管理全过程。职能部门定期对全院进行监管指导，有活动记录。

支撑材料：

● 成立机构临床输血管理小组，负责输血质量管理，以院长或分管医疗的副院长为组长，医务科、检验科、护理部、临床科室等主要负责人参与，检验科负总责。明确不同职能部门在输血全程中的职责，贯彻执行临床输血管理的相关法律法规、规章、技术规范和标准。

● 机构应当建立健全临床输血管理制度，制定并落实相关规章制度和技术操作规程。根据《中华人民共和国献血法》《医疗机构临床用血管理规范》《临床输血技术规范》《医疗机构输血科和血库基本要求》《血液储存要求》《全血和成分血使用》《输血反应分类》《输血相容性检测标准》《静脉治疗护理技术操作规范》等标准要求制定本机构输血相关制度，包括输血查对制度、输血相容性检测实验室管理（室间质评、室内质量管理）制度、血液储存管理规定、交叉配血管理制度、临床医师输血培训管理制度、临床用血申请分级管理制度、临床用血医学文书管理制度、临床用血审核制度、临床用血前评估及输血后效果评价制度、输血应急预案及处置流程、血袋保存销毁规定及记录等。

● 制定机构的临床输血管理监督制度，并实施、规范管理和技术指导，负责对全院临床输血进行监管指导。

现场评价：

● 现场查看机构输血管理的制度、规范、技术操作流程、应急预案等。

● 现场查看医院输血质量管理小组成立文件及职责。

● 现场查看机构职能部门监管工作记录等。

【C-2】

医务人员掌握输血适应证相关规定，合理用血。

支撑材料：

● 机构制定输血适应证管理规定，定期开展相关医务人员对输血适应证相关规定的培训，认真执行临床输血技术规范，掌握输血适应证相关规定，能在临床中正确应用，根据患者病情和实验室检测指标，对输血指证进行综合评估，制定输血治疗方案，无不合理用血。

● 机构建立临床输血申请、用血审核、会诊及受血知情同意（输血治疗同意率达100%）制度，合理用血的目标是确保患者获得安全有效的输血治疗，同时合理利用有限的血液资源。避免对不符合适应证的患者进行不必要的输血。

现场评价：

● 现场查看机构输血适应证管理规定、相关制度及培训资料等。

● 现场测评机构工作人员掌握输血适应证能力。

【C-3】

有输血前检验和核对制度，实施记录及时、规范，且保存完好。

建立输血前检验核对制度，对每个输血患者都要进行血型和感染检测，阳性结果必须记录并告知患者家属。在血液制品入库、标本采集、取血出库、执行输血等环节均要严格核对，并记录。记录要及时、规范，保存完好。

支撑材料：
- 机构制定输血前检验核对制度，输血前必须进行血型鉴定和感染检测，包括病毒、细菌等检测项目，阳性结果必须记录并及时告知患者家属。根据相关法规和规定，制定明确的输血前检验和核对标准，包括血型鉴定、抗体筛查、交叉配血等内容。
- 机构在血液制品入库、标本采集、取血出库、执行输血等各个环节中，严格进行核对操作，确保操作的准确性和安全性。核对内容包括病人身份、血液制品信息、标本标签等。

现场评价：
- 查看机构输血前检验核对制度等。
- 查看机构血液制品入库、标本采集、取血出库、执行输血等各个环节中核对记录等。

【C-4】

有输血不良反应及处理预案，记录及时、规范。

制定机构输血不良反应应急预案和处理流程，医务人员及时、规范做好相关记录。

支撑材料：
- 机构制定输血不良反应应急预案和处理流程，明确各类输血不良反应的识别标准、紧急处理措施和责任分工等。
- 机构医务人员应及时、准确地记录输血不良反应的情况，包括症状、处理过程、治疗药物和效果等。根据规定及时报告相关部门。

现场评价：
- 查看医院输血不良反应应急预案和处理流程。
- 查看机构输血不良反应记录及其处理过程。

【C-5】

组织全院开展输血相关法律、法规、规范、制度的培训。

职能部门每年组织全院医务人员开展输血相关法律法规、规范、制度及合理用血知识培训，做好工作记录，医务人员应知晓和掌握培训内容。

支撑材料：

● 机构建立培训制度，加强对医务人员临床用血和无偿献血知识的培训，将临床用血相关知识培训纳入继续教育内容。新上岗医务人员应当接受岗前临床用血相关知识培训及考核。

● 机构制定输血管理的制度、规范、技术操作流程、应急预案等。对新入职职工及相关医务人员进行输血相关法律法规、医院规章、输血不良反应处置及应急预案的培训及考核，培训资料包括培训计划、培训通知、签到表、影像资料、培训内容、试卷、成绩通报（含排名）、总结（含结果运用）等，每年至少一次。

现场评价：

● 现场查看机构相关培训制度及落实情况，访谈医务人员。

【B-1】

开展输血不良反应的应急演练。

机构要对可能发生的输血不良反应组织开展演练，演练方案要明确演练内容和参加人员，总结经验、分析问题。

支撑材料：

● 机构制定输血不良反应应急预案、演练计划等。

● 机构至少每季度开展一次输血应急预案演练，明确演练的具体内容（包括目标、时间、地点、参与人员、脚本等）和预期效果，有总结分析报告等。

现场评价：

● 查看机构输血不良反应应急预案、演练计划。

● 查看机构输血不良反应演练记录及总结分析报告等。

● 现场测评机构工作人员输血不良反应应急能力。

【B-2】

各相关科室按照制度和流程要求，共同落实输血管理相关制度。

支撑材料：

● 机构提供各科室输血相关工作记录和质量检查资料，如查对制度、交叉配血、血液储存、血液输注、血袋销毁等工作记录和（或）输血病历，记录及时、全面、准确，各个环节顺利衔接并有效执行。

现场评价：

● 查看机构临床输血全过程的质量管理监控相关制度与流程落实情况等。

【A-1】

机构合理用血相关评价指标（如输血申请、用血适应证合格率、成分输血比例）均达到相关标准。

机构合理用血评价指标均要达标，包括输血前告知、输血申请单（完整性、正确性、签字率）、输血病程记录（及时性、完整性、真实性和用血适应证合格率）及成分输血比例等。

支撑材料：

● 机构制定输血质量管理相关评价指标，包括输血前告知、输血申请单（完整性、正确性、签字率）、输血病程记录（及时性、完整性、真实性和用血适应证合格率）及成分输血比例等，输血申请合格率、用血适应证合格率、成分输血比例、输血知情同意率均达到相关要求。

现场评价：

● 查看机构输血质量管理相关评价指标。

● 查看机构输血申请合格率、用血适应证合格率、成分输血比例检查原始记录和总结分析。

【A-2】

职能部门对输血适应证有严格管理规定，定期评价与分析本机构用血趋势。

制定输血适应证管理制度（规定），职能部门定期对各临床科室及医师合理用血情况进行监测、分析和评价，将临床用血情况纳入科室和医务人员工作考核指标体系。

支撑材料：

● 机构制定输血适应证管理制度（规定），职能部门每半年根据相关评价指标评价，分析本机构用血情况，做出分析和评价报告，加强临床合理用血的持续改进。

● 机构将临床用血情况纳入科室和医务人员工作考核指标体系，与个人的绩效评价相结合，引导医务人员持续改进临床用血管理水平。

现场评价：
- 现场查看机构输血适应证管理制度（规定），相关质量监控记录和分析报告。
- 查看机构临床用血评价及公示制度，考核结果运用情况。

3.2.2.11　放射或医学影像管理

放射或医学影像是医院门诊和住院的重要构成部分，其精准性、快速性和牢靠性直接影响治疗和康复效果。建立标准化的放射科影像医疗质量管理制度，有利于保证放射科影像诊断质量的稳定性、提高患者安全、保障医疗工作的正常运转。

【C-1】

通过医疗机构执业诊疗科目许可登记，取得《放射诊疗许可证》并在校验期内，工作场所符合《职业病防治法》《放射诊疗管理规定》。

机构医学影像科通过医疗机构执业诊疗科目许可登记，并取得《放射诊疗许可证》，定期完成校验。工作场所符合《职业病防治法》和《放射诊疗管理规定》相关要求。

支撑材料：
- 机构提供医疗机构执业许可证（正、副本）、放射诊疗许可证、辐射安全许可证，购置大型医用设备的需要取得大型仪器设备配置许可证，机构的放射影像设备均符合相关规定，提供放射诊疗建设项目竣工验收合格证明文件。
- 工作场所符合《职业病防治法》《放射诊疗管理规定》，配备并使用安全防护装置、辐射检测仪器和个人防护用品。放射诊疗工作场所应当按照有关标准的要求分为控制区、监督区。

现场评价：
- 现场查看医疗机构执业许可证（正、副本）、放射诊疗许可证、辐射安全许可证、大型仪器设备配置许可证。放射诊疗建设项目竣工验收合格证明文件，并核对日期。
- 现场查看机构工作场所。

【C-2】

提供医学影像服务项目与本院功能任务一致，能满足临床需要。

本机构能提供放射、超声等医学影像服务。

支撑材料：
- 机构开展与诊疗科目一致的放射、超声等诊疗服务，提供医学影像服务项目目录。

● 机构具有相应资质和执业资格并取得放射人员上岗证书。执业地点为本机构，执业类别（临床）、执业范围（医学影像）内从事放射、超声诊疗工作。使用大型医用设备的医师、技师人员必须持有大型医用设备上岗合格证。

现场评价：

● 现场查看机构放射诊疗许可证、医学影像服务项目目录。

● 现场查看机构人员基本信息一览表及人员资质。

● 现场查看机构科室设备及运行监管记录等。

【C-3】

有明确的服务项目、时限规定并公示，普通项目当日完成检查并出具报告。

根据机构实际情况明确服务项目和报告出具时限，并予以公示。胸部X片、B（彩）超等普通检查项目应当日出具报告。

支撑材料：

● 机构提供医学影像科管理规定、服务项目和时限规定，并在明显位置公示，公示内容包括管理规定、检查须知、服务项目、收费明细、报告出具时间等，普通检查项目应当日出具报告。

现场评价：

● 现场查看机构医学影像科管理规定、服务项目和时限规定文件等。

● 现场查看机构公示的服务项目、时限要求，抽查报告查看执行情况。

【C-4】

诊断报告书写规范，审核制度与流程健全合理（如无执业医师审核报告，可开展远程影像诊断审核流程）。

按照规范书写诊断报告，根据机构实际制定审核制度与流程。若机构无执业医师审核报告，可开展远程影像诊断，但必须有相关审核流程。与上级医院签订远程服务协议，协议须明确审核流程、回报时限、质量控制等内容。

支撑材料：

● 机构提供诊断报告书写规范、报告审核制度与流程，诊断报告由具备资质的执业医师出具。

● 若机构无执业医师审核报告可开展远程影像诊断，但必须有相关的审核流程，与上级医院有远程服务的协议，协议须有审核流程、回报时限、质量管控等内容。

现场评价：

- 现场查看机构诊断报告书写规范、报告审核制度与流程等，抽查影像报告单。
- 现场查看机构远程服务协议书内容，协议在有效期内。

【B-1】

提供24小时急诊服务。

机构能提供24小时急诊放射服务。

支撑材料：

- 机构提供科室24小时值班制度，有24小时急诊服务标识，确保24小时内随时应对急诊放射需求。
- 机构提供能体现24小时急诊放射的工作记录。

现场评价：

- 现场查看机构24小值班制度、值班表、急诊放射标识等。
- 现场查看机构急诊放射工作记录（调取系统操作日志或一个工作日报告单）。

【B-2】

各类影像检查统一编码，实现患者一人一个唯一编码管理。

支撑材料：

- 机构有完善的医院信息系统医学影像信息系统（HIS）、PACS系统或工作站并运行良好，图像清晰，各类影像检查统一编码，实现患者一人一个唯一编码管理，可随时调阅并且能够调取历次检查结果。

现场评价：

- 现场调取机构PACS系统或工作站影像检查报告，核查编码统一性。

【B-3】

科室每月对诊断报告质量进行检查，总结分析，落实改进措施。

支撑材料：

- 机构成立科室质量安全管理组织，有诊断报告质量管理相关制度及质控标准。
- 机构科室质量安全管理小组每月对诊断报告质量进行自查，发现问题，总结分析，落实改进措施。

现场评价：

- 现场查看机构科室质量安全管理小组相关文件及相关制度、质量控制标准等。
- 现场查看机构科室质量安全管理小组活动记录、总结分析报告等。

【A-1】

医生工作站可以调阅影像检查结果，至少可实现1年在线查询。

支撑材料：

- 机构制定影像存档、调阅管理制度并执行。
- 机构提供医生工作站至少1年的影像报告记录。

现场评价：

- 现场查看机构影像存档、调阅管理制度。
- 现场调阅机构医生工作站上年度影像报告记录等。

【A-2】

有针对对比剂过敏反应的培训和演练记录，并记录过敏反应的不良事件。

支撑材料：

- 机构制定《对比剂过敏反应的应急预案和处置流程》，有培训及演练相关资料，培训资料包括培训计划、培训通知、签到表、影像资料、培训内容、试卷、成绩通报（含排名）、总结（含结果运用）。演练资料包括演练脚本、演练记录、演练影像资料、演练总结。
- 机构实际发生的对比剂不良事件记录，包含不良事件具体情况、处置流程、处置结果等。

现场评价：

- 现场查看机构对比剂过敏处置应急预案与处置流程。
- 现场查看机构培训及演练资料，现场访谈值班医师知晓情况。
- 现场查看机构过敏反应不良事件上报记录。

【A-3】

职能部门有监督检查，追踪评价，评价结果纳入对科室服务质量与诊断医师技术能力评价内容。

职能科室每季度对科室服务质量、诊断医师的技术能力等进行督导评价，总结反馈，提出改进措施，督促落实。

支撑材料：

● 机构职能部门每季度至少对科室的服务质量、诊断医师的技术能力等进行1次督导检查，并作出总结分析、反馈，体现持续改进有成效。

● 机构制定考核标准，将评价结果纳入对科室服务质量与诊断医师技术能力评价内容。

现场评价：

● 现场查看机构职能部门质量监管记录、总结分析报告及持续改进措施。

● 现场查看机构评价结果运用情况。

3.2.2.12 临床检验管理

加强临床实验室建设和管理，规范临床实验室执业行为，使临床实验室按照安全、准确、及时、有效、经济、便民和保护患者隐私的原则开展临床检验工作，提高临床检验水平，保证医疗质量和医疗安全。

【C-1】

按照《医疗机构临床实验室管理办法》要求，实验室集中设置，统一管理。

支撑材料：

● 医疗机构依照《医疗机构临床实验室管理办法》，对实验室进行集中设置、统一管理，并且符合机构实际检验工作的要求。一级医院独立用房应达50m²以上，区分清洁区、半污染区、污染区。

● 机构配备离心机、显微镜、冰箱、水浴箱、尿液分析仪、血细胞分析仪、生化分析仪、电解质分析仪、酶标仪等设备。开展手术业务，必须配备血凝分析仪。开展输血业务的，应配备储血专用冰箱。乡镇卫生院应参照一级医院的要求执行。

● 机构实验室内配备充分的安全防护设施，如洗眼器、应急淋浴器等，可正常使用。

现场评价：

● 现场查看机构实验室整体规划，集中设置平面图，合理布局，满足临床科室的需求。实行统一管理，统一标准、统一质控。

【C-2】

有实验室安全管理制度和流程。

制定机构临床实验室安全管理制度和流程，并有效执行。

支撑材料：

● 机构制定临床实验室安全管理制度和流程，严格规定各个场所、各个工作流程及不同工作性质人员的安全准则。

现场评价：

● 现场查看机构临床实验室安全管理制度和流程、安全准则落实情况。

【C-3】

检验科质量控制相关制度及实验室生物安全管理制度健全。

建立健全本机构检验质量控制相关制度以及实验室生物安全管理制度，并有效执行。

支撑材料：

● 医疗机构临床实验室应建立质量控制体系，成立临床检验质量和实验室安全管理小组，科室负责人为质量和安全管理第一责任人。

● 机构建立健全检验质量控制相关制度、实验室生物安全管理制度，并有效执行。

● 机构根据实验物品的危险性，合理布置危险品储存柜和废弃物处理区，将实验室划分为不同的生物安全级别，并制定相应的安全措施和管理要求，配置符合生物安全要求的安全设施和设备，如生物安全柜、紫外线灯、气密密封装置等，确保一定的生物防护措施能够得到有效实施。

现场评价：

● 查看机构临床检验质量和实验室安全管理小组相关文件。

● 查看机构检验质量控制相关制度、实验室生物安全管理制度及制度执行情况。

● 现场查看机构实验室生物安全设施和设备、生物安全分区及等级标识等。

【C-4】

检验报告单格式规范、统一，有书写制度。

制定机构检验报告书写规范，明确检验报告单的格式、内容、参考范围及签名等规定。

支撑材料：

● 机构实验室应当建立临床检验报告签发（双签字）和审核制度，保证临床检验报告的准确、及时、完整，要注重保护患者隐私。

● 机构制定检验报告书写规范，明确检验报告单的格式、内容、参考范围及签名等规定。检验报告单内容包括实验室名称、病人姓名、性别、年龄、临床诊断、科别、标本种类、送检日期、送检医生、报告人、审核人、检验项目、检验结果和单位、参考范围、异常结果提示等。

现场评价：

- 查看机构临床检验报告签发和审核制度。
- 现场查看机构不同项目检验报告单。

【B-1】

开展安全制度与流程管理培训，相关人员知晓本岗位履职要求。

对检验人员开展实验室安全制度和流程培训，检验人员应知晓本岗位履职要求。

支撑材料：

- 机构对检验人员开展实验室安全制度与流程的培训，培训资料包括：培训计划、培训通知、签到表、影像资料、培训资料、试卷、成绩通报（含排名）、总结（含结果运用）。
- 机构应制定检验人员岗位职责，进行岗前培训，确保相关人员知晓其本岗位履职要求。

现场评价：

- 现场查看机构相关安全制度与流程的培训资料。
- 现场测评机构工作人员掌握安全制度与流程管理能力。

【B-2】

能定期开展实验室室内质控和室间质评工作。

定期开展实验室室内质控，参加区域室间质量评价，定期评估室内质控各项参数及失控率，对评价评估结果进行分析并持续改进。

支撑材料：

- 机构依照《临床实验室定量测定室内质量控制指南》，实验室制定明确的内部质控计划和标准操作程序，并记录和分析质控数据。定期开展室内质量控制，绘制质量控制图。定期评估室内质控各项参数及失控率，对评价评估结果进行分析并持续改进。
- 机构临床实验室室间质量评价标准按照《临床实验室室间质量评价要求》执行，定期开展区域室间质评工作，提供室间质评报告。

现场评价：

- 现场查看机构内部质控计划和标准操作程序。
- 查看机构实验室室内质控、区域室间质评等相关质控记录，包括室内质控图、室内、室间质评报告以及对评价结果的分析报告。

【B-3】

科室每年至少1次向临床科室征求项目设置的合理性意见，确保检验项目满足临床需求。

指定专人定期对检验质量进行自查、反馈和整改，检验科（室）主动与临床科室召开沟通会，每年征求项目设置合理性、质量等方面意见建议，及时整改。

支撑材料：
- 机构成立检验质量检查小组，制定自查细则，指定专人定期对检验质量进行自查、反馈和整改。
- 机构检验科（室）每年至少主动与临床科室举行1次沟通会，征求项目设置合理性、质量等方面的意见，提供检验项目设置合理性调查表、检验质量调查表，根据调查意见及时整改并有效果评价。

现场评价：
- 查看机构检验质量检查小组及职责等。
- 查看机构自查细则及自查反馈整改报告。
- 现场查看机构临床沟通会议记录，检验项目设置合理性调查表、检验质量调查表，调查报告。

【B-4】

能提供24小时急诊检验服务。

支撑材料：
- 机构设置24小时急诊检验标识。
- 机构提供临床检验科室24小时值班表、24小时检验报告单等。

现场评价：
- 现场查看机构24小时急诊检验标识、排班表、检验报告单等。

【A-1】

微生物检验项目对医院感染控制及合理用药提供充分支持。

支撑材料：
- 检验科以书面或网络形式每季度向临床科室通报细菌耐药情况、抗菌药物敏感性报告，为医院感染控制和合理使用抗菌药物提供技术支持。

现场评价：

- 现场查看机构细菌监测、抗菌药物敏感度监测报告单等。
- 现场查看机构细菌耐药、抗菌药物敏感性报告。

【A-2】

有职能部门监督检查，落实整改措施，持续改进。

职能部门每季度对检验科（室）进行督导检查，提出改进措施，持续改进检验质量。

支撑材料：

- 机构职能部门至少每季度对检验科（室）进行1次督导检查，提出改进措施，并反馈到科室，有持续改进检验质量等资料。

现场评价：

- 现场查看机构职能部门对检验科进行质量与安全的全面监督检查结果及持续改进措施，包含存在问题、原因分析、改进措施、效果评价等。

3.2.2.13　中医管理

基层医疗机构应当合理配备中医药专业技术人员，运用和推广适宜的中医药技术方法，增强提供中医药服务的能力，传承发展中医药。建立中医科管理制度，规范中医科的工作流程和管理流程，提高中医科的整体管理水平，确保医疗质量和工作效率，为患者提供更好的中医医疗服务。

【C-1】

有中医科工作制度、岗位职责及体现中医特色的诊疗规范，并落实。

制定中医科工作制度和人员岗位职责，有中医临床诊疗和适宜技术规范，并严格执行。

支撑材料：

- 机构制定中医科工作制度、人员岗位职责。有中医临床诊疗规范和适宜技术规范，在实际工作中开展相关服务，提供诊疗记录。

现场评价：

- 现场查看机构中医科规章制度、岗位职责、中医临床诊疗规范、中医适宜技术操作规范。
- 机构提供中医诊疗服务诊疗项目和适宜技术服务目录、诊疗记录等。

【C-2】

根据中医特色开展中医药人员培训与教育活动，并有相关记录。

机构每年至少开展2次中医药人员培训教育，活动记录完整。

支撑材料：
- 机构每年开展不少于2次的中医药人员培训教育活动，记录完整，包括培训计划、培训通知、签到表、影像资料、培训内容、试卷、成绩通报（含排名）、总结（含结果运用）。

现场评价：
- 查看机构培训资料并访谈工作人员。

【C-3】

相关人员知晓上述制度、本岗位职责及诊疗规范。

支撑材料：
- 机构对中医药人员培训学习科室工作制度、岗位职责、诊疗规范，并保存培训相关资料，包括培训计划、培训通知、签到表、影像资料、培训内容、试卷、成绩通报（含排名）、总结（含结果运用），做到人人知晓。

现场评价：
- 查看机构相关培训资料。
- 现场访谈机构医务人员知晓情况，测评掌握中医适宜技术能力。

【B-1】

按《中医病历书写规范》书写医疗文书。

医务人员按照《中医病历书写基本规范》要求书写病历、处方等医疗文书。

支撑材料：
- 按照本机构《中医病历书写基本规范》及医疗文书管理制度的要求书写门诊病历、住院病历、处方等医疗文书。中医术语依照相关标准、规范执行，中医治疗应当遵循辨证论治的原则，病历中体现中医四诊情况。

现场评价：
- 查看机构《中医病历书写基本规范》及医疗文书管理制度。

● 现场抽查机构中医门诊或住院病历、中药饮片处方等医疗文书。

【B-2】

科室内应定期开展自查、评估、分析和整改。

科室每月开展中医医疗质量情况自查和评估，并对结果进行总结分析，积极整改。

支撑材料：
● 机构成立中医科科室内质控小组，制定中医科医疗质量控制自查细则。
● 机构至少每月开展1次中医医疗质量情况自查、评估，并对结果进行分析和整改。

现场评价：
● 现场查看机构中医科质控小组文件及中医科医疗质量控制自查细则。
● 查看机构中医科质控活动记录、分析报告等。

【A】

职能部门履行监管职责，定期评价、分析、反馈，中医管理持续改进有成效。

职能部门每季度对中医医疗质量开展督查，有总结反馈和改进措施，有资料或数据显示持续改进效果明显。

支撑材料：
● 制定机构中医科医疗质量与安全控制指标、方案与评价考核制度。
● 机构职能部门至少每季度对中医医疗质量进行1次督导、检查、总结、反馈，提供连续性的督查总结分析和改进措施（总结分析报告内容包含但不限于检查记录、问题反馈、原因分析、整改措施，效果追踪等，体现持续改进有成效）。

现场评价：
● 查看机构中医科质量与安全控制指标、方案与评价考核制度。
● 查看机构职能部门总结分析报告等。

3.2.2.14 康复管理★

为规范和管理医院康复治疗，满足广大人民群众日益增长的康复医疗服务需求，建立康复管理制度，使得康复医疗服务更加规范化、科学化、专业化，提高康复医疗服务的质量和水平。

【C-1】

有规范的康复治疗工作制度、诊疗规范与操作规程。

建立与机构服务能力相适应的康复治疗工作制度、诊疗规范与操作规程。

支撑材料：
- 机构应当建立与本机构服务能力相适应的康复治疗工作制度、诊疗规范与操作规程。
- 机构定期对诊疗规范与操作规程进行培训，培训资料包括培训计划、培训通知、签到表、影像资料、培训资料、试卷、成绩、总结。

现场评价：
- 查看机构康复科工作制度、诊疗规范、操作流程。
- 查看机构相关制度执行及诊疗规范与操作规程培训情况。

【C-2】

有康复科（室）管理制度和相关规定。

有康复科（室）设置文件，明确管理体系、岗位职责和相关规定。

支撑材料：
- 机构医疗机构许可证需加注康复科，设置康复科。
- 机构建立康复科管理制度，明确管理体系和岗位职责。

现场评价：
- 查看医疗机构许可证，康复科组织架构、岗位设置、岗位职责。
- 查看机构康复科及相关治疗室管理制度，以及制度"上墙"情况。

【C-3】

有康复医学专业人员和专业设备。

机构应配备与业务开展相适应的康复医学专业技术人员和康复设备。

支撑材料：
- 机构应配备相应的康复医师、康复治疗师、康复护士，明确职责。康复医师负责制定康复治疗方案、进行康复评估和监测患者康复进展。康复治疗师包括物理治疗师、职业治疗师和言语治疗师，分别进行运动康复、职业康复和言语康复等工作。康复护士提供康复护理、帮助患者进行日常生活活动。

- 机构康复医疗设备能够满足临床需要，定期维修保养，保证设备正常运行。

现场评价：

- 查看机构康复科人员配备情况，包括康复医师、治疗师、护士。
- 查看机构康复设备清单及运行状态，查看运行监管记录。

【C-4】

有具备康复资质的治疗师、护士及其他技术人员实施康复治疗和训练。

从事康复医学专业的技术人员资质符合要求（含经省级及以上专业机构培训取得合格证书的卫生技术人员）。

支撑材料：

- 机构从事康复医学专业的技术人员康复医师、治疗师、护士资质符合要求（取得全国执业技术资格考试合格证或由省卫生厅颁发的康复治疗技术培训合格证，含经过省级及以上专业机构培训取得合格证书的卫生技术人员）。
- 机构有由康复医师、治疗师、护士及其他技术人员共同组成的治疗小组进行康复治疗和训练的规定并执行。

现场评价：

- 现场查看机构康复科相关人员资质证书。
- 查看机构康复训练计划、康复训练记录等。

【B-1】

对转入本机构或家庭的患者提供转诊后康复训练指导，保障康复训练的连续性。

支撑材料：

- 对上级医疗机构转入本机构的患者，或居家康复的患者提供转诊后康复训练指导。与原转诊医生共同制定康复训练计划，向患者及其家属提供详细的康复训练指导，包括康复训练的具体目标、方法和技巧，以保障患者康复训练的连续性和有效性。

现场评价：

- 现场查看机构康复科转诊后康复训练指导原则及服务档案。
- 查看机构家庭康复训练计划案例。

【B-2】

科室对落实情况有自查、评价、分析、反馈和整改。

康复科（室）每季度对康复治疗制度、诊疗规范、操作规程及科室管理制度执行情况开展自查、评价和反馈，分析存在问题，提出改进措施并积极整改。

支撑材料：
- 机构提供康复治疗制度、诊疗规范、操作规程及科室管理制度的落实情况，康复科（室）每季度最少开展1次自查、评价和反馈，并对评价结果进行分析，提出整改意见，落实整改措施。

现场评价：
- 现场查看机构康复科自查分析报告。

【A】

职能部门履行监管职责，定期评价、分析、反馈，康复治疗质量持续改进。

职能部门每季度对康复科（室）进行督导、检查，总结、反馈，有资料或数据佐证其持续改进效果。

支撑材料：
- 机构职能部门对康复科（室）各项制度的落实及康复治疗质量进行监管，每季度至少进行1次督导、检查、总结、反馈，提出改进措施，有资料或数据佐证其持续改进效果。

现场评价：
- 现场查看机构督导记录、分析报告及改进措施。

3.2.2.15　病案管理

病案管理主要是对已出院病人的病案，通过病案管理的方法进行分类、建档，从而达到科学的管理。加强医疗机构病案管理，保障医疗质量与安全，维护医患双方的合法权益，促进病案管理质量规范化。

【C-1】

有病历书写基本规范与住院病历质量监控管理规定。

根据《病历书写基本规范》《电子病历应用管理规范（试行）》，建立适合机构的病历书写规范和病历质量监管制度。

支撑材料：
- 成立机构病案管理组织，明确职责，指定专人负责具体的病案监管工作。
- 机构根据《病历书写基本规范》《电子病历应用管理规范（试行）》，建立适合本机构病历书写规范和病历质量监管制度、病案核查和审阅机制等。

现场评价：
- 现场查看机构病案管理组织文件及职责。
- 查看机构病历书写规范和病历质量监管制度、病案核查和审阅机制等。

【C-2】

保存来院就诊患者基本信息，有保护病案及信息安全相关制度和应急预案。

建立机构病案保护及信息安全管理等相关制度，完善应急预案，保存来院就诊患者的姓名、性别、年龄、身份证号、联系人、电话、就诊科室等基本信息完整。

支撑材料：
- 机构应成立病案应急领导小组，明确各成员或部门的职责。
- 机构制定病案保护及信息安全管理制度、应急预案、处置流程，做好病案的防火、防水、防潮、防尘、防虫、防光、防有害气体、防不适宜的温度湿度、防有害微生物、防盗窃，配备相应的消防器材，消防安全符合规范。
- 机构应当保存来院就诊患者的基本信息，包括姓名、性别、年龄、身份证号、联系人、电话、就诊科室等。
- 机构做好病案的查阅、借阅、复印、保存工作，建立病案使用（含借阅和复印）记录本，严格病案资料保密和信息安全。

现场评价：
- 查看机构病案应急领导小组及职责。
- 现场查看机构病案及信息安全管理制度、应急预案、处置流程，查看保护病案的措施，消防器材符合安全规范。
- 查看机构来院就诊患者的基本信息。
- 查看机构病历查阅和复印记录本。

【C-3】

有唯一识别病案资料的病案号。

保证病案的完整性和连续性，能通过一个病案编号获得同一患者所有的历史住院诊疗记录。

支撑材料：
● 建立统一的病案号分配和管理机制，确保病案的完整性、准确性和连续性，提高工作效率和安全性。
● 建立病案号查询系统，通过输入病案号能够快速获取同一患者所有的历史住院诊疗记录。
现场评价：
● 查看机构病案号分配和管理机制。
● 查看机构病案号查询系统，现场调取病案编号查询历史病案。

【C-4】

无电子病历系统的医疗机构，要有电子病历系统的建设方案与计划。

支撑材料：
● 医疗机构如无电子病历系统，应制定电子病历系统建设方案和计划，需要充分考虑医疗机构的需求和资源情况，并确保合规性和信息安全性，以推动医疗信息化建设的顺利进行。
现场评价：
● 查看机构电子病历系统。
● 机构若无电子病历系统，查看系统建设方案与计划。

【B-1】

病案工作人员知晓相关规定、应急预案及处置流程。

病案工作人员应参加《医疗机构病历管理规定》、病案管理相关制度、病案管理应急预案及处置流程等相关培训，并知晓相关内容。

支撑材料：
● 制定本机构病历管理培训制度，对病案室工作人员进行《医疗机构病历管理规定》、病案管理制度、病案管理应急预案及处置流程等培训，培训资料包括培训计划、培训通知、签到表、影像资料、培训资料、试卷、成绩、总结，工作人员知晓相关管理规定。
现场评价：
● 现场查看机构病历管理培训制度，病案室各项规章制度的培训资料。

● 现场访谈机构病案人员对异常情况的处理流程。

【B-2】

有电子病历系统，并按照《电子病历应用管理规范》进行管理。

机构有电子病历系统，并按照《电子病历应用管理规范》要求，建立相应的制度。

支撑材料：

● 应当建立健全适合本机构的电子病历系统，电子病历应符合《医疗机构病历管理规定》《病历书写基本规范》《电子病历应用管理规范》及配套文件的要求。

● 机构建立电子病历系统管理制度和规程，建立电子病历的安全管理体系和安全保障机制，建立电子病历创建、修改、归档等操作的追溯能力，并符合国家信息安全管理的要求。

● 机构医务人员应具有书写病历的资格，保证所撰写的电子病历的真实性。

现场评价：

● 现场查看机构电子病历系统使用情况及运行状态。

● 查看机构电子病历系统管理相关制度及电子病历的安全管理体系和安全保障机制。

● 查看机构电子病历系统医师授权及签名。

【A-1】

质量管理相关部门、病案科以及临床各科室定期对病历书写规范进行监督检查，对存在的问题与缺陷提出整改措施。

支撑材料：

● 制定本机构病历书写规范考核标准或细则，临床各科室每月对科室内病历书写规范进行自查。

● 机构质控科、医务科、病案科每季度定期对病历书写规范进行监督检查，对存在的问题与缺陷提出整改措施。

现场评价：

● 查看机构病历书写规范考核标准或细则。

● 机构临床各科室每月病历书写自查记录，自查报告及整改措施。

● 机构职能部门每季度对病历书写监督检查记录及反馈。

【A-2】

职能部门定期对病历书写质量进行追踪与成效评价，持续改进病历质量。

职能部门每季度对病历书写质量开展成效评价，有证据或数据显示持续改进见成效。

支撑材料：

● 机构职能部门每季度至少对科室病案管理工作进行1次督导、检查、总结、反馈，有改进措施和落实，有证据或数据显示达到持续改进效果。

现场评价：

● 查阅机构职能部门对病历书写质量的分析评价报告，进行追踪与成效评价。

3.3　患者安全管理

3.3.1　查对制度

为防止医疗差错，保障医疗安全，医务人员对医疗行为和医疗器械、设施、药品等进行复核查对的制度，是各级各类医疗机构实施医疗质量安全核心制度的基本要求。

【C-1】

有查对规章制度和操作规程，并在诊疗活动中严格执行。

建立适合本机构的查对制度，并在诊疗活动中严格执行。

支撑材料：

● 建立健全本机构的查对制度，查对制度包括：医嘱查对，服药、注射、输液查对，血标本、取血、输血查对，手术安全核查，饮食查对，药品储存、药品出入库、药品调剂查对，检验标本采集和接收查对，放射超声查对，康复理疗查对，口腔科查对，门诊输液查对，预防接种查对，仪器设备型号性能查对等内容。

● 机构开展所有诊疗活动前、中、后严格贯彻落实以上制度和规程等。

现场评价：

● 查看机构内的各项查对制度和规程等。

● 访谈机构工作人员，查看工作落实情况。

【C-2】

有标本采集、给药、输血或血制品、发放特殊饮食、诊疗活动时就诊者身份确认的制度、方法和核对程序。

在工作中有对就诊者治疗时身份确认的制度、方法和核对程序。

支撑材料：
- 机构内建立健全标本采集、给药、输血或血制品、发放特殊饮食、诊疗活动时就诊者身份确认的制度、方法和核对程序。

现场评价：
- 现场查看机构相关制度和流程等。

【C-3】

对门诊就诊和住院患者的身份标识有制度规定。

有对门诊就诊和住院患者身份标识的制度。

支撑材料：
- 机构制定门诊就诊和住院患者的身份识别制度，明确患者身份识别的方式方法，完善对语言沟通障碍、意识不清、无法进行身份识别的无名患者的身份识别流程，门诊就诊实名制挂号，以患者身份证或社保卡作为办理门诊就诊和住院病历的唯一依据。

现场评价：
- 查看机构相关制度和流程。

【C-4】

至少同时使用包括姓名在内的两种身份识别方式，如出生日期、年龄、性别、床号、病历号等，禁止仅以房间或床号作为识别的唯一依据。

至少同时使用包括姓名在内的两种身份识别方式，禁止仅以房间或床号作为识别的唯一依据。

支撑材料：
- 机构有患者的身份识别制度和流程，工作中严格执行，医务人员操作过程中身份识别情况（至少两种方式），同时采用反问式询问患者姓名，确保身份正确。

现场评价：
- 现场查看机构患者的身份识别制度和流程。
- 现场查看机构工作人员落实情况。

【C-5】

重点科室及对无法进行身份确认者，有身份标识的方法和核对流程。

机构内有对重点科室及对无法进行确定身份的身份识别方法和核对流程。

支撑材料：
- 机构建立健全身份识别制度。对机构内的重点科室（急诊、病房、手术室等）使用"腕带"作为识别标识，患者意识不清、语言交流障碍者由患者家属报患者姓名，核对腕带与操作物上的信息，无家属陪同时由两名医务人员核对信息。
- 机构对无法进行身份确定的无名患者，由接诊的医务人员临时命名，使用"无名氏编号＋年龄段＋性别"和就诊号/住院号。新生儿姓名用其"母亲姓名之子/女"的方式命名，多胎可用"长子、次子、三子、长女、次女、三女"等进行区别。

现场评价：
- 现场查看机构身份标识的方法和核对流程。

【C-6】

相关工作人员熟悉并遵循上述制度和工作流程。

支撑材料：
- 机构针对上述制度和工作流程进行全员培训，培训资料包括培训计划、培训通知、签到表、影像资料、培训内容、试卷、成绩通报（含排名）、总结（含结果运用）等。

现场评价：
- 查看机构相关培训记录。
- 现场测评机构工作人员掌握上述制度和工作流程的能力。

【B-1】

完善关键流程中对就诊者的识别措施。

医疗机构有对关键流程中对就诊者的识别措施。如急诊、病房、手术室等；在任何有创诊疗活动实施前，实施者应亲自与患者和（或）家属沟通，作为最后确认手段。

支撑材料：

• 机构建立急诊与病房患者交接、病房与手术室患者交接、病房与产房交接等关键流程中的管理规定，有相应的患者转运交接流程、转运交接单、相关医患沟通记录、相关知情同意书等。

• 机构在任何有创诊疗活动实施前，实施者应亲自与患者和（或）家属沟通，作为最后确认手段。

现场评价：

• 现场查看机构在关键流程中对就诊者的识别措施及相关工作记录等。

【B-2】

对就诊者住院病历身份实行唯一标识管理，如使用医保卡编号或身份证号码等。

对住院病历身份实行唯一标识管理，如使用医保卡编号或身份证号码等。

支撑材料：

• 机构对就诊者住院病历身份实行唯一标识管理，提供住院病历首页（含身份证信息或病案号）等。

现场评价：

• 现场查看机构相关信息系统或病历资料等。

【A-1】

重点部门和关键环节（如急诊、产房、手术室等）病人使用条码管理。

在重点部门和关键环节（如急诊、产房、手术室等）病人使用条码管理。

支撑材料：

• 机构在医疗服务的重点部门和关键环节，建立使用"腕带"等作为识别标识的条码管理制度。腕带内容包括患者科室、姓名、住院号、性别、年龄、条形码等，可以机打或手写。佩戴前应与患者或家属再次核对无误后佩戴在正确位置。操作前仍应语言沟通，反问式核对患者姓名。

现场评价：

• 现场走访机构科室查看制度、方法和流程及落实情况等。

【A-2】

职能部门对上述工作有监管、反馈和改进措施。

支撑材料：

● 机构医务科、护理部、门诊部等相关职能部门至少每季度对各科室有效落实身份识别和查对制度进行1次常规监管。提供连续性的督查总结分析和改进措施（总结分析报告内容包含但不限于检查记录、问题反馈、原因分析、整改措施，效果追踪等，体现持续改进有成效）。

现场评价：

● 现场查看机构监管记录、总结分析等相关资料。

3.3.2　手术安全核查管理

【C-1】

有围手术期患者安全管理的相关规范与制度。

制定围手术期患者安全管理的相关规范与制度，此条款应与"3.2.2.6手术、麻醉授权管理★""3.2.2.8手术管理★""3.2.2.9患者麻醉前病情评估和讨论制度★"结合完善。

支撑材料：

● 机构制定围手术期患者安全管理相关规范、制度并进行培训及考核，应包括术前管理、手术日管理、术后管理三部分内容，涵盖与手术相关的多个制度，如《术前讨论制度》《手术风险评估制度》《围手术期管理制度》《手术分级管理制度》《手术安全核查制度》《手术物品清点制度》《手术室药品管理》等。

● 提供围手术期安全管理的相关规范与制度培训资料、考核记录等。

现场评价：

● 现场查看机构相关规范、制度和培训、考核资料等。

【C-2】

有手术部位识别标识相关制度与流程。

有手术部位识别标识相关制度与流程。

支撑材料：

- 机构规范手术部位识别制度与流程，由手术医生标记手术部位，标记时应该在患者清醒和知晓的情况下进行。涉及双侧、多重结构（手指、脚趾、病灶部位）、多平面部位（脊柱）的手术时，对手术侧或部位有规范统一的标记。对标记方法、标记颜色、标记实施者及患者参与有统一明确的规定。

现场评价：

- 现场查看机构相关制度与流程等。
- 现场测评机构工作人员，访谈手术患者。

【C-3】

有手术安全核查与手术风险评估制度与流程，明确手术医师、麻醉医师、护士三方共同核查。

建立机构术前安全检查和手术风险评估制度和流程，内容包括患者术前病情评估的重点范围、手术风险、术前准备、临床诊断、拟施行的手术方式、手术风险与利弊、明确是否需要分次完成手术等。术前讨论要有明确的记录时限，在病历中记录；手术安全核查由具有执业资质的手术医师、麻醉医师和手术室护士分别在麻醉实施前、手术开始前和患者离开手术室前，三方共同对患者身份和手术部位等内容进行核查。

支撑材料：

- 机构有手术安全核查与手术风险评估制度与流程，工作中严格执行的记录。
- 机构提供病历中的手术安全核查表（附1-24）和手术风险评估表。

现场评价：

- 查看机构相关制度与流程及手术患者住院病历中的手术安全核查表和手术风险评估表执行情况等。

【C-4】

择期手术患者需在完成各项术前检查、病情和风险评估以及履行知情同意手续后，方可下达手术医嘱。

择期手术患者必须完成各项术前检查及签署知情同意书后，方可下达手术医嘱。

支撑材料：

- 机构有《择期手术术前准备制度》，在工作中严格执行。手术前完善各项检验、检查及生命体征采集等。除危及生命的紧急手术外，都要进行术前讨论并记录在病历中。患者或家属签署知情同意书同意手术后再下达手术医嘱。知情同意书格式参照各省（市）病历书写与管理基本规范。

现场评价：

- 现场查看机构相关制度和手术患者住院病历等。

【B-1】

落实择期手术术前准备制度，执行率达到90%以上。

支撑材料：

- 机构手术室或职能科室有对择期手术术前准备相关制度落实情况的监查，有数据分析，执行率达到90%以上。
- 择期手术术前准备执行率＝术前准备执行到位病例数/同期抽查病例总数×100%

现场评价：

- 查看机构病历及相关监督检查记录等。

【B-2】

手术核查、手术风险评估按制度执行。

支撑材料：

- 机构手术室或职能科室有对手术核查、手术风险评估制度落实情况的监察，执行率达100%。
- 手术安全核查正确执行率＝手术安全核查执行到位病例数/同期抽查病例总数×100%

现场评价：

- 查看机构病历及相关监督检查记录等。

【A】

相关职能部门履行监管职责，有检查、分析，持续改进有成效。

有相关职能部门督导检查记录，且保证持续改进有成效。

支撑材料：

- 机构职能部门至少每季度进行1次督导检查，提供连续性的督查总结分析和改进措施（总结分析报告内容，包含但不限于检查记录、问题反馈、原因分析、整改措施、效果追踪等，体现持续改进有成效）。

现场评价：

- 查看机构总结分析报告等。

3.3.3　危急值报告管理

对提示患者处于生命危急状态的检查、检验结果建立复核、报告、记录等管理机制，以保障患者安全。

【C-1】

有符合本机构的临床危急值报告制度与工作流程。

支撑材料：

- 机构制定危急值报告制度与流程，含危急值项目表，如临床检验、影像、超声、心电图等，医院未开展的检验、检查项目不能列在危急值项目清单内。
- 机构危急值报告流程应分别明确门诊、住院患者报告的流程，符合医院实际情况。

现场评价：

- 现场查看机构危急值报告制度与流程，含项目清单和门诊、住院报告流程等。

【C-2】

医技部门（含临床实验室、医学影像部门、心电图检查等）有危急值项目表。

根据机构实际情况，明确"危急值"报告项目与范围，如临床检验应包括血钙、血钾、血糖、白细胞计数、血小板计数、凝血酶原时间等及其他涉及患者生命指征变化需要即刻干预的指标。

支撑材料：

- 机构医技科室（检验科、医学影像部门、心电图科等）应有危急值项目表。
- 机构提供危急值报告登记记录本，登记信息应全面、正确，可追溯。
- 机构提供含有危急值处置记录的病历。

现场评价：

- 现场查看机构危急值项目表、危急值报告登记记录本及相关病历资料等。

【C-3】

相关人员熟悉并遵循上述制度和工作流程。

临床、医技部门等相关人员知晓本部门"危急值"项目及内容，能够有效识别和确认"危急值"。

支撑材料：
- 机构提供危急值制度和工作流程的培训，培训资料包括培训计划、培训通知、签到表、影像资料、培训资料、试卷、成绩通报（含排名）、总结（含结果运用）。

现场评价：
- 现场查看机构相关培训资料。
- 现场测评机构相关工作人员。

【B-1】

严格执行危急值报告制度与流程，并规范记录，确保危急值信息报告全流程的人员、时间、内容等关键要素可追溯。

接获危急值报告的医护人员应完整、准确记录患者识别信息、危急值内容和报告者的信息，按流程复核确认无误后，在规定时限内向经治或值班医师报告，并做好记录。医师接获危急值报告后应及时追踪、处置并记录，确保可追溯。

支撑材料：
- 机构应提供完整规范的危急值报告登记记录本，登记信息要全面、正确、可追溯。保障病历和危急值报告登记本时间节点的一致性、顺序性。

现场评价：
- 现场查看机构危急值报告登记本及追溯记录。

【B-2】

根据临床需要和实践总结，更新和完善危急值管理制度、工作流程及项目表。

职能部门根据相关法律法规、标准规范等更新情况，结合机构危急值制度执行过程中发现的问题，及时修订危急值管理制度、工作流程及项目表。

支撑材料：

- 机构应当提供根据临床需要更新完善的危急值管理制度及项目表。
- 机构提供危急值制度、项目、流程修订版次的相关资料。
- 机构职能部门定期对临床医技科室危急值报告制度的执行情况进行督导检查。

现场评价：

- 现场查看机构更新和完善前后的危急值相关制度、项目及监管记录等资料。

【A】

相关职能部门每年对本机构危急值报告制度的有效性至少开展1次评估。

职能部门每年对危急值报告制度的执行情况及有效性进行全面评估，了解该制度执行情况和存在的问题，根据情况进行修订。

支撑材料：

- 机构医务科根据季度检查结果，每年对危急值报告制度进行1次评估，了解该制度的效果、执行情况、存在问题等，根据情况进行修订和改进。
- 机构应当每年对危急值报告制度进行1次评估分析。

现场评价：

- 现场查看机构危急值制度及项目的有效性。
- 现场查看机构危急值报告管理制度的督导检查记录及对危急值登记记录的评估分析报告。

3.3.4　患者安全风险管理

患者安全风险管理是确保医务人员了解和识别可能对患者造成伤害的潜在风险，以及采取措施防范和减少这些风险的能力。

【C-1】

有本机构质量安全（不良）事件的报告制度与流程。

支撑材料：

- 机构提供医疗安全不良事件报告制度与流程、患者跌倒防范管理制度、患者跌倒伤情评估与报告制度、住院患者跌倒应急预案及处置流程、住院患者压疮风险评估与压疮报告制度、压疮护理常规等。

现场评价：

- 现场查看机构质量安全（不良）事件的相关制度及工作流程。

【C-2】

有防范患者跌倒、坠床的相关制度，并体现多部门协作。

支撑材料：

- 机构提供患者跌倒、坠床的相关制度，从多方面体现全院多科室、人员、环节的防控措施。
- 机构提供护士对住院患者及照护者进行预防跌倒的指导，内容包括风险识别及防范措施等。

现场评价：

- 现场查看机构对于患者跌倒、坠床的相关制度及防范措施等。

【C-3】

有患者跌倒、坠床等意外事件报告相关制度、处理预案与工作流程。

支撑材料：

- 机构提供患者跌倒、坠床等意外事件的相关报告制度、流程及处理预案。

现场评价：

- 现场查看机构相关报告制度及处理流程等。

【C-4】

主动告知患者跌倒、坠床风险及防范措施并有记录。

医务人员对老年人及行动不便等患者应进行跌倒风险评估，采取多种形式主动告知就诊患者跌倒、坠床风险，并有记录。

支撑材料：

- 机构提供住院患者跌倒风险评估单、住院患者跌倒风险告知书、跌倒应急预案演练记录、跌倒不良事件上报及改进记录等。

现场评价：

- 现场查看机构相关记录并进行访谈。

【C-5】

有压疮风险评估与报告制度、工作流程。

制定机构压疮风险评估与报告制度及工作流程，有压疮诊疗和护理规范。

支撑材料：
- 机构提供压疮风险评估与报告制度、相关工作流程、诊疗和护理规范等。
- 机构提供住院患者压疮风险评估单、住院患者压疮风险告知书、院内外压疮的上报记录和季度汇总分析等。

现场评价：
- 现场查看机构相关制度、流程、规范等。
- 现场查看机构压疮的相关评估单及记录等。

【C-6】

相关工作人员熟悉并遵循上述制度和工作流程。

支撑材料：
- 机构提供相关培训资料，包括培训计划、培训通知、签到表、影像资料、培训内容、试卷、成绩通报（含排名）、总结（含结果运用）。相关医务人员知晓率100%。

现场评价：
- 现场查看机构相关培训资料。
- 现场测评机构工作人员掌握能力。

【C-7】

本机构内有防止跌倒、烫伤等安全措施。

支撑材料：
- 机构提供整体环境中的防跌倒安全措施，如走廊扶手、卫生间及地面防滑、小心跌倒、防烫伤警示标识、无障碍通道、高危住院患者"防跌倒"警示标识等。

现场评价：
- 现场查看机构环境及相关安全措施等。

【B】

对患者安全风险质量监控指标数据进行收集和分析。

职能部门每年要对本机构患者安全风险质量监控指标数据进行收集和分析，并有记录。

支撑材料：
- 机构提供职能部门每季度对不良事件进行汇总分析及反馈的相关资料。

现场评价：
- 现场查看机构职能部门的分析报告。

【A】

定期分析患者意外事件，持续改进，降低事件发生率。

职能部门定期对院内患者跌倒、烫伤等意外事件进行总结分析，完善防范措施，持续改进，降低事件发生率，保障患者安全。

支撑材料：
- 机构职能部门每季度对不良事件汇总分析、反馈，有数据分析证明改进效果，且在实际工作中持续改进有成效。

现场评价：
- 现场查看机构职能部门的汇总分析报告及持续改进有成效的相关资料。

依据文件《医疗安全不良事件管理标准》（国卫办医函〔2022〕58号）。

3.3.5 患者参与医疗安全

患者参与医疗安全是实现优质医疗服务的基础，是患者选择医院的重要指标，是保证患者权利得以实现的重要条件。

【C-1】

有医务人员履行患者参与医疗安全活动责任和义务的相关规定。

支撑材料：
- 机构提供医务人员履行患者参与医疗安全活动责任和义务的相关规章制度。内容包括诊疗活动前医务人员与患者或家属的沟通、患者提供真实信息和病情的引导、相关检查和疾病知识的宣教等。

现场评价：

- 现场查看机构相关制度。

【C-2】

有邀请患者主动参与医疗安全管理的具体措施与流程。

机构有针对性地向患者及其家属提供相应的安全教育，鼓励患者及其家属主动参与。

支撑材料：

- 机构提供邀请患者主动参与医疗安全管理的相关制度与流程。
- 机构有针对性地向患者及其近亲属提供相应的安全教育，争取患者及其家属的主动参与，如知情同意、手术部位标识、跌倒预防、安全用药等。

现场评价：

- 现场查看机构相关制度与流程。
- 现场访谈机构医务人员。

【C-3】

有宣传并鼓励患者参与医疗安全活动的相关记录。

为患者创造并提供多种形式的参与医疗安全活动的机会，并有工作记录。

支撑材料：

- 机构提供患者参与医疗活动的相关记录。内容包括就诊时提供真实病情和有关信息对保障诊疗服务质量与安全的重要性，尤其是患者在接受有创诊疗前、输液及输血前等。

现场评价：

- 现场查看机构相关工作记录。

【B-1】

专业人员向患者提供安全用药咨询。

建立机构安全用药咨询制度，药学人员向患者及家属提供安全用药咨询服务。

支撑材料：

- 机构提供安全用药咨询制度。
- 机构设置"用药咨询"专用窗口，有明确标识，专人提供服务。

现场评价：

- 查看机构相关制度及患者用药咨询登记本。
- 查看机构"用药咨询"标识，查看是否有专业人员值班。
- 现场访谈机构工作人员及患者用药咨询情况。

【B-2】

患者及家属、授权委托人了解针对病情的可选择诊疗方案。

　　医务人员根据患者实际情况与患者及家属、授权委托人共同制定适宜的诊疗方案，在征求患者及家属意见后实施。

支撑材料：

- 机构提供各项治疗知情同意书，如进行手术、麻醉、操作时镇静、输血及血液制品、其他高危检查及高危治疗时等。
- 机构医务人员应对患方进行口头告知同时履行书面知情同意书。

现场评价：

- 现场查看机构知情同意书落实情况。
- 现场访谈机构患者，知晓率要求100%。

【A】

有数据证实"患者主动参与医疗安全活动"取得成效。

　　职能部门对患者主动参与医疗安全活动进行总结、分析，有数据显示活动取得成效。

支撑材料：

- 机构职能部门每季度对患者参加医疗安全活动进行1次检查的督导记录。
- 机构每年对"患者主动参与医疗安全活动"进行1次总结，发现问题，并提出改进措施，有数据显示活动持续改进有成效。

现场评价：

- 现场查看机构职能部门的督导检查记录。
- 查看机构持续改进的效果评价资料。

3.4 护理管理

3.4.1 护理组织管理体系

护理组织管理体系是医院管理的重要组成部分，护理管理的水平是医院管理水平的重要体现，科学的护理管理是提高护理质量的保证。

【C-1】

有在院长（或副院长）领导下的护理组织管理体系，定期专题研究护理管理工作，实施目标管理。

机构有完善的护理管理组织体系，由主任（或副主任）任组长，定期研究护理管理工作；护理管理工作实行目标管理责任制，目标具体，分工明确，有相应的监督和协调机制；健全护理工作制度、护士岗位职责、辖区常见病、多发病护理常规和技术操作规范等。

支撑材料：

- 机构设立护理组织管理体系，配备专（兼）职人员，职责明确。
- 机构提供定期研究专题会议相关资料（包括培训计划、培训通知、签到表、影像资料、会议记录等）。
- 机构提供目标管理计划。

现场评价：

- 现场查看机构护理管理体系、人员资质及岗位职责等。
- 现场查看机构定期研究专题会议的相关资料。
- 查看机构目标管理计划及落实记录等。

【C-2】

按照标准配置护理管理人员，岗位职责明确。

根据机构规模、服务范围和工作量配置护理管理人员，负责院内及辖区村卫生室的护理管理工作。

支撑材料：

- 结合机构实际情况设立护理管理人员，岗位职责明确。
- 机构提供配置护理管理人员的相关文件、资格证书及岗位职责等。
- 机构提供护理管理人员对院内及辖区村卫生室护理工作的督导检查记录等。

现场评价：

- 现场查看机构配置护理管理人员的文件及人员资质。
- 现场查看机构护理管理人员的岗位职责。
- 现场查看机构护理管理人员对院内及辖区村卫生室护理工作的督导检查记录。

【C-3】

有护理工作中长期规划和年度计划，与机构总体发展规划和护理发展方向一致。

机构有护理工作中长期发展规划（一般3～5年），明确护理工作目标、具体措施和保障条件。每年制定年度护理工作计划，护理中长期发展规划和年度计划均要与机构总体发展规划和护理发展方向一致。

支撑材料：

- 机构提供护理工作中长期发展规划，要根据医院发展规划及《全国护理事业发展规划（2021—2025年）》，制定机构护理工作3年或5年规划。护理规划应包括制定规划的原则、目标、任务、措施等。
- 机构提供当年度的护理工作计划，计划应体现坚持"以患者为中心"的理念，夯实基础护理，提高护理质量，保障护理安全的目标及措施，便于推进工作计划。

现场评价：

- 现场查看机构护理工作发展规划，内容与机构总体发展规划和护理发展方向一致。
- 现场查看机构年度计划，内容符合护理发展规划，目标清晰。

【C-4】

相关人员知晓规划、计划的主要内容。

支撑材料：

- 机构提供对护理规划和计划相关的会议或培训材料，包括培训计划、培训通知、签到表、影像资料、培训内容、试卷、成绩通报（含排名）、总结（含结果运用），相关人员知晓率为100%。

现场评价：

- 现场查看机构对护理规划和计划相关的会议或培训资料。
- 现场访谈机构工作人员知晓情况。

【B-1】

落实岗位职责和管理目标，建立并落实各层次护理管理人员考核评价机制。

护理管理人员严格履行岗位职责，落实目标管理；职能部门对各层次护理管理人员定期考核评价，考核结果与绩效挂钩。

支撑材料：
- 机构应制定护理管理人员考核标准，并按计划进行定期考核。
- 机构须将考核结果纳入绩效考核方案，考核结果与个人绩效挂钩。

现场评价：
- 现场查看机构护理管理人员的考核资料。
- 现场查看机构绩效考核方案。

【B-2】

有效执行年度计划，并有总结。

支撑材料：
- 机构提供年度（半年）护理工作计划，根据工作计划进行落实，并每年度（半年）对护理工作完成情况进行总结。

现场评价：
- 现场查看机构年度护理工作计划。
- 现场查看机构护理计划落实记录。
- 现场查看机构年度护理工作总结。

【B-3】

护理部门对《护士条例》执行落实情况开展监督检查。

支撑材料：
- 机构根据《护士条例》的规定，制定相关制度，实施护理管理工作。
- 机构职能部门定期对《护士条例》相关内容进行督导检查，内容包括护士的工作环境、福利待遇、表彰荣誉、培训教育、执业注册、职业防护监督落实情况。

现场评价：
- 现场查看机构《护士条例》相关制度。
- 现场查看机构职能部门的督导检查记录等。

【B-4】

护理部门能够按照临床护理工作量对临床科室护士进行合理配置和调配。

机构按照护理岗位职责合理配置护士，设置病房的机构平均每名护士负责患者不超过8个。护士数量要实行动态调整，以保障护理质量和患者安全。

支撑材料：
- 机构提供在岗护理人员基本信息一览表、毕业证书、资格证书、执业证书等资料。
- 机构提供护理人员调配方案及流程。

现场评价：
- 现场查看机构护理人员相关资质等。
- 现场查看机构开放床位，核算床护比。
- 现场查看机构护理人员调配方案、调配流程及调配记录等。

【A-1】

开展延续性护理和个案管理。

机构能为上级医院诊断明确、病情稳定的术后康复患者、慢性病患者、晚期肿瘤患者及失能失智、完全不能自理的老年患者和残疾人等提供延续性护理服务，为长期卧床、晚期肿瘤患者、行动不便的老年人、残疾人及其他适合在家庭条件下进行医疗护理的人群提供家庭病床和居家护理服务。

支撑材料：
- 机构应制定适合本机构延续性护理的疾病目录、护理流程、操作规范等，并进行专科培训，考试考核合格后方可进行护理操作。
- 机构应制定适合本机构有关家庭病床和居家护理服务相关的制度及流程。
- 机构提供开展延续性护理及个案管理的工作记录。
- 机构年度计划和年度总结中体现延续护理和个案护理相关内容。

现场评价：
- 现场查看机构延续性护理及个案管理相关制度、培训及流程。
- 现场查看机构开展延续性护理及个案管理的工作记录。
- 现场查看机构相关内容在年度计划和年度总结中的体现。

【A-2】

对规划和计划落实过程中存在的问题与缺陷进行追踪分析，持续改进。

职能部门根据规划和计划内容定期开展督促，对落实过程中存在的问题和缺陷进行追踪，分析原因及时落实整改，持续改进见成效。

支撑材料：
- 机构职能部门根据年度计划定期进行的督导检查记录。
- 机构职能部门根据督导检查记录存在的问题和不足进行的原因分析，提供连续性的督查总结分析和改进措施（总结分析报告内容包含但不限于检查记录、问题反馈、原因分析、整改措施，效果追踪等，体现持续改进有成效）。

现场评价：
- 查看机构职能部门的督导检查记录。
- 查看机构职能部门对存在的问题和不足进行的原因分析，整改落实措施及报告，数据体现持续改进有成效。

3.4.2 临床护理质量管理

护理质量是衡量医院服务质量的重要标志之一，它直接影响着医院的临床医疗质量和社会形象等，确保护理质量的稳步提升，提高患者的满意度，是护理管理者的中心任务，也是医院护理工作的主要目标。

【C-1】

依据《分级护理指导原则》制定符合本机构的分级护理制度，有护理质量评价标准。

支撑材料：
- 机构设立临床护理质量管理体系，分管院长为第一责任人，职责明确。
- 机构提供分级护理制度、质量评价表及质量指标计划等。

现场评价：
- 查看机构质量管理体系、相关制度、护理质量评价表、质量指标计划。

【C-2】

护士掌握分级护理的内容，有年度护理培训计划，定期开展相关培训和教育。

制定年度护理培训计划，每年开展分级护理培训、考核，护士均要掌握相关内容。

支撑材料：

- 机构提供年度护理培训计划（包括理论考核和技能操作）、新入职护士规范化培训计划等。
- 机构提供分级护理相关培训资料，包括培训计划、培训通知、签到表、影像资料、培训内容、试卷、成绩通报（含排名）、总结（含结果运用）。

现场评价：

- 现场查看机构年度培训计划、相关培训资料等。

【C-3】

有定期护理查房、病例讨论制度及流程，有相关工作记录。

制定机构的护理查房制度和疑难危重病例讨论制度，规范流程和要求，定期开展护理查房和病例讨论，并做好记录。

支撑材料：

- 机构提供护理查房制度、疑难危重病例讨论制度、护理查房流程和病例讨论流程等。
- 机构制定护理查房计划，定期进行护理查房，有护理查房记录，查房记录格式规范（标题、时间、参加人员等）、信息正确（患者姓名、年龄、性别、诊断等）、内容全面（护理计划、病情分析、护理讨论、护理总结等）。有病例讨论记录，重点包括：机构内的常见病、多发病、危重病例、疑难病例、手术病例等。

现场评价：

- 查看机构护理查房制度、疑难危重病例讨论制度、相关流程、记录。

【B-1】

依据患者的个性化护理需求制定护理措施，并能帮助患者及其家属、授权委托人了解患者病情及护理的重点内容。

支撑材料：

- 机构提供针对患者个性化护理需求的护理措施等。
- 机构提供患者个性化护理需求的护理记录等。

现场评价：

- 现场查看机构护理措施及护理记录等。

● 现场访谈机构工作人员、患者及家属。

【B-2】

科室对分级护理落实情况进行定期检查，对存在问题有改进措施。

科室每季度开展分级护理检查，针对问题进行总结、分析，积极整改。

支撑材料：
● 机构提供科室每月对分级护理落实情况的检查记录。
● 机构提供科室对存在问题的分析整改措施相关材料。
现场评价：
● 现场查看机构相关检查记录、整改分析报告。
● 现场访谈机构工作人员和住院患者。

【A-1】

职能部门对落实情况进行定期检查、评价、分析，对存在的问题及时反馈，并提出整改建议。

职能部门每季度开展护理质量督导评价，总结反馈，提出改进措施。

支撑材料：
● 机构提供职能部门每季度对分级护理的督导检查记录，根据督导检查记录存在的问题和缺陷进行的原因分析，提供连续性的督查总结分析和改进措施（总结分析报告内容包含但不限于检查记录、问题反馈、原因分析、整改措施等）。
现场评价：
● 现场查看机构职能部门的督导检查记录。
● 查看机构职能部门对存在的问题和不足进行的原因分析，整改落实措施及报告。

【A-2】

有护理质量持续改进的成效和结果。

支撑材料：
● 机构提供有关持续改进的案例，追踪其改进的过程、效果，进行对比总结，数据体现持续改进有成效。

现场评价:

- 现场查看机构案例及数据分析报告等。

3.4.3 护理安全管理

护理安全有助于规避患者各种安全风险,保证了护理质量具有高标准性及可持续性,采取安全护理措施,能够有效预防医疗纠纷,减少医疗事故,降低相关护理成本。

【C-1】

制定并落实临床护理技术操作常见并发症的预防和处理规范。

机构有常见护理技术操作并发症的预防与处理规范,并严格落实。

支撑材料:

- 机构提供临床护理技术操作常见并发症预防与处理规范,包括常用基础护理操作及本机构常见专科病人护理技术操作并发症的预防与处理规范等。
- 机构提供常见临床护理操作规程以及评分标准。
- 机构提供常见临床护理技术操作常见并发症的预防与处理规范相关培训资料,包括培训计划、培训通知、签到表、影像资料、培训内容、试卷、成绩通报(含排名)、总结(含结果运用)。

现场评价:

- 现场查看机构相关规范、规程、评分标准及相关培训资料。

【C-2】

有重点环节应急管理制度,有紧急意外情况的应急预案并开展演练。

制定机构重点环节应急管理制度、紧急意外情况应急预案和处理流程,如跌倒和坠床、用药错误、身份辨识错误、转运意外、导管意外等,定期开展应急培训和演练。

支撑材料:

- 机构提供重点环节应急管理制度、紧急意外情况的应急预案和处理流程。(如跌倒和坠床、用药错误、身份辨识错误、转运意外、导管意外、猝死、消防、停电停水、网络瘫痪等)。
- 机构至少每季度开展1次应急培训和演练,培训资料包括培训计划、培训通知、签到表、影像资料、培训内容、试卷、成绩通报(含排名)、总结(含结果运用),演练资料包括计划、演练方案、脚本、图片、分析、整改等。

现场评价：

- 现场查看机构相关制度、预案和处理流程等。
- 现场查看机构培训和演练相关资料。

【C-3】

严格执行针对病人服药、注射、输液的查对制度，减少操作差错。（三查：操作前查、操作中查、操作后查；查药品的有效期，配伍禁忌，查药品有无变质、浑浊，查药品的安瓿有无破损，瓶盖有无松动。八对：查对床号、查对姓名、查对药名、查对剂量、查对时间、查对浓度、查对用法、查对药品有效期。一注意：注意严密观察药效及不良反应。）

支撑材料：

- 机构提供病人服药、注射、输液的查对制度。
- 机构提供服药、注射、输液查对制度的相关培训资料，包括培训计划、培训通知、签到表、影像资料、培训内容、试卷、成绩通报（含排名）、总结（含结果运用）。
- 机构提供"三查八对"医嘱核对记录本。

现场评价：

- 现场查看机构相关制度、培训资料、医嘱核对记录本。
- 现场测评机构工作人员掌握能力。

【B-1】

本机构为护士实施治疗及护理时提供必要的防护措施，护士熟练掌握常见技术操作及并发症预防措施及处理流程。

支撑材料：

- 机构提供护士在实施治疗和护理时必要的防护措施和用具。
- 机构提供常见护理操作规程及并发症的防护措施和流程。

现场评价：

- 现场查看机构相关制度、流程和防护用具等。
- 现场测评机构工作人员掌握能力。

【B-2】

职能部门定期进行临床常见护理技术操作考核评价。

职能部门每季度开展常见护理技术操作考核，有针对性地加强技术操作培训，提升常见护理技术操作水平。

支撑材料：
- 机构职能部门至少每季度1次、科室每月1次组织对临床常见护理技术操作进行考核，有相关考核记录，包括成绩、影像资料、分析总结、评价报告等。
- 机构提供临床常见护理技术操作的相关培训资料，包括培训计划、培训通知、签到表、影像资料、培训内容、试卷、成绩通报（含排名）、总结（含结果运用）。

现场评价：
- 现场查看机构相关考核、培训资料。

【A】

职能部门对在护理安全管理中存在的问题进行追踪和成效评价，持续改进。

机构有完善的护理安全管理措施，职能部门每季度开展护理质量安全评价，总结分析，持续改进见成效。

支撑材料：
- 机构提供护理安全管理措施、护理安全不良事件记录及分析报告。
- 机构提供职能部门至少每季度对护理质量安全管理工作进行1次督导检查的记录。
- 机构职能部门根据督导检查记录存在的问题和不足进行原因分析，提供连续性的督查总结分析和改进措施（总结分析报告内容包含但不限于检查记录、问题反馈、原因分析、整改措施，效果追踪等，体现持续改进有成效）。

现场评价：
- 现场查看机构相关制度、记录、分析报告等。
- 查看机构职能部门的督导检查记录、对存在的问题和不足进行原因分析，查看整改落实措施及报告，查看数据是否体现持续改进有成效。

3.5 医院感染管理

3.5.1 医院感染管理组织

加强医院感染管理既是提高医疗质量的重要环节，也是医疗安全的保障。充分认识医院感染管理的重要性，有助于提高医院感染管理的整体水平。

【C-1】

健全医院感染管理体系，合理配备专（兼）职人员承担医院感染管理和业务技术咨询、指导工作。

机构有医院感染管理体系，实行院长负责制，成员由各科室主要负责人组成，配备专（兼）职人员承担医院感染管理和业务技术咨询、指导工作。

支撑材料：

● 机构提供医院感染管理体系的红头文件，配备专（兼）职人员承担医院感染管理和业务技术咨询、指导工作。根据《医院感染管理办法》要求，100张床位以上的医院应当设立医院感染管理委员会和独立的医院感染管理部门；100张床位以下的医院应当设立医院感染质控小组，指定分管医院感染管理工作的部门，医院感染管理委员会及医院感染质控小组应由医院感染管理部门、医务科、护理、临床科室、手术室、检验科、药事管理部门、后勤管理部门及其他有关部门的主要负责人组成，主任委员由医院院长或分管医疗业务工作的副院长担任。

现场评价：

● 现场查看机构相关文件、人员资质等。

【C-2】

制定符合本机构实际的医院感染管理规章制度。相关人员知晓本部门、本岗位在医院感染管理方面的职责并履行。

制定符合机构实际的医院感染管理规章制度，包括清洁消毒与灭菌、隔离、手卫生、医源性感染预防与控制措施、医源性感染监测、医源性感染暴发报告制度、一次性使用无菌医疗器械管理、医务人员职业卫生安全防护、医疗废物管理等。

支撑材料：

● 机构提供医院感染管理相关规章制度，包括但不限于《医院感染管理制度》《临床科室医院感染管理小组工作制度》《医源性感染预防与控制措施》《医源性感染监测制度》《医源性感染暴发报告制度》《医务人员感染性病原体职业暴露预防、处置及上报制度》《医务人员职业卫生安全防护制度》《手卫生管理制度》《清洁消毒与灭菌》《消毒隔离制度》《一次性使用无菌医疗器械管理制度》《医疗废物管理制度》等。

● 机构提供医院各岗位职责，包括但不限于《医院感染管理小组职责》《医院感染办公室工作职责》《医院感染管理专职人员职责》《医务科职责》《护理部职责》《检验科职责》《药剂科职责》《各科室医院感染管理小组职责》《各科室医院感染兼职医生职责》《各科室医院感染兼职护士职责》《各科室医务人员职责》等。

现场评价：

- 现场查看机构相关规章制度、职责等。
- 现场访谈机构工作人员。

【C-3】

将医院感染管理纳入本机构工作计划和质量与安全管理目标。

支撑材料：

- 机构提供院科两级医院感染年度工作计划、工作总结，机构总体工作计划和质量与安全管理目标（包括医院感染管理内容）。

现场评价：

- 现场查看机构相关计划和总结等。

【C-4】

针对各级各类人员制定的医院感染管理培训计划。

有针对各级各类人员制定的医院感染管理培训计划，培训内容有医院感染相关法律法规，医院感染管理相关工作规范和标准、专业技术知识等。

支撑材料：

- 机构提供针对不同岗位制定的培训计划、相关培训资料等，培训资料包括培训计划、培训通知、签到表、影像资料、培训内容、试卷、成绩通报（含排名）、总结（含结果运用）。

现场评价：

- 现场查看机构相关培训计划和培训资料等。

【B-1】

有院科两级医院感染管理工作制度和督查记录，每月召开专题会。

实行院科两级管理，定期对各科室（部门）进行监督检查，有检查记录。定期召开院感防控专题会，反馈整改落实情况。

支撑材料：

● 机构提供院科两级医院感染管理工作制度、各科室医院感染管理质量考核标准、院科两级院感督导记录，督导检查重点科室，如手术室、口腔科、检验科等每月1次，一般科室及病区等每季度1次。

● 机构提供重点科室及相关职能部门负责人每月召开的专题会记录，会议汇报上月反馈问题落实情况及职能科室日常督导发现的重点突出问题，有针对性地提出整改方案，部署下月重点工作。

现场评价：

● 现场查看机构相关工作制度、考核标准、自查记录、督导记录、整改分析报告及专题会议资料等。

【B-2】

及时整改上级管理部门检查发现的问题，并及时调整、完善工作计划和内容。

支撑材料：

● 机构提供针对上级主管部门督导检查发现的问题撰写的整改报告，包括检查时间、检查人员、存在问题、原因分析及整改措施等，在规定时间内进行整改，并根据督导检查情况及时调整和完善相关内容。

现场评价：

● 现场查看机构相关督导检查记录、整改报告、调整和完善记录。

【A】

职能部门对医院感染管理定期评估，对存在问题有反馈和改进措施，持续改进。

支撑材料：

● 机构职能部门每半年对医院感染管理工作进行总结评估，通过医院感染管理委员会会议进行汇报，总结相关工作完成情况、分析医院感染管理存在的问题、针对问题梳理下一步工作重点、落实下半年工作方案等。

● 职能部门根据督导检查记录存在的问题和不足进行的原因分析，提供连续性的督查总结分析和改进措施（总结分析报告内容包含但不限于检查记录、问题反馈、原因分析、整改措施，效果追踪等，体现持续改进有成效）。

现场评价：

● 现场查看机构职能部门定期对医院感染管理工作进行的相关评估报告和检查记录等。

● 现场查看机构职能部门对存在的问题和不足进行的原因分析，整改落实措施及报告，数据体现持续改进有成效。

3.5.2　医院感染相关监测

开展医院感染相关监测，可以掌握医院感染流行病学基本特征，提供医院感染的本底率，及时发现医院感染危险因素，降低医院感染率。

【C-1】

机构配备医院感染管理专（兼）职人员，监测设施配备符合要求。

支撑材料：
- 机构提供医院感染管理工作专（兼）职人员基本信息一览表，职责分工明确。
- 机构提供院感监测设施设备运行监管记录。

现场评价：
- 现场查看机构基本信息一览表、运行监管记录等。

【C-2】

有符合本机构实际的医院感染监测计划、监测的目录/清单，开展感染发病率监测，符合《医院感染监测规范》（WS/T312—2023）、《医疗机构消毒技术规范》（WS/T367—2012）。

支撑材料：
- 机构提供医院感染监测计划和监测目录/清单。感染监测计划包括监测时间、监测项目、监测指标、监测人员、监测频次等。监测目录/清单包括环境卫生学监测、手卫生监测、消毒灭菌监测、手术部位监测、抗菌药物管理、职业暴露监测等，监测结果不符合要求时，应及时进行原因分析和整改，并进行复测，直至结果合格为止。
- 机构提供环境卫生学监测报告单。
- 机构提供紫外线监测清单。
- 机构提供发病率等综合性监测汇总。
- 机构提供职业暴露监测汇总。

现场评价：
- 现场查看医院感染监测计划和监测目录/清单、相关记录及各种监测报告单等。

【C-3】

有针对本机构重点环节、重点人群与高危险因素管理与监测计划，并落实。

支撑材料：

- 机构提供重点环节、重点人群与高危险因素管理的相关监测计划。针对本机构的重点环节、重点人群与高危险因素，制定符合自身实际的管理与监测计划，并落实，重点环节包括安全注射、各种插管后的感染预防措施、手术操作、超声检查、医疗废物管理。
- 机构应当提供开展的职业暴露监测，工作人员发生职业暴露后严格按照《职业暴露处置流程》进行处置并及时上报院感科，院感科定期进行统计汇总，针对高发人群进行专项培训。

现场评价：

- 现场查看机构对重点环节、重点人群高危因素的监测，如手术患者、老年患者等。
- 现场查看机构职业暴露监测记录。

【C-4】

对感染高风险科室及感染控制情况进行风险评估，制定针对性措施。

支撑材料：

- 机构提供对感染高风险科室如手术室、口腔科、中医科、检验科等进行的风险评估，从管理制度、人员培训、制度落实、个人防护、手卫生及医疗废物等方面梳理风险点，制定风险评估表，从风险发生的可能性、严重性及可探测度进行评分，从高到低进行排列，针对评分较高的风险点进行原因分析，制定切实可行的整改措施并落实，定期进行效果评价。机构对感染高风险科室如手术室、口腔科、中医临床科室、治疗室、换药室、注射室、病房等进行风险评估，制定针对性措施并组织落实。
- 机构应当提供风险评估表及评估报告。

现场评价：

- 现场查看机构感染高风险科室风险评估表相关资料。
- 现场查看机构高风险科室培训记录。
- 走访机构各科室访谈工作人员。

【B-1】

手术部位感染按手术风险分类，对切口感染率进行统计、分析与反馈。

严格按照《医院感染监测规范》（WS/T312—2023）进行手术部位感染监测，对切口感染率进行统计、分析与反馈，并保存记录。

支撑材料：
- 机构应制定手术风险分类标准。
- 机构职能部门定期对手术部位感染开展督导检查，对切口感染率进行统计、分析与反馈。
- 机构应当提供手术部位目标性监测汇总。

现场评价：
- 查看机构内的手术风险分类标准。
- 查看机构职能部门的督导检查记录及对切口感染率进行统计、分析与反馈的报告。
- 查看机构开展手术部位感染监测，包括手术部位感染发生率、Ⅰ类切口感染发生率。

【B-2】

医院感染管理人员对监测资料进行分析、总结和反馈，对存在的问题进行督促整改。

职能部门每季度对监测资料进行分析评价，总结反馈，对存在的问题提出改进措施，落实整改。

支撑材料：
- 机构应当提供院感科每季度监测报告，对监测指标进行的统计、分析，针对存在问题提出改进措施，并反馈给科室。

现场评价：
- 现场查看院感科每季度监测报告及对监测指标进行的统计、分析报告。
- 现场查看机构对存在的问题进行的改进措施落实情况。

【A】

开展医院感染监测工作，提高本机构医院感染管理水平，成效明显。

有资料或数据显示开展医院感染监测工作对提高本机构医院感染管理水平成效明显。

支撑材料：
- 机构应当提供手术目标性监测汇总，对开展手术医疗机构，根据《医院感染监测规范》（WS/T312—2023）要求提供开展手术部位感染的监测，包括手术部位感染发生率，Ⅰ类切口感染发生率。
- 机构提供每季度至少对监测指标进行1次统计、分析，并反馈科室，监测指标逐渐改善，体现持续质量改进。

现场评价：

- 现场查看医院感染检测汇总统计报告。
- 查看机构职能科室监测指标进行的统计、分析，整改落实措施、数据显示持续改进有成效。

3.5.3 手卫生管理

做好手卫生是预防传染病简单有效的措施，手卫生是基本的预防和控制病原体传播的手段，可以有效预防和控制医院感染，提高医疗质量，保障医患安全。

【C-1】

定期开展手卫生知识宣传与技能的培训、考核，并有记录。

每年至少开展两次手卫生知识与技能的培训和考核，并做好记录。

支撑材料：

- 机构根据《医务人员手卫生规范》（2019版）制定手卫生管理制度。
- 机构提供手卫生知识培训（洗手、卫生手消毒、外科手消毒等），培训材料要包括培训计划、培训通知、签到表、影像资料、培训资料、试卷、成绩通报（含排名）、总结（含结果运用）。

现场评价：

- 现场查看机构手卫生管理相关制度。
- 查看机构内考核培训资料。

【C-2】

手卫生设施种类、数量、安置位置、手卫生用品等符合《医务人员手卫生规范》（WS/T313-2019）要求。

机构按照要求配备相应数量的手卫生设施，放置合理、符合规范。手卫生设施种类包括洗手流程图、洗手池、非手触式水龙头、流动水、医用洗手液、干手用品、手消毒剂、带盖生活垃圾桶等。

支撑材料：

- 机构应当提供医务人员手卫生规范要求。

现场评价：
- 现场走访机构各科室，查看手卫生设施及用品，包括洗手图、洗手池、非手触式水龙头、洗手液、速干手用品、手消毒剂、带盖生活垃圾桶等。

【C-3】

医务人员手卫生知识知晓率100%。

手卫生知晓率＝知晓手卫生知识人数/调查人数×100%

支撑材料：
- 机构应当提供洗手操作考核评分表。
- 机构内定期对全院进行检查，知晓率100%。

现场评价：
- 现场查看机构内手卫生的考核记录。
- 现场抽查机构工作人员，查看知晓率。

【B-1】

有院科两级对手卫生规范执行情况的监督检查记录，并有整改措施。

院科两级每季度对医务人员手卫生进行督导检查，并有记录。针对存在的问题，落实整改。

支撑材料：
- 机构应当提供院科两级的督导检查记录及整改措施。

现场评价：
- 现场查看机构督导检查记录及整改报告。

【B-2】

随机抽查医务人员手卫生依从性达到70%以上，洗手方法正确率达到70%以上。

1. 手卫生依从性＝实做次数/应做次数×100%
2. 洗手方法正确率＝正确的洗手次数/实际进行的洗手次数×100%

支撑材料：
- ●机构应当提供院科两级的手卫生依从性调查表。

现场评价：
- ●现场走访机构各科室随机抽查医务人员，核实洗手方法正确率达到70%以上。

【A】

随机抽查医务人员手卫生依从性达到80%以上，洗手方法正确率达到80%以上。

支撑材料：
- ●机构应当提供院科两级的手卫生依从性调查表。
- ●机构提供各科室每月进行手卫生依从性及正确率统计汇总，院感科每季度汇总一次。

现场评价：
- ●现场走访机构各科室随机抽查医务人员，核实洗手方法正确率达到80%以上。

3.5.4 消毒及灭菌工作管理

消毒灭菌工作是医疗卫生工作中的基本内容，也是护理工作中必不可少的一环，消毒灭菌技术的应用可以有效地预防和控制医院感染，保障患者和医务人员的健康安全。

【C-1】

有满足消毒要求的消毒设备、设施与消毒剂（可依托有资质的第三方机构）。

机构消毒供应中心/室应符合《消毒供应中心建设规范》，分区明确、布局流程合理、标识清楚，清洗消毒和灭菌设备齐全。依托有资质的第三方机构的，应有委托协议书，且应设有污染物品收集暂存间和灭菌物品交接发放间。

支撑材料：
- ●机构消毒供应中心/室相对独立，周围环境清洁，无污染源。内部环境整洁，通风、采光良好，分区（辅助区域、工作区域等）明确并有间隔。
- ●机构提供消毒灭菌设备设施，根据工作岗位的不同需要，配备相应的个人防护用品。
- ●不具备消毒灭菌条件的医疗机构应提供第三方协议（在有效期内）。机构应设有污染物品暂存间和无菌物品存房间，建立物品交接与发放记录。

现场评价：

- 有消毒供应中心/室的机构，现场查看设施设备及运行监管记录。
- 不具备消毒灭菌条件的医疗机构，现场查看协议书及物品交接与发放记录。

【C-2】

定期对有关设备设施进行检测、对消毒剂的浓度和有效性等进行监测。

支撑材料：

- 提供机构内的设备设施目录及运行监管记录。
- 定期对机构相关设施设备进行物理监测法、化学监测法和生物监测法监测，有监测记录。
- 机构对含氯消毒剂现用现配，配置后及时进行浓度监测，合格方可使用，超过24小时及时更换。

现场评价：

- 现场查看机构内的设备设施目录及设施设备运行监管记录。
- 现场查看含氯消毒剂的配置及浓度监测。

【C-3】

有本机构重点部门消毒与隔离工作制度和措施，并执行。

支撑材料：

- 机构应当提供相关重点部门的消毒隔离工作制度与措施。
- 对机构相关工作人员进行消毒隔离工作制度与措施的培训，培训资料包括培训计划、培训通知、签到表、影像资料、培训内容、试卷、成绩通报（含排名）、总结（含结果运用）。

现场评价：

- 现场查看机构重点部门消毒与隔离工作制度、措施及培训资料。
- 现场访谈机构工作人员查看落实情况。

【C-4】

有消毒供应室的，应有清洗消毒及灭菌技术操作规范，有清洗消毒及灭菌效果监测程序、规范和判定标准。

支撑材料:

- 机构有消毒供应中心提供消毒供应中心医院感染相关制度及操作流程、高压锅上岗证、消毒设备的物理监测、化学监测、生物监测记录。有消毒供应室的,要有消毒灭菌的操作规范、监测程序及判定标准。
- 机构制定相关规章制度、工作流程,有专人负责,经过专业培训。

现场评价:

- 现场查看机构相关制度、操作流程及检测程序等。
- 现场查看机构工作人员资质、培训证书、上岗证等资料。
- 现场查看机构消毒供应中心布局。

【B】

职能部门对医用耗材、消毒隔离相关产品的采购质量有监管,对设备设施和消毒剂检测结果定期进行分析、总结、反馈,及时整改。

职能部门每季度开展督导检查,有反馈和整改记录。

支撑材料:

- 机构医用耗材、消毒隔离相关产品应符合国家有关要求,证件齐全,质量和来源可追溯。
- 机构职能部门每季度至少对医用耗材、消毒隔离相关产品的采购质量进行1次督导检查,并进行分析反馈。
- 机构职能部门对设备设施和消毒剂检测结果定期进行分析、总结、反馈,及时整改。

现场评价:

- 现场查看机构职能部门的督导检查记录及库房消毒隔离相关产品的采购审核材料。
- 现场查看机构职能部门对设备设施和消毒剂检测结果定期进行的分析整改报告。

【A】

职能部门对持续改进情况进行追踪和成效评价,并有记录。

支撑材料:

- 机构职能部门和相关科室每季度对消毒及灭菌工作开展情况提供连续性的督查总结分析和改进措施(总结分析报告内容包含但不限于检查记录、问题反馈、原因分析、整改措施,效果追踪等,体现持续改进有成效)。

现场评价：

- 现场查看机构职能部门对消毒及灭菌工作的督导检查记录。
- 现场查看机构职能部门的整改措施及分析报告，数据显示持续改进有成效。

3.6　医疗废物管理

做好医疗废物管理，防止疾病传播，保护环境，保障人体健康具有至关重要的意义。

3.6.1　医疗废物和污水处理管理

【C-1】

有本机构的医疗废物管理和污水处理管理规章制度和岗位职责，并及时更新。

支撑材料：

- 根据国家相关法律法规制定本机构医疗废物和污水处理相关工作制度和岗位职责，包括医疗废物管理制度、医疗废物暂存处管理制度、医疗废物处置人员职业防护制度、医疗废物流失/泄漏/扩散应急预案、医疗污水处理管理制度、医疗污水处理监测制度、培训制度等。机构内相关制度每两年更新一次，并根据国家新出台（修订）的相关法律法规及时更新。

现场评价：

- 现场查看机构有关医疗废物和污水处理管理的规章制度及岗位职责，各项规章制度的生成日期及修订日期。

【C-2】

有专（兼）职人员负责医疗废物和污水处理工作，上岗前经过培训。

支撑材料：

- 机构成立医疗废物和污水处理管理领导小组，配备专（兼）职人员，分工明确。
- 机构提供对专（兼）职人员进行岗前培训的资料等，鼓励持证上岗。

现场评价：

- 现场查看机构组织架构图及人员基本信息一览表等相关资料。
- 现场查看机构专（兼）职人员岗前培训资料或合格证等。

【C-3】

专（兼）职人员定期对本机构开展相关培训，并指导辖区村卫生室工作，有记录。

支撑材料：

- 机构提供专（兼）职人员定期对职工开展医疗废物管理和污水管理相关内容的培训资料，包括培训计划、培训通知、签到表、影像资料、培训内容、试卷、成绩通报（含排名）、总结（含结果运用）。
- 机构提供指导辖区村卫生室医疗废物管理相关的工作资料。

现场评价：

- 现场查看机构相关培训资料。
- 现场查看机构指导辖区村卫生室工作的记录。

【C-4】

相关工作人员熟悉并遵循上述制度和工作流程。

支撑材料：

- 机构医疗废物暂存处和污水处理站相关制度及工作流程"上墙"并落实。

现场评价：

- 现场查看机构医疗废物暂存处和污水处理站制度及工作流程落实情况，测评工作人员知晓情况。

【B】

职能部门对制度和岗位职责落实情况进行监管，持续改进。

职能部门定期对医疗废物的收集、运送、贮存、转运、处置和污水处理等相关制度落实情况进行督查，提出改进措施，落实整改。

支撑材料：

- 机构提供职能部门每月对医疗废物及污水处理相关制度和岗位职责落实情况的监管记录，有反馈、原因分析及整改措施。
- 机构提供卫生监督、环保等部门对医疗废物及污水处理相关的监督意见，有整改分析报告，能体现持续改进。

现场评价：

- 现场查看机构职能部门每月对相关制度和岗位职责进行的监管记录、整改报告等。
- 现场查看机构上级主管部门的监督意见及整改报告等。

【A】

根据监管情况，职能部门对医疗废物和污水处理管理工作开展成效评价，并有记录。

支撑材料：

● 机构职能科室根据监管情况，对医疗废物和污水处理管理工作进行成效评价，有原因分析、整改措施和持续改进成效相关资料。

现场评价：

● 现场查看机构职能科室整改成效分析报告。

3.6.2 医疗废物处置和污水处理

【C-1】

医疗废物分类收集，并与生活垃圾分开存放，医疗废物的处理符合《医疗废物管理条例》要求，有运行日志。

支撑材料：

● 机构设置独立的医疗废物暂存处，应远离医疗区、食品加工区、人员活动区和生活垃圾存放场所，方便医疗废物运送人员及运送工具、车辆的出入。暂存处基本建设符合防渗漏和雨水冲刷，设有冲洗设备，便于清洁消毒。有防鼠、防蚊蝇、防蟑螂、防盗的安全措施。暂存处外墙有明显的医疗废物警示标识和"禁止吸烟、饮食"的警示标识。未被污染的输液袋（瓶）设有独立暂存点，有防盗措施。提供相关影像资料。

● 医疗废物相关警示标识：

（1）根据国家环境保护总局《关于发布〈医疗废物集中处置技术规范〉的公告》环发〔2003〕206号，医疗废物的暂时贮存场所应设置医疗废物警示性标牌，样式如图1-1。

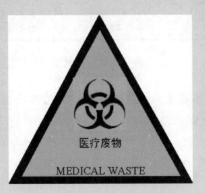

图1-1 医疗废物警示性标牌

要求如下。

材料：坚固、耐用、抗风化、淋蚀。

颜色：背景色为黄色；文字和字母为黑色。

尺寸：等边三角形边长≥400mm，主标识高≥150mm，中文文字高≥40mm，英文文字高≥40mm。

（2）危险废物警示标识见图1-2。

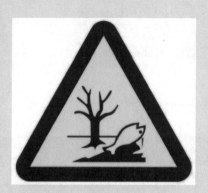

图1-2　危险废物警示标识

（3）医疗废物暂存处警示标识见图1-3。

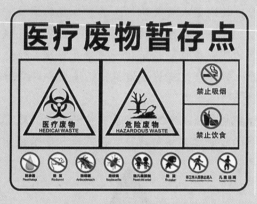

图1-3　医疗废物暂存处警示标识

● 机构提供医疗废物分类目录及处置流程等，医疗废物进行分类收集。医疗废物容器符合标准且定点定位放置，标识规范。参照《医疗废物专用包装袋、容器和警示标识标准》（HJ421—2008），警示标识的形式为直角菱形，警告语应与警示标识组合使用，样式如图1-4所示。

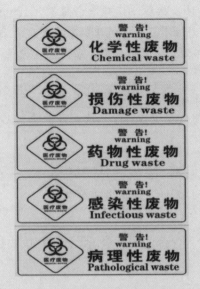

图1-4 警告语与警示标识组合样式

● 科室医疗废物存放容器防渗防穿刺，脚踏式加盖，容器外标识清楚，定位放置。医疗废物盛放不宜超过容器的3/4，应使用有效的封口方式，使包装或容器的封口严密、严实，注明来源、产生日期、种类、重量（kg）或数量。

● 机构科室与医疗废物转运人员移交时，做好交接登记，注明来源、交接日期、种类、重量（kg）或数量、处置方法、去向、双方在医疗废物交接登记本上签名，院内交接24小时内完成，由专人送到暂存处，登记本保存3年。

● 机构提供医疗废物暂存处的消毒记录。

现场评价：

● 现场查看机构暂存处设置、警示标识、室内布局、冲洗设施等。

● 现场查看机构科室及暂存处医疗废物盛放容器、分类、贮存、放置情况等。

● 现场查看机构科室及暂存处医疗废物交接登记本、危险废物转运联单、转运记录、暂存处及转运车（工具）清洁消毒记录等（附1-19～附1-22）。

【C-2】

建有污水处理设施并且运转正常，有运行日志与监测的原始记录。

支撑材料：

● 机构建立污水处理系统，取得排污许可证，符合环保要求，且运转正常。20张床以下无处理站的污水必须先消毒在排放，20张床及以上的机构污水处理设施能正常运行，每日有运行记录。

● 机构排放标准符合《医疗机构水污染物排放标准》（GB18466—2016），即一级标准：消毒接触池接触时间≥1h，接触池出口总余氯3～10mg/L；二级标准：消毒接触池接触时间≥1h，接触池出口总余氯2～8mg/L。采用含氯消毒剂消毒时，接触池出口总余氯每日监测不得少于2次，详细记录监测结果，留存原始记录至少3年。

现场评价：

- 现场查看机构污水处理站建立的相关文件及排污许可证。
- 现场查看机构污水处理设施运行监管记录及日常监测记录。

【C-3】

医疗废物处理符合环保要求，无环保安全事故发生。

机构医疗废物的处理符合环保部门的要求，无因医疗废物违规处置而被处罚（行政处罚和刑事处罚）的记录。

支撑材料：

- 机构提供环保部门对医疗废物的监测报告，无因医疗废物违规处置而导致的行政处罚和刑事处罚。

现场评价：

- 现场查看机构医疗废物监测报告。

【B】

定期开展医疗废物处置和污水处理的培训，并有记录。

支撑材料：

- 机构提供针对医疗废物处置和污水处理相关的培训资料，至少每年开展一次培训，如有意外情况或新规范发布及时进行培训，培训资料包括培训计划、培训通知、签到表、影像资料、培训内容、试卷、成绩通报（含排名）、总结（含结果运用）。

现场评价：

- 现场查看机构相关培训资料，测评相关人员知晓情况。

【A-1】

医疗废物全部由医疗废物集中处置单位集中进行处置。

支撑材料：

- 机构提供与医疗废物集中处置单位（环保部门批准许可）、未被污染输液袋回收单位签署的协议，均在有效期内。

● 机构提供医疗废物暂存处与集中处置单位的交接记录。医疗机构暂存处与医疗机构集中处置单位48小时内进行交接，交接的种类、重量（kg）一致，并开具"危险废物转运联单"，保存5年。

● 有条件的医疗机构建立医疗废物追溯系统，按照系统设置规范记录并打印保存。

现场评价：

● 现场查看机构与医疗废物集中处置单位、未被污染输液袋回收单位签署的协议和交接记录等。

【A-2】

定期对污水进行相关监测，并达标。

支撑材料：

● 机构根据《医疗机构污水排放标准》要求完成相关指标监测，定期对污水进行细菌学相关监测，并达标。①粪大肠菌群的监测每月1次。②沙门菌的监测，每季度1次。③志贺菌的监测，每半年1次，pH监测每日不少于2次。医疗机构无法自行完成的监测指标应有具有资质的第三方监测机构进行监测，并按时出具监测报告。

● 机构提供环保部门对污水处理的监测报告。

现场评价：

● 现场查看机构污水处理运行日志、余氯监测报告或第三方环评检测报告。

● 现场查看机构环保部门对污水处理的监测报告。

【A-3】

有根据监管情况改进工作的具体措施并落实。

支撑材料：

● 卫生监督局（所）、环保部门或本院职能部门对医疗废物和污水处理提供连续性的督查总结分析和改进措施（总结分析报告内容包含但不限于检查记录、问题反馈、原因分析、整改措施，效果追踪等，体现持续改进有成效）。

现场评价：

● 现场查看上级部门或职能部门对医疗废物和污水处理相关工作开展的督导检查报告。

● 现场查看机构整改措施及追踪评价报告。

3.7 放射防护管理

放射防护管理为加强放射诊疗工作的管理，保障医疗质量和医疗安全，保障放射诊疗工作人员、患者和公众的健康权益。

【C-1】

有院领导及专（兼）职人员组成的管理部门负责此项工作，制定工作人员和受检人员放射防护制度并配备相应设施。

实行一把手负责制，配备专（兼）职人员负责放射防护管理；建立放射防护相关制度，配备相应设施设备。

支撑材料：

● 机构应当成立放射卫生防护管理组织，院长任组长，配备专（兼）职管理人员，职责明确。

● 制定符合本机构实际工作的放射防护管理制度、放射安全事件应急处置预案。放射安全防护管理制度包括：放射安全管理（查对制度、危急值报告制度、质量与安全管理制度、报告审核制度等），放射防护管理（放射防护管理制度、个人剂量监测制度等），感控管理（清洁消毒与隔离制度、医疗废物管理制度等）。

● 机构配备相应的防护设施设备（如铅衣、铅帽、铅围裙、铅眼镜、铅围脖、铅手套、剂量监测仪、个人剂量报警仪等）。

现场评价：

● 现场查看机构放射防护管理组织文件及职责等。

● 现场查看机构放射防护相关管理制度、应急处置预案等。

● 现场查看机构相应防护设施设备等。

【C-2】

放射诊疗设备实行统一保养、维修、校验和强检，建立防护用品使用台账，实行标识管理。

机构有专（兼）职科室统一负责设备的保养、维修、校验、强检等管理，建立工作台账。科室对放射防护用品的使用要进行登记，注明科室名称、编码、启用日期、报废日期等信息。

支撑材料：

● 机构指定专（兼）职科室对放射诊疗设备进行统一管理，定期维修保养，设备及强检标识规范。

● 机构建立防护用品使用台账，记录规范。

● 机构在放射科进出口及其他适当位置，按照《电离辐射防护与辐射源安全基本准则》（GB 18871—2002），设立电离辐射警告标识和工作指示灯。

● "当心电离辐射"标识要求

其背景为黄色，正三角形边框及电离辐射标识图形均为黑色，"当心电离辐射"用黑任粗等线体字。标牌的尺寸、形状和颜色及文字描述按《电离辐射防护与辐射源安全基本准则》（GB 18871—2002）制作，规格为25cm×30cm。具体标识样式见图1-5。

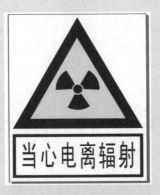

图1-5 当心电离辐射标识

● 工作状态指示灯要求：机房门应具有闭门装置，且工作指示灯与机房门设立联动装置，达到门关指示灯亮的效果，灯箱警示语句为：射线有害，灯亮勿入。具体样式见图1-6。

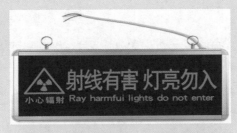

图1-6 电离辐射操作工作状态指示灯

现场评价：

● 现场查看机构设备校验报告、强检标识、维修保养协议及运行监管记录。

● 现场查看机构防护用品及使用记录。

● 现场查看机构电离辐射警告标识和工作状态指示灯等。

【C-3】

定期开展放射设备及周围环境检测并达标，按照《放射工作人员职业健康管理办法》开展工作人员个人剂量监测及职业健康检查。

支撑材料：
- 机构定期开展放射设备及周围环境的监测并有监测报告。
- 机构内建立个人计量监测档案并终生保存个人计量监测档案，工作人员按照相关规定佩戴个人剂量计，外照射个人计量监测周期一般为30天，最长不超过90天。
- 机构放射工作人员根据规定进行上岗前、离岗前职业健康检查，在岗期间定期进行职业健康检查，两次检查的时间间隔不应超过2年。
- 机构按照《医学放射工作人员放射防护培训规范》（GBZ/T149—2015），定期对放射工作人员进行专业及防护知识培训，培训资料包括培训计划、培训通知、签到表、影像资料、培训内容、试卷、成绩通报（含排名）、总结（含结果运用）。

现场评价：
- 现场查看机构环评等相关监测报告。
- 现场查看机构个人计量监测档案、职业健康档案、体检报告等。
- 现场查看机构专业及防护知识培训资料等。

【B-1】

有根据监管情况进行改进的措施并得到落实，有记录。

职能部门定期督查放射诊疗管理法律法规、规章制度的落实情况，并做好记录。

支撑材料：
- 机构职能部门运用质量管理工具，至少每季度一次对放射科开展质量与安全管理质控检查，持续改进科室医疗质量，保障医疗安全。
- 机构妥善保存卫生监督部门对放射科监管督查意见书，并能根据监管意见进行整改，做到有措施、有整改报告。
- 机构放射科质量与安全管理考核内容包括：放射质量、仪器设备管理、患者安全、职业防护（放射剂量监测）、培训教育、感控管理等。

现场评价：
- 现场查看机构放射科质量与安全管理记录、监管记录、自查报告等。
- 现场查看机构卫生监督部门的监督检查记录及持续改进报告。

【B-2】

操作人员能执行日常保养和维护；有放射医学设备故障维修情况分析报告，用于指导设备的规范使用。

支撑材料：

- 机构建立影像设备保养维护制度和操作流程，操作人员能认真执行日常保养和维护。
- 机构机房内配有温湿度计，保持机房温度为15～28℃，相对湿度为30%～80%，并有记录。
- 机构有放射医学设备故障维修情况分析报告，用于指导设备的规范使用。

现场评价：

- 现场查看机构设备日常保养制度、流程，日常维护保养记录等。
- 现场查看机构放射医学设备故障维修情况分析报告单等。

【A-1】

职能部门对设备检测、操作人员个人剂量监测结果进行定期分析，及时反馈和整改。

支撑材料：

- 机构职能部门对放射诊疗工作场所、设备和人员进行放射防护检测、监测结果进行定期进行分析、反馈和整改。

现场评价：

- 现场查看机构职能部门定期对检测结果的分析总结和整改报告。

【A-2】

有职能部门或委托机构定期检测检查的相关记录，并持续改进。

支撑材料：

- 机构职能部门或委托机构定期检测检查的相关记录，提出问题、整改措施，持续改进有成效。

现场评价：

- 现场查看机构委托协议及检测检查记录，分析报告体现持续改进有成效。

3.8 药事管理

3.8.1 药品管理

药品作为医疗机构的三要素之首,该项工作主要是为广大人民群众提供安全、有效、经济的药品,并为群众及时提供所需最优质的药学服务。提高药学服务水平,切实做到安全、有效、合理用药,是药事管理工作中的重中之重。

【C-1】

设立药事与药物治疗管理组织,有相应工作制度并落实。

机构有药事与药物治疗管理组织,制定药事管理工作相关制度,并有效执行。

支撑材料:

● 机构组建药事与药物治疗管理组织的相关文件。健全的药事与药物治疗管理学组,由药学、医务、护理、医院感染、临床科室等部门负责,工作人员具有药师、医师以上专业技术职务任职资格人员组成,药房负责人应当具有高等学校药学专业专科以上或者中等学校药学专业毕业学历及药师以上专业技术职务任职资格。

● 机构内药学专业技术人员不得少于本机构卫生专业技术人员的8%。

● 机构制定药事管理工作制度并贯彻执行,工作制度包括但不限于工作职责、工作制度、药事管理制度、处方管理制度等。具体参考《医疗机构药事管理规定》(卫医政发〔2011〕11号)。

● 机构定期召开药事会(至少每季度1次),有会议记录。

● 机构职能部门有完整的督导检查记录、整改措施、整改评价等工作资料。

现场评价:

● 现场查看机构年报表、人员基本信息一览表、毕业证书、资格证书等相关资料核实人员资质及人员占比情况。

● 随机询问机构药事与药物治疗管理组织人员相关工作制度,查看知晓率。

● 现场查看机构药事管理会议相关记录。

● 现场查看机构职能部门的督导检查工作记录。

【C-2】

药品采购供应管理制度与流程符合相关规定,严格落实"毒麻精放"药品管理,有药品贮存相关制度并执行。

支撑材料：

- 机构制定药品采购、供应、管理、贮存制度等。
- 机构提供供货单位相关资质、药品采购计划和审批流程等。
- 机构完善"毒麻精放"药品的采购、供应、使用制度，并建立保管、验收、领发、使用、核对等制度，严格落实"双人双锁"，"五专"管理，即专橱加锁、专册登记、专账消耗、专用处方、专人负责。

现场评价：

- 现场查看机构相关工作制度、流程和工作记录等。
- 现场查看机构药品贮存情况。
- 查看机构供货单位相关资质、药品采购计划审批流程与记录、药品验收记录、药库药房温湿度记录、出入库记录（执行双签）等。
- 查看机构"毒麻精放"药品的管理与工作记录。
- 随机抽取5张（不足5张全部核查）"毒麻精放"药品处方，剂量、调配、签字规范性等。

【C-3】

疫苗的流通、储存、领发、登记及使用等符合相关规定。

支撑材料：

- 机构提供疫苗的流通、储存、领发、登记、使用、日清月结等相关工作制度、人员资质（上岗证）等。
- 机构疫苗在储存、运输全过程中处于规定的温度环境，冷链储存、运输应符合要求，并定时监测。记录温度，有条件的机构可以应用自动温度监测器材或设备对冰箱进行温度监测记录。
- 机构真实、准确、完整记录接种疫苗的品种、上市许可持有人、最小包装单位的识别信息、有效期、接种时间、实施接种的医疗卫生人员、受种者等接种信息，接种信息可追溯、可查询。

现场评价：

- 查看机构相关工作制度、人员资质和工作流程。
- 查看机构疫苗出入库记录、疫苗销毁、回收记录，随机抽取5种疫苗，账物相符。
- 查看机构疫苗储存、运输中的温度监测，提供相关工作记录。

【C-4】

药品库存量及进出量、调剂室库存量及使用量定期盘点、账物相符。

支撑材料:

- 机构提供定期盘点(至少3个月1次)的相关记录,做到账物相符等支撑资料。

现场评价:

- 查看机构出入库记录、定期盘点记录,随机抽取5种药品,账物相符。

【C-5】

中药饮片相关管理制度健全,采购验收、储存、调剂、煎煮等符合相关规定。

支撑材料:

- 机构制定采购验收、储存、调剂、煎煮等相关制度,并有效执行。
- 机构中药房至少配备一名中药师或相当于中药师以上专业技术水平的人员。中药饮片煎煮工作应当由中药学专业技术人员负责,操作人员应当经过专业技术培训。
- 机构提供与中药饮片供应单位签订的质量保证协议书,有供应单位的药品生产许可证或药品经营许可证、企业法人营业执照和销售人员的授权委托书、资格证明、身份证等资料,采购国家实行批准文号管理的中药饮片,要提供注册证书。
- 机构中药饮片仓库及调剂室具备通风、调温、调湿、防潮、防虫、防鼠等条件及设施。储存中药饮片的容器应当排列合理,有品名标签。
- 机构严格按照《处方管理办法》和中药饮片调剂规程的规定进行审方和调剂。

现场评价:

- 查看机构相关工作制度、人员资质和工作流程等。
- 查看机构与中药饮片供应商签订的相关协议、委托书、采购验收记录等。
- 现场查看机构中药饮片仓库、调剂室和煎药室的设施设备与环境等。

【C-6】

本机构应建立以基本药物为主导的"1+X"用药模式,用药目录符合相关规定。有优先配备和合理使用国家基本药物、国家组织集中采购和使用药品及医保目录药品相关规定并执行。

支撑材料:

- 机构提供优先配备和使用国家基本药物、国家组织集中采购和使用药品及医保目录药品相关制度等。
- 机构提供基本药物配备清单(填写附1-23),国家基本药物配备品种数量及使用金额占比按照当地卫生行政部门规定执行。

现场评价:

- 查看机构相关工作制度、国家基本药物目录及占比情况。

【B-1】

药品采购、贮存、供应实行信息化管理。

支撑材料：
- 机构药品应在国家药品和医用耗材招采系统进行采购，贮存、供应等应在HIS系统执行，以上实行全过程的信息化管理。

现场评价：
- 现场查看机构信息系统。

【B-2】

根据药品用量金额评估药品储备情况，药品储备适宜，与机构用药相衔接，满足临床用药需求。

机构内药品储备适宜，满足常见病、多发病诊治等临床用药需求。

支撑材料：
- 机构应建立药物采购供应管理制度与流程，定期对药品供应情况检查，评估药品储备情况，有分析报告和改进措施等。

现场评价：
- 现场查看机构药物采购供应管理制度与流程。
- 定期对机构药品供应的情况检查，评估药品储备情况，有分析报告和改进措施等。

【B-3】

定期开展药师和其他药学技术人员培训。

药师和其他药学技术人员参加机构内及上级机构培训。

支撑材料：
- 机构定期开展药师和其他药学技术人员培训，培训资料包括培训计划、培训通知、签到表、影像资料、培训内容、试卷、成绩通报（含排名）、总结（含结果运用）。
- 机构提供参加县级及以上机构举办的药师和其他药学技术人员培训资料。（有相关影像资料，有培训证书的提供培训证书）。

现场评价：
- 现场查看机构相关培训资料。

【B-4】

开展药品使用监测，及时准确采集报送监测数据。

利用药品监测系统进行药品使用监测。

支撑材料：
- 机构提供利用药品监测系统对药品目录、出入库记录、使用记录、数据及时采集报送等相关资料。

现场评价：
- 查看机构药品数据监测相关记录等。

【A-1】

开展药品采购、贮存、发放、调配、使用全过程监管，制定合理用药相应指标，并纳入绩效考核。

支撑材料：
- 机构通过信息化管理，对药品采购、贮存、发放、调配、使用等进行全过程监管。
- 制定合理用药相应指标，对医师抗菌药物使用情况进行监测，住院患者抗菌药物使用率不超过60%，门诊患者抗菌药物使用率不超过20%，结果纳入绩效考核。

现场评价：
- 现场查看机构监管过程、绩效考核指标及相关落实记录等。

【A-2】

能组织开展药品监测数据分析应用，用于指导合理配备使用药品。

职能部门定期组织进行药品质量管理监督，应用数据分析指导合理配备使用药品。

支撑材料：
- 机构提供药品监测数据分析报告等。
- 机构提供用于指导合理配备使用药品的相关记录。

现场评价：
- 现场查看机构分析报告及数据应用等。

3.8.2 临床用药

临床用药是使用药物进行预防、诊断和治疗疾病的医疗过程，为保证患者用药合理、安全、有效，起到至关重要的作用。

【C-1】

临床药物治疗遵循合理用药原则、药品说明书、临床诊疗指南及临床路径等相关规定。

支撑材料：
- 机构提供临床用药的管理规定及质量指标，并定期进行检查，包括处方合格率、抗菌药物使用率、糖皮质激素使用率等。

现场评价：
- 现场查看机构临床用药管理规定及质量指标，抽查50张处方，核实情况。

【C-2】

制定抗菌药物临床应用和管理实施细则及抗菌药物分级管理制度，并落实。

支撑材料：
- 机构提供抗菌药物临床应用和管理实施细则、抗菌药物分级管理目录等制度，提供各级医师使用抗菌药物的处方权限目录等，并在临床工作中落实。

现场评价：
- 现场查看机构抗菌药物临床应用和管理实施细则及管理的相关制度的落实情况等。
- 现场抽查机构处方、住院病历核实情况。

【B-1】

建立健全抗菌药物临床应用管理工作制度和监督管理机制。

支撑材料：
- 机构提供抗菌药物临床应用管理工作制度和监督管理机制，按照《抗菌药物临床应用管理办法》，将抗菌药物临床应用管理作为医疗质量和医院管理的重要内容纳入工作安排。机构内抗菌药物临床应用管理第一责任人是临床科室负责人，将抗菌药物临床应用管理作为本科质量考核，纳入医师能力评价。
- 机构提供医师和药师抗菌药物临床应用知识和规范化管理培训。培训资料包括培训计划、培训通知、签到表、影像资料、培训内容、试卷、成绩通报（含排名）、总结（含结果运用)。

现场评价:

- 查看机构抗菌药物临床应用管理相关制度、运行监管记录和培训资料等。

【B-2】

满足临床用药需求,有临床用药监控体系,有干预和改进措施。

支撑材料:

- 机构提供临床用药监控体系、临床超长用药预警制度和流程、干预记录和改进措施等。对临床超长用药趋势、不合理处方等进行及时干预并有改进记录等。

现场评价:

- 查看机构临床用药监控体系、相关干预记录和改进措施等。

【B-3】

开展医生、护士的合理用药知识培训。

支撑材料:

- 机构定期对医生、护士进行合理用药知识培训。相关培训资料包括培训计划、培训通知、签到表、影像资料、培训内容、试卷、成绩通报(含排名)、总结(含结果运用)。

现场评价:

- 现场查看培训相关培训资料等。

【A-1】

配备临床药师,积极参与临床治疗,开展专科药学服务。

支撑材料:

- 机构提供配备临床药师的证明,提供参与临床会诊、用药咨询等服务的工作记录。

现场评价:

- 查看机构人员基本信息一览表、人员资质及相关工作记录等。

【A-2】

在家庭医生签约服务中,积极开展用药咨询、药物治疗管理、重点人群用药监护、家庭药箱管理、合理用药科普等服务。

支撑材料:
- 机构提供家庭医生签约服务中药师为患者提供用药咨询、药物治疗管理、重点人群用药监护、家庭药箱管理、合理用药科普等服务相关记录。

现场评价:
- 现场查看机构相关服务记录等。

【A-3】

职能部门对药物临床应用进行监测与评价,持续改进见成效。

支撑材料:
- 机构提供职能部门对药物临床应用进行定期监测记录及评价报告等。评价报告内容包含但不限于问题反馈、原因分析、整改措施、效果追踪等,要有数据体现持续改进有成效。

现场评价:
- 现场查看机构相关监测记录及评价报告等。

3.8.3　处方管理

加强处方管理在提高处方质量、促进合理用药、保障医疗安全方面发挥着重要作用。

【C-1】

根据《处方管理办法》制定本机构处方管理实施细则,对注册执业(助理)医师处方权、医嘱或处方开具等有明确要求。

支撑材料:
- 机构提供处方管理实施细则等制度,医师处方签名或签章式样,分别在医务科、药剂科或药房留样备案。医师在处方和用药医嘱中的签字或签章与留样一致。

现场评价:
- 查看机构处方管理相关制度及访谈科室工作人员。

【C-2】

按《医院处方点评管理办法(试行)》等文件要求制定处方审核、调配、点评等制度,并实施。

支撑材料:

- 机构成立由临床、药学人员等组成的处方点评管理组织,明确职责分工,有人员基本信息一览表、相关资质等。
- 机构提供处方审核、调配、点评等制度。
- 机构提供处方点评实施细则和执行记录,有处方点评、通报、干预记录等。

现场评价:

- 查看机构人员基本信息一览表、人员资质、岗位职责及工作制度等。
- 现场查看机构处方点评实施细则及相关工作记录等。

【C-3】

每月至少抽查100张门、急诊处方(含中药饮片处方)进行点评,设病房的机构每月至少抽查30份出院病历进行点评(不足30份的,全部点评)。

机构内每月进行门、急诊处方和出院病历点评。

支撑材料:

- 机构提供门、急诊处方及病历点评相关记录等。

现场评价:

- 现场查看机构处方及病历点评情况及结果。

【B-1】

处方评价结果纳入质量考核目标,实行奖惩管理。

支撑材料:

- 机构每月对处方进行点评,点评结果汇总分析并反馈。将点评结果纳入医疗质量控制考核目标,进行绩效考核,实行奖惩管理。

现场评价:

- 查看机构处方点评结果和绩效考核方案。
- 查看机构奖惩管理记录。

【B-2】

对不合理处方进行干预,并有记录。

支撑材料：
- 机构建立不合理处方干预制度，对不合理处方有干预、反馈、整改、培训等记录。

现场评价：
- 查看机构内不合理处方干预相关制度等。
- 现场查看机构处方干预记录。

【A】

有案例证实，根据点评结果，落实整改措施，持续促进本机构合理用药。

支撑材料：
- 机构提供连续半年以上的处方点评档案，不合理处方的干预、处罚、整改措施，通报结果与工资挂钩情况。以完整案例证实持续改进有成效。

现场评价：
- 抽查机构连续半年的处方点评档案，查看不合理处方的干预、处罚、整改措施，查看通报结果与工资是否挂钩。连续处方点评结果是否改进有成效，要求有完整案例。

3.8.4　药品不良反应管理

加强药品安全监管，规范药品不良反应管理，保障公众用药安全。

【C-1】

有药品不良反应与药害事件监测报告管理的制度和程序。

支撑材料：
- 机构提供药品不良反应与药害事件监测报告管理的制度和程序等。
- 机构提供药品不良反应信息平台运行资料，规范系统上传的资料。新增、严重的药品不良反应事件应在15日内报告，其中死亡病例立即报告，其他药品不良反应在30日内报告。

现场评价：
- 现场查看机构药品不良反应相关制度和程序。
- 查看机构药品不良反应报告信息平台。

【C-2】

医师、药师、护士及其他人员相互配合对患者用药情况进行监测，并有记录。

支撑材料：
- 机构成立用药监测小组，配备专（兼）职人员，明确职责分工。
- 机构提供用药监测制度，定期对患者药品使用情况进行监测，将患者发生的药品不良反应如实记录在病历中。

现场评价：
- 查看机构用药监测小组体系、人员基本信息一览表、人员资质、岗位职责及相关制度、监测记录等。

【C-3】

制定严重药品不良反应或药害事件处理办法和流程，并按规定上报卫生健康行政部门和药品监督管理部门。

支撑材料：
- 机构提供严重药品不良反应或药害事件处理办法和流程。
- 机构提供相关工作的上报记录。

现场评价：
- 现场查看机构药品不良反应或药害事件相关处理办法和流程及上报记录等。
- 现场访谈机构工作人员。

【B-1】

有药品不良反应与药害事件报告的奖惩措施并执行。

支撑材料：
- 机提供药品不良反应与药害事件报告的奖惩措施或绩效考核办法，结合工作实际情况，有效实施。

现场评价：
- 现场查看机构药品不良反应与药害事件报告的奖惩措施或绩效考核办法。
- 现场查看机构药品不良反应与药害事件报告的工作记录及奖惩记录等。

【B-2】

建立药品不良反应或药害事件报告数据库或台账。

支撑材料：
- 机构提供药品不良反应或药害事件报告数据库或台账。注意及时性与阶段性，以年为周期上报、汇总数据。

现场评价：

- 现场查看机构相关数据和台账。

【A】

对药品不良反应或药害事件进行及时调查、分析，有整改措施。

支撑材料：

- 机构提供药品不良反应或药害事件登记本。
- 机构对每个药品不良反应或药害事件应进行调查，分析原因、制定整改措施，形成分析整改报告。

现场评价：

- 现场查看机构药品不良反应或药害事件登记本。
- 查看机构内对药品不良反应或药害事件的调查结果、总结分析和整改报告等。

3.9　公共卫生管理

3.9.1　建立健全公共卫生管理制度

通过建立健全公共卫生管理制度，规范和加强基本公共卫生服务项目补助经费的管理，提高经费的使用效率，更好地为城乡居民提供公共卫生服务，让广大人民群众切实感受到公共卫生服务所带来的益处。

【C-1】

机构设有公共卫生服务项目管理科室明确责任人，有年度工作计划和总结。

机构设立公共卫生服务项目管理科室，明确责任人和分工职责，有年度工作计划和总结。

支撑材料：

- 机构提供设立公共卫生服务项目管理科室及人员职责分工文件等。
- 机构提供公共卫生服务年度工作计划和总结等。

现场评价：

- 现场查看机构科室设置、人员架构、工作计划和总结等相关资料。

【C-2】

有本机构的公共卫生服务工作制度、绩效考核与经费分配方案。

机构制定公共卫生服务工作制度、管理制度、绩效考核方案与经费分配方案，明确经费分配。

支撑材料：
- 机构建立公共卫生服务工作制度、管理制度等。
- 机构提供公共卫生服务绩效考核方案、经费分配方案等。

现场评价：
- 现场查看机构相关制度和方案等。

【C-3】

及时修订完善突发公共卫生事件应急预案，定期开展培训及演练。

支撑材料：
- 提供机构突发公共卫生事件应急预案，包括现场指挥体系、处置程序、工作要求等，并提供修订完善的工作过程资料。
- 机构提供突发公共卫生事件培训方案，定期开展培训落实资料，培训资料包括培训计划、培训通知、签到表、影像资料、培训内容、试卷、成绩通报（含排名）、总结（含结果运用）。
- 机构提供根据预案规定频次开展突发公共卫生事件应急演练的相关资料，包括通知、演练流程、过程图片等资料。

现场评价：
- 现场查看机构预案制定、修订及培训、演练落实等相关资料。

【C-4】

按规定向卫生健康行政部门、专业公共卫生机构如实完整报送相关服务数据。

按照国家和地方关于公共卫生服务项目信息统计报表要求，按时、如实、完整、准确上报。

支撑材料：
- 机构提供公共卫生服务项目相关服务数据统计、上报资料等。

现场评价：
- 现场查看机构相关报表及服务数据。

【B-1】

年度公共卫生服务工作总结内容充实、有分析评价。

本机构年度公共卫生服务工作总结内容翔实、分析有据，评价全面。

支撑材料：
- 机构提供公共卫生服务工作总结、分析评价报告等相关资料。

现场评价：
- 现场查看机构总结及分析评价报告。

【B-2】

定期开展居民调查，了解服务对象对公共卫生服务项目知晓率和获得感。

每年开展服务对象对公共卫生服务项目知晓率与获得感调查，内容包括但不限于服务对象对免费提供公共卫生服务的知晓率、对所提供的公共卫生服务的方便性、及时性、服务质量的满意度和获得感等，并形成调查分析报告。

支撑材料：
- 机构提供居民公共卫生服务项目知晓率和获得感调查问卷。
- 机构提供公共卫生服务项目知晓率和获得感调查分析报告。

现场评价：
- 现场查看机构调查问卷及分析报告等相关资料。

【A】

针对存在的问题有持续改进措施并跟踪管理。

总结分析机构公共卫生服务开展情况及对服务对象调查结果进行分析，针对存在的问题提出持续改进措施，并跟踪管理。

支撑材料：
- 机构提供公共卫生服务工作总结分析报告。

- 机构提供定期开展持续改进措施及整改追踪资料等。

现场评价：

- 现场查看机构总结、分析报告及整改措施、追踪记录等。

3.9.2 落实村卫生室公共卫生服务任务与经费补助

要严格落实财政事权和支出责任，足额落实财政补助经费，对于分配到乡村两级的基本公共卫生服务经费，要合理明确乡村两级分工，采取"先预拨、后结算"的方式，切实落实村卫生室承担基本公共卫生服务的补助。

【C-1】

有村卫生室基本公共卫生服务项目绩效评价方案，原则上每季度评价1次，评价结果与资金分配挂钩。

明确乡、村两级国家基本公共卫生服务项目的责任分工，切实推进国家基本公共卫生服务项目的持续开展。对于乡村医生提供的国家基本公共卫生服务，通过政府购买服务的方式，根据核定的任务量和评价结果，将相应的国家基本公共卫生服务经费拨付给乡村医生。

支撑材料：

- 提供本机构村卫生室基本公共卫生服务项目绩效评价方案、绩效评价办法、乡村两级任务分工等。
- 提供本机构基本公共卫生服务成本测算方案及测算表等。
- 提供村卫生室基本公共卫生服务绩效评价工作资料，包括通知、指标体系、过程资料、排名、问题反馈、评价报告、结果应用等相关资料。

现场评价：

- 现场查看机构工作方案、评价落实等工作资料。

【C-2】

村卫生室承担相应比例公共卫生服务内容和服务量，根据评价情况，按要求落实不少于40%基本公共卫生服务经费补助用于村卫生室。

国家基本公共卫生服务经费资金分配应与绩效评价结果挂钩，总体上按照不少于人均国家基本公共卫生服务经费的40%对村卫生室的公共卫生服务进行经费补助。

支撑材料：
- 机构提供村卫生室任务占比、基本公共卫生服务工作量等相关资料。
- 机构提供评价结果及结果应用等工作相关资料，包括评价排名、补助发放表、财务凭证等。

现场评价：
- 现场查看机构对村卫生室评价结果及对村卫生室资金拨付资料。

【B】

考核公平、公正，指标涵盖评价对象承担的服务内容和服务量，评价记录完整。

应按照《国家基本公共卫生服务规范（第三版）》要求，对村卫生室承担的各项服务进行评价，评价指标应包含全部村卫生室承担的服务内容。

支撑材料：
- 机构提供乡村两级任务分工及评价指标体系、评价过程资料等（同C）。评价指标科学、全面，与上级要求一致，过程资料填写完整。
- 机构提供评价过程照片及结果公示资料等。

现场评价：
- 现场查看机构评价资料及公示记录等。

【A】

针对存在的问题有持续改进措施并跟踪管理。

支撑材料：
- 对机构开展村卫生室公共卫生服务情况及评价结果进行总结分析，针对存在问题提出持续改进措施，并跟踪管理。

现场评价：
- 现场查看机构整改措施及追踪管理记录。

4. 综合管理

4.1 党建管理

4.1.1 党的组织建设

党支部是党的基础组织，在基层医疗机构担负着直接教育党员、管理党员、监督党员和组织群众、宣传群众、凝聚群众、服务群众的职责。加强党支部的制度化、规范化和科学化建设，按期换届和严格落实组织生活制度，对加强领导班子、干部队伍、人才队伍建设，提高基层党建工作水平、抓好思想政治工作和医德医风建设、促进党的建设和业务工作相融合具有重要意义。

【C-1】

成立党组织，分工明确，按期换届，制定党员花名册。

卫生院凡是有正式党员3人以上的，都应当成立党的基层组织。党的基层委员会、总支部委员会、支部委员会每届任期三年至五年。正式党员不足3人的，按照要求成立联合党支部。

支撑材料：
- 机构提供党支部成立、换届、改选的相关批文及资料等。
- 机构提供党支部职责分工文件及党员基本信息一览表等。

现场评价：
- 现场查看机构组织构架、党员基本信息一览表、相关批文、分工文件等资料。

【C-2】

严格党的组织生活，落实"三会一课"制度，按要求召开民主生活会、组织生活会和党建述职，认真开展党的各类主题学习教育实践活动。

坚持党的组织生活各项制度，创新方式方法，增强党的组织生活活力，坚持"三会一课"制度、坚持民主生活会和组织生活会制度。结合行业特点和本单位的工作实际，开展党员主题实践活动。

支撑材料：

● 机构提供"三会一课"等各项制度及落实情况。

● 机构提供党组织开展组织生活会、民主生活会、"三会一课"、党建述职及其他各类主题学习教育实践时的相关材料，包括培训计划、培训通知、签到表、影像资料、总结等。

现场评价：

● 现场查看机构相关制度、党建述职报告、各类活动资料等。

【C-3】

设党务公开栏，严格落实党务公开，按时足额收缴党费。

卫生院内设置党务公开栏，拓展党务信息公开查阅渠道，严格落实将党的领导活动、党的建设工作的有关事务，按规定在党务公开栏向党内外公开，按时按规定缴纳及使用党费。

支撑材料：

● 机构设立党务公开栏并按规定公开相关内容，有党务公开相关材料等。

● 机构提供党费按时足额收取的相关记录，有党费交纳存根、党员工资表等。

现场评价：

● 现场查看机构党务公开栏及相关公开资料等。

● 现场查看机构党费收缴单据、党员工资表等。

【C-4】

坚持"两个确立"、增强"四个意识"、坚定"四个自信"、做到"两个维护"。

提高政治站位，深刻认识"两个确立"的决定性意义，切实增强"四个意识"、坚定"四个自信"、做到"两个维护"，不断提高政治判断力、政治领悟力、政治执行力。

支撑材料：

● 机构提供相关制度、学习记录、主题活动、日常工作中体现上述内容的材料，尤其是急难险重工作中党支部和党员干部的具体表现，并有相关文字、影像资料等。

现场评价：

● 现场查看机构围绕深刻把握"两个确立"、增强"四个意识"、坚定"四个自信"、做到"两个维护"开展相关主题活动的文字记录和影像资料等。

● 现场访谈机构党员对相关制度的知晓情况。

【B-1】

实现党务工作与业务工作相结合。

紧密结合卫生院任务开展党的工作，实现党务工作与业务工作相结合，实行"党政同责、一岗双责、齐抓共管、失职追责"。

支撑材料：
- 机构党组织年度工作计划中对本卫生院业务工作支持的内容等。
- 机构提供在组织生活会、民主生活会、"三会一课"及其他党员干部和职工日常工作中有引导、配合开展业务工作等相关资料。

现场评价：
- 现场查看机构党组织年度工作计划、相关工作记录等。

【B-2】

定期组织开展党建主题日活动，有活动记录和照片。

建立"主题党日"制度，每月固定时间，确定主题，精心组织安排主题党日活动。

支撑材料：
- 机构提供"主题党日"制度并落实。
- 机构提供定期开展"主题党日"等活动的资料，包括培训计划、培训通知、签到表、培训照片、活动记录表、总结等。

现场评价：
- 现场查看机构相关计划、活动开展资料等。

【A】

党的基层组织获得上级党组织表彰，或支部内党员获得上级党组织表彰。

近三年党支部或党员获得与党建相关的镇级及以上表彰、荣誉证书等。

支撑材料：
- 机构提供近三年党支部或党员获得与党建相关的镇级及以上表彰、荣誉证书等，有先进基层党组织或优秀共产党员等相关荣誉资料。

现场评价：

- 现场查看机构党支部或党员获得的相关表彰、荣誉资料等。

4.1.2　党风廉政建设

为全面加强从严治党，以党性党风党纪教育为先导，夯实勤政廉政思想基础，以规范权力运行为核心，以健全反腐倡廉制度为根本，努力构建党风廉政建设长效机制，为基层医疗服务工作提供有力政治保障。

【C-1】

落实党风廉政建设主体责任，建立健全岗位风险分级和监管等制度。

有党风廉政工作计划，并明确班子成员职责分工，形成责任清单；有明确风险分级，细化各级监管落实。

支撑材料：

- 机构提供党风廉政相关工作计划、制度及班子成员职责分工、责任清单等资料。
- 机构提供风险岗位分级制度、监管制度等，并有相关监管记录。

现场评价：

- 现场查看机构党组织的组织架构、相关工作计划、制度、风险岗位分级和监管记录以及与上述内容相关材料等。

【C-2】

定期开展党风党纪教育、廉政警示教育活动。

定期开展卫生院党风党纪教育、廉政警示教育活动，有计划、记录以及宣传阵地、活动照片等。

支撑材料：

- 机构提供定期开展党风党纪教育、廉政警示教育活动的相关材料，包括培训计划、培训通知、签到表、影像资料、总结等。

现场评价：

- 现场查看机构党风党纪教育、廉政警示教育活动计划、记录以及宣传阵地、宣传活动照片等。

【C-3】

贯彻落实中央八项规定精神，驰而不息反对"四风"。

贯彻落实中央八项规定，坚决反对"四风"，违规案件零发生。

支撑材料：
- 机构提供贯彻落实中央八项规定精神，反对"四风"相关制度规定等资料。
- 机构提供学习中央八项规定精神，反对"四风"等学习记录。
- 机构提供违规案件零发生证明。

现场评价：
- 现场查看机构贯彻落实中央八项规定精神和反对"四风"等相关材料。

【C-4】

落实"三重一大"集体决策制度。

凡"三重一大"事项均经集体决策，流程清晰。

支撑材料：
- 机构提供"三重一大"集体决策制度及落实情况资料。
- 机构"三重一大"决策流程清晰、符合规定，有议事记录等相关材料，并按要求公示或公开，有相关证明材料等。

现场评价：
- 现场查看机构"三重一大"集体决策制度、议事记录等。

【B】

重点风险岗位制度完善、有监督机制，提醒管理常态化。

明确重点风险岗位，有监督和谈话提醒。

支撑材料：
- 机构提供重点风险岗位清单、制度和职责及落实情况资料。
- 机构提供重点风险岗位监督记录、谈话提醒记录等相关材料。

现场评价：
- 现场查看机构重点风险岗位清单、制度和职责以及监督记录、谈话提醒记录等。

【A】

党风廉政建设方面获得上级党组织表彰。

卫生院获得的党风廉政建设相关表彰、荣誉证书等。

支撑材料：
● 机构提供近三年获得的县（区、市）级及以上党风廉政建设相关表彰文件、荣誉证书资料。

现场评价：
● 现场查看机构获得的上级党组织颁发的党风廉政建设相关荣誉证书等。

4.2 人员管理

4.2.1 绩效考核制度

绩效考核制度是人力资源管理的重要内容，基层医疗机构内部应建立与岗位聘用、职称晋升、考核、培训与继续教育紧密联系的分配激励机制，着力体现医务人员技术劳务价值，规范收入分配秩序，调动医务人员的积极性。

【C-1】

建立人力资源管理制度，包括考核、培训、继续教育等。

制定包括岗位聘用、职称晋升、职工考核、培训与继续教育等内容的人力资源管理制度。

支撑材料：
● 机构提供相关人力资源管理制度的相关资料，包括岗位聘用制度、职称晋升制度、职工考核制度、培训与继续教育制度、薪酬管理、考勤、档案管理、辞职管理制度等。

现场评价：
● 现场查看机构相关的人力资源管理制度等。
● 现场访谈机构职工对相关制度的知晓情况。

【C-2】

有基于医德医风、服务质量和数量并综合考虑岗位、技术、资历、风险和政策倾斜的绩效考核方案。

建立绩效考核方案，考核内容体现医德医风、服务数量、服务质量、满意度等内容，能综合考虑岗位、技术、资历、风险和政策倾斜等因素。

支撑材料：
- 机构提供绩效考核方案，内容包括指导思想、分配原则、计算方法、考核单元、考核内容、考核办法、保障措施等。
- 机构绩效考核方案体现医德医风、服务质量、服务数量、满意度等内容，能综合考虑岗位、技术、资历、风险和政策倾斜等因素。

现场评价：
- 现场查看机构绩效考核方案。

【C-3】

绩效考核公平、公开、公正，考核结果与岗位聘用、职称晋升、个人薪酬挂钩。

绩效考核方案应在院内公开，并经职工代表大会审议通过，按照绩效考核方案实施绩效考核，根据考核结果发放奖励性绩效工资，体现公平、公开、公正，能充分调动职工的积极性。

支撑材料：
- 机构提供经职工代表大会审议通过的绩效考核方案，并在院内公开的相关资料等。
- 机构按照绩效考核方案实施考核，将考核结果作为发放奖励性绩效工资的依据，有将考核结果与岗位聘用、职称晋升等挂钩的相关资料、体现绩效的工资表等。
- 机构提供考核结果公开、公示的相关资料，考核方法、过程及结果体现公平、公开、公正。

现场评价：
- 现场查看机构职代会文件、绩效工资表、绩效考核相关记录、相关公开公示记录等。

【C-4】

按照相关基层医疗卫生机构绩效考核的文件开展考核。

　　按要求每月或每季度开展一次绩效考核，内容包括基本医疗、基本公共卫生服务、家庭医生签约服务、效能建设等考核指标，评价统筹组织实施，考核得分与个人绩效挂钩。

　　支撑材料：
　　● 机构提供成立绩效考核领导小组等相关文件，分工明确。
　　● 机构按照相关基层医疗卫生机构绩效考核的文件开展考核，有完整的绩效考核及实施相关记录等资料。
　　现场评价：
　　● 现场查看机构绩效考核领导小组等相关文件，对照方案开展绩效考核的相关记录等。

【B-1】

绩效分配方案（包含家庭医生签约服务）体现多劳多得、优绩优酬，向重点工作岗位倾斜，合理拉开差距。

　　制定绩效分配方案，包含家庭医生签约服务考核方案，体现多劳多得、优绩优酬，考虑全科医生有效签约、有效服务、有效控费，以及签约居民数量和构成、门诊工作量、服务质量、居民满意度等因素。医务人员收入不与医院的药品、检查、治疗等收入挂钩。机构绩效分配向家庭医生服务团队、业务骨干、关键岗位和有突出贡献的人员倾斜。

　　支撑材料：
　　● 机构提供绩效分配方案，方案包含家庭医生签约服务考核内容等，实现多劳多得、优绩优酬，不与药品、检查、治疗等收入挂钩。
　　● 机构绩效分配方案向家庭医生服务团队、业务骨干、关键岗位和有突出贡献的人员以及重点科室倾斜。
　　● 机构提供绩效分配相关记录等。
　　现场评价：
　　● 现场查看机构绩效分配方案（包含家庭医生签约服务）及绩效分配记录等。

【B-2】

对绩效考核方案动态调整，考核公平合理。

　　应结合绩效总额，根据年度工作重点及时调整考核方案，保证职工及时了解绩效考核方案调整情况。

支撑材料：

- 机构提供绩效考核方案调整记录，考核方案结合绩效总额、年度工作重点及时动态调整，严格按规定流程操作，有相关会议记录并公示，有调整、完善痕迹的资料等。
- 机构保证职工及时知晓绩效考核方案的调整情况，访谈职工知晓情况等。

现场评价：

- 现场查看机构绩效考核方案动态调整记录等。
- 现场访谈机构职工对绩效考核方案调整的知晓情况。

【B-3】

绩效考核落实"两个允许"（允许医疗卫生机构突破现行事业单位工资调控水平，允许医疗服务收入扣除成本并按规定提取各项资金后主要用于人员奖励）。

绩效考核方案严格落实"两个允许"要求，有效发挥绩效考核导向作用，充分调动基层医疗卫生机构医务人员的积极性。

支撑材料：

- 机构提供绩效分配方案体现"两个允许"的相关内容等。
- 机构提供绩效工资分配记录中体现落实"两个允许"等相关资料。

现场评价：

- 现场查看机构绩效方案。
- 现场查看机构绩效考核落实"两个允许"的相关资料。

【A】

用信息化手段开展绩效考核。

绩效考核所涉及的服务数量、质量等数据来源于信息系统。

支撑材料：

- 机构绩效考核通过业务信息系统调取相关数据进行绩效考核的记录。
- 机构绩效考核数据与业务信息系统所涉及的服务数量、质量等数据一致。

现场评价：

- 现场查看机构业务信息系统，提供业务信息系统统计服务数量、质量等数据的截图、绩效考核记录等资料。

4.2.2 人才队伍建设

建立一支以全科医生为主体，中医、护理、康复、医技、公共卫生等各类专业人员结构合理、具有良好专业素质的卫生技术队伍，是提供优质基层卫生服务的重要前提。

【C-1】

制定卫生院人力资源规划、岗位管理、人才招聘、人才培养计划。

机构有人才培养发展规划，明确人才培养发展目标、措施、保障条件等方面的内容；有岗位管理、人才招聘、人才培养等相关文件；有年度人才培养计划与总结。

支撑材料：
- 机构提供人才培养发展规划，明确发展目标、措施、保障条件等方面的内容。
- 机构提供岗位管理、人才招聘、人才培养等相关文件。
- 机构提供年度人才培养计划与总结等。

现场评价：
- 现场查看机构人力资源规划、年度人才培养计划、总结等。

【C-2】

每年组织卫生技术人员到区级及以上医疗卫生机构进修。

每年至少安排1名卫生专业技术人员到县（区）级及以上医疗卫生机构进修，进修时间至少3个月，有进修记录与进修人员学习总结。

支撑材料：
- 机构提供相关人员的进修计划、进修证明、学习总结及相关佐证材料等。

现场评价：
- 现场查看机构进修人员基本信息一览表、进修计划、进修证明、学习总结等。

【C-3】

做好专业技术人员岗前培训，新员工须经卫生法律法规培训后方可上岗。

组织新员工岗前培训，培训内容包括院纪院规、医疗核心制度、卫生法律法规等，有培训签到、讲义及照片等相关记录。

支撑材料：

- 机构提供岗前培训制度、培训方案等。
- 机构组织新员工岗前培训，有新员工岗前培训相关资料，包括培训计划、培训通知、签到表、影像资料、培训内容、试卷、成绩通报（含排名）、总结（含结果运用）等。

现场评价：

- 现场查看机构提供的新员工岗前培训制度及相关培训记录等资料。

【B-1】

人才梯队建设合理，满足卫生院持续发展需要，按规定选派符合条件的临床医师参加住院规范化培训或助理全科医生培训。

专业技术人员队伍在年龄、学历与职称等构成方面具有可持续发展的潜力，按规定选派符合条件的临床医师参加住院规范化培训或助理全科医生培训。

支撑材料：

- 机构提供专业技术人员基本信息一览表（含年龄、学历与职称等信息）。
- 机构提供参加住院医师规范化培训或助理全科医生培训合同、合格证等相关培训资料。

现场评价：

- 现场查看机构专业技术人员基本信息一览表等。
- 现场查看机构住院医师规范化培训或助理全科医生的相关资料等。

【B-2】

在岗人员按照规定完成医学继续教育要求的相应学分，学分达标率≥80%。

有在岗人员继续教育的年度工作计划与总结（可包含在单位年度人才培养发展计划与总结中），并按计划组织开展继续教育工作。在岗卫技人员年度学分达标率≥80%。

支撑材料：

- 机构提供继续教育年度工作计划、总结等。
- 机构提供专业技术人员继续教育平台数据截图、继续教育学分统计表，在岗人员学分达标率≥80%。

现场评价：

- 现场查看机构继续教育年度工作计划、总结等。

● 现场查看机构系统数据截图、继续教育学分统计表等。

【A-1】

有人才引进优惠措施。

有本单位或所在县（区）人才引进优惠措施。

支撑材料：
● 机构提供本院或所在区县人才引进优惠措施文件等。

现场评价：
● 现场查看机构人才引进相关优惠文件等。

【A-2】

在岗人员按照规定完成医学继续教育要求的相应学分，学分达标率≥90%。

在岗卫技人员年度学分达标率≥90%。

支撑材料：
● 机构提供专业技术人员继续教育平台数据截图、继续教育学分统计表，在岗人员学分达标率≥90%。

现场评价：
● 现场查看机构系统截图数据、继续教育学分统计表等。

4.3 财务管理

医疗机构的财务管理是在经济核算资料的基础上，运用会计、统计以及现代管理的理论和方法，对医疗机构的资金、资产进行管理的过程。

【C-1】

根据相关法律法规的要求，制定符合实际的财务管理制度，加强预算管理。

具有符合实际的各项财务管理制度，涵盖资金使用审批、预算管理、资产管理、监督稽核等方面。按照《中华人民共和国预算法》和财政部门预算管理的相关规定合理编制预算，以收定支，收支平衡，所有收支全部纳入预算管理，机构应按照财政部门批复后的预算执行。

支撑材料：

● 机构提供符合实际的财务管理制度，涵盖资金使用审批、预算管理、资产管理、监督稽核等。

● 机构提供财政部门批复的年度预算文件，能够合理编制预算，并按照财政部门批复后的预算执行。

现场评价：

● 现场查看机构制定的财务管理制度等。

● 现场查看财政部门批复的年度预算文件等。

【C-2】

全面落实价格公示制度，收费价格透明。

机构在其服务场所的显著位置，通过电子触摸屏、电子显示屏、公示栏、公示牌、价目表、价目本、住院（如有）费用结算清单等方式实行价格公示。机构有义务向患者提供药品、医用材料和医疗服务价格情况的查询服务。机构应当推行住院（如有）费用清单制度，如有收费项目新标准出台，应及时按照物价管理部门规定时间完成调价，收费出具的票据上明细列示收费项目名称、规格、数量、单价。

支撑材料：

● 机构提供价格管理制度、公示制度等。

● 机构通过电子触摸屏、电子显示屏、公示栏、公示牌、价目表、价目本、住院（如有）费用结算清单等方式进行价格公示。

● 机构进行价格公示并及时更新，提供的收费票据明细应包括：项目名称、规格、数量、单价等，能够提供相关查询服务。

现场评价：

● 现场查看机构通过电子触摸屏、电子显示屏、公示栏、公示牌、价目表、价目本、住院（如有）费用结算清单等进行价格公示情况。

● 现场查看机构提供的收费票据明细（含项目名称、规格、数量、单价）等。

【C-3】

健全固定资产管理制度，有固定资产明细目录，台账完整，账物相符。

固定资产管理制度健全，有固定资产明细目录、台账和盘点记录，对固定资产及时登记、定期或者不定期的清查盘点，保证账物相符。对于盘盈、盘亏、变质、毁损等情况，应当及时查明原因，根据管理权限报经批准后及时进行处理。

支撑材料：
- 机构提供固定资产管理制度，包括：固定资产购置、验收、分类、计价、领用、保管及转移调拨、处置、报废、清查盘点管理等。
- 机构提供固定资产明细目录、台账、盘点记录、资产处置、固定资产审核报告等，做到账物相符。

现场评价：
- 现场查看机构固定资产管理制度等。
- 现场查看机构固定资产明细目录、台账、盘点记录、资产处置和审核报告等。

【C-4】

财务人员配置到位，具备相应专业能力。财务集中核算管理的机构配备经过培训合格的报账员。

财务人员配置到位，具有专业能力，应有相应执业资质（会计证或相关资格证）。

支撑材料：
- 机构提供设置财务集中管理部门及财务管理专（兼）职人员的文件及岗位职责。
- 机构提供财务集中管理相关制度、专职人员基本信息一览表等。
- 机构提供财务人员会计证、会计人员信息采集表等相关资格证明，财务集中核算管理的机构报账员的培训合格证。

现场评价：
- 现场查看机构相关制度、职责等。
- 现场查看机构财务人员会计证或相关资格证、财务集中核算管理的机构报账员的培训合格证等。

【B-1】

认真执行卫生院年度预算，定期进行经济（财务）运行分析，有分析报告。

根据预算的内容，规范支出范围、支出标准，严格按照财政部门批复的预算执行，执行率高。每年至少一次对机构的财务状况、预算执行结果和业务开展成果进行分析，编写经济（财务）运行分析报告。

支撑材料：

• 机构提供财政部门批复的年度预决算文件、决算报表等，并严格执行。

• 机构提供经济（财务）运行分析报告等，内容包括资产、负债、收支等财务状况数据、预算执行结果和业务开展成果分析、总结、存在的问题、改进措施、下一步工作计划等。

现场评价：

• 现场查看财政部门批复的年度预决算文件、决算报表、经济（财务）运行分析报告等。

【B-2】

有内部监督和控制制度，明确部门和岗位职责权限，定期开展财务管理制度培训，定期财务内审或自查，并有持续改进措施。

建立健全内部监督制度和经济责任制，明确各相关部门或岗位在内部监督中的职责权限，规定内部监督控制的程序和要求。定期或不定期检查机构内部管理制度和机制的建立与执行情况，以及内部控制关键岗位及人员的设置情况等，有内部审计或自查计划、方案、报告等内部审计材料。

对政府部门新颁布的相关财务法律法规、规章制度等以及机构内部新制定、完善的财务管理制度定期开展培训，并有持续改进措施。

支撑材料：

• 机构提供相关内控管理制度（涵盖预算、收支、政府采购、国有资产、建设项目、合同、"三重一大"等方面）、岗位职责、内部审计计划、方案和报告，并有持续改进措施。

• 机构定期开展财务管理制度培训（每半年至少一次），有相关培训资料，包括培训计划、培训通知、签到表、影像资料、培训内容、试卷、成绩通报（含排名）、总结（含结果运用）等资料。

• 机构提供定期开展财务内审或自查的结果反馈、整改落实记录、持续改进措施等资料。

现场评价：

• 现场查看机构财务相关内控管理制度、岗位职责、财务管理制度培训记录、内部审计计划、方案和报告等资料。

【B-3】

加强成本管控，采取措施降低运行成本，成本控制纳入绩效考核。

成立成本管控工作领导小组，主要负责审议单位成本管理工作方案及相关制度。明确各部门职责，协调解决成本管理相关问题，组织开展成本核算，加强成本管控。制订相匹配的绩效考核方案，采取相关措施降低运行成本，绩效考核方案体现成本管控。

支撑材料：
- 机构提供成本管控工作领导小组和专（兼）职人员的文件及岗位职责。
- 机构提供成本管控措施，内容包括采购成本、耗材成本、服务成本、日常费用、风险费用的控制措施等，有相关会议记录。
- 机构将成本控制纳入绩效考核，并在绩效中体现。

现场评价：
- 现场查看机构落实成本控制措施的相关文件、体现资料、会议记录等。

【A】

有定期财务资金管理总结分析报告，持续改进相关工作。

有定期财务管理总结分析报告，能较为全面地分析反映卫生院整体财务管理状况，包括业务开展、预算执行、财务收支状况、资产使用管理以及存在的主要问题和改进措施等。

结合国家有关规定和机构现状，适时修订相关财务规定，健全完善财务管理制度和操作规程。

支撑材料：
- 机构提供财务资金管理总结分析报告、存在的问题及改进措施等。
- 机构提供当年修订的财务管理制度和操作规程等。

现场评价：
- 现场查看机构财务管理总结分析报告、改进措施等。
- 现场查看机构当年修订的财务管理制度和操作规程等。

4.4 医保基金使用内部管理

医疗机构医保基金使用应坚持以人民健康为中心，遵循保障基本、公平公正、权责明晰、动态平衡的原则，加强医保精细化管理，促进医疗机构供给侧改革，加强医疗保障基金使用监督管理，保障基金安全，完善医疗保险制度，促进多层次医疗保障体系发展，完善医保目录动态调整机制，持续推进医保支付方式改革，提高医疗保障基金使用效率，促进基金有效使用，维持医院可持续发展，为参保人员提供适宜的医疗服务，更好地保障广大参保人员权益。

【C-1】

制订本机构医保管理办法及实施细则。

建立医疗保障基金使用内部管理制度，由专门部门或者人员负责医疗保障基金使用管理工作。

支撑材料：
- 提供本机构医保管理办法及实施细则、医疗保障基金内部管理制度，并严格按规定执行。
- 机构提供设置专门部门或人员负责医疗保障基金使用管理工作的文件及岗位职责等。

现场评价：
- 现场查看机构医保管理相关文件、制度、细则等。

【C-2】

执行实名就医和购药管理规定，核验参保人有效身份凭证。

接诊医生在接诊时，应认真核验就医患者身份证和社保卡。人卡证不符的，应向病人指出，不能享受医保待遇，有骗保嫌疑的，应当及时报告相关医保部门。

按照诊疗规范提供合理、必要的医药服务。在机构显著位置公布医保就医流程、方便参保患者就医购药。设立医保患者交费、结算等专用窗口，简化流程，提供便捷、优质的医疗服务。

支撑材料：
- 机构提供实名就医和购药管理规定，按照诊疗规范提供合理、必要的医药服务，不得诱导、协助他人冒名或者虚假就医、购药。
- 机构在显著位置公布医保就医流程，有医保患者交费、结算等一站式窗口。

现场评价：
- 现场查看机构相关规定、服务流程、医保结算窗口设置情况等。
- 现场调查机构实名就医和购药管理规定落实情况，核验参保人有效身份凭证情况。

【C-3】

严格执行医保协议，合理诊疗、合理收费，严格执行医保药品、医用耗材和医疗服务项目等目录。

应当确保医疗保障基金支付的费用符合规定的支付范围。向社会公开医药费用、费用结构等信息，接受社会监督。为参保患者就医提供方便，设立医保窗口、公布咨询电话、设置医保意见举报箱、在病房（若有）公布医保监督电话。建立医保政策宣传栏，及时宣传医疗保险最新政策、就医结算流程及医疗服务内容。

支撑材料：
- 机构提供医保协议，严格按规定执行医保协议，医疗保障基金支付的费用符合规定的支付范围。
- 机构建立医保政策宣传栏，公开政策及药品、耗材、医疗服务项目价格、监督电话等。

现场评价：
- 现场查看机构医保协议、医保目录、医保监督、医保政策公示及相关服务流程等。

【C-4】

按照诊疗规范提供合理、必要的医疗服务，向参保人员如实出具费用单据和相关资料。

向参保人员如实出具费用单据等相关资料。规避过度诊疗、过度检查、分解处方、超量开药、重复开药或者提供其他不必要的医药服务。

支撑材料：
- 机构提供向参保人员出具的费用单据、住院病人每日费用清单等。
- 机构提供处方、病历、费用清单及其他相关资料，核实医疗服务合理性、必要性，核实是否按照诊疗规范提供合理、必要的医药服务，不得分解住院、挂床住院，不得违反诊疗规范过度诊疗、过度检查、分解处方、超量开药、重复开药，不得重复收费、超标准收费、分解项目收费等。

现场评价：
- 现场查看机构费用单据、每日住院费用清单等相关资料。
- 现场查看机构相关资料核实医疗服务合理性、必要性等执行情况。

【B-1】

医保支付的药品、耗材应当按规定在医疗保障行政部门规定的平台上采购，并真实记录"进、销、存"等情况。

医保支付的所有药品、耗材应当按规定在医疗保障行政部门规定的平台上采购。按规定保管财务账目、会计凭证、处方、病历、治疗检查记录、费用明细、药品和医用耗材出入库记录等资料。

支撑材料：

● 机构按规定保管财务账目、会计凭证、处方、病历、治疗检查记录、费用明细、药品和医用耗材出入库记录等。

现场评价：

● 现场随机抽取药品、耗材，查看机构平台采购记录及相关票据凭证。
● 现场随机抽取药品、耗材，查看机构"进、销、存"记录等。

【B-2】

定期开展医疗保障基金相关制度、政策培训。

医疗机构至少每半年组织医务人员开展医疗保障基金相关制度、政策的培训。

支撑材料：

● 机构提供定期开展医疗保障基金相关制度、政策培训的相关资料，包括培训计划、培训通知、签到表、影像资料、培训内容、试卷、成绩通报（含排名）、总结（含结果运用）。

现场评价：

● 现场查看机构相关培训资料等。

【A】

定期检查本单位医疗保障基金使用情况，及时纠正医疗保障基金使用不规范的行为，有记录并持续改进。

定期自查医保管理情况，对违规行为及时整改。

支撑材料：

● 机构提供定期开展医疗保障基金使用检查的结果反馈、整改落实记录、持续改进措施等。

现场评价：

● 现场查看机构相关检查、反馈、分析整改、持续改进记录等。

4.5 安全生产

安全生产管理工作是卫生院正常运行的基础保障，是构成基层卫生服务能力的重要因素，是保障全体职工和群众生命与财产安全的有效措施。

【C-1】

有水、电、气、电梯等后勤保障的操作规范和消防安全管理制度，有明确的故障报修、排查、处理流程。

后勤保障人员须持有专业上岗证。

制定相应的后勤保障规章制度、措施预案、操作规范等。

制定水、电、煤气、氧气、电梯等故障报修、排查、处理的流程，并有相应的记录。

逐级确定消防安全责任，做好内保安全、消防安全、用电安全、施工安全、生产安全、车辆安全、地下空间安全、外部空间安全、设施设备安全、空置房和出租（借）房安全及其他涉及的相关安全工作并有记录。

制定消防安全操作规程，消防安全设施、设备完好，灭火器有效期内，应急照明完好，消防（疏散）通道通畅，落实下班前5分钟安全检查制度，记录并签名。

支撑材料：

● 机构提供相应的后勤保障规章制度、措施、预案、操作规范等，有专（兼）职后勤保障相关从业人员，后勤保障人员有专业上岗证或第三方资质证书，能提供服务企业的资质证书、相关器械的资质证书、相关设备的有效期等。

● 机构提供消防安全管理制度、消防安全操作规程等，确定逐级消防安全责任，消防安全设施、设备完好，灭火器有效期内，应急照明完好，消防（疏散）通道通畅。

● 机构提供水、电、燃气、氧气、电梯等故障报修、排查、处理的流程，并有相应的记录。

现场评价：

● 现场查看机构相关制度、规范、资质证件、设施设备运行监管记录等。

【C-2】

水、电、气供应的关键部位和机房有规范的警示标识，定期进行检查、维护和保养。

按照规定在供水、供电、供氧、供气、电梯、污水排放等关键部位规范使用统一标识。在配电间、氧气房、煤气供气阀、污水处理房、生活垃圾房、医用废弃物垃圾房等显著部位有明显、规范的警示标识。对供水、供电、供气、供氧系统等相关设施定期进行检查、维护、保养的记录并签名。污水处理设施、污染物排放管理按照规定标准和要求实施，达到水污染物排放规定标准。规范锅炉使用管理，严格执行《锅炉使用管理规则》。

支撑材料：

- 机构在关键部位和机房等设置统一的警示标识标牌。
- 机构提供供水、供电、供气、供氧系统等相关设施的年检合格证和定期进行检查、维护、保养的记录并签名。
- 机构提供污水处理设施、污水检测报告及监测记录，并符合排放标准。

现场评价：

- 现场查看机构标识标牌、检测报告及相关记录等。

【C-3】

制定耗材、物资和设备采购计划，加强后勤物资管理。

制定耗材、物资月度采购计划，按照采购流程实施、完成采购计划。根据不同设备预算审批要求，制定相应设备采购计划，按照设备采购流程实施、完成设备采购计划。加强后勤物资监督与管理，规范后勤物资采购、验货、入库、领用等程序，做到账物相符，每月盘点1次。设施、设备均设置和张贴固定资产编号，每年至少盘点1次，做到账物相符。固定资产报废按照规定程序审批后实施。

支撑材料：

- 机构提供耗材、物资月度采购计划，能按照采购流程实施、完成采购计划等。
- 机构根据不同设备预算审批要求，制定相应设备采购计划，并按照设备采购流程实施、完成设备采购计划。
- 机构提供后勤物资采购、验货、入库、领用等制度、流程，每月盘点一次，做到账物相符，有盘点记录等。
- 机构设施、设备均设置和张贴固定资产编号，每年至少盘点1次，做到账物相符，有盘点记录等。

现场评价：

- 现场查看机构相关制度、流程、采购计划和相关记录等。

【C-4】

按照《医疗纠纷预防和处理条例》《医疗机构投诉管理办法》等文件要求，建立健全医患沟通机制、投诉接待制度等。

建立健全医患沟通机制，完善医患沟通内容，定期对医务人员进行医疗卫生法律法规的培训和职业道德教育，每年不少于1次。加强医疗风险管理，完善医疗风险的识别、评估和防控措施，定期检查措施落实情况，及时消除隐患。

制定投诉接待制度，建立畅通、便捷的投诉渠道，明确受理投诉部门和范围，在显著位置公布投诉处理程序、地点、接待时间和联系方式。设置投诉接待场所，场所内提供有关法律、法规、投诉程序等资料，便于患者查询。机构至少设1人负责投诉管理工作，定期对医务人员开展医患沟通和投诉处理培训，每年不少于1次。

支撑材料：
- 机构提供医患沟通机制、投诉接待制度等，明确受理投诉部门和范围，有相关投诉处理记录等。
- 机构提供设置投诉管理工作人员的文件及岗位职责等。
- 机构提供对医务人员进行医疗卫生法律法规的培训和职业道德教育等相关资料，包括培训计划、培训通知、签到表、影像资料、培训内容、试卷、成绩通报（含排名）、总结（含结果运用）等。
- 机构提供对医务人员进行医患沟通和投诉处理的培训相关资料，包括培训计划、培训通知、签到表、影像资料、培训内容、试卷、成绩通报（含排名）、总结（含结果运用）等。

现场评价：
- 现场查看机构相关制度、相关培训资料及投诉处理记录等。

【C-5】

按照《关于加强医院安全防范系统建设的指导意见》制定有本机构安全防范制度、应急处置机制等。

制定机构安全防范制度，强化医疗卫生服务机构日常及节假日值班巡查和财务、药品、医疗垃圾存放等安全管理。制定机构应急处置机制，完善重大医疗安全突发事件应急处置机制和预案，做好信息上报，确保突发事件的及时、有效处置。开展全员安全生产教育培训，对重点岗位和新进员工加大培训力度，确保培训效果。

支撑材料：
- 机构提供安全防范制度。
- 机构提供应急处置机制和预案。
- 机构提供全员安全生产教育培训的相关资料，包括培训计划、培训通知、签到表、影像资料、培训内容、试卷、成绩通报（含排名）、总结（含结果运用）等。

现场评价：
- 现场查看相关制度、应急处置机制、相关培训资料等。

【B-1】

有节能降耗、控制成本的措施和目标，并落实到相关科室。

制定机构总体节能降耗、控制成本的年度计划、具体内容、措施方法和阶段性的具体目标。将节能降耗、控制成本的具体目标分解、落实到相关科室并完成目标。

支撑材料：
- 机构提供节能降耗、控制成本的年度计划，包括：具体内容、措施方法和阶段性的具体目标等。
- 机构提供节能降耗、控制成本的目标分解表和完成记录等。

现场评价：
- 现场查看机构节能降耗、控制成本的相关计划、记录等。

【B-2】

有后勤安全保障应急预案，每半年至少组织一次演练。

建立后勤安全保障应急预案。制定后勤安全保障应急预案培训计划，每半年至少组织实操演练、培训讲座各1次。

支撑材料：
- 机构提供后勤安全保障应急预案及相关演练资料，覆盖消防、停电、地震、设备故障、通信故障等，相关演练资料包括演练计划、演练方案、演练通知、演练脚本、签到表、影像资料、总结分析、整改等。

现场评价：
- 现场查看机构后勤安全保障的相关预案、演练资料等。

【B-3】

设置有投诉管理部门或者配备专（兼）职人员，对医务人员开展医患沟通技巧培训。

机构主要负责人是医疗卫生服务机构投诉管理的第一责任人，机构应当设置投诉管理部门或者配备一名专（兼）职人员，负责承担投诉管理工作。建立健全医患沟通机制，完善医患沟通内容，加强对医务人员医患沟通技巧的培训，提高医患沟通能力。

支撑材料：

- 机构提供设置投诉管理部门或投诉管理专（兼）职人员的文件及岗位职责。
- 机构提供医患沟通技巧相关培训资料，包括培训计划、培训通知、签到表、影像资料、培训内容、试卷、成绩通报（含排名）、总结（含结果运用）等。

现场评价：

- 现场查看机构设置投诉管理部门的相关文件、医患沟通技巧培训资料等。

【B-4】

配备有专（兼）职保卫人员，聘用足够的保安员，为在岗保卫人员配备必要的通信设备和防护器械，在出入口和主要通道安装视频监控装置。

机构应当配备有专（兼）职保卫人员，聘用足够的保安员，对专职保卫人员和保安员加强相关法律知识和保卫业务、技能培训，规范保安员考核评价，提高职业能力和水平。为在岗保卫人员和保安员配备必要的通信设备和防护器械。加强医院技防系统建设，实现医疗机构内公共区域、重点区域视频监控全覆盖。

支撑材料：

- 机构提供专（兼）职保卫人员的聘用协议、人员基本信息一览表、相关培训资料等，相关培训资料包括培训计划、培训通知、签到表、影像资料、培训内容、试卷、成绩通报（含排名）、总结（含结果运用）等。
- 机构提供相关通信设备和防护器械等，在出入口和主要通道安装视频监控，且运行正常。

现场评价：

- 现场查看机构相关资料、设备、培训资料等。

【A-1】

根据演练效果和定期检查情况，制定改进措施并落实。

根据实操演练的实际效果和定期检查存在的问题，制定进一步改进的措施方案，有具体整改落实的结果。

支撑材料：

- 机构提供相关改进措施、整改落实记录等。

现场评价：

- 现场查看机构相关资料、持续改进记录等。

【A-2】

对新建和改扩建项目，其结构安全等级、抗震设防类别及消防设计审查须符合国家建设部门制定的相应标准规范要求。

针对机构近三年有新建和改扩建项目，结构安全等级、抗震设防类别及消防设计审查须符合国家建设部门制定的相应标准规范要求。对已建成项目需办理消防验收、备案后方可使用。

支撑材料：

- 机构提供新建和改扩建项目相关部门的审查记录等并符合标准。

现场评价：

- 现场查看机构相关资料、审查记录等。

【A-3】

能够定期对投诉涉及的风险进行评估，对投诉隐患进行摸排，对高发隐患提出针对性的防范措施。

各部门、各科室应当定期对投诉涉及的风险进行评估，对投诉隐患进行摸排，对高发隐患提出针对性的防范措施，加强与患者沟通，及时做好矛盾纠纷排查化解工作。鼓励工作人员主动收集患者对医疗服务、医疗质量安全等方面的意见和建议，通过规定途径向投诉管理部门或者有关职能部门反映。

支撑材料：

- 机构提供投诉涉及的风险评估报告、投诉隐患摸排记录、防范措施等。

现场评价：

- 现场查看机构与投诉相关的制度、报告、记录等。

【A-4】

能够定期开展安全防范系统建设总结分析，持续改进相关工作。

定期开展安全防范系统建设工作总结、分析安全隐患信息，提出加强与改进工作的意见或者建议，并加强督促落实。

支撑材料：
● 机构提供定期开展安全防范系统建设的总结分析报告、整改落实记录、持续改进措施等。
现场评价：
● 现场查看机构安全防范系统建设的相关资料、持续改进记录等

4.6 信息管理

4.6.1 信息系统建设

现代信息技术在医疗卫生领域的应用有助于实现资源整合、流程优化，降低运行成本、提高服务质量、提高工作效率和管理水平。医药卫生体制机制改革明确要求完善以疾病控制网络为主体的公共卫生信息系统，提高预测预警和分析报告能力。鼓励卫生院应用互联网等信息技术拓展医疗服务空间和内容，构建覆盖诊前、诊中、诊后的线上线下一体化医疗服务模式。加快推进卫生信息化建设，对于有效落实医改措施，提高医疗卫生服务质量和效率，降低医药费用，促进人人享有基本医疗卫生服务目标的实现具有重要的战略意义。分级诊疗制度构建、医联体建设、签约服务工作的落实同样离不开信息技术支持，建立区域性医疗卫生信息平台，实现电子健康档案和电子病历的连续记录以及不同级别、不同类别医疗机构之间的信息共享、业务协同，确保转诊信息畅通。信息系统建设按照《全国基层医疗卫生机构信息化建设标准与规范（试行）》执行。

【C-1】
制定保障卫生院信息系统建设、管理和信息资源共享的相关制度。

年度工作计划（或中长期发展规划）、年度总结中有信息化建设内容。确保信息系统稳定性、可靠性制定的相关管理制度、规范化操作流程。建立机构内部医疗卫生业务数据管理、信息资源共享、信息安全管理制度。

支撑材料：
● 机构提供包含信息化建设内容的年度工作计划、总结等。
● 机构提供信息化建设、业务数据管理、信息资源共享、信息安全管理制度等。
现场评价：
● 现场查看机构年度计划、总结、相关制度等。

【C-2】

定期召开信息化建设专题会议，建立信息使用与信息管理部门沟通协调机制，并设置信息化管理专（兼）职人员。

每年至少召开1次信息化建设专题会议，推进机构公共卫生、医疗、医保、药品、财务监管信息化建设，整合资源，加强信息标准化和公共服务信息平台建设。有专（兼）职信息管理部门或者人员。

支撑材料：
- 机构提供设置信息使用与管理部门、信息化管理专（兼）职人员的文件及岗位职责、信息使用与信息管理部门沟通协调机制等。
- 机构提供定期召开信息化专题会议的相关资料，包括会议通知、签到表、影像资料、会议记录等。

现场评价：
- 现场查看机构相关制度、会议资料等。

【C-3】

建立信息系统，满足财务、药房、门诊、住院、检验、放射、家庭医生签约等信息系统，系统满足基本医疗、公共卫生和家庭医生签约服务功能需求。

基本医疗业务系统（模块）应包括：药房管理、门诊医生工作站、门诊输液管理、住院（如有）电子病历、住院（如有）医嘱系统、护理工作站、LIS、RIS、PACS。

公共卫生业务系统（模块）应包括：儿童保健、预防接种、孕产妇保健、高血压患者管理、糖尿病患者管理、结核病患者管理、传染病管理、慢性病及其健康危险因素、精神卫生管理、老年人健康管理、中医体质辨识等应用不少于8个。

日常运行管理系统应包括：挂号、收费、门诊分诊、排队叫号、财务管理系统、自助服务（费用查询、诊疗项目查询、药品查询、挂号、检验报告打印）不少于4项。

支撑材料：
- 机构建立满足多服务功能的信息系统，运行正常、定期维护并有维护记录。

现场评价：
- 现场查看机构系统运行情况、维护记录等。

【C-4】

及时、准确报送统计信息。

及时准确上报和统计突发公共卫生事件、预防接种、妇幼、传染病、慢性病管理等业务系统。主要内容包括：突发公共卫生事件诊断标准的患者信息、基本公共卫生服务项目指定的辖区内0～6岁儿童和其他重点人群的预防接种信息、胎婴儿的出生缺陷信息、5岁以下儿童死亡情况、孕产妇死亡情况、肺结核及艾滋病等其他符合传染病诊断标准的患者信息、基本公共卫生服务项目指定的辖区内35岁及以上高血压、2型糖尿病等其他慢性病和地方病患者的信息等。

支撑材料：
- 机构提供以上相关统计信息报送记录等。

现场评价：
- 现场查看机构信息上报系统、上报信息等。

【B-1】

机构内医疗、健康档案、公共卫生、检查检验等信息互联互通。

电子医技检查申请单基本信息自动生成，申请单种类不少于3种。

医生诊疗服务过程中通过医生工作站查看病人的检验、检查结果。

诊疗过程中自动提醒糖尿病、高血压新发病人建卡、慢性病病人随访。

糖尿病及高血压患者建卡、随访能够共享医疗服务信息，包括病人基本信息、血压、血糖、糖化血红蛋白值。

诊疗服务过程中能够调阅健康档案。

通过健康档案浏览器查看诊疗服务记录、公共卫生服务记录。其中，医疗服务记录包括就诊机构、诊断信息、用药记录、检验结果、检查报告。公共卫生服务记录包括慢性病患者管理信息、慢性病患者随访记录、预防接种记录、儿童保健记录、孕产妇保健记录、残疾人服务记录、健康体检记录、中医体质辨识信息、老年人健康管理信息。

重点人群健康档案统计分析，按年龄段、人群、病种等多维度查询。

支撑材料：
- 机构内医疗、健康档案、公共卫生、检查检验等信息能实现互联互通。

现场评价：
- 现场查看医疗机构系统互联互通运行情况等。

【B-2】

提供互联网预约挂号和自助查询功能。

机构信息系统具备患者互联网预约挂号、医疗费用查询、检验检查报告查询等功能。

支撑材料：
- 机构互联网预约挂号和自助查询等功能运行正常。

现场评价：
- 现场查看机构挂号、查询功能运行情况等。

【A-1】

信息系统具备运营管理、后勤管理、电子证照管理等功能。

运营管理应具备执行全面预算管理、临床试剂管理、高值耗材管理、低值耗材及办公用品管理、医疗设备管理、后勤设备管理、资产信息管理、有线电视网络。

后勤管理应具备智能建筑管理、医疗废弃物管理、会议管理。

电子证照管理应具备机构电子证照管理、医师电子证照管理、护士电子证照管理。

支撑材料：
- 机构信息系统具备运营管理、后勤管理、电子证照管理等功能，且运行正常。

现场评价：
- 现场查看机构信息系统管理功能运行情况等。

【A-2】

建立统一的基层医疗卫生机构信息系统，部署在县（市、区）级及以上全民健康信息平台。

建立区域信息平台，机构内部信息自动上传。居民健康档案信息包括跨机构（区域内卫生院之间、卫生院与上级医疗机构、公共卫生专业机构之间）的服务记录。

支撑材料：
- 机构信息平台自动上传内部信息，包括居民健康档案信息、跨机构的服务记录等。

现场评价：
- 现场查看机构信息平台运行情况等。

4.6.2　网络安全

卫生院的信息安全管理是整体管理的重要组织部分，在信息安全工作中必须管理与技术并重，进行综合防范，才能有效保障网络安全。

【C-1】

配备专兼职人员，制定网络安全的相关制度。

机构配备一名专（兼）职人员，具有明确的网络信息安全管理职责，具有一定的信息化技术能力，并制定较健全的网络安全管理制度。

支撑材料：
- 机构提供设置信息安全管理专（兼）职人员的文件及岗位职责等。
- 机构提供网络安全管理制度，内容包括数据资源安全保护、网络硬件设备及服务器的安全运行、网络病毒的防治管理、上网信息的安全等。

现场评价：
- 现场查看机构以上相关文件、制度等。

【C-2】

有保障信息系统的安全措施和应急处理预案。

具有重要网段和其他网段之间的隔离措施，有详细可行的信息系统故障应急预案，包含网络、服务器等不同故障的处置预案，具有网络监控功能，有最新病毒库的防病毒软件，防入侵功能配置合理。

安全措施：核心信息系统的网络隔离措施，具有网络监控功能的措施，防病毒的措施等。

应急预案：具有不同类型故障的应急处置预案。

支撑材料：
- 机构提供信息系统安全措施、管理制度、防范措施、监控制度等。
- 机构提供应急处理预案，有信息安全相关演练资料，包括演练计划、演练方案、演练通知、演练脚本、签到表、影像资料、总结分析整改等。

现场评价：
- 现场查看机构以上相关制度、预案、演练资料等。

【C-3】

有信息网络运行、设备管理和维护、系统更新记录。

具有定期登记的网络及设备巡检记录，核心信息系统的日志记录完整。

巡检记录：核心信息系统的网络及设备的巡检或维护记录，日志记录，核心信息系统的日志记录。

支撑材料：

- 机构提供信息网络运行、设备管理和维护、系统更新增补记录等，相关记录完整。

现场评价：

- 现场查看机构以上相关记录等。

【C-4】

安全运维，保证设备的安全和正常使用。

提高基层信息安全的装备保障能力，确保机构内互联网设备的安全，定期维护。

支撑材料：

- 机构设备安全，能够正常运行使用，并有明显标识。
- 机构提供信息安全监管分析记录等，能够定期分析、及时处理安全预警，保障网络设备正常使用。

现场评价：

- 现场查看机构互联网设备正常运行标识、信息安全监管相关记录等。

【B】

信息安全采用身份认证、权限控制，保障网络安全和个人信息安全。

根据医疗机构信息系统权限分配管理办法，严格控制其身份认证及授权管理。加强信息安全宣传、教育培训和考试测评等方式提高职工信息安全意识，确保各项信息安全制度得到落实。

身份认证：核心信息系统进行身份认证的措施。

权限控制：核心信息系统中不同角色医生的权限控制。

数据保护：隐私数据访问的警示功能或敏感数据防统方功能。

支撑材料：
- 机构提供信息系统操作权限分级管理制度等。
- 机构信息系统安全采用身份认证、权限控制等措施，具有数据保护功能等。

现场评价：
- 现场查看机构相关制度、授权控制措施等。

【A-1】

具有支持移动业务终端安全防护的管理系统。

移动安全管理支持移动业务终端安全防护的管理系统，移动存储介质对移动存储介质的注册、使用、访问进行管控与审计。

支撑材料：
- 机构手机等移动业务终端能够进行远程监控管理。

现场评价：
- 现场查看机构终端管理系统运行情况等。

【A-2】

具有防灾备份恢复系统。

对核心服务器、核心网络设备采用冗余备份如双机热备、集群等，有安全、完善的数据库备份措施。

支撑材料：
- 机构提供安全、完善的数据库防灾备份恢复系统。

现场评价：
- 现场查看机构防灾备份恢复系统运行情况等。

4.7　行风与文化建设

在医药卫生体制改革不断深化的新形势下，加强医德医风建设，进一步提高医务人员职业道德素质，对提升医疗质量和服务水平，构建和谐医患关系，推动基层卫生事业又好又快发展具有十分重要的意义。大力弘扬"敬佑生命、救死扶伤、甘于奉献、大爱无疆"卫生健康崇高精神的内容。

【C-1】

建立健全规章制度，有员工工作手册，规范各项行为，并强化员工培训。加强医德医风建设，建立医德考评公示制度。

建立完备的机构文化建设制度，完善机构文化建设的各项保障机制。有员工工作手册，开展员工培训，加强员工道德修养。

建立医德医风考核与评价制度，并建立医德医风考核档案。医德考核与评价方法可分为自我评价、社会评价、科室考核和上级考核。

支撑材料：

● 机构提供行风与文化建设规章制度、领导小组、员工工作手册等，有员工培训资料，包括培训计划、培训通知、签到表、影像资料、培训内容、试卷、成绩通报（含排名）、总结（含结果运用）。

● 机构提供医德医风考核评价制度、医德医风考评公示制度及相关评价资料，并将考核情况公示。

现场评价：

● 现场查看机构行风与文化建设相关制度、培训资料等。

【C-2】

贯彻落实医疗机构工作人员廉洁从业《九项准则》，并设置投诉电话或举报箱，及时处理群众投诉。医德考评结果与医务人员晋职晋升、评先评优、绩效工资等衔接。

要将《医疗机构工作人员廉洁从业九项准则》（以下简称《九项准则》）纳入医疗机构岗前教育、业务培训、入职晋升前培训等各级各类执业培训教育活动，确保全部覆盖、全体动员、全员知晓。要将医疗卫生人员贯彻执行《九项准则》情况列入医疗机构医务人员年度考核、医德考评和医师定期考核的重要内容。

建立投诉受理部门，有投诉处理机制及反馈机制，设置投诉电话或举报箱，并公开举报电话，及时处理群众投诉。医德医风考评要坚持实事求是、客观公正的原则，坚持考核制度化，将考核与医务人员的工作、薪酬、晋升相结合。

支撑材料：

● 机构提供廉洁从业《九项准则》相关培训材料，包括培训计划、培训通知、签到表、影像资料、培训内容、试卷、成绩通报（含排名）、总结（含结果运用）。

● 机构提供建立投诉受理部门的相关文件，有投诉处理机制及反馈机制，设置投诉电话或举报箱，并公开举报电话，及时处理群众投诉，有投诉处理相关记录。

● 机构提供医德医风考评结果应用相关记录等。机构医德医风考评考核制度化，将考核结果与医务人员的工作、薪酬、晋升相结合。

现场评价：

● 现场查看机构相关制度、培训、记录、考评及应用资料等。
● 现场访谈机构职工关于廉洁从业《九项准则》的知晓情况，查看知晓率。

【C-3】

制定本机构文化建设实施方案并组织实施。

制定机构文化建设实施方案，方案内容要系统全面、措施得力、亮点突出、彰显特色。专人负责具体组织实施，形成特色鲜明的文化体系，充分展现卫生健康系统的行业特点。

支撑材料：

● 机构提供文化建设实施方案，方案内容系统全面、措施得力、彰显特色等。
● 机构提供设置专人负责文化建设的相关文件等。

现场评价：

● 现场查看机构文化建设的相关方案、文件等。

【C-4】

加强机构文化宣传，采取多种方式开展宣传活动。

按照"《基层医疗卫生机构标识设计标准》等3项推荐性卫生行业标准的通告（国卫通〔2022〕15号）"文件要求，统一基层医疗卫生机构标识，方便居民识别，基层医疗卫生机构标识应置于显著位置。标识的使用范围包括基层医疗卫生机构牌匾、灯箱、标牌、旗帜、文件、服饰、宣传栏、宣传材料、办公用品、网页等。在工作中注重选树和培育先进典型，通过媒体开展宣传，并积极参与卫生健康系统典型选树宣传活动。推行机构网站、公众号、微博等方式，介绍医疗知识，传播健康文化，增强机构文化的辐射力。

支撑材料：

● 机构提供采取多种方式开展文化宣传活动的相关活动记录等。

现场评价：

● 现场查看机构相关活动记录等。

【B-1】

深化作风效能建设，相关效能制度严格落实。

全面深化作风效能建设，制定机构效能建设相关制度，由机构办公室或其他部门抓落实，相关考勤、值班等记录公平、公开。以过硬的作风效能促进工作落实，以良好的考绩导向激励创先争优。

支撑材料：
- 机构提供效能建设相关制度等。
- 机构提供开展作风效能建设工作记录及成效等。

现场评价：
- 现场查看机构相关制度、工作记录及成效等。

【B-2】

医德医风建设有成效，对优秀科室及先进个人，制定宣传、表彰、奖励措施并落实，各类表彰和评优评先向家庭医生倾斜。

开展医务工作者职业道德宣传教育专题活动。有对优秀科室及先进个人的激励措施并落实到位，有宣传阵地及措施，各类表彰和评优评先向家庭医生倾斜，营造学习先进、崇尚模范的氛围。

支撑材料：
- 机构提供开展职业道德宣传教育活动的相关活动资料等。
- 机构提供对优秀科室及先进个人、优秀家庭医生或团队的激励措施、相关落实资料等。
- 机构提供宣传阵地建设及措施，营造学习先进、崇尚模范的氛围等。

现场评价：
- 现场查看机构医务人员职业道德宣传教育活动相关资料、激励先进的措施和落实的相关资料，宣传阵地建设及措施的相关资料等。

【B-3】

有机构宗旨、院训、着装规范等文化建设内容。

制定机构宗旨、院训、服务理念、着装规范等塑造机构及员工独特的精神气质，增强职工凝聚力。

支撑材料：
- 机构提供宗旨、院训、着装规范等文化建设内容，增强职工凝聚力并有相关资料。

现场评价：
- 现场查看机构文化建设相关资料等。

【B-4】

机构环境、服务设施等能体现机构文化，氛围浓厚。

建立统一清晰的形象标识和机构内指示系统，方便患者就医。充分利用机构内部空间打造宣传阵地，宣传崇高精神，展示先进事迹，开展医学科普，传播健康文化。利用楼宇电视、机构内无线网络等形式为患者提供健康信息服务。建设服务员工和患者的特色人文设施。

支撑材料：
- 机构建立统一清晰的形象标识和机构内指示系统，方便患者就医。
- 机构利用内部空间打造宣传阵地，体现机构文化，打造传播健康文化的浓厚氛围等。

现场评价：
- 现场查看机构环境、服务设施等。

【A-1】

机构文化理念宣传与日常工作相结合，利用新媒体开展特色文化宣传活动。机构文化建设得到职工和居民认可。

机构文化理念宣传与日常诊疗、健康科普、疾病防控等工作相结合，强化对新媒体知识的普及并加强运用。提升机构文化建设，职工和居民认可度高。

支撑材料：
- 机构提供利用日常工作和新媒体开展文化宣传活动的记录等。
- 机构提供职工和居民文化建设满意度调查问卷，现场询问职工和居民关于机构文化建设的满意度。

现场评价：
- 现场查看机构相关记录、活动资料等。

- 现场访谈职工和居民关于机构文化建设的满意度。

【A-2】

机构行风建设有成效，相关工作得到上级部门表彰。

在媒体上有典型报道，原创的经验、做法在全国、本省、市、县（区）卫生系统推广应用。荣获上级部门党建和精神文明职业道德建设成果奖项。

支撑材料：
- 机构提供各类媒体报道及被推广应用的佐证资料等。
- 机构提供近三年荣获上级部门党建或精神文明职业道德建设成果的各类奖项证书、各级各类表彰文件等。

现场评价：
- 现场查看各类媒体报道及被推广应用的做法。各类党建或精神文明创建成果的各类奖项证书等。

4.8 信息公开

规范医疗卫生机构的信息公开工作，提高医疗卫生服务水平，向社会及时提供医疗卫生机构的服务信息，是医疗卫生机构工作的重中之重。

【C-1】

加强医疗卫生机构信息公开工作，确定落实信息公开第一责任人。

加强机构信息公开工作，法人组织的法定代表人或者非法人组织的主要负责人是信息公开第一责任人。

支撑材料：
- 机构提供院级信息公开工作领导小组，明确职责分工。
- 机构每季度至少一次召开专题会议，研究部署信息公开工作，有会议通知、影像资料、会议记录等相关资料。

现场评价：
- 现场查看机构以上相关制度、会议记录等。

【C-2】

建立健全信息公开工作制度，规定了本机构公开信息的范围形式、审核发布、管理维护及咨询回应等工作。

建立信息公开工作制度，对公开信息的范围形式、审核发布、管理维护及咨询回应等工作有明确规定。

支撑材料：
- 机构提供信息公开工作制度，内容包括范围形式、审核发布、管理维护、咨询回应、监督管理等，并贯彻执行。
- 机构提供信息公开发布三级审核台账，并作好记录。

现场评价：
- 现场查看机构信息公开相关制度、台账等。

【C-3】

按照《医疗卫生机构信息公开基本目录》中对于"基层医疗卫生机构信息公开基本目录"的要求，对于本机构所涉及的信息基本能够予以公开。

资质类信息（机构信息、人员信息、价格），服务类信息（环境导引、诊疗服务、行风与投诉、科普健教、便民服务）。

支撑材料：
- 机构提供信息公开目录等。
- 机构根据行业特点和自身实际服务情况，对于本机构所涉及的信息在线上线下基本能够予以公开。
  - 机构信息、人员识别、设备准入、服务价格、药品耗材。
  - 交通导引、内部导引、公卫措施、安全警示、应急指引。
  - 服务时间、专业介绍、就诊须知、住院须知、预约诊疗、检验检查、分级诊疗、远程医疗、服务内容、服务范围、服务流程。
  - 招标采购、行风建设、依法执业自查、医疗秩序、投诉途径、纠纷处理。
  - 健康科普、健康教育。
  - 咨询服务、特殊人群、收费查询、医保服务、复印病历、其他信息。

现场评价：
- 现场查看机构信息公开目录、公开资料等。

【C-4】

结合自身条件，确定了咨询服务方式，至少通过1种渠道开展咨询服务。

根据实际情况将主动公开的信息通过下列1种或多种方式予以公开：办公和服务场所的公开栏、公告牌、电子显示屏、触摸屏，咨询台、服务台，人员岗位标识，各级政府门户网站或本机构门户网站，互联网交流平台、公众号、移动客户终端，服务手册、便民卡片、信息须知，咨询服务电话，其他便于公众知晓的方式。

支撑材料：

- 机构通过咨询服务台、报刊、网络、电话、信息公开栏、电子屏幕、宣传单、讲座等多种方式开展咨询服务。
- 机构提供咨询服务台账，有相关服务记录等。

现场评价：

- 现场查看机构咨询服务方式、相关记录等。

【B-1】

明确管理部门或专门人员负责本机构的信息公开工作。

医疗卫生机构应当建立健全信息公开工作制度，对本机构公开信息的范围形式、审核发布、管理维护、咨询回应等工作作出规定。应当明确管理部门或专门人员负责本机构的信息公开工作。

支撑材料：

- 机构提供设置信息公开管理部门或信息公开专（兼）职人员的文件，明确岗位职责。

现场评价：

- 现场查看机构信息公开相关文件等。

【B-2】

按照"基层医疗卫生机构信息公开基本目录"的要求，对于本机构所涉及的信息均予以公开。

按照《医疗卫生机构信息公开基本目录》的要求全部予以公开。不在目录内，但涉及资质类和服务类的信息的全部予以公开。

资质类信息是指，法律、法规、规章明确规定的或政府部门指定的，带有强制性公开的医疗和公共卫生服务信息，以及通过许可、审批、备案、评审等取得的相关资质信息；服务类信息是指，医疗卫生机构提供公共服务过程中，公众需要或关注的服务信息。

支撑材料：
- 机构按照目录范围及相关要求，对涉及本机构的信息全部公开，公开内容及时、准确、全面，有信息更新台账等。

现场评价：
- 现场查看机构信息公开相关记录等。

【B-3】

将基本目录要求的信息以多种方式向社会公开，方便公众获取。

医疗卫生机构应当根据实际情况将主动公开的信息通过下列3种或以上方式予以公开：办公和服务场所的公开栏、公告牌、电子显示屏、触摸屏，咨询台、服务台，人员岗位标识，各级政府门户网站或本机构门户网站，互联网交流平台、公众号、移动客户终端，服务手册、便民卡片、信息须知，咨询服务电话；其他便于公众知晓的方式。

支撑材料：
- 机构采取多种方式向社会公开医院信息，包括但不限于：信息公示栏、咨询服务台、宣传手册、广播、报刊、电话、电子屏、微信公众平台、政府门户网站等。
- 机构根据实际情况增设1～2个个性化信息公开专栏。

现场评价：
- 现场查看机构信息公开方式、记录等。

【A-1】

信息公开及时、准确、全面，信息不滞后。

医疗卫生机构公开信息应当坚持合法合规、真实准确、便民实用、及时主动的原则。

支撑材料：
- 机构提供职能部门对公开信息的监管记录等，每月至少一次，保障信息公开及时、准确、全面。

现场评价：
- 现场查看机构信息公开的相关记录等。

【A-2】

机构能够定期开展信息公开情况自查，对工作进行总结分析并持续改进。

每季度开展信息公开情况自查，并做好记录。

支撑材料：
- 机构提供职能部门定期对信息公开自查的结果反馈、总结分析、整改落实记录、持续改进措施等。

现场评价：
- 现场查看机构信息公开相关反馈、总结分析、整改、持续改进措施等。

4.9 县乡一体和乡村一体建设

按照深化医药卫生体制改革和城乡发展一体化总体要求，完善县乡一体和乡村卫生服务一体化管理机制，合理规划和配置乡村卫生资源，转变乡村医生服务模式，规范服务行为，提高服务能力。

【C-1】

实施辖区内乡村卫生健康服务一体化管理，建立管理及工作制度并严格落实。

建立乡村一体化管理的实施方案和工作制度，对村卫生室的业务和考核等方面予以规范的管理，并进行严格落实。

支撑材料：
- 机构提供乡村卫生健康服务一体化管理及工作制度，设置一体化管理部门、制定一体化管理专（兼）职人员及职责分工文件等。
- 机构提供辖区内村卫生室名单、乡村医生基本信息一览表及工作制度、职责等。

现场评价：
- 现场查看机构乡村一体化管理相关制度、文件等。

【C-2】

承担对村卫生室的业务指导、考核和乡村医生业务培训。

建立对村卫生室培训、指导、考核等制度。每年至少培训2次，累计培训时间不低于10

个工作日；每年业务工作指导至少2次，考核至少2次。

支撑材料：
- 机构提供卫生室业务指导计划和相应的业务指导记录（文字、影像等）。
- 机构提供村卫生室绩效考核实施细则，有乡村医生绩效考核过程、结果公示等资料。
- 机构提供对乡村医生的培训方案，定期组织乡村医生业务培训学习，有乡村医生业务培训相关资料，包括培训计划、培训通知、签到表、影像资料、培训内容、试卷、成绩通报（含排名）、总结（含结果运用）。

现场评价：
- 现场查看机构相关制度、指导记录、考核记录、相关培训资料等。

【C-3】

建立分工协作制度，以业务、技术、管理为纽带，与上级医疗机构建立长期稳定的分工协作机制。

与二级及以上医疗卫生机构签订协作协议，建立长期稳定的协作机制。

通过开展业务协作、技术分工协作、管理分工协作等形式，探索多种分工协作模式，包括不限于医工协作疗联合体、医疗共同体、双向转诊等工作模式，促进资源、服务下沉基层。

支撑材料：
- 机构提供分工协作制度等。
- 机构提供分工协作相关工作记录等。

现场评价：
- 现场查看机构分工协作相关制度、工作记录等。

【B-1】

组织乡村医生每月召开例会、并有记录。

建立例会制度，明确会议的内容等，每月至少1次。

支撑材料：
- 机构提供乡村医生例会制度等。
- 机构提供乡村医生例会资料，内容包括会议通知、签到表、影像资料、会议记录等。

现场评价：

- 现场查看机构乡村医生例会相关制度、会议资料等。

【B-2】

定期对村卫生室工作情况进行检查，并督促持续改进。

定期对村卫生室工作进行检查，对检查结果有评价整改材料。

支撑材料：

- 机构提供卫生院对村卫生室督导检查相关制度、记录等。
- 机构提供职能部门定期对乡村卫生一体化工作进行督导检查的结果反馈、总结分析、整改落实记录、持续改进措施等。

现场评价：

- 现场查看机构村卫生室工作相关制度、反馈、总结分析、整改及持续改进等。

【B-3】

规范双向转诊标准和流程，每半年至少有一次上级医疗机构医师指导工作记录。

建立牵头医院与成员单位间双向转诊通道与平台，建立健全双向转诊标准，规范双向转诊流程，为患者提供顺畅转诊和连续诊疗服务。

支撑材料：

- 机构提供双向转诊标准和流程、相关记录等。
- 机构提供双向转诊协议和上级医师指导工作记录等。

现场评价：

- 现场查看机构转诊协议、相关制度、工作记录等。

【A】

参与紧密型县域医共体建设，实行县乡一体化管理。

建立目标明确、权责清晰、公平有效的分工协作机制；建立责权一致的引导机制，使医联体成为服务、责任、利益、管理共同体；区域内医疗资源有效共享，推动形成基层首诊、双向转诊、急慢分治、上下联动的分级诊疗模式。

支撑材料：
- 机构提供紧密型县域医共体建设实施方案，并有县乡一体化管理相关资料。

现场评价：
- 现场查看机构县域医共体建设方案、相关落实资料等。

4.10 部门协同

与乡镇、民政、公安、教育、残联、老龄办等相关部门协同配合，提供有关卫生健康咨询服务，与乡镇和村建立沟通协调机制，积极参与村（居）民委员会公共卫生委员会选任，与辖区内养老机构开展多种形式协同合作，推进医养结合，协同做好辖区卫生健康服务工作。

【C-1】

与乡镇、民政、公安、教育、残联、老龄办等相关部门密切配合。

在上级主管部门的领导和组织下，积极主动与民政、公安、教育、残联、老龄办等政府相关部门就社区安全、学校卫生、社区养老，以及低保、残疾、学生、孕产妇、老年人等重点人群健康管理等工作保持协调沟通。

每年应有参加相关部门会议的记录不少于1次，每次记录应有卫生工作讨论内容。

支撑材料：
- 机构提供部门分工协作工作制度、会议记录等。

现场评价：
- 现场查看机构相关制度、会议记录等。

【C-2】

与辖区内托育机构、幼儿园、学校、企事业单位等相互配合，能够提供有关卫生健康咨询服务。

面向服务区域内的机关单位、学校、写字楼等功能社区人群，开展有针对性的基本医疗和公共卫生服务，引导居民参与健康促进工作。要有详细的服务记录，每年不少于2次服务。

支撑材料：
- 机构提供与相关部门等配合，开展有关卫生健康咨询服务的相关记录等。

现场评价：

- 现场查看机构相关咨询服务记录等。

【B-1】

与乡镇和村建立沟通协调机制，共同制定卫生健康服务工作计划，定期总结。

卫生院参与乡镇人民政府健康促进委员会（或公共卫生工作委员会等类似机构）相关工作，积极争取支持，解决必需的业务用房和工作中的困难等。

乡镇人民政府年度工作计划有对卫生院支持协调的内容，年度总结中应有卫生院扶持落实情况。

支撑材料：

- 机构提供与乡镇、村之间的沟通协调机制、工作记录等。
- 机构提供卫生健康服务相关工作计划和总结等。

现场评价：

- 现场查看机构相关文件、工作记录、工作计划及总结等。

【B-2】

从专业角度积极指导制定村公共卫生工作方案和突发公共卫生事件应急预案。

卫生院要从专业角度指导制定村（社区）公共卫生工作方案和突发公共卫生事件应急预案，组织开展突发公共卫生事件应急演练等。

支撑材料：

- 机构指导制定村级公共卫生工作方案，包括领导小组、部门职责分工、工作制度、监督制度、值班制度等。
- 机构指导制定突发性公共卫生事件应急预案，包括现场指挥体系、处置程序、工作要求等，有相关演练资料，包括演练计划、演练方案、演练通知、演练脚本、签到表、影像资料、总结分析、整改等。

现场评价：

- 现场查看机构相关文件、预案及演练资料等。

【B-3】

积极参与村（居）民委员会公共卫生委员会选任。

卫生院要立足本职工作，积极参与村（居）民委员会公共卫生委员会选任，履行健康守门人的职责。

支撑材料：
- 机构提供参与村（居）民委员会公共卫生委员会选任文件及相关资料等。

现场评价：
- 现场查看机构相关文件、资料等。

【B-4】

从专业角度对村（居）民委员会公共卫生委员会成员开展相关卫生知识培训，指导其开展卫生健康政策宣传、居民健康教育活动等。

帮助居民委员会公共卫生委员会掌握基层卫生领域政策规定、应急处置技能、健康科普知识等。发生突发公共卫生事件时针对疫情防控有关要求开展核心知识培训。

支撑材料：
- 机构提供对村（居）民委员会公共卫生委员会成员开展相关卫生知识培训的相关培训资料，包括培训计划、培训通知、签到表、影像资料、培训内容、试卷、成绩通报（含排名）、总结（含结果运用）等。
- 机构提供指导村级开展卫生健康政策宣传、居民健康教育活动的相关活动记录等。

现场评价：
- 现场查看机构相关培训记录、活动记录等。

【A-1】

建立日常医疗卫生服务与辖区养老机构、特困人员供养服务设施（敬老院）养老服务有机衔接融合工作机制，提供有关医疗卫生服务，推进医养结合。

与辖区内养老机构（敬老院）有服务协议，以多种形式开展服务，如对养老机构内设医疗机构的指导、上门巡诊、建立家庭病床、双向转诊、上门护理服务等。

支撑材料：
- 机构提供医养衔接融合工作机制、相关协议及相关服务记录等。

现场评价：
- 现场查看机构相关文件、协议、服务记录等。

附1-1 医疗机构人员基本信息一览表

附 医疗机构专业技术人员基本信息一览表

单位：　　　　　科室：　　　　　统计年份：　　　　　更新日期：

排序	姓名	性别	参加工作时间	所在科室聘用岗位	职务	职称	执业类别	资格证书编号	执业证书编号	执业地点	执业范围（含加注科目）	执业变更情况（变更时间）	备注
1													
2													
3													
4													
5													
6													
7													

备注：附相关资格证、执业证、职称证书等复印件。

附 非医学专业技术人员基本信息一览表

单位：　　　　　科室：　　　　　统计年份：　　　　　更新日期：

排序	姓名	性别	参加工作时间	所在科室聘用岗位	职务	职称级别	持证类别	资格证书编号	取得证书时间	备注
1										
2										
3										
4										
5										
6										
7										
8										
9										
10										

备注：非医学专业技术人员包括工勤人员、会计、档案及其他专业人员，附相关证书复印件。

附 党员基本信息一览表

支部名称： 统计年份： 更新日期：

排序	姓名	性别	民族	政治面貌	入党时间	参加工作时间	所在科室	行政职务	党内职务	联系方式	备注
1											
2											
3											
4											
5											
6											
7											
8											
9											
10											

附1-2 常规手术开展情况

	常规手术项目名称	级别（1.一级；2.二级；3.三级）	年度服务量（人次）
1			
2			
3			
4			
5			
6			
...			

附1-3　医疗卫生机构年报表

（乡镇卫生院、社区卫生服务机构）

××××年

表　　号：卫健统1-2表

制表机关：国家卫生健康委

批准机关：国家统计局

批准文号：国统制〔2021〕95号

有效期至：2024年8月

一、基本情况		
代号	指标名称	本年
机构名称		
社会信用代码		
组织机构代码		
1.1	机构属性代码（要求新设机构和属性代码变动机构填写）	
1.1.1	登记注册类型代码	
1.1.2	医疗卫生机构类别代码	
1.1.3	机构分类管理代码	
1.1.4	行政区划代码	
1.1.5	单位所在乡镇/街道代码	
1.1.6	设置/主办单位代码	
1.1.7	政府办医疗卫生机构隶属关系代码	
1.1.8	单位所在地是否民族自治地方	
1.1.9	是否分支机构	
1.1.10	是否独立机构	
1.2	基本信息（默认上年数，请修改）	
1.2.1	地址	
1.2.2	邮政编码	
1.2.3	联系电话	
1.2.4	单位成立时间（年）	
1.2.5	法人代表（单位负责人）	
1.2.6	社区卫生服务中心（站）设在	
1.2.7	非独立法人挂靠单位	
1.2.8	是否达到基础设施建设标准	
1.2.8.1	中医馆是否达到建设标准	
1.2.9	是否政府认定的全科医生实践培训基地	
1.2.10	医保定点医疗机构	
1.2.11	是否与医保经办机构直接结算	

续　表

代号	指标名称	本年
1.2.12	辖区内行政村数	
1.2.12.1	其中：设立村卫生室的行政村数	
1.2.13	本单位一体化管理的村卫生室个数	
1.2.14	年内召开乡村医生例会次数	
1.2.15	年内考核乡村医生数	
1.2.15.1	其中：考核合格人数	
1.2.16	本单位下设村卫生室个数	
	执业医师数	
	执业助理医师数	
	注册护士数	
	药师（士）	
1.2.17	非政府办机构是否试行零差率销售基本药物	
1.2.18	是否取得母婴保健技术服务执业许可证	
1.2.19	是否开展卫生监督协管服务	
1.2.20	是否开展互联网诊疗服务	
1.2.21	是否开展居家医疗服务	
1.2.22	是否为老年友善医疗机构	
1.2.23	是否设置老年绿色通道	
1.2.24	是否与其他医疗机构建立针对老年人的双向转诊合作关系	
1.2.25	是否提供安宁疗护服务	
1.2.26	是否设立养老机构	
1.2.27	是否开展养老服务	
1.2.28	是否与其他养老机构建立签约合作关系	
1.2.29	是否为其他养老机构提供远程医疗服务	
1.2.29A	是否承担基本公共卫生服务	
1.2.29B	是否参与医联体（医共体）	
1.2.29C	是否卫生健康行政部门评估认定的社区医院	
	政府主管部门确定的医院级别	
	政府主管部门评定的医院等次	
1.2.30	统计用区划代码	
	统计用乡镇街道代码	
	统计用村居代码	

续 表

二、年末人员情况（人）				
代号	指标名称	本年	上年	人力表数据
2.0	编制人数			
2.0.1	其中：在编人数			
2.1	在岗职工数			
2.1.1	卫生技术人员			
2.1.1.1	执业医师			
2.1.1.1.1	临床类别			
2.1.1.1.2	中医类别			
2.1.1.1.3	口腔类别			
2.1.1.1.4	公共卫生类别			
2.1.1.2	执业助理医师			
2.1.1.2.1	临床类别			
2.1.1.2.2	中医类别			
2.1.1.2.3	口腔类别			
2.1.1.2.4	公共卫生类别			
2.1.1.3	执业（助理）医师中			
2.1.1.3.1	注册为全科医学专业的人数			
2.1.1.3.2	注册为乡村全科执业助理医师数			
2.1.1.3.3	取得全科医生培训合格证的人数			
2.1.1.4	注册护士			
2.1.1.4.1	其中：助产士			
2.1.1.5	药师（士）			
2.1.1.5.1	西药师（士）			
2.1.1.5.2	中药师（士）			
2.1.1.6	技师（士）			
2.1.1.6.1	检验技师（士）			
2.1.1.6.2	影像技师（士）			
2.1.1.6.3	康复技师（士）			
2.1.1.8	其他卫生技术人员			
2.1.1.8.1	其中：见习医师			
2.1.1.8.1.1	其中：中医			
2.1.2	其他技术人员			
2.1.3	管理人员			

续　表

代号	指标名称	本年	上年	人力表数据
2.1.3.1	其中：仅从事管理的人员数			
2.1.4	工勤技能人员			
2.1.4.1	其中：护理员（工）			
2.2	离退休人员			
2.2.1	其中：年内退休人员			
2.3	年内培训情况			
2.3.1	参加政府举办的岗位培训人次数			
2.3.2	接受继续医学教育人数			
2.3.3	进修半年以上人数			
-	年内人员流动情况			
2.4.1	流入			
2.4.2	流出			
2.5	在岗职人员中：取得母婴保健技术服务资质的人员			
2.6	从事儿童保健工作人员			

三、年末床位数

代号	指标名称	本年	上年
3.0	编制床位（张）		
3.1	实有床位（张）		
3.2	实际开放总床日数		
3.3	实际占用总床日数		
3.4	出院者占用总床日数		
3.5	观察床数（张）		
3.6	全年开设家庭病床总数（张）		
3.7	护理床位数（张）		
3.8	养老床位数（张）		

四、房屋及基本建设

代号	指标名称	本年	上年
4.1	年末房屋建筑面积（平方米）		
4.1.1	其中：业务用房面积		
4.1.1.9	其中：危房面积		
4.2	年末租房面积（平方米）		
4.2.1	其中：业务用房面积		

续 表

代号	指标名称	本年	上年
4.2.9	房屋租金（万元）		
4.3	本年批准基建项目（个）		
4.3.1	本年批准基建项目建筑面积（平方米）		
4.3.2	本年实际完成投资额（万元）		
4.3.2.1	其中：财政性投资		
4.3.2.2	单位自有资金		
4.3.2.3	银行贷款		
4.3.3	本年房屋竣工面积（平方米）		
4.3.4	本年新增固定资产（万元）		
4.3.5	本年因新扩建增加床位（张）		

五、年末设备数

代号	指标名称	本年	上年
5.1	万元以上设备总价值（万元）		
5.2	万元以上设备台数		
5.2.1	其中：10万～49万元设备		
5.2.2	50万～99万元设备		
5.2.3	100万元及以上设备		

六、本年度收入与支出（千元）

代号	指标名称	本年	上年
6.1	总收入		
6.1.1	财政拨款收入		
6.1.1.1	其中：财政基本拨款收入		
6.1.1.1.1	其中：医疗收入		
6.1.1.1.2	公共卫生收入		
6.1.1.2	财政项目拨款收入		
6.1.1.2.1	其中：医疗收入		
6.1.1.2.2	公共卫生收入		
6.1.1.2.3	科教收入		
6.1.2	事业收入		
6.1.2.1	医疗收入		
6.1.2.1.1	其中：门急诊收入		
6.1.2.1.1.1	挂号收入		

续　表

代号	指标名称	本年	上年
6.1.2.1.1.2	诊察收入		
6.1.2.1.1.3	检查收入		
6.1.2.1.1.4	药品收入		
6.1.2.1.1.4.1	西药收入		
6.1.2.1.1.4.1.1	疫苗收入		
6.1.2.1.1.4.2	中成药收入		
6.1.2.1.1.4.3	中药饮片收入		
6.1.2.1.1.5	卫生材料收入		
6.1.2.1.1.6	一般诊疗费收入		
6.1.2.1.1.7	治疗收入		
6.1.2.1.1.8	手术收入		
6.1.2.1.1.9	化验收入		
6.1.2.1.1.9.1	核酸检测收入		
6.1.2.1.1.10	其他门急诊收入		
6.1.2.1.1.11	门急诊结算差额		
6.1.2.1.2	住院收入		
6.1.2.1.2.1	床位收入		
6.1.2.1.2.2	诊察收入		
6.1.2.1.2.3	检查收入		
6.1.2.1.2.4	药品收入		
6.1.2.1.2.4.1	西药收入		
6.1.2.1.2.4.1.1	疫苗收入		
6.1.2.1.2.4.2	中成药收入		
6.1.2.1.2.4.3	中药饮片收入		
6.1.2.1.2.5	卫生材料收入		
6.1.2.1.2.6	一般诊疗费收入		
6.1.2.1.2.7	治疗收入		
6.1.2.1.2.8	手术收入		
6.1.2.1.2.9	化验收入		
6.1.2.1.2.10	护理收入		
6.1.2.1.2.11	其他住院收入		
6.1.2.1.2.12	住院结算差额		
6.1.2.2	公共卫生收入		

续　表

代号	指标名称	本年	上年
6.1.2.3	科教收入		
6.1.2.3	非同级财政拨款收入		
6.1.3	上级补助收入		
6.1.4	附属单位上缴收入		
6.1.5	经营收入		
6.1.6	非同级财政拨款收入		
6.1.6.1	其中：医疗收入		
6.1.6.2	公共卫生收入		
6.1.7	投资收益		
6.1.8	捐赠收入		
6.1.9	利息收入		
6.1.10	租金收入		
6.1.19	其他收入		
6.2	总费用		
6.2.1	业务活动费用		
6.2.1.1	医疗费用		
6.2.1.1.1	其中：人员经费		
6.2.1.1.1.1	其中：工资福利费用		
6.2.1.1.1.2	对个人和家庭的补助费用		
6.2.1.1.2	药品费		
6.2.1.1.3	专用材料费		
6.2.1.1.3.1	其中：卫生材料费		
6.2.1.1.4	固定资产折旧		
6.2.1.2	公共卫生费用		
6.2.1.2.1	其中：人员费用		
6.2.1.2.1.1	其中：工资福利费用		
6.2.1.2.1.2	对个人和家庭的补助费用		
6.2.1.2.2	药品费		
6.2.1.2.3	专用材料费		
6.2.1.2.3.1	其中：卫生材料费		
6.2.1.3	科教费用		
6.2.3	单位管理费用		
6.2.3.1	其中：人员费用		

代号	指标名称	本年	上年
6.2.3.1.1	其中：工资福利费用		
6.2.3.1.2	对个人和家庭的补助费用		
6.2.4	经营费用		
6.2.5	资产处置费用		
6.2.6	上缴上级费用		
6.2.7	对附属单位补助费用		
6.2.8	所得税费用		
6.2.9	其他费用		
6.3	医保结算金额		

七、年末资产与负债（千元）

代号	指标名称	本年	上年
7.1	总资产		
7.1.1	流动资产		
7.1.2	非流动资产		
7.1.2.1	其中：固定资产净值		
7.1.2.2	在建工程		
7.1.2.3	无形资产		
7.1.3	受托代理资产		
7.2	负债与净资产		
7.2.1	流动负债		
7.2.2	非流动负债		
7.2.3	受托代理负债		
7.2.4	净资产		
7.2.4.1	其中：累计盈余		
7.2.4.2	专用基金		
7.2.4.3	其他净资产		

八、本年度医疗服务量

代号	指标名称	本年	上年
8.1	总诊疗人次数（不包括核酸检测人次数）		
8.1.1	其中：门诊人次数		
8.1.1.1	中医门诊人次数		
8.1.1.1.1	中医非药物疗法诊疗人次数		

续 表

代号	指标名称	本年	上年
8.1.2	急诊人次数		
8.1.2.1	其中：死亡人数		
8.1.2.2	中医急诊人次数		
8.1.2.3	中医非药物疗法诊疗人次数		
8.1.3	家庭卫生服务人次数		
8.1.9.1	其中：上级医院向下转诊人次数		
8.1.9.2	向上级医院转诊人次数		
8.1.9.3	中医治未病服务人次数		
8.1A	核酸检测人次数		
8.1A.1	其中：挂号（或收费）的核酸检测人次数		
8.2	互联网诊疗服务人次数		
8.3	观察室留观病例数		
8.3.1	其中：死亡人数		
8.4	健康检查人次数		
8.5	入院人数		
8.6	出院人数		
8.6.1	其中：转入医院人数		
8.6.2	死亡人数		
8.6A	住院病人手术人次数		
8.7	门诊处方总数		
8.7.1	其中：使用抗生素处方数		
8.7.2	中药处方数		
8.7.2.1	中药饮片处方数		
8.7.2.2	中成药处方数		
8.8	开展中医医疗技术总数		
8.9	公共卫生服务人次数		

九、基本公共卫生服务（限提供服务的单位填报）

代号	指标名称	本年	上年
9.2	年末居民健康档案累计建档人数		
9.2.1	其中：规范化电子建档人数		
9.2.1.1	其中：65岁及以上老年人建档人数		
9.3	年内公众健康咨询活动总受益人数		
9.4	年内健康知识讲座总受益人数		

代号	指标名称	本年	上年
9.5	年内0～6岁儿童预防接种人次数		
9.6	年末0～6岁儿童健康管理人数		
9.7	年末孕产妇早孕建册人数		
9.8	年末65岁以上老人健康管理人数		
9.9	年末高血压患者累计管理人数		
9.9.1	其中：65岁以上老年人人数		
9.10	年末糖尿病患者累计管理人数		
9.10.1	其中：65岁以上老年人人数		
9.11	年末严重精神障碍管理人数		
9.11.1	其中：65岁以上老年人人数		
9.12	年末肺结核患者健康管理人数		
9.12.1	其中：65岁以上老年人人数		
9.13	年内传染病和突发公共卫生事件报告例数		
9.13.1	其中：65岁以上老年人报告例数		
9.14	年内卫生监督协管巡查次数		
9.15	年末中医药健康管理人数		
9.15.1	其中：0～3岁儿童中医药健康管理人数		
9.15.2	65岁以上老人中医药健康管理人数		
9.16	年末为65岁及以上老年人提供医养结合服务人数（限提供服务的单位填）		
9.17	年末为65岁及以上失能老年人提供健康评估与健康服务人数（限提供服务的单位填）		

十、分科构成

代号	指标名称	是否设置科室		实有床位(张)		门急诊人次		中医门急诊人次		出院人数	
		本年	上年	本年	上年	本年	上年	本年	上年	本年	上年
按科室分											
01	预防保健科										
02	全科医学科										
03	内科										
03.1	老年病专业										
04	外科										
05	儿科										
06	妇产科										

续　表

代号	指标名称	是否设置科室		实有床位(张)		门急诊人次		中医门急诊人次		出院人数	
		本年	上年	本年	上年	本年	上年	本年	上年	本年	上年
06.1	产科										
07	眼科										
08	耳鼻喉科										
09	口腔科										
10	传染科										
11	急诊医学科										
12	康复医学科										
13	临终关怀科（安宁疗护科）										
14	中医科										
99	其他										
十一、其他											
单位负责人											
统计负责人											
填表人											
联系电话											
报出日期											
填表说明											

附1-4　基本设备和中医药服务设备清单

设备类别	设备名称	是否配备（1是　2否）
基本设备	急救抢救箱	
	氧气瓶	
	电动吸引器	
	洗胃机	
	心电图机	
	抢救床	
	观察床	
	诊查床	
	妇科检查床	
	新生儿体重计	

设备类别		设备名称	是否配备（1是　2否）
基本设备		血球计数仪	
		离心机	
		恒温箱	
		电冰箱	
		X线机	
		观片灯	
		开口器	
		身高体重计	
		器械盘	
		器械柜	
		无菌柜	
		污物桶	
		担架车	
		紫外线灯	
		高压灭菌设备	
中医类设备	诊断设备	中医四诊设备、中医体质辨识设备	
	针疗设备	各类针具、电针治疗设备	
	灸疗设备	灸疗器具、艾灸仪	
	中药熏洗设备	中药熏洗设备、中药离子导入设备、中药雾化吸入设备、中药透药设备	
	牵引设备	颈椎牵引设备、腰椎牵引设备、多功能牵引设备	
	治疗床	针灸治疗床、推拿治疗床、多功能治疗床	
	中医光疗设备	中医光疗设备	
	中医超声治疗设备	中医超声治疗设备	
	中医电疗设备	高频治疗设备、中频治疗设备、低频治疗设备	
	中医磁疗设备	特定电磁波治疗设备（TDP神灯）	
		中医磁疗治疗设备	
	中医热疗设备	蜡疗设备、热敷（干、湿、陶瓷）装置	
	中药房设备	中药饮片柜（药斗）、药架（药品柜）、药戥、电子秤	
	煎药室设备	中药煎煮壶（锅）	
		煎药机（符合二煎功能，含包装机）	
	康复训练设备	训练床、训练用阶梯、平行杠、姿势镜等	

附 1-5　主要设备统计表

编号	设备名称	配备数量（台）	设备型号	使用年限（年）	设备状态 1良好；2待修；3报废	最近一年使用次数（次）
1	胃镜					
2	电子支气管镜					
3	电子肠镜					
4	胆道镜系统					
5	关节镜					
6	输尿管镜					
7	膀胱镜					
8	宫腔镜					
9	阴道镜					
10	电子鼻咽喉镜					
11	食管镜					
12	急救型救护车					
13	呼吸机					
14	射频消融仪					
15	心脏临时起搏器					
16	胰岛素注射泵					
17	胰岛素皮下注射泵					
18	血液透析机					
19	体外碎石机					
20	Leep刀					
21	PK刀					
22	超声刀					
23	新生儿黄疸治疗箱					
24	氧驱雾化治疗仪					
25	微量泵					
26	婴儿保温箱					
27	超声乳化仪					
28	紫外线治疗仪					
29	红外线治疗仪					
30	洗胃机					
31	肌力训练设备					
32	电动起立床					
33	平衡训练设备					

编号	设备名称	配备数量（台）	设备型号	使用年限（年）	设备状态 1良好；2待修；3报废	最近一年使用次数（次）
34	运动控制能力训练设备					
35	功能性电刺激设备					
36	直流电治疗设备					
37	低/中/高频电治疗设备					
38	传导热治疗设备					
39	牵引治疗设备					
40	日常生活活动作业设备					
41	语言治疗/吞咽治疗设备					
42	全自动化学发光免疫分析仪					
43	空气消毒机					
44	麻醉机					
45	肺功能仪					
46	床旁监护仪					
47	床旁血气分析仪					
48	电生理记录仪					
49	心脏多普勒超声仪					
50	经食管心脏电生理刺激仪					
51	运动负荷测试系统					
52	动态血糖监测仪					
53	快速血糖仪					
54	经颅多普勒仪					
55	肌电图仪					
56	动态脑电图仪					
57	C型臂X光机					
58	骨密度测定仪					
59	神经电生理仪					
60	监护仪					
61	综合验光仪					
62	眼压计					
63	视野仪					
64	直接眼底镜					
65	角膜曲率仪					
66	纯音测听仪					

续 表

编号	设备名称	配备数量（台）	设备型号	使用年限（年）	设备状态 1良好；2待修；3报废	最近一年使用次数（次）
67	声导抗仪					
68	过敏源测定仪					
69	血凝仪					
70	电解质分析仪					
71	血流变仪					
72	糖化血红蛋白仪					
73	特种蛋白分析仪					
74	血培养仪					
75	尿中有形成分分析系统					
76	细菌/药敏鉴定仪					
77	电泳分析仪					
78	流式细胞仪					
79	血球分析仪（五分类）					
80	全自动生化分析仪					
81	全自动酶免分析仪					
82	全自动化学发光仪					
83	血气分析仪					
84	急诊生化分析仪					
85	尿液分析仪					
86	生物安全柜					
87	微量元素分析仪					
88	计算机X线摄影系统（CR）					
89	直接数字化X线摄影系统（DR）					
90	床旁X线机					
91	计算机X线断层扫描（CT）					
92	磁共振（MRI）					
93	彩色B超（心脏）					
94	彩色B超（腹部、血管）					
95	动态心电图机					
96	心电图机					
97	脑电图仪					
98	肌电图仪					
99	X线数字胃肠机					

续　表

编号	设备名称	配备数量（台）	设备型号	使用年限（年）	设备状态 1良好；2待修；3报废	最近一年使用次数（次）
100	X线数字乳腺机					
101	经颅多普勒超声（TCD）					
102	快速冰冻切片机					
103	病理石蜡切片机					
104	自动组织包埋机					
105	自动组织脱水处理机					
106	免疫组化仪					
107	光学显微镜					
108	其他设备：_____					
109	其他设备：_____					

附1-6　急诊患者登记本

就诊时间	姓名	性别	年龄	诊断	诊疗经过	地址	去向	留观时间	联系电话	医生签名	备注

附1-7　抢救记录本

序号	姓名	性别	年龄	联系电话	初步诊断	抢救原因	是否告知病危（重）	抢救日期	抢救开始时间	抢救结束时间	抢救效果	参加抢救医生	病人去向

附1-8　抢救设备统计表

编号	设备名称	配备数量（台）	设备型号	使用年限（年）	设备状态 1良好；2待修；3报废	最近一年使用次数（次）
1	多功能抢救床					
2	心脏起搏/除颤仪					
3	心电图机					
4	负压吸引器装置					
5	抢救药品车					
6	给氧装置					
7	呼吸机（简易呼吸器）					
8	洗胃机					
9	心电监护仪					
10	吸痰器					

附1-9　急诊室抢救药品配备标准

编号	品名	规格	数量	备注
1	西地兰			
2	尼可刹米			
3	间羟胺			
4	多巴胺			
5	纳洛酮			
6	氨茶碱			
7	呋塞米			
8	阿托品			
9	地西泮			
10	苯巴比妥			
11	异丙嗪			
12	去甲肾上腺素			
13	肾上腺素			
14	异丙肾上腺素			
15	地塞米松			
16	利多卡因			
17	0.9%氯化钠注射液			
18	5%葡萄糖注射液			

编号	品名	规格	数量	备注
19	706代血浆			
20	20%甘露醇注射液			
21	5%碳酸氢钠注射液			
22	林格液			

附1-10　乡镇卫生院医疗服务推荐病种

一、乡镇卫生院医疗服务基本病种（66种）

（一）内科（26种）

高血压病（I10.x00）、冠状动脉粥样硬化性心脏病（I25.103）、先天性心脏病（Q24.900）、心肌炎（I51.400）、脑卒中（I64.x00）、眩晕综合征（H81.901）、偏头痛（G43.900）、急性气管炎（J04.100）、支气管炎（J40.x00）、肺炎（J18.900）、肺气肿（J43.900）、慢性肺源性心脏病（I27.900）、急性上呼吸道感染（J06.900）、腹泻（K52.916）、胃肠炎（A09.901）、结肠炎（A09.902）、胆囊炎（K81.900）、尿路感染（N39.000）、急性肾小球肾炎（N00.902）、糖尿病（E14.900）、高脂血症（E78.500）、贫血（D64.900）、短暂性脑缺血发作（G45.900）、带状疱疹（B02.900）、皮炎（L30.900）、肺结核（A16.200）。

（二）外科（17种）

阑尾炎（K37.x00）、腹痛（R10.400）、胆管结石（K80.500）、泌尿系结石（N20.900）、腹股沟疝K（40.900）、睾丸鞘膜积液（N43.301）、痔（I84.900）、便秘K（59.000）、肛周脓肿（K61.001）、前列腺增生（N40.x00）、头部外伤（S09.900）、骨折（T14.200）、椎动脉型颈椎病（M47.001+）、肩周炎（M75.001）、关节炎（M13.900）、腰肌劳损（M54.505）、腰椎间盘突出（M51.202）。

（三）妇（产）科（7种）

女性盆腔炎（N73.902）、宫颈炎性疾病（N72.x00）、急性阴道炎（N76.000）、子宫内膜炎（N71.902）、输卵管炎（N70.904）、卵巢炎（N70.903）、助产单胎分娩（O83.900）。

（四）眼、耳鼻咽喉科（10种）

结膜炎（H10.900）、急性鼻咽炎（J00.x00）、急性鼻窦炎（J01.900）、鼻出血（R04.000）、急性扁桃体炎（J03.900）、急性咽喉炎（J06.000）、急性咽炎（J02.900）、疱疹性咽峡炎（B08.501）、中耳炎（H66.900）、非化脓性中耳炎（H65.900）。

（五）口腔科（6种）

龋齿（K02.900）、急性牙周炎（K05.200）、牙列部分缺失（K08.104）、化脓性牙龈炎（K05.101）、口腔黏膜溃疡（K12.109）、口腔炎（K12.112）。

［以上疾病代码按《疾病分类与代码》（GB/T 14396—2016）执行。］

二、乡镇卫生院医疗服务中医疾病名（70种）

（一）内科（25种）

感冒（A01.01.01）、伤风（A01.01.01.01）、温病（A01.03.01.）、内伤发热病（A06.01.04）、咳嗽病（A04.04.01.）、胸痹心痛（A04.01.01）、怔忡病（A04.01.10）、眩晕（A17.07）、呃逆（A04.03.01）、胃反病（A04.03.02）、腹胀病（A04.03.05）、便秘（A04.03.06）、泄泻（A04.03.07）、胃痞病（A04.03.15）、胃痛（A04.03.19）、中风病（A07.01.01.）、口僻（A07.01.01.04）、外感头痛A07.01.02.01、内伤头痛（A07.01.02.02）、风寒湿痹（A07.06.01）、不寐（A04.01.13）、郁证（A05.01）、消渴（A06.09.）、水肿类病（A06.07.）、淋症（尿路感染A04.05.）。

（二）外科（16种）

乳痈（A07.03.01）、乳癖（A07.03.04）、瘰类病（A07.02.）、疖（A08.02.01.）、丹毒（A08.01.56）、痣疮（A08.03.01.）、蛇串疮（A08.01.02带状疱疹）、湿疮（A08.01.07）、瘾疹（A08.01.09）、风热疮（A08.01.14）、粉刺（A08.01.20）。急性腰扭伤（A03.06.04.08）、腰肌劳损（A03.06.04.09）、漏肩风（肩关节周围炎A03.06.04.03）、颈椎病

（A03.06.04.05）、腰椎病（A03.06.04.06）。

（三）妇科（11种）

月经先期（A09.02.02.01）、月经后期（A09.02.02.02）、月经先后不定期（A09.02.02.03）、月经过多（A09.02.02.04）、月经过少（A09.02.02.05）、经期延长（A09.02.02.06）、痛经（A09.02.02.07）、绝经前后诸证（A09.02.02.12）、产后缺乳（A09.02.05.22）、带下类病（A09.02.06.）、盆腔炎（A09.02.07.03）。

（四）儿科（10种）

小儿感冒（A10.02.01）、小儿咳嗽（A10.04.01）、小儿泄泻（A10.04.18）、小儿呕吐（A10.04.17）、小儿厌食（A10.04.15）、食积（A10.04.14.02）、小儿疳积（A10.04.13.02）、小儿口疮（A10.04.28）、小儿腹痛（A10.04.19）、小儿遗尿（A10.04.23）。

（五）五官科（8种）

针眼（A11.01.01.01）、天行赤眼（A11.01.03.01流行性出血性结膜炎）、神水将枯（A11.01.06干眼症）、鼻鼽（A13.02变应性鼻炎）、鼻渊（A13.03鼻窦炎）、乳蛾（A14.01扁桃体炎）、喉痹（A14.03咽炎）、梅核气（A14.09）。

（以上中医疾病代码按《中医病证分类与代码》（修订版）执行）

三、县医院医疗服务能力基本标准（国卫办医发〔2016〕12号）中所含部分病种。

附1-11 双向转诊单

存 根

患者姓名＿＿＿＿＿＿＿ 性别＿＿＿＿ 年龄＿＿＿＿ 档案编号＿＿＿＿＿＿

家庭住址＿＿＿＿＿＿＿＿＿＿＿＿＿＿＿＿＿＿＿ 联系电话＿＿＿＿＿＿

于＿＿＿年＿＿月＿＿日因病情需要，转入＿＿＿＿＿＿＿＿＿＿＿＿＿＿单位

＿＿＿＿＿＿科室＿＿＿＿＿＿＿＿＿＿＿接诊医生。

转诊医生（签字）：

年　　月　　日

双向转诊（转出）单

＿＿＿＿＿＿＿＿＿＿（机构名称）：

现有患者＿＿＿＿＿性别＿＿＿＿年龄＿＿＿＿＿因病情需要，需转入贵单位，请予以接诊。

初步印象：

主要现病史（转出原因）：

主要既往史：

治疗经过：

转诊医生（签字）：

联系电话：

＿＿＿＿＿＿＿＿＿（机构名称）

＿＿＿＿年＿＿月＿＿日

填表说明：

1.本表供居民双向转诊转出时使用，由转诊医生填写。

2.初步印象：转诊医生根据患者病情做出的初步判断。

3.主要现病史：患者转诊时存在的主要临床问题。

4.主要既往史：患者既往存在的主要疾病史。

5.治疗经过：经治医生对患者实施的主要诊治措施。

附 1-12 转诊登记表

姓名	性别	年龄	身份证号	家庭住址	联系电话	初步诊断	住院号	转诊时间	转诊方式	转入/转出单位

注：转诊方式为转入或转出。

附 1-13 出院患者随访记录

姓　　名		性　　别		年　　龄		病历号	
身份证号				家庭住址			
联系人				联系电话			
入院时间				出院时间			
主管医师				主管护士			
住院诊断				转归			

住院期间情况

随访时间：　年　月　日　时　分　　随访医生：　　　　　随访次数：
随访内容：（病情变化和恢复情况，用药情况、康复训练情况，宣教内容等）

随访时间：　年　月　日　时　分　　随访医生：　　　　　随访次数：
随访内容：

附1-14 识别和初步诊治病种统计表

编号	病种分类	年度服务量（人次）
	（一）内科疾病	—
1	高血压病	
2	冠状动脉粥样硬化性心脏病	
3	先天性心脏病	
4	心肌炎	
5	脑卒中	
6	眩晕综合征	
7	偏头痛	
8	急性气管炎	
9	支气管炎	
10	肺炎	
11	肺气肿	
12	慢性肺源性心脏病	
13	急性上呼吸道感染	
14	腹泻	
15	胃肠炎	
16	结肠炎	
17	胆囊炎	
18	尿路感染	
19	急性肾小球肾炎	
20	糖尿病	
21	高脂血症	
22	贫血	
23	短暂性脑缺血发作	
24	带状疱疹	
25	皮炎	
26	肺结核	
27	急性胰腺炎	
28	消化道大出血	
29	功能性胃肠道疾病	
30	急性心肌梗死	
31	常见心律失常	
32	甲状腺危象	

续 表

编号	病种分类	年度服务量（人次）
33	低血糖症	
34	糖尿病酮症酸中毒	
35	糖尿病非酮症性高渗综合征	
36	单纯性甲状腺肿	
37	甲状腺功能亢进	
38	甲状腺功能减退	
39	甲状腺炎	
40	癫痫	
41	阿尔茨海默病	
42	帕金森病	
43	特发性血小板减少性紫癜	
44	弥散性血管内凝血（DIC）	
45	白血病	
46	糖尿病肾病	
47	紫癜性肾炎	
48	高血压肾小动脉硬化症	
49	系统性红斑狼疮	
50	急性肾盂肾炎	
51	慢性肾盂肾炎	
52	膀胱炎	
53	急、慢性肾衰	
	（二）外科疾病	—
54	阑尾炎	
55	腹痛	
56	胆管结石	
57	泌尿系结石	
58	腹股沟疝	
59	睾丸鞘膜积液	
60	痔	
61	便秘	
62	肛周脓肿	
63	前列腺增生	
64	头部外伤	

续 表

编号	病种分类	年度服务量（人次）
65	骨折	
66	椎动脉型颈椎病	
67	肩周炎	
68	关节炎	
69	腰肌劳损	
70	腰椎间盘突出	
71	清创缝合术	
	（三）妇产科疾病	—
72	女性盆腔炎	
73	宫颈炎性疾病	
74	急性阴道炎	
75	子宫内膜炎	
76	输卵管炎	
77	卵巢炎	
78	助产单胎分娩	
79	闭经	
80	妊娠期糖尿病	
81	胎盘早剥	
82	子痫	
83	放置和取出 IUD	
84	放置和取出皮下埋植剂	
85	女性结扎术	
86	终止妊娠术	
	（四）眼、耳鼻咽喉疾病	—
87	结膜炎	
88	急性鼻咽炎	
89	急性鼻窦炎	
90	鼻出血	
91	急性扁桃体炎	
92	急性咽喉炎	
93	急性咽炎	
94	疱疹性咽峡炎	
95	中耳炎	

编号	病种分类	年度服务量（人次）
96	非化脓性中耳炎	
97	食管异物取出术	
98	气管切开术	
	（五）口腔疾病	—
99	龋齿	
100	急性牙周炎	
101	牙列部分缺失	
102	化脓性牙龈炎	
103	口腔黏膜溃疡	
104	口腔炎	
105	儿童与成人固定矫治	
106	慢性牙周炎	
107	慢性龈缘炎	
	（六）其他疾病及服务	—
108	精神障碍药物治疗	
109	精神分裂症	
110	偏执性精神病	
111	分裂情感性障碍	
112	双向情感障碍	
113	癫痫所致精神障碍	
114	精神发育迟滞（伴发精神障碍）	
115	抑郁症	
116	焦虑障碍	
117	躯体形式障碍	
118	精神活性物质所致精神和行为障碍	
119	精神物理治疗	
120	心理治疗	
121	精神康复治疗	
122	霍乱	
123	流行性脑脊髓膜炎	
124	流行性乙型脑炎	
125	流行性出血热	
126	伤寒	

续　表

编号	病种分类	年度服务量（人次）
127	痢疾	
128	艾滋病检测	
129	中暑	
	机构开展目录外的服务项目	—
130		

附1-15　识别和初步诊治中医病种统计表

编号	病种分类	年度服务量（人次）
	（一）内科疾病	—
1	感冒（A01.01.01）	
2	伤风（A01.01.01.01）	
3	温病（A01.03.01.）	
4	内伤发热病（A06.01.04）	
5	咳嗽病（A04.04.01.）	
6	胸痹心痛（A04.01社.01）	
7	怔忡病（A04.01.10）	
8	眩晕（A17.07）	
9	呃逆（A04.03.01）	
10	胃反病（A04.03.02）	
11	腹胀病（A04.03.05）	
12	便秘（A04.03.06）	
13	泄泻（A04.03.07）	
14	胃痞病（A04.03.15）	
15	胃痛（A04.03.19）	
16	中风病（A07.01.01.）	
17	口僻（A07.01.01.04）	
18	外感头痛 A07.01.02.01	
19	内伤头痛（A07.01.02.02）	
20	风寒湿痹（A07.06.01）	
21	不寐（A04.01.13）	
22	郁证（A05.01）	
23	消渴（A06.09.）	
24	水肿类病（A06.07.）	

续　表

编号	病种分类	年度服务量（人次）
25	淋症（尿路感染 A04.05.）	
	（二）外科（16种）	
26	乳痈（A07.03.01）	
27	乳癖（A07.03.04）	
28	瘿类病（A07.02.）	
29	疖（A08.02.01.）	
30	丹毒（A08.01.56）	
31	痔疮（A08.03.01.）	
32	蛇串疮（A08.01.02 带状疱疹）	
33	湿疮（A08.01.07）	
34	瘾疹（A08.01.09）	
35	风热疮（A08.01.14）	
36	粉刺（A08.01.20）	
37	急性腰扭伤（A03.06.04.08）	
38	腰肌劳损（A03.06.04.09）	
39	漏肩风（肩关节周围炎 A03.06.04.03）	
40	颈椎病（A03.06.04.05）	
441	腰椎病（A03.06.04.06）	
	（三）妇科（11种）	
42	月经先期（A09.02.02.01）	
43	月经后期（A09.02.02.02）	
44	月经先后不定期（A09.02.02.03）	
45	月经过多（A09.02.02.04）	
46	月经过少（A09.02.02.05）	
47	经期延长（A09.02.02.06）	
38	痛经（A09.02.02.07）	
39	绝经前后诸证（A09.02.02.12）	
50	产后缺乳（A09.02.05.22）	
51	带下类病（A09.02.06.）	
52	盆腔炎（A09.02.07.03）	—
	（四）儿科（10种）	
53	小儿感冒（A10.02.01）	
54	小儿咳嗽（A10.04.01）	

续　表

编号	病种分类	年度服务量（人次）
55	小儿泄泻（A10.04.18）	
56	小儿呕吐（A10.04.17）	
57	小儿厌食（A10.04.15）	
58	食积（A10.04.14.02）	
59	小儿疳积（A10.04.13.02）	
60	小儿口疮（A10.04.28）	
61	小儿腹痛（A10.04.19）	
62	小儿遗尿（A10.04.23）	
	（五）五官科（8种）	
63	针眼（A11.01.01.01）	
64	天行赤眼（A11.01.03.01流行性出血性结膜炎）	
65	神水将枯（A11.01.06干眼症、	
66	鼻鼽（A13.02变应性鼻炎）	
67	鼻渊（A13.03鼻窦炎）	
68	乳蛾（A14.01扁桃体炎）	
69	喉痹（A14.03咽炎）	—
70	梅核气（A14.09）	
	机构开展目录外的服务项目	
71	……	

附1-16　住院病种统计表

疾病病种	住院病种统计	近3年服务量（人次）
内科病种		
外科病种		
妇（产）科病种		
儿科病种		
中医病种		
手术病种		
其他病种		
家庭病床		
……		
合计		

附 1-17　卫生技术统计表

编号	项目	年度服务量（人次）
	（一）眼部	
1	普通视力检查	
2	特殊视力检查	
3	视野检查（普通视野检查）	
4	验光	
5	镜片检测	
6	主导眼检查	
7	代偿头位测定	
8	复视检查	
9	斜视度测定	
10	三棱镜检查	
11	调节集合测定	
12	牵拉试验	
13	双眼视觉检查	
14	色觉检查	
15	对比敏感度检查	
16	暗适应测定	
17	明适应测定	
18	眼压检查	
19	眼压描记	
20	眼球突出度测量	
21	上睑下垂检查	
22	泪膜破裂时间测定	
23	泪液分泌功能测定	
24	泪道冲洗检查	
25	泪道探通术	
26	角膜荧光素染色检查	
27	角膜厚度检查	
28	角膜知觉检查	
29	巩膜透照检查	
30	前房深度测量	
31	前房穿刺术	
32	前房注气术	
33	房水荧光测定	

续　表

编号	项目	年度服务量（人次）
34	裂隙灯检查	
35	裂隙灯下眼底检查	
36	裂隙灯下房角镜检查	
37	眼底检查	
38	眼外肌功能检查	
39	角膜刮片检查	
40	结膜囊取材检查	
41	激光治疗眼前节病	
42	电解倒睫	
43	睑板腺按摩	
44	冲洗结膜囊	
45	睑结膜伪膜去除冲洗	
46	晶体囊截开术	
47	取结膜结石	
48	沙眼摩擦压挤术	
49	眼部脓肿切开引流术	
50	球结膜下注射	
51	球后注射	
52	眶上神经封闭	
53	角膜异物剔除术	
54	角膜溃疡灼烙术	
55	眼部冷冻治疗	
56	泪小点扩张	
57	双眼单视功能训练	
58	点眼	
	（二）耳鼻咽喉	
59	耳部诊疗	
60	言语测听	
61	电耳镜检查	
62	鼓膜穿刺术	
63	耵聍冲洗	
64	耳正、负压治疗	
65	波氏法咽鼓管吹张	
66	导管法咽鼓管吹张	

续 表

编号	项目	年度服务量（人次）
67	耳药物烧灼	
68	鼓膜贴补	
69	耳郭假性囊肿穿刺压迫治疗	
70	耳部特殊治疗	
71	鼻部诊疗	
72	鼻内镜检查	
73	前鼻镜检查	
74	长鼻镜检查	
75	嗅觉功能检测	
76	鼻腔冲洗	
77	鼻腔取活检术	
78	上颌窦穿刺术	
79	鼻窦冲洗	
80	鼻咽部活检术	
81	下鼻甲封闭术	
82	鼻腔粘连分离术	
83	鼻负压置换治疗	
84	前鼻孔填塞	
85	后鼻孔填塞	
86	鼻异物取出	
87	鼻部特殊治疗	
88	咽喉部诊疗	
89	间接喉镜检查	
90	咽封闭	
91	咽部特殊治疗	
（三）口腔颌面		
92	口腔综合检查	
93	咬合检查	
94	咬力测量检查	
95	咀嚼功能检查	
96	下颌运动检查	
97	常规面颌像检查	
98	口腔内镜检查	
99	牙体牙髓检查	

续 表

编号	项目	年度服务量（人次）
100	牙髓活力检查	
101	根管长度测量	
102	牙周检查	
103	咬合动度测定	
104	口腔颌面功能检查	
105	口腔关节病检查	
106	正畸检查	
107	口腔修复检查	
108	口腔一般治疗	
109	氟防龋治疗	
110	牙脱敏治疗	
111	口腔局部冲洗上药	
112	不良修复体拆除	
113	牙开窗助萌术	
114	口腔局部止血	
115	激光口内治疗	
116	口内脓肿切开引流术	
117	牙外伤结扎固定术	
118	拆除固定装置	
119	牙体牙髓治疗	
120	简单充填术	
121	复杂充填术	
122	牙体桩钉固位修复术	
123	牙体缺损粘接修复术	
124	充填体抛光术	
125	前牙美容修复术	
126	树脂嵌体修复术	
127	牙脱色术	
128	牙脱色术（使用特殊仪器）	
129	牙齿漂白术	
130	牙齿漂白术（使用特殊仪器）	
131	盖髓术	
132	盖髓术（使用特殊仪器）	
133	牙髓失活术	

续　表

编号	项目	年度服务量（人次）
134	开髓引流术	
135	干髓术	
136	牙髓摘除术	
137	根管预备	
138	根管充填术	
139	显微根管治疗术	
140	髓腔消毒术	
141	牙髓塑化治疗术	
142	根管再治疗术	
143	髓腔穿孔修补术	
144	根管壁穿孔外科修补术	
145	牙槽骨烧伤清创术	
146	根管内固定术	
147	劈裂牙治疗	
148	后牙纵折固定术	
149	儿童牙科治疗	
150	根尖诱导成形术	
151	窝沟封闭	
152	乳牙预成冠修复	
153	儿童前牙树脂冠修复	
154	制戴固定式缺隙保持器	
155	制戴活动式缺隙保持器	
156	制戴活动矫正器	
157	活髓切断术	
158	牙周治疗	
159	洁治	
160	龈下刮治	
161	牙周固定	
162	去除牙周固定	
163	牙面光洁术	
164	牙龈保护剂塞治	
165	急性坏死性龈炎局部清创	
166	根面平整术	
167	黏膜治疗	

续　表

编号	项目	年度服务量（人次）
168	口腔黏膜病特殊治疗	
169	口腔颌面外科治疗	
170	颞下颌关节复位	
171	冠周炎局部治疗	
172	干槽症换药	
173	口腔关节病治疗	
174	颞颌关节腔内封闭治疗	
175	固定修复	
176	冠修复	
177	嵌体修复	
178	桩核、根帽修复	
179	贴面修复	
180	桩冠修复	
181	固定桥	
182	咬合重建	
183	粘结	
184	可摘义齿修复	
185	活动桥	
186	塑料可摘局部义齿	
187	铸造可摘局部义齿	
188	美容义齿	
189	即刻义齿	
190	附着体义齿	
191	总义齿	
192	修复体整理	
193	拆冠、桥	
194	拆桩	
195	加装饰面	
196	烤瓷冠崩瓷修理	
197	调改义齿	
198	加人工牙	
199	义齿接长基托	
200	义齿裂纹及折裂修理	
201	义齿组织面重衬	

编号	项目	年度服务量（人次）
202	加卡环	
203	增加铸造基托	
204	增加加固装置	
205	加连接杆	
206	弹性假牙龈	
207	颞下颌关节病治疗	
208	肌松弛治疗	
209	颌面缺损修复	
210	正畸治疗	
（四）呼吸系统		
211	肺功能检查	
212	肺通气功能检查	
213	肺最大通气量检查	
214	辅助呼吸	
215	呼吸机辅助呼吸	
216	无创辅助通气	
217	呼吸系统其他诊疗	
218	睡眠呼吸监测	
219	人工气胸术	
220	人工气腹术	
221	胸腔穿刺术	
222	经皮穿刺肺活检术	
（五）心脏及血管系统		
223	心电生理和心功能检查	
224	常规心电图检查	
225	动态心电图	
226	遥测心电监护	
227	心电监测电话传输	
228	心电监护	
229	指脉氧监测	
230	心脏电复律术	
231	心脏电除颤术	
232	心包穿刺术	

续　表

编号	项目	年度服务量（人次）
（六）直肠肛门系统		
233	直肠镜检查	
234	肛门镜检查	
235	肛门指检	
（七）消化系统其他诊疗		
236	腹腔穿刺术	
237	腹腔穿刺术（放腹水治疗）	
238	腹水直接回输治疗	
239	肝穿刺术	
240	经皮穿刺肝肿物特殊治疗	
241	膈下脓肿穿刺引流术	
242	肝囊肿硬化剂注射治疗	
（八）泌尿系统		
243	肾穿刺术	
244	肾周脓肿引流术	
245	经膀胱镜输尿管支架置入术	
246	输尿管支架管冲洗	
247	膀胱注射	
248	膀胱灌注	
249	膀胱区封闭	
250	膀胱穿刺造瘘术	
251	膀胱镜尿道镜检查	
252	尿道狭窄扩张术	
253	体外冲击波碎石	
（九）男性生殖系统复位检查		
254	小儿包茎气囊导管扩张术	
255	嵌顿包茎手法复位术	
256	睾丸或阴茎海绵体活检术	
257	阴茎赘生物电灼/冷冻术	
258	B超引导下前列腺活检术	
259	前列腺针吸细胞学活检术	
260	前列腺按摩	
261	前列腺注射	
262	鞘膜积液穿刺抽液术	

续　表

编号	项目	年度服务量（人次）
（十）女性生殖系统及孕产（含新生儿诊疗）		
264	外阴活检术	
265	阴道镜检查	
266	电子阴道镜检查	
267	阴道填塞	
268	阴道灌洗上药	
269	后穹隆穿刺术	
270	宫颈活检术	
271	宫颈注射	
272	宫颈扩张术	
273	宫颈内口探查术	
274	子宫内膜活检术	
275	子宫输卵管通液术	
276	宫腔粘连分离术	
277	腹腔穿刺插管盆腔滴注术	
278	输卵管绝育术	
279	宫内节育器放置术	
280	刮宫术	
281	产后刮宫术	
282	葡萄胎刮宫术	
283	人工流产术	
284	畸形子宫等人工流产术	
285	药物性引产处置术	
（十一）肌肉骨骼系统		
286	关节穿刺术	
287	关节腔灌注治疗	
288	持续关节腔冲洗	
289	骨膜封闭术	
290	各种软组织内封闭术	
291	神经根封闭术	
292	周围神经封闭术	
293	神经丛封闭术	
294	鞘内注射	
295	骶管滴注	

续 表

编号	项目	年度服务量（人次）
296	其他肌肉骨骼系统	
（十二）体被系统		
297	性病检查	
298	皮肤活检术	
299	皮损取材检查	
300	斑贴试验	
301	光敏试验	
302	醋酸白试验	
303	皮肤赘生物电烧治疗	
304	甲癣封包治疗	
305	拔甲治疗	
306	药物面膜综合治疗	
307	疱病清疮术	
308	疱液抽取术	
309	皮肤溃疡清创术	
310	皮损内注射	
311	粉刺去除术	
312	鸡眼刮除术	
313	血管瘤硬化剂注射治疗	
314	痣激光治疗	
315	二氧化碳（CO_2）激光治疗	
316	激光脱毛术	
317	激光除皱术	
318	腋臭激光治疗	
319	液氮冷冻治疗	
（十三）麻醉		
320	局部浸润麻醉	
321	神经阻滞麻醉	
322	椎管内麻醉	
323	基础麻醉	
324	全身麻醉	
325	支气管内麻醉	
326	术后镇痛	
327	硬膜外连续镇痛	

编号	项目	年度服务量（人次）
328	椎管内药物治疗	
329	心肺复苏术	
330	气管插管术	
331	特殊方法气管插管术	
332	控制性降压	
（十四）神经系统手术		
333	颅骨和脑手术	
334	头皮肿物切除术	
335	颅骨骨瘤切除术	
336	帽状腱膜下血肿或脓肿切开引流术	
337	颅内硬膜外血肿引流术	
338	开放性颅脑损伤清除术	
339	开放性颅脑损伤清除术（含静脉窦破裂手术）	
340	颅骨凹陷骨折复位术	
341	颅骨修补术	
342	慢性硬膜下血肿钻孔术	
343	颅内血肿清除术（外伤）	
344	神经系统其他手术	
（十五）内分泌系统手术		
345	甲状旁腺腺瘤切除术	
346	甲状旁腺大部切除术	
347	甲状腺穿刺活检术	
348	甲状腺部分切除术	
349	甲状腺次全切除术	
350	甲状腺全切术	
351	甲状舌管瘘切除术	
（十六）眼部手术		
352	眼睑手术	
353	眼睑肿物切除术	
354	眼睑结膜裂伤缝合术	
355	内眦韧带断裂修复术	
356	上睑下垂矫正术	
357	睑下垂矫正联合眦整形术	
358	睑退缩矫正术	

续　表

编号	项目	年度服务量（人次）
359	睑内翻矫正术	
360	睑外翻矫正术	
361	睑裂缝合术	
362	游离植皮睑成形术	
363	内眦赘皮矫治术	
364	重睑成形术	
365	双行睫矫正术	
366	眼袋整形术	
367	内外眦成形术	
368	睑凹陷畸形矫正术	
369	睑缘粘连术	
370	泪器手术	
371	泪阜部肿瘤单纯切除术	
372	泪小点外翻矫正术	
373	泪小管吻合术	
374	泪囊摘除术	
375	睑部泪腺摘除术	
376	泪囊结膜囊吻合术	
377	鼻腔泪囊吻合术	
378	鼻泪道再通术	
379	泪道成形术	
（十七）耳部手术		
380	外耳手术	
381	耳道异物取出术（深部）	
382	耳道异物取出术（浅部）	
383	耳息肉摘除术	
384	耳前瘘管切除术	
385	耳前瘘管感染切开引流术	
386	外耳道良性肿物切除术	
387	外耳道肿物活检术	
388	外耳道疖脓肿切开引流术	
389	中耳手术	
390	鼓膜置管术	
391	鼓膜切开术	

续 表

编号	项目	年度服务量（人次）
\multicolumn{3}{c}{（十八）鼻部手术}		
393	鼻外伤清创缝合术	
394	鼻骨骨折整复术	
395	鼻部分缺损修复术	
396	鼻腔异物取出术	
397	下鼻甲部分切除术	
398	中鼻甲部分切除术	
399	鼻前庭囊肿切除术	
400	鼻息肉摘除术	
401	鼻中隔矫正术	
402	鼻中隔血肿切开引流术	
\multicolumn{3}{c}{（十九）口腔颌面一般手术}		
403	乳牙拔除术	
404	前牙拔除术	
405	前磨牙拔除术	
406	磨牙拔除术	
407	复杂牙拔除术	
408	阻生牙拔除术	
409	拔牙创面搔刮术	
410	牙再植术	
411	牙槽骨修整术	
412	唇颊沟加深术	
413	修复前软组织成型术	
414	阻生智齿龈瓣整形术	
415	牙槽突骨折结扎固定术	
416	根端囊肿摘除术	
417	根尖切除术	
418	根尖搔刮术	
419	牙龈切除术	
420	牙冠延长术	
421	截根术	
422	分根术	
423	半牙切除术	
424	引导性牙周组织再生术	

续　表

编号	项目	年度服务量（人次）
425	松动牙根管内固定术	
426	口腔成形手术	
427	系带成形术	
428	口腔创伤手术	
429	口腔颌面软组织清创术	
	（二十）呼吸系统手术	
430	喉及气管手术	
431	环甲膜穿刺术	
432	环甲膜切开术	
433	气管切开术	
434	肺和支气管手术	
435	肺内异物摘除术	
436	肺大泡切除修补术	
437	经胸腔镜肺大泡切除修补术	
438	肺修补术	
439	经胸腔镜肺修补术	
440	开胸探查术	
441	开胸止血术	
442	肋骨骨髓病灶清除术	
443	肋骨切除术	
444	肋软骨取骨术	
445	胸壁结核病灶清除术	
446	胸壁外伤扩创术	
447	胸壁肿瘤切除术	
448	胸腔闭式引流术	
449	脓胸引流清除术	
	（二十一）消化系统手术	
450	胃手术	
451	胃肠切开取异物	
452	胃出血切开缝扎止血术	
453	近端胃大部切除术	
454	远端胃大部切除术	
455	胃癌根治术	
456	经腹腔镜胃癌根治术	

续　表

编号	项目	年度服务量（人次）
457	胃癌姑息切除术	
458	胃肠造瘘术	
459	胃扭转复位术	
460	胃肠穿孔修补术	
461	经腹腔镜胃肠穿孔修补术	
462	幽门成形术	
463	经腹腔镜幽门成形术	
464	肠手术（不含直肠）	
465	肠扭转、肠套叠复位术	
466	肠切除术	
467	经腹腔镜肠切除术	
468	肠粘连松解术	
469	经腹腔镜肠粘连松解术	
470	肠造瘘还纳术	
471	肠瘘切除术	
472	肠排列术（固定术）	
473	乙状结肠悬吊术	
474	经腹腔镜乙状结肠悬吊术	
475	结肠造瘘（Colostomy）术	
476	结肠癌根治术	
477	阑尾切除术	
478	经腹腔镜阑尾切除术	
479	直肠肛门手术	
480	直肠出血缝扎术	
481	直肠良性肿物切除术	
482	经内镜直肠良性肿物激光或套扎、电凝术	
483	直肠狭窄扩张术	
484	直肠肛门周围脓肿切开排脓术	
485	肛周常见疾病手术治疗	
486	低位肛瘘切除术	
487	高位肛瘘切除术	
488	混合痔嵌顿手法松解回纳术	
489	内痔环切术	

续　表

编号	项目	年度服务量（人次）
\multicolumn{3}{c}{（二十二）肝脏手术}
490	胆囊切除术	
491	经腹腔镜胆囊切除术	
492	胆囊造瘘术	
493	胆总管探查 T 管引流术	
494	经腹腔镜胆总管探查 T 管引流术	
495	胆总管探查 T 管引流术＋取石冲洗	
496	经腹腔镜胆总管探查 T 管引流术＋取石冲洗	
\multicolumn{3}{c}{（二十三）其他腹部手术}
497	腹股沟疝修补术	
498	经腹腔镜腹股沟疝修补术	
499	嵌顿疝复位修补术	
500	充填式无张力疝修补术	
501	脐疝修补术	
502	腹壁切口疝修补术	
503	脐瘘切除术＋修补术	
504	剖腹探查术	
505	开腹腹腔内脓肿引流术	
506	腹腔窦道扩创术	
507	腹腔内肿物切除术	
508	经直肠盆腔脓肿切开引流术	
509	腹壁肿瘤切除术（5cm 以下）	
510	腹壁肿瘤切除术（5cm 以上）	
511	先天性脐膨出修补术	
512	先天性腹壁裂修补术	
513	腹壁缺损修复术	
\multicolumn{3}{c}{（二十四）泌尿及男性生殖系统手术}
514	膀胱憩室切除术	
515	膀胱造瘘术	
516	根治性膀胱全切除术	
517	膀胱破裂修补术	
518	尿道会师术	
519	前尿道吻合术	
520	尿道切开取石术	

续 表

编号	项目	年度服务量（人次）
521	阴囊、睾丸手术	
522	阴囊坏死扩创术	
523	阴囊脓肿引流术	
524	阴囊肿物切除术	
525	睾丸鞘膜翻转术	
526	交通性鞘膜积液修补术	
527	睾丸附件扭转探查术	
528	睾丸破裂修补术	
529	睾丸固定术	
530	睾丸切除术	
531	附睾、输精管、精索手术	
532	附睾切除术	
533	输精管附睾吻合术	
534	精索静脉瘤切除术	
535	精索静脉曲张高位结扎术	
536	经腹腔镜精索静脉曲张高位结扎术	
537	精索扭转复位术	
538	输精管结扎术	
539	输精管吻合术	
540	阴茎手术	
541	嵌顿包茎松解术	
542	包皮环切术	
543	阴茎外伤清创术	
544	阴茎囊肿切除术	
545	阴茎部分切除术	
546	阴茎全切术	
	（二十五）女性生殖系统手术	
547	卵巢手术	
548	经阴道卵巢囊肿穿刺术	
549	卵巢囊肿剔除术	
550	经腹腔镜卵巢囊肿剔除术	
551	卵巢修补术	
552	经腹腔镜卵巢修补术	
553	卵巢楔形切除术	

续　表

编号	项目	年度服务量（人次）
554	卵巢切除术	
555	卵巢输卵管切除术	
556	输卵管手术	
557	输卵管结扎术	
558	经腹腔镜输卵管结扎术	
559	输卵管切除术	
560	经腹腔镜输卵管切除术	
561	子宫手术	
562	宫颈息肉切除术	
563	宫颈肌瘤剔除术	
564	宫颈残端切除术	
565	宫颈锥切术	
566	宫颈环形电切术	
567	孕期子宫内口缝合术	
568	子宫修补术	
569	经腹子宫肌瘤剔除术	
570	经腹腔镜子宫肌瘤摘除术	
571	子宫次全切除术	
572	腹式全子宫切除术	
573	经腹腔腹式镜子宫全切术	
574	全子宫+双附件切除术	
575	次广泛子宫切除术	
576	开腹取环术	
577	经腹腔镜开腹取环术	
578	子宫动脉结扎术	
579	经腹腔镜子宫动脉结扎术	
580	子宫悬吊术	
581	经腹腔镜子宫悬吊术	
582	阔韧带内肿瘤切除术	
583	阴道手术	
584	阴道异物取出术	
585	阴道裂伤缝合术	
586	阴道扩张术	
587	阴道瘢痕切除术	

续 表

编号	项目	年度服务量（人次）
588	阴道横隔或纵隔或斜隔切开术	
589	阴道良性肿物切除术	
590	阴道壁血肿切开术	
591	阴道前后壁修补术	
592	后穹隆损伤缝合术	
593	外阴手术	
594	外阴损伤缝合术	
595	陈旧性会阴裂伤修补术	
596	外阴脓肿切开引流术	
597	外阴良性肿物切除术	
598	前庭大腺囊肿造口术	
599	前庭大腺囊肿切除术	
600	处女膜切开术	
（二十六）脊柱骨关节手术		
601	腘窝脓肿切开引流术	
602	髂腰肌脓肿切开引流术	
603	颈椎间盘切除术	
604	颈椎间盘切除，椎间植骨融合术	
605	胸腰椎骨折切开复位内固定术	
606	腰椎间盘极外侧突出摘除术	
607	椎管扩大减压术	
608	椎管扩大成形术	
609	腰椎间盘突出摘除术	
610	后路腰椎间盘镜椎间盘髓核摘除术（MED）	
611	腰椎滑脱不稳植骨融合术	
612	腰椎滑脱椎弓根螺钉内固定植骨融合术	
613	脊柱内固定物取出术	
614	脊柱骨关节手术其他	
（二十七）四肢骨肿瘤和病损切除手术		
615	内生软骨瘤切除术	
（二十八）四肢骨折手术		
616	锁骨骨折切开复位内固定术	
617	肱骨近端骨折切开复位内固定术	
618	肱骨干骨折切开复位内固定术	

续　表

编号	项目	年度服务量（人次）
619	肱骨骨折切开复位内固定术	
620	肱骨内外髁骨折切开复位内固定术	
621	尺骨鹰嘴骨折切开复位内固定术	
622	桡骨头切除术	
623	桡骨头骨折切开复位内固定术	
624	孟氏骨切开复位内固定术	
625	桡尺骨干骨折切开复位内固定术	
626	科雷氏骨折切开复位内固定术	
627	股骨颈骨折闭合复位内固定术	
628	股骨颈骨折切开复位内固定术	
629	股骨转子间骨折内固定术	
630	股骨干骨折切开复位内固定术	
631	股骨髁间骨折切开复位内固定术	
632	髌骨骨折切开复位内固定术	
633	胫骨髁间骨折切开复位内固定术	
634	胫骨干骨折切开复位内固定术	
635	内、外踝骨折切开复位内固定术	
636	三踝骨折切开复位内固定术	
637	肱骨干骨折不愈合切开植骨内固定术	
638	尺桡骨骨折不愈合切开植骨内固定术	
639	股骨干骨折不愈合切开植骨内固定术	
640	胫腓骨骨折不愈合切开植骨内固定术	
641	肱骨髁上骨折畸形愈合截骨矫形术	
642	尺骨上1/3骨折畸形愈合伴桡骨小头脱位矫正术	
643	桡骨下端骨折畸形愈合矫正术	
644	股骨干骨折畸形愈合截骨内固定术	
645	胫腓骨骨折畸形愈合截骨矫形术	
646	踝部骨折畸形愈合矫形术	
647	跟骨骨折切开复位撬拨术	
648	距骨骨折伴脱位切开复位内固定术	
649	骨折内固定装置取出术	
650	四肢关节损伤与脱位手术	
651	肩锁关节脱位切开复位内固定术	
652	肩关节脱位开放复位术	

续　表

编号	项目	年度服务量（人次）
653	陈旧性肘关节前脱位切开复位术	
654	髋关节脱位切开复位术	
655	髌骨半脱位外侧切开松解术	
656	髌骨脱位成形术	
657	腘窝囊肿切除术	
658	腘窝囊肿切除术（单侧）	
659	腘窝囊肿切除术（双侧）	
660	骨骺固定手术	
661	骨骺肌及软组织肿瘤切除术	
662	四肢骨切除、刮除手术	
663	尺骨头桡骨茎突切除术	
664	移植取骨术	
665	髂骨取骨术	
666	取腓骨术	
667	四肢骨截骨术	
668	关节融合术	
669	肘关节融合术	
670	踝关节融合术	
671	跟骰关节融合术	
672	近侧趾间关节融合术	
673	截肢术	
674	截指术	
675	手部骨折手术	
676	手部掌指骨骨折切开复位内固定术	
677	手部关节内骨折切开复位内固定术	
678	本氏（Bennett）骨折切开复位内固定术	
679	腕骨骨折切开复位内固定术	
680	舟骨骨折切开复位内固定术	
681	舟骨骨折不愈合切开植骨术+桡骨茎突切除术	
682	舟骨骨折不愈合植骨术	
683	月骨骨折切开复位内固定术	
684	月骨骨折不愈合血管植入术	
685	手部关节脱位手术	
686	手部关节脱位切开复位内固定术	

续 表

编号	项目	年度服务量（人次）
687	手部关节融合术	
688	局限性腕骨融合术	
689	指间关节融合术	
690	腕关节融合术	
691	手部骨切除术	
692	掌指骨软骨瘤刮除植骨术	
693	掌指结核病灶清除术	
694	舟骨近端切除术	
695	月骨摘除术	
696	手部成形手术	
697	并指分离术	
698	多指切除术	
699	手部瘢痕挛缩整形术	
700	指关节成形术	
701	手部关节松解术	
702	掌指关节或跖趾关节成形术	
703	手外伤其他手术	
704	指间或掌指关节侧副韧带、关节囊修补术	
705	腕关节韧带修补术	
706	手部外伤皮肤缺损游离植皮术	
707	手外伤局部转移皮瓣术	
708	手外伤皮瓣术	
709	手外伤邻指交叉皮下组织瓣术	
710	缩窄性腱鞘炎切开术	
711	腱鞘囊肿切除术	
712	掌筋膜挛缩切除术	
713	手部皮肤撕脱伤修复术	
714	手外伤清创反取皮植皮术	
715	食指背侧岛状皮瓣术	
716	环指岛状皮瓣术	
717	肌腱粘连松解术	
718	屈伸指肌腱吻合术	
719	屈伸指肌腱游离移植术	

编号	项目	年度服务量（人次）
720	甲床修补术	
721	肌肉、肌腱、韧带手术	
722	上肢筋膜间室综合征切开减压术	
723	肱二头肌腱断裂修补术	
724	腕管综合征切开减压术	
725	下肢筋膜间室综合征切开减压术	
726	跟腱断裂修补术	
727	骨关节其他手术	
728	手法牵引复位术	
729	皮肤牵引术	
730	骨骼牵引术	
731	颅骨牵引术	
732	颅骨头环牵引术	
733	各部位多头带包扎术	
734	跟骨钻孔术	
735	其他四肢骨折手术	
（二十九）乳房手术		
736	乳腺肿物穿刺术	
737	乳腺肿物切除术	
738	副乳切除术	
739	单纯乳房切除术	
（三十）皮肤和皮下组织手术		
740	脓肿切开引流术	
741	体表异物取出术	
742	胼胝病变切除修复术	
743	浅表肿物切除术	
744	海绵状血管瘤切除术	
745	脂肪抽吸术	
746	头皮撕脱清创修复术	
747	头皮缺损修复术	
748	腋臭切除术	
749	颈部开放性损伤探查术	
（三十一）物理治疗与康复		
750	物理治疗	

续 表

编号	项目	年度服务量（人次）
751	红外线治疗	
752	低频脉冲电治疗	
753	中频脉冲电治疗	
754	超短波治疗、短波治疗	
755	牵引	
756	康复	
757	徒手平衡功能检查	
758	仪器平衡功能评定	
759	日常生活能力评定	
760	手功能评定	
761	步态分析检查	
762	言语能力评定	
763	失语症检查	
764	口吃检查	
765	吞咽功能障碍评定	
766	认知知觉功能检查	
767	记忆力评定	
768	失认、失用评定	
769	心功能康复评定	
770	运动疗法	
771	轮椅功能训练	
772	平衡功能训练	
773	手功能训练	
774	关节松动训练	
775	有氧训练	
776	文体训练	
777	引导式教育训练	
778	作业疗法	
779	职业功能训练	
780	口吃训练	
781	言语训练	
782	吞咽功能障碍训练	
783	认知知觉功能障碍训练	
784	康复评定	

编号	项目	年度服务量（人次）
785	偏瘫肢体综合训练	
786	脑瘫肢体综合训练	
787	截瘫肢体综合训练	
788	中医外治	
789	贴敷疗法	
790	中药涂擦治疗	
791	中药热罨包治疗	
792	中药熏洗治疗	
793	中药蒸汽浴治疗	
794	中药熏药治疗	
795	挑治	
796	割治	
797	中医骨伤	
798	骨折手法整复术	
799	骨折橇拨复位术	
800	骨折经皮钳夹复位术	
801	骨折闭合复位经皮穿刺（钉）内固定术	
802	关节脱位手法整复	
803	骨折外固定架固定术	
804	麻醉下腰椎间盘突出症大手法治疗	
805	外固定架使用	
806	关节粘连传统松解术	
807	大关节粘连传统松解术	
808	针刺	
809	普通针刺	
810	温针	
811	手指点穴	
812	微针针刺	
813	头皮针	
814	梅花针	
815	埋针治疗	
816	耳针	
817	电针	
818	放血疗法	

续 表

编号	项目	年度服务量（人次）
819	穴位注射	
820	穴位贴敷治疗	
821	灸法	
822	隔物灸法	
823	灯火灸	
824	拔罐疗法	
825	药物罐	
826	游走罐	
827	推拿疗法	
828	落枕推拿治疗	
829	颈椎病推拿治疗	
830	肩周炎推拿治疗	
831	网球肘推拿治疗	
832	急性腰扭伤推拿治疗	
833	腰椎间盘脱出推拿治疗	
834	膝关节骨性关节炎推拿治疗	
835	其他推拿治疗	
836	小儿捏脊治疗	
837	中医肛肠	
838	直肠脱出复位治疗（手法复位）	
839	直肠周围硬化剂治疗	
840	内痔硬化剂注射治疗（枯痔治疗）	
841	高位、复杂肛瘘挂线治疗	
842	血栓性外痔切除术	
843	环状混合痔切除术	
844	混合痔外剥内扎术	
845	肛周脓肿一次性根治术	
846	肛外括约肌折叠术	
847	直肠前突修补术	
848	肛瘘封堵术	
849	中医特殊疗法	
850	中药硬膏热贴敷治疗	
851	刮痧治疗	

续　表

编号	项目	年度服务量（人次）
852	雾化吸入疗法	
	（三十二）注射术	
853	皮内注射法	
854	皮下注射法	
855	肌内注射法	
856	静脉注射法	
	（三十三）穿刺术	
857	股静脉穿刺术	
858	颈内静脉穿刺术	
859	锁骨下静脉穿刺术	
860	动脉穿刺术	
861	胸膜腔穿刺术	
862	胸膜腔闭式引流术	
863	腹膜腔穿刺术	
864	肝穿刺抽脓术及活体组织检查术	
865	骨髓穿刺术	
866	腰椎穿刺术	
867	四肢关节腔穿刺术	
868	耻骨上膀胱穿刺术	
869	环甲膜穿刺术	
870	体表肿块穿刺取样活检术	
	（三十四）插管技术	
871	胃插管术及胃肠减压术	
872	三腔二囊管压迫止血法	
873	导尿术	
874	鼻塞、鼻导管吸氧法	
875	气管插管术	
	（三十五）切开技术	
876	气管切开术	
877	静脉切开术	
878	脓肿切开引流术	
	（三十六）清创、换药术	
879	清创缝合术	

续 表

编号	项目	年度服务量（人次）
880	换药术	
881	外科手术后插线法	
（三十七）急救技术		
882	心肺复苏术	
883	除颤术	
884	气管插管术	
885	呼吸机应用	
886	洗胃术	
887	床旁连续血液透析术等	
（三十八）其他（机构自行填写）		

附 1-18　检验检查项目统计表

编号	项目	年度服务量（人次）
（一）医学检验项目		
1	血常规	
2	溶血	
3	凝血	
4	血流变	
5	尿液物理、化学、涂片检查	
6	粪便物理、化学、涂片检查	
7	痰液物理、化学、涂片检查	
8	脑脊液物理、化学、涂片检查	
9	胸腹水物理、化学、涂片检查	
10	精液物理、化学、涂片检查	
11	阴道分泌液物理、化学、涂片检查	
12	蛋白	
13	其中糖化血红蛋白	
14	酶类	

编号	项目	年度服务量（人次）
15	其中淀粉酶	
16	脂类	
17	电解质	
18	心肌标志物	
19	微量元素	
20	激素	
21	代谢产物	
22	血气分析	
23	体液免疫	
24	病原体血清学	
25	肿瘤标志物	
26	自身抗体	
27	特定蛋白	
28	生殖免疫	
29	过敏原	
30	临床微生物涂片	
31	临床微生物培养	
32	临床微生物鉴定	
33	临床微生物药敏	
34	耐药因子的检测	
35	艾滋病检测	
36	梅毒抗体检测	
37	凝血功能	
（二）医学影像及心电项目		
38	X线摄影（包括CR或DR）	
39	床旁摄影	
40	心、脑、血管、胆囊、胆道、胃肠道、泌尿生殖系等影像学检查	
41	CT检查	
42	MR检查	
43	心脏、消化系统、泌尿系统、妇科、产科的常规二维超声	
44	心脏、消化系统、泌尿系统、妇科、产科的彩色多普勒超声	
45	妇科和前列腺的腔内二维超声	

续 表

编号	项目	年度服务量（人次）
46	腹腔内大血管的二维及彩色多普勒超声	
47	外周血管的二维及彩色多普勒超声	
48	颅外段脑血管的二维及彩色多普勒超声	
49	浅表器官的常规二维及彩色多普勒超声	
50	妇科和前列腺的腔内彩色多普勒超声	
51	导联同步心电图	
52	频谱心电图	
53	高频心电图	
54	QT离散度分析	
55	心率变异性分析	
56	心室晚电位	
57	向量心电图	
58	时间向量心电图	
59	远程心电监测	
60	动态心电图	
61	动态血压	
（三）输血项目		
62	ABO血型	
63	Rh（D）血型	
64	交叉配血试验	
65	不规则血型抗体筛查	
66	血型抗体效价检测	
67	抗人球蛋白试验（Coomb's试验）	
（四）机构开展目录外的项目		
68		
69		
70		
71		
72		

附1-19 《危险废物转移联单》（医疗废物专用）格式

医疗卫生机构名称：

医疗废物处置单位： 时间： 年 月

日期	感染性废物及其他		损伤性废物		医疗卫生机构交接人员签名	废物运送人员签名	交接时间
	体积（箱）	重量（kg）	体积（箱）	重量（kg）			

附1-20 《医疗废物运送登记卡》

运送车辆编号： 　　　　　　　　　　　　　运送车辆负责人：

医疗卫生机构名称	感染性废物及其他		损伤性废物		医疗卫生机构交接人员签名
	体积（箱）	重量（kg）	体积（箱）	重量（kg）	
总计					

处置厂医疗废物接收人员声明：我声明，我已接收上述数量的医疗废物，包装、标识状态良好。若有问题，在此注明：

接收时间： 　年　月　日　时　分—　　时　分

接收人员签名：

附1-21　医疗废物处置月报表（　　　　年　　月）

医疗废物集中处置单位：　　　　　　　　　　　（盖章）

经办人：　　　　　　　　　审核人：　　　　　　　　　　　填表日期：　　年　月　日

医疗废物产生单位	感染性废物及其他		损伤性废物	
	体积（箱）	重量（kg）	体积（盒）	重量（kg）
合计				

说明：此表由医疗废物集中处置单位按月报送。

附1-22 医疗废物产生、处置年报表（20　　年）

报送单位：　　　　　　　　　　（盖章）

经办人：　　　　　　审核人：　　　　　　　　　　填表日期：　　年　月　日

月份	感染性废物及其他		损伤性废物	
	体积（箱）	重量（kg）	体积（盒）	重量（kg）
1				
2				
3				
4				
5				
6				
7				
8				
9				
10				
11				
12				
合计				

说明：此表由医疗产生单位、集中处置单位分别填报。

附1-23 药物配备清单

说明：基层医疗卫生服务机构以使用基本药物为主，主要参考基本药物目录来填写以下表格，目前表中罗列的药品名称仅供参考。

编号	药品	是否配备（是　否）
第一部分　化学药品和生物制品		
一、抗微生物药		
（一）青霉素类		
1	青霉素	
2	苄星青霉素	
3	苯唑西林	
4	氨苄西林	
5	哌拉西林	
6	阿莫西林	
7	阿莫西林克拉维酸钾	
8	哌拉西林钠他唑巴坦钠	

编号	药品	是否配备（是　否）
（二）头孢菌素类		
9	头孢唑林	
10	头孢拉定	
11	头孢氨苄	
12	头孢呋辛	
13	头孢曲松	
14	头孢他啶	
（三）氨基糖苷类		
15	阿米卡星	
16	庆大霉素	
（四）四环素类		
17	多西环素	
18	米诺环素	
（五）大环内酯类		
19	红霉素	
20	阿奇霉素	
21	克拉霉素	
（六）其他抗生素		
22	克林霉素	
23	磷霉素	
（七）磺胺类		
24	复方磺胺甲唑	
25	磺胺嘧啶	
（八）喹诺酮类		
26	诺氟沙星	
27	环丙沙星	
28	左氧氟沙星	
29	莫西沙星	
（九）硝基咪唑类		
30	甲硝唑	
31	替硝唑	
（十）硝基呋喃类		
32	呋喃妥因	

续　表

编号	药品	是否配备（是　否）
	（十一）抗结核病药	
33	异烟肼	
34	利福平	
35	吡嗪酰胺	
36	乙胺丁醇	
37	链霉素	
38	对氨基水杨酸钠	
39	耐多药肺结核用药	
	（十二）抗麻风病药	
40	氨苯砜	
	（十三）抗真菌药	
41	氟康唑	
42	伊曲康唑	
43	两性霉素B	
44	卡泊芬净	
	（十四）其他抗菌药	
45	小檗碱（黄连素）	
46	阿昔洛韦	
47	更昔洛韦	
48	奥司他韦	
49	恩替卡韦	
50	利巴韦林	
51	索磷布韦维帕他韦	
52	替诺福韦二吡呋酯	
53	重组人干扰素	
54	艾滋病用药	
	二、抗寄生虫病药	
	（一）抗疟药	
55	氯喹	
56	羟氯喹	
57	伯氨喹	
58	乙胺嘧啶	
59	青蒿素类药物	

编号	药品	是否配备（是 否）
	（二）抗阿米巴病药及抗滴虫病药	
60	*甲硝唑	
	（三）抗利什曼原虫病药	
61	葡萄糖酸锑钠	
	（四）抗血吸虫病药	
62	吡喹酮	
	（五）驱肠虫药	
63	阿苯达唑	
	三、麻醉药	
	（一）局部麻醉药	
64	利多卡因	
65	丁哌卡因	
66	罗哌卡因	
	（二）全身麻醉药	
67	氯胺酮	
68	丙泊酚	
69	瑞芬太尼	
70	七氟烷	
71	罗库溴铵	
	（三）麻醉辅助药	
72	氯化琥珀胆碱	
73	维库溴铵	
	四、镇痛、解热、抗炎、抗风湿、抗痛风药	
	（一）镇痛药	
74	芬太尼	
75	哌替啶	
76	吗啡	
77	普瑞巴林	
	（二）解热镇痛、抗炎、抗风湿药	
78	对乙酰氨基酚	
79	阿司匹林	
80	布洛芬	
81	双氯芬酸钠	

续　表

编号	药品	是否配备（是　否）
82	吲哚美辛	
83	*羟氯喹	
84	来氟米特	
85	美沙拉秦（嗪）	
86	青霉胺	
	（三）抗痛风药	
87	别嘌醇	
88	秋水仙碱	
89	苯溴马隆	
	五、神经系统用药	
	（一）抗震颤麻痹药	
90	金刚烷胺	
91	苯海索	
92	多巴丝肼	
93	普拉克索	
94	溴隐亭	
	（二）抗重症肌无力药	
95	新斯的明	
96	溴吡斯的明	
	（三）抗癫痫药	
97	卡马西平	
98	奥卡西平	
99	丙戊酸钠	
100	苯妥英钠	
101	苯巴比妥	
102	拉莫三嗪	
	（四）脑血管病用药及降颅压药	
103	尼莫地平	
104	甘露醇	
105	倍他司汀	
106	氟桂利嗪	
	（五）中枢兴奋药	
107	胞磷胆碱钠	

续　表

编号	药品	是否配备（是　否）
108	尼可刹米	
109	洛贝林	
（六）抗痴呆药		
110	石杉碱甲	
六、治疗精神障碍药		
（一）抗精神病药		
111	奋乃静	
112	氯丙嗪	
113	氟哌啶醇	
114	舒必利	
115	氟奋乃静	
116	氯氮平	
117	奥氮平	
118	利培酮	
119	帕利哌酮	
120	喹硫平	
121	阿立哌唑	
122	五氟利多	
（二）抗抑郁药		
123	帕罗西汀	
124	氟西汀	
125	阿米替林	
126	多塞平	
127	米氮平	
128	氯米帕明	
129	艾司西酞普兰	
130	文拉法辛	
（三）抗焦虑药		
131	地西泮	
132	氯硝西泮	
133	劳拉西泮	
134	艾司唑仑	
135	阿普唑仑	

续　表

编号	药品	是否配备（是　否）
136	坦度螺酮	
137	丁螺环酮	
（四）抗躁狂药		
138	碳酸锂	
（五）镇静催眠药		
139	*地西泮	
140	佐匹克隆	
141	咪达唑仑	
142	唑吡坦	
七、心血管系统用药		
（一）抗心绞痛药		
143	硝酸甘油	
144	硝酸异山梨酯	
145	单硝酸异山梨酯	
146	硝苯地平	
147	地尔硫䓬	
148	尼可地尔	
（二）抗心律失常药		
149	美西律	
150	普罗帕酮	
151	普萘洛尔	
152	阿替洛尔	
153	美托洛尔	
154	艾司洛尔	
155	索他洛尔	
156	胺碘酮	
157	维拉帕米	
158	伊布利特	
159	莫雷西嗪	
（三）抗心力衰竭药		
160	地高辛	
161	去乙酰毛花苷	

编号	药品	是否配备（是　否）
（四）抗高血压药		
162	卡托普利	
163	依那普利	
164	赖诺普利	
165	克痢痧胶囊	
166	缬沙坦氨氯地平	
167	硝普钠	
168	硫酸镁	
169	尼群地平	
170	*硝苯地平	
171	非洛地平	
172	氨氯地平	
173	左氨氯地平	
174	比索洛尔	
175	拉贝洛尔	
176	乌拉地尔	
177	吲达帕胺	
178	酚妥拉明	
179	哌唑嗪	
180	波生坦	
（五）抗休克药		
181	肾上腺素	
182	去甲肾上腺素	
183	异丙肾上腺素	
184	间羟胺	
185	多巴胺	
186	多巴酚丁胺	
（六）调脂及抗动脉粥样硬化药		
187	辛伐他汀	
188	阿托伐他汀	
189	瑞舒伐他汀	
190	非诺贝特	

续 表

编号	药品	是否配备（是 否）
	八、呼吸系统用药	
	（一）祛痰药	
191	溴己新	
192	氨溴索	
193	桉柠蒎	
194	羧甲司坦	
195	乙酰半胱氨酸	
	（二）镇咳药	
196	复方甘草	
197	喷托维林	
198	可待因	
	（三）平喘药	
199	氨茶碱	
200	茶碱	
201	沙丁胺醇	
202	异丙托溴铵	
203	噻托溴铵	
204	丙酸氟替卡松	
205	布地奈德	
206	布地奈德福莫特罗	
	九、消化系统用药	
	（一）抗酸药及抗溃疡病药	
207	复方氢氧化铝	
208	雷尼替丁	
209	法莫替丁	
210	奥美拉唑	
211	枸橼酸铋钾	
212	胶体果胶铋	
213	铝碳酸镁	
	（二）助消化药	
214	乳酶生	
	（三）胃肠解痉药及胃动力药	
215	颠茄	

编号	药品	是否配备（是　否）
216	山莨菪碱	
217	阿托品	
218	多潘立酮	
219	甲氧氯普胺	
220	莫沙必利	
221	匹维溴铵	
（四）泻药及止泻药		
222	开塞露（含甘油、山梨醇）	
223	乳果糖	
224	洛哌丁胺	
225	蒙脱石	
226	聚乙二醇	
（五）肝病辅助治疗药		
227	联苯双酯	
228	精氨酸	
229	甘草酸二铵	
230	水飞蓟宾	
（六）微生态制剂		
231	地衣芽孢杆菌活菌	
232	双歧杆菌三联活菌	
233	枯草杆菌二联活菌	
（七）利胆药		
234	熊去氧胆酸	
（八）治疗炎性肠病药		
235	柳氮磺吡啶	
十、泌尿系统用药		
（一）利尿药及脱水药		
236	呋塞米	
237	氢氯噻嗪	
238	螺内酯	
239	氨苯蝶啶	
240	甘油果糖	

续 表

编号	药品	是否配备（是 否）
（二）良性前列腺增生用药		
241	坦洛新（坦索罗辛）	
242	特拉唑嗪	
243	非那雄胺	
（三）透析用药		
244	腹膜透析液	
十一、血液系统用药		
（一）抗贫血药		
245	硫酸亚铁	
246	右旋糖酐铁	
247	琥珀酸亚铁	
248	维生素B	
249	叶酸	
250	腺苷钴胺	
251	甲钴胺	
252	重组人促红素（CHO细胞）	
（二）抗血小板药		
253	*阿司匹林	
254	氯吡格雷	
255	吲哚布芬	
256	替格瑞洛	
（三）促凝血药		
257	凝血酶	
258	维生素K	
259	甲萘氢醌	
260	氨甲苯酸	
261	氨甲环酸	
262	鱼精蛋白	
263	血友病用药	
（四）抗凝血药及溶栓药		
264	肝素	
265	低分子量肝素	
266	华法林	

编号	药品	是否配备（是 否）
267	尿激酶	
268	达比加群酯	
269	利伐沙班	
270	重组人组织型纤溶酶原激酶衍生物	
（五）血容量扩充剂		
271	羟乙基淀粉	
十二、激素及影响内分泌药		
（一）下丘脑垂体激素及其类似物		
272	绒促性素	
273	去氨加压素	
274	重组人生长激素	
（二）肾上腺皮质激素类药		
275	氢化可的松	
276	泼尼松	
277	甲泼尼龙	
278	地塞米松	
（三）胰岛素及口服降血糖药		
279	胰岛素	
280	甘精胰岛素	
281	二甲双胍	
282	格列本脲	
283	格列吡嗪	
284	格列苯脲	
285	格列喹酮	
286	格列齐特	
287	阿卡波糖	
288	达格列净	
289	利拉鲁肽	
290	瑞格列奈	
291	吡格列酮	
292	西格列汀	
293	利格列汀	

续 表

编号	药品	是否配备（是 否）
（四）甲状腺激素及抗甲状腺药		
294	甲状腺片	
295	左甲状腺素钠	
296	甲巯咪唑	
297	丙硫氧嘧啶	
（五）抗甲状旁腺药		
298	西那卡塞	
（六）雄激素及同化激素		
299	丙酸睾酮	
300	十一酸睾酮	
（七）雌激素、孕激素及抗孕激素		
301	黄体酮	
302	甲羟孕酮	
303	己烯雌酚	
304	尼尔雌醇	
（八）钙代谢调节药及抗骨质疏松药		
305	阿法骨化醇	
306	维生素D	
307	阿仑膦酸钠	
十三、抗变态反应药		
308	氯苯那敏	
309	苯海拉明	
310	赛庚啶	
311	异丙嗪	
312	氯雷他定	
十四、免疫系统用药		
313	雷公藤总苷	
314	硫唑嘌呤	
315	环孢素	
316	吗替麦考酚酯	
十五、抗肿瘤药		
（一）烷化剂		
317	司莫司汀	

编号	药品	是否配备（是 否）
318	环磷酰胺	
319	异环磷酰胺	
320	白消安	
（二）抗代谢药		
321	氨甲蝶呤	
322	巯嘌呤	
323	阿糖胞苷	
324	羟基脲	
325	氟尿嘧啶	
326	吉西他滨	
（三）抗肿瘤抗生素		
327	依托泊苷	
328	多柔比星	
329	柔红霉素	
330	平阳霉素	
（四）抗肿瘤植物成分药		
331	长春新碱	
332	紫杉醇	
333	高三尖杉酯碱	
（五）其他抗肿瘤药		
334	顺铂	
335	奥沙利铂	
336	卡铂	
337	亚砷酸（三氧化二砷）	
338	门冬酰胺酶	
339	亚叶酸钙	
340	维A酸	
341	卡培他滨	
（六）抗肿瘤激素类		
342	他莫昔芬	
343	来曲唑	
（七）抗肿瘤辅助药		
344	美司钠	

续 表

编号	药品	是否配备（是　否）
345	昂丹司琼	
（八）抗肿瘤靶向药		
346	吉非替尼	
347	伊马替尼	
348	埃克替尼	
349	利妥昔单抗	
350	曲妥珠单抗	
351	培美曲塞	
十六、维生素、矿物质类药		
（一）维生素		
352	维生素B	
353	维生素C	
354	多种维生素	
（二）矿物质		
355	葡萄糖酸钙	
356	复合磷酸氢钾	
（三）肠外营养药		
357	复方氨基酸AA	
358	脂肪乳氨基酸葡萄糖	
359	中/长链脂肪乳（C-C）	
（四）肠内营养药		
360	整蛋白型肠内营养剂（粉剂）	
十七、调节水、电解质及酸碱平衡药		
（一）水、电解质平衡调节药		
361	口服补液盐	
362	氯化钠	
363	葡萄糖氯化钠	
364	复方氯化钠	
365	氯化钾	
（二）酸碱平衡调节药		
366	乳酸钠林格	
367	碳酸氢钠	

续　表

编号	药品	是否配备（是　否）
	（三）其他	
368	葡萄糖	
	十八、解毒药	
	（一）氰化物中毒解毒药	
369	硫代硫酸钠	
	（二）有机磷酸酯类中毒解毒药	
370	氯解磷定	
371	碘解磷定	
372	戊乙奎醚	
	（三）亚硝酸盐中毒解毒药	
373	亚甲蓝	
	（四）阿片类中毒解毒药	
374	纳洛酮	
	（五）鼠药解毒药	
375	乙酰胺	
	（六）其他	
376	氟马西尼	
377	*青霉胺	
	十九、生物制品	
378	破伤风抗毒素	
379	抗狂犬病血清	
380	抗蛇毒血清	
381	破伤风人免疫球蛋白	
382	免疫规划疫苗	
383	非免疫规划疫苗	
	二十、诊断用药	
	（一）造影剂	
384	泛影葡胺	
385	硫酸钡	
386	碘化油	
387	碘海醇	
	（二）其他	
388	结核菌素纯蛋白衍生物	

续　表

编号	药品	是否配备（是　否）
二十一、皮肤科用药		
（一）抗感染药		
389	*红霉素	
390	*阿昔洛韦	
391	磺胺嘧啶银	
392	咪康唑	
393	曲安奈德益康唑	
394	莫匹罗星	
（二）角质溶解药		
395	尿素	
396	鱼石脂	
397	水杨酸	
（三）肾上腺皮质激素类药		
398	*氢化可的松	
399	糠酸莫米松	
（四）其他		
400	炉甘石	
401	*维A酸	
402	依沙吖啶	
二十二、眼科用药		
（一）抗感染药		
403	氯霉素	
404	*左氧氟沙星	
405	*红霉素	
406	*阿昔洛韦	
407	*利福平	
（二）青光眼用药		
408	毛果芸香碱	
409	噻吗洛尔	
410	乙酰唑胺	
（三）其他		
411	*阿托品	
412	可的松	

编号	药品	是否配备（是 否）
413	复方托吡卡胺	
414	康柏西普	
	二十三、耳鼻喉科用药	
415	麻黄碱	
416	氧氟沙星	
417	地芬尼多	
418	羟甲唑啉	
419	*丙酸氟替卡松	
420	*糠酸莫米松	
	二十四、妇产科用药	
	（一）子宫收缩药	
421	缩宫素	
422	麦角新碱	
423	垂体后叶注射液	
424	米非司酮	
425	米索前列醇	
426	*依沙吖啶	
427	卡前列甲酯	
	（二）其他	
428	*咪康唑	
429	*甲硝唑	
430	克霉唑	
431	*溴隐亭	
	二十五、计划生育用药	
432	避孕药	
	二十六、儿科用药	
433	咖啡因	
434	牛肺表面活性剂	
435	培门冬酶	
	第二部分 中成药	
	一、内科用药	
	（一）解表剂	
436	九味羌活丸（颗粒）	

续 表

编号	药品	是否配备（是 否）
437	感冒清热颗粒（胶囊）	
438	正柴胡饮颗粒	
439	柴胡注射液	
440	金花清感颗粒	
441	银翘解毒丸（颗粒、胶囊、软胶囊、片）	
442	芎菊上清丸（颗粒、片）	
443	牛黄清感胶囊	
444	祖卡木颗粒	
445	复方银花解毒颗粒	
446	金叶败毒颗粒	
447	防风通圣丸（颗粒）	
448	玉屏风颗粒	
	（二）泻下剂	
449	麻仁润肠丸（软胶囊）	
	（三）清热剂	
450	黄连上清丸（颗粒、胶囊、片）	
451	牛黄解毒丸（胶囊、软胶囊、片）	
452	牛黄上清丸（胶囊、片）	
453	一清颗粒（胶囊）	
454	板蓝根颗粒	
455	疏风解毒胶囊	
456	清热解毒颗粒	
457	复方黄黛片	
458	唐草片	
459	清热八味胶囊（散、丸）	
460	保济丸（口服液）	
461	藿香正气水（口服液、软胶囊）	
462	十滴水	
463	四妙丸	
464	双黄连合剂（口服液、颗粒、胶囊、片）	
465	银黄口服液（颗粒、胶囊、片）	
466	茵栀黄口服液（颗粒）	
467	复方黄连素片	
468	连花清瘟胶囊（颗粒）	

续　表

编号	药品	是否配备（是　否）
469	香连丸	
470	金芪降糖片（胶囊、颗粒）	
（四）温里剂		
471	附子理中丸（片）	
472	香砂养胃丸（颗粒、片）	
473	香砂平胃丸（颗粒）	
474	理中丸	
475	参麦注射液	
476	生脉饮（颗粒、胶囊、注射液）	
477	稳心颗粒	
（五）化痰、止咳、平喘剂		
478	通宣理肺丸	
479	寒喘祖帕颗粒	
480	蛇胆川贝液	
481	橘红丸（颗粒、胶囊、片）	
482	急支糖浆（颗粒）	
483	养阴清肺丸（膏、颗粒）	
484	二母宁嗽丸（颗粒、片）	
485	润肺膏	
486	强力枇杷膏（蜜炼）、强力枇杷露	
487	清宣止咳颗粒	
488	杏贝止咳颗粒	
489	苏黄止咳胶囊	
490	蛤蚧定喘丸（胶囊）	
491	桂龙咳喘宁胶囊（片）	
（六）开窍剂		
492	安宫牛黄丸	
493	清开灵颗粒（胶囊、软胶囊、片、注射液）	
494	安脑丸（片）	
495	苏合香丸	
496	礞石滚痰丸	
（七）扶正剂		
497	补中益气丸（颗粒）	
498	参苓白术散（丸、颗粒）	

续　表

编号	药品	是否配备（是　否）
499	肾衰宁胶囊（片、颗粒）	
500	香砂六君丸	
501	安胃疡胶囊	
502	益气和胃胶囊	
503	摩罗丹	
504	归脾丸（合剂）	
505	健脾生血颗粒（片）	
506	六味地黄丸（颗粒、胶囊）	
507	知柏地黄丸	
508	杞菊地黄丸（胶囊、片）	
509	生血宝合剂（颗粒）	
510	百令胶囊（片）	
511	金水宝胶囊（片）	
512	金匮肾气丸（片）	
513	四神丸（片）	
514	济生肾气丸	
515	八珍丸（颗粒、胶囊）	
516	消渴丸	
517	贞芪扶正颗粒（胶囊）	
518	参芪降糖颗粒（胶囊、片）	
519	天芪降糖胶囊	
520	津力达颗粒	
521	益气维血胶囊（片、颗粒）	
522	芪苈强心胶囊	
（八）安神剂		
523	天王补心丸（片）	
524	柏子养心丸	
525	枣仁安神颗粒（胶囊）	
526	乌灵胶囊	
（九）止血剂		
527	槐角丸	
528	升血小板胶囊	
（十）祛瘀剂		
529	血栓通胶囊（注射液）	

续　表

编号	药品	是否配备（是　否）
530	血塞通胶囊（注射液）、注射用血塞通（冻干）	
531	丹参注射液	
532	银杏叶胶囊（片、滴丸）	
533	银丹心脑通软胶囊	
534	瘀血痹胶囊（颗粒、片剂）	
535	麝香保心丸	
536	脑心通丸（胶囊、片）	
537	诺迪康胶囊	
538	血栓心脉宁胶囊	
539	参松养心胶囊	
540	益心舒颗粒（胶囊、片）	
541	补肺活血胶囊	
542	灯盏生脉胶囊	
543	活心丸	
544	芪参益气滴丸	
545	扶正化瘀片（胶囊）	
546	鳖甲煎丸	
547	冠心苏合丸（胶囊、软胶囊）	
548	地奥心血康胶囊	
549	通心络胶囊	
550	灯盏花素片	
551	脑安颗粒（胶囊、片、滴丸）	
552	脉血康胶囊	
553	大黄	
554	血府逐瘀丸（口服液、胶囊）	
555	复方丹参片（颗粒、胶囊、滴丸）	
556	速效救心丸	
557	心可舒胶囊（片）	
558	脉络宁注射液	
559	平消胶囊（片）	
560	红金消结胶囊（片）	
（十一）理气剂		
561	逍遥丸（颗粒）	
562	丹栀逍遥丸	

续　表

编号	药品	是否配备（是　否）
563	护肝片（颗粒、胶囊）	
564	气滞胃痛颗粒（片）	
565	胃苏颗粒	
566	元胡止痛片（颗粒、胶囊、滴丸）	
567	三九胃泰颗粒（胶囊）	
568	加味左金丸	
569	荜铃胃痛颗粒	
570	五灵胶囊	
571	枳术宽中胶囊	
572	宽胸气雾剂	
（十二）消导剂		
573	保和丸（颗粒、片）	
574	六味安消散（胶囊）	
（十三）治风剂		
575	川芎茶调丸（散、颗粒、片）	
576	通天口服液	
577	松龄血脉康胶囊	
578	丹珍头痛胶囊	
579	正天丸（胶囊）	
580	养血清脑丸（颗粒）	
581	消银颗粒（片）	
582	润燥止痒胶囊	
583	华佗再造丸	
584	小活络丸	
585	复方风湿宁胶囊（片）	
（十四）祛湿剂		
586	风湿骨痛胶囊（片）	
587	追风透骨丸	
588	正清风痛宁缓释片（片）	
589	五苓散（胶囊、片）	
590	肾炎康复片	
591	尿毒清颗粒	
592	癃清片（胶囊）	
593	三金片	

编号	药品	是否配备（是　否）
594	癃闭舒胶囊	
595	尪痹颗粒（胶囊、片）	
596	风湿液	
597	普乐安胶囊（片）	
598	克痢痧胶囊	
	（十五）调脂剂	
599	血脂康胶囊	
	（十六）固涩剂	
600	缩泉丸（胶囊）	
	二、外科用药	
	（一）清热剂	
601	消炎利胆片（颗粒、胶囊）	
602	金钱胆通颗粒	
603	银屑胶囊（颗粒）	
604	除湿止痒软膏	
605	金蝉止痒胶囊	
606	季德胜蛇药片	
607	肛泰栓（软膏）	
608	复方黄柏液涂剂（复方黄柏液）	
609	如意金黄散	
610	地榆槐角丸	
611	湿润烧伤膏	
612	排石颗粒	
613	双石通淋胶囊	
614	马应龙麝香痔疮膏　软膏剂	
615	内消瘰疬丸	
	（二）温经理气活血剂	
616	小金丸（胶囊、片）	
617	西黄丸（胶囊）	
618	*疏肝散结红金消结胶囊（片）	
	（三）活血化瘀剂	
619	脉管复康片（胶囊）	
620	京万红软膏	
621	灵泽片	

续 表

编号	药品	是否配备（是 否）
三、妇科用药		
（一）理血剂		
622	益母草膏（颗粒、胶囊、片）	
623	少腹逐瘀丸（颗粒、胶囊）	
624	茜芷胶囊	
625	坤宁颗粒（口服液）	
626	葆宫止血颗粒	
627	妇科十味片	
（二）清热剂		
628	妇科千金片（胶囊）	
629	花红片（颗粒、胶囊）	
630	宫炎平片（胶囊）	
631	妇炎消胶囊	
632	金刚藤糖浆	
633	保妇康栓	
（三）扶正剂		
634	艾附暖宫丸	
635	乌鸡白凤丸（胶囊、片）	
636	八珍益母丸（胶囊）	
637	补血益母丸（颗粒）	
638	定坤丹	
639	更年安片（胶囊）	
640	坤泰胶囊	
641	滋肾育胎丸　丸剂	
（四）散结剂		
642	乳癖消颗粒（胶囊、片）	
643	桂枝茯苓丸（胶囊）	
644	乳块消颗粒（胶囊、片）	
645	宫瘤清胶囊（颗粒）	
四、眼科用药		
（一）清热剂		
646	明目上清丸（片）	
647	黄连羊肝丸	
648	珍珠明目滴眼液	

编号	药品	是否配备（是 否）
（二）扶正剂		
649	明目地黄丸	
650	障眼明片（胶囊）	
651	石斛夜光丸	
652	和血明目片	
653	复方血栓通胶囊（片）	
五、耳鼻喉科用药		
（一）耳病		
654	耳聋左慈丸	
655	通窍耳聋丸	
（二）鼻病		
656	鼻炎康片	
657	藿胆丸（片、滴丸）	
658	辛夷鼻炎丸	
659	香菊胶囊（片）	
660	鼻窦炎口服液	
661	辛芩颗粒	
（三）咽喉、口腔病		
662	黄氏响声丸	
663	清咽滴丸	
664	金嗓散结胶囊（片、颗）	
665	口炎清颗粒	
666	玄麦甘桔颗粒（胶囊）	
667	口腔溃疡散	
668	西帕依固龈液	
669	冰硼散	
670	六神丸（胶囊、凝胶）	
671	百蕊颗粒	
六、骨伤科用药		
672	接骨七厘散（丸、片）	
673	伤科接骨片	
674	云南白药（胶囊、膏、酊、气雾剂）	
675	活血止痛散（胶囊、软胶囊）	
676	七厘散（胶囊）	

续 表

编号	药品	是否配备（是 否）
677	消痛贴膏	
678	独一味胶囊（片）	
679	颈舒颗粒	
680	颈复康颗粒	
681	腰痹通胶囊	
682	滑膜炎颗粒（片）	
683	舒筋活血丸（片）	
684	狗皮膏	
685	骨痛灵酊	
686	通络祛痛膏	
687	复方南星止痛膏	
688	麝香追风止痛膏	
689	仙灵骨葆胶囊（片）	
七、儿科用药		
（一）解表剂		
690	小儿柴桂退热颗粒（口服液）	
691	小儿金翘颗粒	
692	小儿宝泰康颗粒	
693	小儿热速清口服液（颗粒）	
（二）清热剂		
694	小儿泻速停颗粒	
（三）止咳剂		
695	小儿肺热咳喘颗粒（口服液）	
696	金振口服液	
697	小儿消积止咳口服液	
698	小儿肺咳颗粒	
（四）扶正剂		
699	健儿消食口服液	
700	醒脾养儿颗粒	
（五）安神剂		
701	小儿黄龙颗粒	
（六）消导剂		
702	小儿化食丸（口服液）	

续　表

编号	药品	是否配备（是　否）
	第三部分　中药饮片（略）	

注：重复出现时标注"*"号。

附1-24　手术安全核查表

科别：		患者姓名：		性别：		年龄：	
病案号：		麻醉方式：		手术方式：			
术者：				手术日期：			

麻醉实施前	手术开始前	患者离开手术室前
患者姓名、性别、年龄正确： 　　　　　　是□　否□ 手术方式确认：　是□　否□ 手术部位与标识正确：是□　否□ 手术知情同意：　是□　否□ 麻醉知情同意：　是□　否□ 麻醉方式确认：　是□　否□ 麻醉设备安全检查完成： 　　　　　　是□　否□ 皮肤是否完整：　是□　否□ 术野皮肤准备正确：是□　否□ 静脉通道建立完成：是□　否□ 患者是否有过敏史：是□　否□ 抗菌药物皮试结果：有□　无□ 术前备血：　　有□　无□ 假体□/体内植入物□/影像学资料□ 其他：_____	患者姓名、性别、年龄正确： 　　　　　　　是□　否□ 手术方式确认：　　是□　否□ 手术部位与标识确认： 　　　　　　　是□　否□ 手术、麻醉风险预警： 手术医师陈述： 　　　　　预计手术时间□ 　　　　　预计失血量□ 　　　　　手术关注点□ 　　　　　其他□ 麻醉医师陈述： 　　　　　麻醉关注点□ 　　　　　其他□ 手术护士陈述： 　　　　　物品灭菌合格□ 　　　　　仪器设备□ 术前术中特殊用药情况□ 　　　　　其他□ 是否需要相关影像资料：是□　否□ 其他：_____	患者姓名、性别、年龄正确： 　　　　　　是□　否□ 实际手术方式确认：　是□　否□ 手术用药、输血的核查 　　　　　　是□　否□ 手术用物清点正确：是□　否□ 手术标本确认：　是□　否□ 皮肤是否完整：　是□　否□ 各种管路： 　　　　中心静脉通路□ 　　　　动脉通路□ 　　　　气管插管□ 　　　　伤口引流□ 　　　　胃管□ 　　　　尿管□ 　　其他_____□ 患者去向： 　　　　恢复室□ 　　　　病房□ 　　　　ICU病房□ 　　　　急诊□ 　　　　离院□ 其他：_____
手术医师签名：　　　　麻醉医师签名：		手术室护士签名：

第二章

社区卫生服务中心服务能力评价指导

1. 功能任务与资源配置

1.1 功能任务

1.1.1 基本功能

基本功能明确了社区卫生服务中心的管理要求和服务标准流程，帮助社区卫生服务中心建立科学规范的管理制度和标准化的医疗服务流程。有助于提高服务效率，增加医患之间的信任和满意度。

【C-1】

提供基本医疗服务。

开展以全科、中医等科目的门诊服务和检验检查服务，同时开展急诊急救等服务，能对常见的急危重症患者作出初步诊断和急救处理。

支撑材料：

● 机构提供的医疗机构执业许可证（正、副本），医疗机构专业技术人员基本信息一览表附 1-1，提供服务场所、设施设备及运行监管记录等支撑材料，提供便民措施及科室指引标识、开展连续性半年以上的急诊急救服务的支撑材料，提供全科、中医医疗服务和检验、检查项目等相关科室开展的诊疗服务的资料等支撑材料。

● 机构同时依据社区卫生服务中心服务能力评价指南（2023版）（本章简称"社区卫生服务中心评价指南"）2.2.1.2 急诊急救服务、2.2.1.3 全科医疗服务、2.2.1.4 中医医疗服务和 2.2.2.1 检验项目、2.2.2.2 检查项目 5 条条款评审结果评判，5 条条款均达到 C 级及以上则此条款合格。

现场评价：

● 现场查看机构相关科目设置，服务场所、设施设备及运行监管记录，便民措施及科室指引标识、开展连续性半年以上的急诊急救服务的支撑材料及全科、中医医疗服务和检验、检查项目等科室开展的诊疗服务的资料等。

● 同时依据支撑材料第 2 款查看 5 条条款是否达到 C 级及以上。

● 现场查看以上要点工作开展落实情况。

【C-2】

提供公共卫生服务。

开展含健康教育、预防接种、传染病及突发公共卫生事件报告和处理、卫生监督协管等预防保健服务。

支撑材料：

● 机构提供国家基本公共卫生服务项目实施方案、工作计划，人员职责分工及专业技术人员基本信息一览表，提供服务场所、设施设备及运行监管记录及开展连续半年以上服务过程工作记录等支撑材料。

● 机构同时依据社区卫生服务中心评价指南2.2.3.2健康教育、2.2.3.3预防接种、2.2.3.12传染病及突发公共卫生事件报告和处理、2.2.3.13卫生监督协管4条条款评审结果评判，4条条款均达到C级及以上水平则此条款合格。

现场评价：

● 现场查看机构实施国家基本公共卫生服务项目的场所、设施设备及运行监管记录、开展连续半年以上服务过程的工作记录等。

● 同时依据本项支撑材料第2款查看机构4条条款是否达到C级及以上水平。

【C-3】

提供健康管理服务。

对辖区内常住居民尤其是65岁及以上老年人、高血压及2型糖尿病等慢性疾病患者、0～6岁儿童、孕产妇、严重精神障碍患者、肺结核患者等重点人群的健康危险因素进行全方位且连续的管理，达到维护或促进健康的目的。

支撑材料：

● 机构提供国家基本公共卫生服务项目实施方案、工作计划、人员职责分工及专业技术人员基本信息一览表，提供服务场所、设施设备及运行监管记录、开展连续半年以上服务过程的工作记录等支撑材料。

● 同时依据社区卫生服务中心评价指南2.2.3.4儿童健康管理、2.2.3.5孕产妇健康管理、2.2.3.6老年人健康管理、2.2.3.7高血压患者健康管理、2.2.3.8 2型糖尿病患者健康管理、2.2.3.9严重精神障碍患者管理、2.2.3.10肺结核患者健康管理7条条款评审结果评判，7条条款均达到C级及以上则此条款合格。

现场评价：

● 现场查看机构实施国家基本公共卫生服务项目的场所、设施设备及运行监管记录、开展连续半年以上服务过程的工作记录等。

- 同时依据本项支撑材料第2款查看机构7条条款是否达到C级及以上。

【B】

具有辐射一定区域范围的医疗服务能力。

社区卫生服务中心除服务本辖区居民以外，还有一定的服务辖区外居民的能力。

支撑材料：

- 机构通过特色科室建设情况，提供服务本辖区外居民的职能科室及医疗机构专业技术人员基本信息一览表等支撑材料。
- 机构提供服务本辖区外居民在门、急诊就诊和住院诊疗人次每半年占比情况的实施方案、总结分析报告、下一步工作计划等相关支撑材料。

现场评价：

- 现场查看机构特色科室建设情况，提供服务本辖区外居民的职能科室及门、急诊和住院服务过程的工作记录等。

【A-1】

提供家庭病床等居家医疗服务。

家庭病床是方便老年人、残疾人等患者获得连续性医疗服务，缓解看病难、看病贵，降低医疗费用的有效方法。医护人员应走入村居，走进家庭，主动开展家庭病床服务，不断满足辖区居民的医疗服务需求。

支撑材料：

- 机构提供本辖区开展家庭病床服务的工作方案、工作计划、工作制度、工作总结、专业技术人员基本信息一览表，提供开展家庭病床服务、上门巡诊、康复护理及健康护理场所、设施设备及运行监管记录，提供连续性半年以上的家庭病床服务及康复服务工作记录等支撑材料。

现场评价：

- 现场查看机构提供开展家庭病床服务、上门巡诊、康复护理记录及健康护理场所、设施设备及运行监管记录，提供连续性半年以上的家庭病床服务及康复服务工作记录等。

【A-2】

承担其他基层医疗卫生机构的教学、培训工作。

为进一步加强基层医疗卫生机构人才队伍建设，充分发挥机构在区域内医疗卫生工作中的枢纽、带头作用，更好地提高基层医务人员的业务能力及水平。

支撑材料：

● 机构提供上级卫生健康行政部门授予本机构培训基地或其他具有培训指导资质的相关正式文件等支撑材料。

● 机构提供对周边区域内医疗技术能力和基本公共卫生服务能力等方面的实施方案、工作计划、工作总结、人员职责分工及专业技术人员基本信息一览表，提供开展技术指导、教学培训场所、设施设备及运行监管记录，提供开展连续半年以上的技术指导、教学培训等相关工作过程记录的支撑材料。

现场评价：

● 现场查看上级卫生健康行政部门授予本机构培训基地或其他具有培训指导资质的相关正式文件等。

● 现场查看开展技术指导、教学培训场所、设施设备及运行监管记录，开展连续半年以上的技术指导或教学培训等相关过程记录。

● 同时依据社区卫生服务中心评价指南4.9.1科教研管理1条条款评审结果评判，达到C级及以上则此条款合格。

1.1.2 主要任务

主要任务是评价社区卫生服务中心的服务能力，为提高社区卫生服务中心的服务质量与水平提供指导和参考。

【C-1】

提供当地居民常见病、多发病的门诊服务。

常见病、多发病是指辖区常见的以内科、外科、妇科、儿科等为主的、经常发生的、出现频率较高的疾病。

支撑材料：

● 机构提供门诊服务专业技术人员基本信息一览表、人员职责分工，提供场所、设施设备及运行监管记录，开展常见病、多发病规范诊疗服务过程工作记录（疾病病种统计表、年门诊服务量、门诊登记）等支撑材料。

● 同时依据社区卫生服务中心评价指南2.2.1.1疾病种类、2.2.1.3全科医疗服务、2.2.1.4中医医疗服务、2.2.1.7儿科医疗服务★4条条款评审结果评判，4条条款均达到C级及以上则此条款合格。

现场评价：

● 现场查看机构服务场所、设施设备及运行监管记录，开展常见病、多发病规范诊疗服务过程工作记录等。

● 同时依据本项支撑材料第2条款查看机构4条条款是否达到C级及以上。

【C-2】

提供适宜技术，安全使用设备和药品。

至少能提供常见病、多发病的规范诊疗，能规范提供中药饮片、针刺、艾灸、刮痧、拔罐、中医微创、推拿、敷熨熏浴、骨伤、肛肠、其他类等项目中的6类10种以上的中医药技术方法，能提供辖区居民需要的、与基层医疗机构技术能力相适应的，安全、有效的非限制类医疗技术服务，同时提供与基本功能相匹配的药品和设备。

支撑材料：

● 机构提供专业技术人员基本信息一览表，提供服务场所、设施设备及运行监管记录，开展6类10种以上中医药适宜技术的诊疗目录、中药饮片目录及诊疗工作记录等支撑材料。

● 同时依据社区卫生服务中心评价指南2.2.1.3全科医疗服务、2.2.1.4中医医疗服务、1.3.3设备配置、3.8.1药品管理和、3.8.2临床用药5条条款评审结果评判，5条条款均达到C级及以上则此条款合格。

现场评价：

● 现场查看机构场所、设施设备及运行监管记录、服务过程工作记录等。

● 同时依据本项支撑材料第2条款查看机构5条条款是否达到C级及以上。

【C-3】

提供中医药服务。

以中医药理论为指导，运用中医药技术方法，辨证施治内、外、妇、儿常见病、多发病，并能提供中医药预防、保健服务。

支撑材料：

 • 机构设置与医疗机构许可证诊疗科目相符的中医类别科室，提供中医药专业技术人员基本信息一览表，服务场所、设施设备及运行监管记录，提供服务过程工作记录（开展的中医药诊疗目录、与之匹配的药品，符合要求的设备及目录、照片、使用情况记录）等支撑材料。

 • 同时依据社区卫生服务中心评价指南2.2.1.4中医医疗服务、2.2.3.11中医药健康管理2条条款评审结果评判，2条条款均达到C级及以上则此条款合格。

现场评价：

 • 现场查看机构服务场所、设施设备及运行监管记录、服务过程工作记录等。

 • 同时依据本项支撑材料第2款查看机构2条条款是否达到C级及以上。

【C-4】

提供基本公共卫生服务。

按照《国家基本公共卫生服务规范》要求，开展国家基本公共卫生服务项目。

支撑材料：

 • 机构提供国家基本公共卫生服务项目实施方案、工作计划、人员职责分工及专业技术人员基本信息一览表，提供服务场所、设施设备及运行监管记录，以及开展连续半年以上服务过程工作记录等支撑材料。

 • 机构同时依据社区卫生服务中心评价指南2.2.3基本公共卫生服务14条条款评审结果评判，14条条款均达到C级及以上则此条款合格。

现场评价：

 • 现场查看机构实施国家基本公共卫生服务项目的场所、设施设备及运行监管记录，查看开展连续半年以上服务过程工作记录等。

 • 同时依据2.2.3基本公共卫生服务14条条款评审结果评判，查看机构14条条款是否达到C级及以上。

【C-5】

提供一定的急诊急救服务。

能够在社区卫生服务中心进行心肺复苏、止血包扎、躯干及肢体固定等急诊急救服务。

支撑材料：

 • 机构提供与医疗机构许可证诊疗科目相符的科室设置，专业技术人员基本信息一览表及开展24小时急诊服务排班表，急诊登记、急救记录，提供急救药品、场所、除颤仪、吸痰器等设施设备及运行监管记录、相关科室便民措施及科室指引标识，查看心肺复苏、止血包扎、躯干及肢体固定等急诊急救预案、演练，开展连续半年以上的急诊急救服务记录等相关支撑材料。

● 机构同时依据社区卫生服务中心评价指南2.2.1.2急诊急救服务评审结果评判，达到C级及以上则此条款合格。

现场评价：

● 现场查看机构服务场所、设施设备及运行监管记录，随机抽查医务人员急救技术知晓情况、相关科室便民措施及科室指引标识，开展诊疗服务的过程记录等。

● 同时依据支撑材料第2款查看机构是否达到C级及以上。

【C-6】

提供家庭医生签约服务。

以全科医生为核心，家庭医生服务团队为支撑，通过签约的方式，促使家庭医生与签约家庭建立起一种长期、稳定的服务关系，以便对签约家庭的家庭成员健康进行全程维护，为签约家庭和个人提供安全、方便、有效、连续、经济的基本医疗服务和基本公共卫生服务。

支撑材料：

● 机构提供家庭医生签约服务实施方案、工作计划、家庭医生签约服务人员职责分工，提供服务场所、设施设备及运行监管记录，本辖区家庭医生签约服务流程、团队组建、区域划分、协议书及相关服务记录（团队培训、督导工作、人员考核、居民履约等）工作资料等支撑材料。

● 同时依据社区卫生服务中心评价指南2.1.3家庭医生签约服务评审结果评判，达到C级及以上则此条款合格。

现场评价：

● 现场查看机构实施家庭医生签约服务相关记录资料等。

● 同时依据2.1.3家庭医生签约服务评审结果评判，查看机构是否达到C级及以上。

【C-7】

提供转诊服务，接收转诊病人。

对无法确诊及危重的病人转诊到上级医院进行诊治，接收上级医院下转的康复期病人，鉴别可疑传染性患者并转诊到定点医疗机构进行诊断治疗。

支撑材料:

- 机构提供开展双向转诊服务工作制度、工作流程与上级医院签订的双向转诊协议书等, 无法确诊及危重的病人转诊到上级医院的诊治记录或转诊单, 提供接收上级医院下转的康复期病人的具体记录或转诊单, 鉴别可疑传染性患者并转诊到定点医疗机构进行诊断治疗的具体记录或转诊单等支撑材料。
- 机构同时依据2.1.4转诊服务评审结果评判, 达到C级及以上则此条款合格。

现场评价:

- 现场查看机构提供开展双向转诊服务的具体记录或转诊单等。
- 同时依据2.1.4转诊服务评审结果评判, 查看机构是否达到C级及以上。

【C-8】

负责社区卫生服务站业务和技术管理。

中心负责所辖社区卫生服务站的业务和技术管理。

支撑材料:

- 机构提供所辖社区卫生服务站的业务管理和技术指导实施方案、工作计划、绩效评价方案、一体化管理制度, 提供领导小组、人员职责分工及社区卫生服务站专业技术人员基本信息一览表, 提供服务场所、设施设备及运行监管记录, 开展督导、巡查、业务指导等相关记录(卫生服务站培训、督导或巡查记录、卫生服务站人员考核、总结等)的支撑材料。

现场评价:

- 现场查看机构所辖社区卫生服务站的业务管理和技术指导的相关记录等。

【B-1】

提供住院服务。

设置有住院病床, 能提供常见病、多发病的住院诊疗服务。

支撑材料:

- 机构提供医疗机构执业许可证(正、副本)上的相关科目设置、专业技术人员基本信息一览表及相关人员职责分工, 上年度或近季度开放床位、出入院量与床位使用率、住院病种量, 开展住院诊疗服务场所、设施设备及运行监管记录, 提供留观、入院、出院、转院制度、服务流程, 提供常见病、多发病的住院诊疗服务过程工作记录等支撑材料。
- 同时依据社区卫生服务中心评价指南1.3.2床位设置、2.1.2住院服务2条条款评审结果评判，1.3.2床位设置达到B级及以上，且2.1.2住院服务达到C级及以上则此条款合格。

现场评价：

- 现场查看机构常见病、多发病的住院诊疗服务过程工作记录等材料。
- 同时依据本项支撑材料第2款进行评审。

【B-2】

提供康复服务。

能对康复患者进行功能评估并制定康复治疗计划，提供康复治疗服务。

支撑材料：

- 机构提供专业技术人员基本信息一览表（附1-1），开展康复服务相关人员职责分工及场所、设施设备及运行监管记录，提供康复服务清单、年度服务人次及服务过程工作记录等支撑材料。
- 同时依据社区卫生服务中心能力评价指南2.2.1.6康复医疗服务★评审结果评判，达到C级及以上则此条款合格。

现场评价：

- 现场查看机构开展康复服务过程工作记录等。
- 同时依据2.2.1.6康复医疗服务★评审结果评判，查看机构是否达到C级及以上。

【B-3】

提供居家护理服务。

护理人员深入居民家庭，为行动不便等适合在家庭条件辖进行医疗护理的居民提供相应的护理服务。

支撑材料：

- 机构提供专业技术人员基本信息一览表（附1-1），提供开展居家护理服务相关人员职责分工及场所、设施设备（附2-1）及运行监管记录，居家护理服务清单、年度服务人次及服务过程工作记录等支撑材料。

现场评价：

- 现场查看机构开展居家护理服务过程工作记录等。

【A】

提供家庭病床服务。

家庭病床是社区卫生服务的重要组成部分，是方便老年人、残疾人等患者获得连续性医疗服务，缓解看病难、看病贵，降低医疗费用的有效方法。社区卫生服务中心的医护人员应走入社区，走进家庭，主动开展家庭病床服务，不断满足社区居民的医疗服务需求。

支撑材料：
● 机构提供专业技术人员基本信息一览表，提供开展家庭病床服务工作方案、工作计划、工作制度、工作总结，提供设施设备及运行监管记录，开展连续性半年以上的家庭病床服务过程的工作记录等支撑材料。

现场评价：
● 现场查看机构开展家庭病床服务过程工作记录等。

1.2 科室设置

1.2.1 临床科室

临床科室主要目的是评估社区卫生服务中心在临床医疗方面的服务能力和水平。临床科室负责提供基本的医疗服务，具备一定的紧急救治、协同工作和转诊的能力，为患者提供全面的医疗服务。

【C】

设立全科诊室、中医诊室、康复治疗室、抢救室、预检分诊/发热哨点。

按照服务人口数量确定上述各临床科室数量及面积，达到《社区卫生服务中心、站建设标准》（建标163—2013）要求（若有新标准，按新标准执行）；视觉可参考《基层医疗卫生机构功能单元视觉设计标准》（WS/T 809—2022）。

在机构入口处和门急诊醒目位置设置预检分诊处/发热哨点，标识清楚；输液室、急诊（抢救）室按规范设置。

支撑材料：
● 机构提供与医疗机构许可证诊疗科目相符的科室设置、专业技术人员基本信息一览表，提供服务场所、施设备及运行监管记录，提供物品擦拭、紫外线消毒记录，提供开展诊疗服务、急诊急救过程记录等支撑材料。

现场评价：

● 现场查看机构场所（标准中小诊室面积为3.0m×4.2m、大诊室面积为3.3m×4.5m）、设施设备及运行监管记录，查看物品擦拭、紫外线消毒记录，查看开展诊疗服务、急诊急救过程工作资料等。

【B】

设立发热诊室、口腔科、康复科等。

根据《关于加强基层医疗卫生机构发热诊室设置的通知》要求，独立设置发热诊室，面积及房屋设置等达到标准要求，具备相关设备设施及人员资质。

口腔科诊室面积至少30m²，配备牙科治疗椅、口腔检查器械、器械盘等；康复科面积不低于100m²，设有功能测评室、运动治疗室、物理治疗室、作业治疗室、传统康复治疗室、言语治疗室等（各室不一定独立设置，要能涵盖相应的功能），通行区域应体现无障碍设计。

支撑材料：

● 机构提供医疗机构执业许可证（正、副本）、查看与诊疗科目相符的科室设置、专业技术人员基本信息一览表，提供服务场所、设施设备及运行监管记录，开展连续半年以上相关科室开展诊疗服务过程的工作记录等支撑材料。

● 机构设置相对独立的发热诊室（发热哨点），在出入口显著位置设有明显标识。

● 机构发热诊室（发热哨点）设置符合"三区两通道"（污染区、潜在污染区、清洁区、患者通道、工作人员通道）要求。

● 机构诊室应通风良好，选用独立空调，设置发热患者独立卫生间。

● 机构具有相应资质和数量的工作人员，能熟练掌握传染病的诊断、治疗、防护、转运、隔离及消毒等技能，并经过传染病相关法律法规和知识技能培训。

● 机构应配备必要的办公设备、诊疗设备、消毒设备及一定储存量的防护设备等。

● 机构应提供设施设备运行监管记录、连续半年以上的诊疗服务、消毒记录、医疗废物处置记录等工作资料。

现场评价：

● 现场查看机构场所、设施设备及运行监管记录，开展诊疗服务的工作资料等。

● 现场查看机构相关科室符合常规诊疗诊室场所。口腔科诊室面积至少30m²；康复科面积不低于100m²，设有功能测评室、运动治疗室、物理治疗室、作业治疗室、传统康复治疗室、言语治疗室等（各室不一定独立设置，要能涵盖相应的功能）、设施设备及运行监管记录等。

● 现场查看机构康复科通行区域应体现无障碍设计。无障碍设施包括无障碍通道、出入口、门、楼梯、电梯、扶手等。主要出入口应为无障碍出入口，宜设置为平坡（《无障碍设计规范》GB50763—2012）出入口；门开启后，通行净宽不小于1m，门槛高度及门内外高差不应大于15mm，并以斜面过渡，且便于开关；电梯为无障碍电梯等。

● 现场查看机构发热诊室（发热哨点）设置、人员、设施设备配备及相关工作记录等。

● 随机询问机构医务人员传染病的诊断、治疗、防护、转运、隔离及消毒等知识知晓率，查看相关技能操作熟练度。

【A-1】

至少设立3个以下科室：口腔科、血液透析室、眼科、耳鼻咽喉科（可合并设立五官科）等，有一定的医疗服务辐射能力。

各科室有相对独立的诊疗用房，符合相关规定要求；特色科室诊疗收入或诊疗量应占有一定比例，原则上应不低于10%。

支撑材料：

● 机构提供医疗机构执业许可证（正、副本），上级卫生健康行政主管部门批复的特色科室设置的文件及责任人、专业技术人员基本信息一览表，提供服务场所、设施设备及运行监管记录，提供特色科室连续半年以上诊疗记录、诊疗收入或诊疗量的占比统计分析报告及信息系统汇总等支撑材料。

现场评价：

● 现场查看机构服务场所、设施设备及运行监管记录，提供特色科室连续半年以上诊疗记录，诊疗收入或诊疗量的占比统计分析报告及信息系统汇总等工作记录。

【A-2】

独立设置儿科。

上述科室达到《社区卫生服务中心、站建设标准》（建标163—2013）要求（若有新标准，按新标准执行）；儿科诊室面积至少12m²；儿童医疗服务是基本医疗服务的重要内容，加强中心儿科建设，对于提高中心的服务能力，满足广大儿童和家长的医疗需求，儿科健康服务具有重要意义。

支撑材料：

● 机构提供医疗机构执业许可证（正、副本）、查看与诊疗科目相符的科室设置、专业技术人员基本信息一览表，提供场所、设施设备及运行监管记录，开展连续性半年以上相关科室开展的诊疗服务过程工作记录等支撑材料。

现场评价：

- 现场查看机构场所、设施设备及运行监管记录、开展诊疗服务的工作资料等。
- 现场查看机构相关科室是否符合常规诊疗诊室场所（儿科诊室面积至少12m²），查看设施设备及运行监管记录等。

1.2.2　医技及其他科室

医技及其他科室主要目的是评估社区卫生服务中心在医技服务和其他专科服务方面的能力和水平，为改善和提升社区卫生服务中心的服务质量和水平提供指导和参考。

【C】

设置药房、检验科、放射科、B超室、心电图室（B超与心电图室可合并设立）、健康信息管理室、消毒供应室（可依托有资质的第三方机构）。

按照服务人口数量确定上述各临床科室数量及使用面积，达到《社区卫生服务中心、站建设标准》（建标163—2013）要求（若有新标准，按新标准执行）；视觉可参考《基层医疗卫生机构功能单元视觉设计标准》（WS/T 809—2022）。

支撑材料：

- 机构提供与医疗机构许可证诊疗科目相符的科室设置、医疗机构执业许可证（正、副本）、辐射安全和放射许可证原件/复印件、专业技术人员基本信息一览表，提供机构依托第三方开展消毒的记录，提供相关委托协议、第三方资质及工作记录，场所、设施设备及运行监管记录，提供相关科室连续半年以上的诊疗服务过程工作记录等支撑材料。

现场评价：

- 现场查看与医疗机构许可证诊疗科目相符的科室设置场所、设施设备及运行监管记录，提供开展相关科室连续半年以上的诊疗服务过程工作记录等。

【B】

设置中药房。

独立设置中药房，面积不少于40m²或者委托第三方配送、代煎（有委托协议及质量保证书等）且中药饮片或中药颗粒不低于300种。

支撑材料：

● 机构提供中药房工作制度、工作流程、专业技术人员基本信息一览表，提供服务场所，信息系统中提供中药饮片或中药颗粒不低于300种，提供进销存记录、设施设备及运行监管记录、服务过程工作记录等支撑材料。

现场评价：

● 现场查看中药房场所〔独立设置中药房，面积不少于40m²或者委托第三方配送、代煎（有委托协议及质量保证书等）〕、设施设备及运行监管记录、服务过程的工作记录等。

【A】

承担教学任务的机构，配置操作实训室。

独立设置操作实训室，面积不少于30m²；且配备不少于10种教学模型：主要包含种类有急救训练模型、医学护理模型、人体骨骼模型、人体躯干模型、人体针灸模型和人体解剖模型等。

支撑材料：

● 机构提供操作实训室工作制度、工作流程、专业技术人员基本信息一览表，提供服务场所、教学模型使用记录、教学过程记录等支撑材料。

现场评价：

● 现场查看机构操作实训室场所、教学模型使用记录、教学过程记录等。

1.2.3 公共卫生科或预防保健科

公共卫生科或预防保健科的目的主要是评估社区卫生服务中心在公共卫生和预防保健方面的服务能力。有助于提升社区卫生服务中心在疾病预防和控制、卫生监测和应急响应、传染病预防、慢性病防治、健康检查和健康管理等方面的服务和管理水平。

【C】

包含预防接种门诊（含预检室、登记室、接种室、留观室、冷链室）、儿童保健室、妇女保健室、健康教育室、避孕药具室及相关工作设施等。

按照服务人口数量确定上述各临床科室数量及使用面积，达到《社区卫生服务中心、站建设标准》（建标163—2013）《预防接种工作规范（2016年版）》（国卫办疾控发〔2016〕51号）要求（若有新标准，按新标准执行）；视觉可参考《基层医疗卫生机构功能单元视觉设计标准》（WS/T 809—2022）。

接种门诊应设置候种区/室（宣教、留观）、预检区/室（登记、询问、体检）、接种区/室（有卡介苗专室或单独隔开）、办公区/室（含资料和冷链管理区/室）；接种流程合理，各区/室挂有明显的标志牌，有专门的出入口；在醒目位置张贴公示材料（内容包括国家政策、免疫程序，接种方法、接种须知和安全注射、接种流程等）。

儿童保健室、妇女保健室应相对独立分区，与预防接种门诊相邻，与疾病门诊分隔，使其流程与布局合理。

支撑材料：
● 机构提供与医疗机构许可证诊疗科目相符的科室设置、工作制度、工作流程，医疗机构专业技术人员基本信息一览表，提供场所、设施设备及运行监管记录，提供开展诊疗、预防保健服务过程工作记录等支撑材料。

现场评价：
● 现场查看与医疗机构许可证诊疗科目相符的科室设置场所、设施设备及运行监管记录，开展诊疗、预防保健服务过程工作记录等。
● 现场查看机构接种门诊是否设置候种区/室（宣教、留观）、预检区/室（登记、询问、体检）、接种区/室（有卡介苗专室或单独隔开）、办公区/室（含资料和冷链管理区/室）；接种流程合理，各区/室挂有明显的标志牌，有专门的出入口；在醒目位置张贴公示材料（内容包括国家政策、免疫程序，接种方法、接种须知和安全注射、接种流程等）；预防不良反应处置措施及相应的便民措施等。
● 现场查看机构儿童保健室、妇女保健室分区是否相对独立，使其与预防接种门诊相邻，使其与疾病门诊分隔，流程与布局合理等。

【B-1】

预防接种门诊达到当地规范化门诊建设标准。

社区卫生服务中心根据当地卫生健康行政部门《规范化预防接种门诊评审方案》参加创建评审，并通过复核验收，取得规范化预防接种门诊称号。

支撑材料：
● 机构提供当地卫生健康行政部门规范化预防接种门诊评审验收合格报告或公布名单文件、专业技术人员基本信息一览表，提供场所、设施设备及运行监管记录，提供服务过程工作记录等支撑材料。

现场评价：
● 现场查看场所、设施设备及运行监管记录及服务过程等支撑材料。

【B-2】

设置听力筛查、视力检查、心理和行为发育检查室。

听力检查、视力检查、心理和行为发育检查室各设置1间，均独立业务用房且面积不低于10m²，每个检查室均需配备相应的设备或器械。

支撑材料：
- 机构提供专业技术人员基本信息一览表，听力检查、视力检查、心理和行为发育检查室工作制度与工作流程，提供服务场所、设施设备及运行监管记录、开展诊疗服务过程工作记录等支撑材料。

现场评价：
- 现场查看听力检查、视力检查、心理和行为发育检查室场所（各设置1间，均独立业务用房且面积不低于10m²）、设施设备及运行监管记录、开展诊疗服务过程工作记录等。

【A-1】

增设心理咨询室、健康小屋、预防保健特色科室等。

心理咨询室需有独立业务用房且面积不低于12m²，有专（兼）职人员，诊室设置安静、温馨，一人一诊室，配备必要的心理测量量表。

健康小屋配备计算机硬件及网络、身高体重仪、血压计、血糖仪、腰围仪、健康评估一体机、视力表、糖尿病视网膜筛查仪、超声骨密度检测仪、肺功能检测仪等5种以上设备，数据与公共卫生信息系统互联互通。

开展营养门诊、生长发育门诊、儿童中医药管理门诊、戒烟门诊等与预防保健相关的特色科室，特色科室的年门诊量或者收入需达到预防保健总门诊人次或者收入的10%。

支撑材料：
- 机构提供心理咨询室、健康小屋、预防保健特色科室等工作制度与工作流程，专业技术人员基本信息一览表，提供服务场所、设施设备及运行监管记录，提供特色科室门诊和（或）住院诊疗量中外乡镇居民就诊量、收入占比（HIS系统数据统计）及开展诊疗服务过程工作记录等支撑材料。

现场评价：
- 现场查看心理咨询室、健康小屋、预防保健特色科室等场所（心理咨询室需有独立业务用房且面积不低于12m²）、设施设备及运行监管记录，查看特色科室门诊和（或）住院诊疗量中外乡镇居民就诊量、收入占比（HIS系统数据统计）及开展诊疗服务过程工作记录等。

【A-2】

预防接种门诊实现数字化管理。

候诊、预检、登记、接种留观等程序融为一体，门诊管理与免疫规划网络信息管理平台无缝对接；有24小时不间断冷链监控，断电或温度偏离时，报警短信实时发送至相关负责人，有效保障疫苗使用安全。

支撑材料：
● 机构提供当地卫生健康行政部门数字化预防接种门诊评审验收合格报告或公布名单文件，专业技术人员基本信息一览表及24小时不间断冷链监控记录，断电或温度偏离时，报警短信实时发送记录，提供服务场所、设施设备及运行监管记录，服务过程工作记录等支撑材料。

现场评价：
● 现场查看服务场所、设施设备及运行监管记录，服务过程工作记录等。

【A-3】

儿童保健室与预防接种门诊功能布局优化，便于实现儿童健康全过程管理和服务。

儿童保健室应相对独立分区，与预防接种门诊相邻，与疾病门诊分隔，流程与布局合理，应有取暖设施，环境温馨，符合儿童特点。

支撑材料：
● 机构提供儿童保健室工作制度及工作流程，专业技术人员基本信息一览表，提供服务场所（科室布局图）、设施设备及运行监管记录、服务过程工作记录等支撑材料。

现场评价：
● 现场查看机构儿童保健室场所（儿童保健室分区应相对独立，与预防接种门诊相邻，取暖设施）、设施设备及运行监管记录、服务过程工作记录等。

1.2.4　职能科室

职能科室设置的目的是评估社区卫生服务中心在人力资源管理、财务管理、信息化建设和信息管理方面的服务能力，对于保障社区卫生服务中心的正常运转和提高工作效率具有重要意义。

【C-1】

设有党务、院办、医务、护理、财务、病案管理、信息、院感、医保结算、后勤管理等专（兼）职岗位。

设专（兼）职人员分别负责上述岗位工作。

支撑材料：
  ● 机构提供党务、院办、医务、护理、财务、病案管理、信息、院感、医保结算、后勤管理等科室的岗位设置、岗位职责、工作制度、工作流程、人员基本信息一览表，提供服务场所、设施设备及运行监管记录，服务过程工作记录等支撑材料。
现场评价：
  ● 现场查看机构党务、院办、医务、护理、财务、病案管理、信息、院感、医保结算、后勤管理等科室的岗位设置，查看服务场所、设施设备及运行监管记录及服务过程工作等。

【B】

至少设立3个以下职能科室：院办、医务、公卫管理、护理、财务、病案管理、信息、院感、医保结算、后勤管理等。

支撑材料：
  ● 机构至少提供3个职能科室设置的工作制度与工作流程，人员基本信息一览表，场所、设施设备及运行监管记录，开展服务过程工作记录等支撑材料。
现场评价：
  ● 现场至少查看3个职能科室设置的场所、设施设备及运行监管记录，服务过程工作记录等。

【A】

独立设置院感科、病案管理科等。

支撑材料：
  ● 机构提供院感科、病案管理科室设置的工作制度与工作流程，人员基本信息一览表，场所、设施设备及运行监管记录，服务过程工作记录等支撑材料。
现场评价：
  ● 现场查看机构院感科、病案管理科室设置及工作制度与工作流程，人员基本信息一览表，场所、设施设备及运行监管记录，服务过程工作记录等支撑材料。

● 现场查看机构病案管理科，须具备防盗、防晒、防高温、防火、防潮、防尘、防鼠和防虫等防护措施。

1.3 设施设备

1.3.1 建筑面积

建筑面积的评价主要是为了评估社区卫生服务中心的基础设施和服务场所的适用性和符合性，确定其是否能提供足够的服务空间，划分出不同功能区域。社区卫生服务中心的建筑面积应符合国家建设标准和卫生部门相关规定，以确保医疗场所的安全性、卫生性和功能性。

【C】

按服务人口数量业务用房面积达标：1400m²/3万～5万人口，1700m²/5万～7万人口、2000m²/7万～10万人口。

根据《社区卫生服务中心、站建设标准》（建标163—2013）要求（若有新标准，按新标准执行）；社区卫生服务中心的建筑面积根据当地医疗机构设置规划、区域卫生规划，综合考虑辖区内服务人口、经济发展水平、服务半径、交通条件等确定。

服务人口，即服务（常住）人口数，应与医疗卫生机构年报表（附1-3）中"年末服务（常住）人口数"一致。

业务用房面积即业务用房的房屋建筑面积。

支撑材料：
● 机构提供医疗机构执业许可证（正、副本）、与填报业务用房面积相等的房产证、租赁协议或其他面积相关证明材料（可累加）。
现场评价：
● 现场查看医疗机构执业许可证（正、副本）、与填报业务用房面积相等的房产证、租赁协议或其他面积相关证明材料（可累加）。

【B-1】

设有病床的社区卫生服务中心按照相关要求增加建筑面积。

支撑材料：

- 机构提供医疗机构执业许可证（正、副本）、与填报业务用房面积相等的房产证、租赁协议或其他面积相关证明材料（可累加）。

现场评价：

- 现场查看医疗机构执业许可证（正、副本）、与填报业务用房面积相等的房产证、租赁协议或其他相关证明材料（可累加）。

【B-2】

1～50张床位，每增设1张床位，建筑面积至少增加25m²。

床位指编制床位数，即由卫生行政部门核定的床位数，应与医疗机构执业许可证上的床位数一致。

$$标准建筑面积（m^2）=（1400/1700/2000）m^2+编制床位×25m^2$$

支撑材料：

- 机构提供医疗机构执业许可证（正、副本）、与填报业务用房面积相等的房产证、租赁协议或其他面积相关证明材料（可累加）；如果没有住院床位的社区卫生服务中心，面积按照C条款面积基础上至少增加1250m²则B条款合格。

现场评价：

- 现场查看医疗机构执业许可证（正、副本）、与填报业务用房面积相等的房产证、租赁协议或其他面积相关证明材料（可累加）；如果没有住院床位的社区卫生服务中心，面积按照C条款面积基础上至少增加1250m²则B条款合格。

【A】

50张床位以上，每增设1张床位，建筑面积至少增加30m²。

床位指编制床位数，即由卫生行政部门核定的床位数，应与医疗机构执业许可证上的床位数一致。

$$标准建筑面积（m^2）=（1400/1700/2000）m^2+50×25m^2+（编制床位-50）×30m^2$$

支撑材料：

- 机构提供医疗机构执业许可证（正、副本）、与填报业务用房面积相等的房产证、租赁协议或其他面积相关证明材料（可累加）；如果没有住院床位的社区卫生服务中心，面积按照C条款面积基础上至少增加2750m²则A条款合格。

现场评价：

● 现场查看医疗机构执业许可证（正、副本）、与填报业务用房面积相等的房产证、租赁协议或其他面积相关证明材料（可累加）；如果没有住院床位的社区卫生服务中心，面积按照C条款面积基础上至少增加2750m²则A条款合格。

1.3.2 床位设置★

床位设置的评价目的是评估社区卫生服务中心在医疗服务能力和患者住院服务方面的情况。合理的床位设置有助于区分不同科别的病房、提高住院服务的效率、提升社区卫生服务中心的运营效率、推动医疗资源的合理利用。

【C】

根据服务范围和人口合理配置，至少设日间观察床5张或有住院床位设置。

日间观察床数应与"卫健统1-2表（附1-3）"中"观察床"数保持一致。

支撑材料：

● 机构提供医疗机构执业许可证（正、副本）、编制床位清单或其他相关证明材料、日间观察床相关工作记录等支撑材料。

现场评价：

● 现场查看机构编制床位和实际开放床位等。

【B-1】

实际开放床位20～50张（含）。

实际开放床位指实有床位，即年底固定实有床位，包括正规床、简易床、监护床、超过半年加床、正在消毒和修理的床位、因扩建或大修而停用的床位，不包括产科新生儿床、接产室待产床、库存床、观察床、临时加床和病人家属陪侍床。

支撑材料：

● 机构实际开放床位数及组成明细。

现场评价：

● 现场查看机构实际开放床位。

【B-2】

根据需要合理设置家庭病床。

填报的家庭病床数应与"卫健统1-2表（附1-3）"中"全年开设家庭病床总数"一致。

支撑材料：
- 机构提供医疗机构执业许可证（正、副本）、编制床位清单或其他相关证明材料、家庭病床相关工作记录等支撑材料。

现场评价：
- 现场查看机构编制床位和实际开放床位。

【A】

实际开放床位50张及以上。

支撑材料：
- 机构提供实际开放床位数及组成明细。

现场评价：
- 现场查看机构实际开放床位。

1.3.3　设备配置

设备配置的目的是进一步了解自身医疗设备的完备程度，有助于提升基层医疗的整体水平，为患者提供更好的医疗保障。

【C】

参照《关于印发城市社区卫生服务中心、站基本标准的通知》要求配备相关设备，配备必要的中医药服务设备。

配备"基本设备和中医药服务设备清单（附2-1）"中的90%以上的基本设备，并配备6种以上中医诊疗设备和康复设备，则认为符合此条款要求。

支撑材料：
- 机构提供基本设备和中医药服务设备清单（附2-1）中90%以上的基本设备及6种以上中医诊疗设备和康复设备清单、图片及运行监管记录等支撑材料。

现场评价：

- 现场核实机构设备配备情况及运行监管记录。

【B-1】

配备听力筛查工具、视力筛查工具、心理行为发育筛查工具。

支撑材料：

- 机构提供听力筛查工具、视力筛查工具、心理行为发育筛查工具清单、图片及运行监管记录等支撑材料。

现场评价：

- 现场核实设备配备情况及运行监管记录。

【B-2】

配备与诊疗科目相匹配的其他设备。

支撑材料：

- 机构提供诊疗目录表、与诊疗科目相匹配的其他设备目录、图片及运行监管记录等支撑材料。

现场评价：

- 现场查看机构诊疗目录表，核实设备配备情况及运行监管记录。

【B-3】

配备空气消毒机、DR、彩超、全自动生化分析仪、血凝仪、十二导联心电图机、心电监护仪、动态心电监护仪、动态血压检测仪、生物安全柜。

全部配备以上设备，则认为符合此条款要求。

支撑材料：

- 机构提供配备空气消毒机、DR、彩超、全自动生化分析仪、血凝仪、十二导联心电图机、心电监护仪、动态心电监护仪、动态血压检测仪、生物安全柜以及与诊疗科目相匹配的设施设备目录（附1-5）、图片及运行监管记录。

现场评价：

- 现场核实机构设备配备情况及运行监管记录。

【A】

配备一定数量基于信息化的便携式出诊设备和出诊交通工具及呼吸机、远程心电监测等设备仪器。

配备一定数量基于信息化的便携式出诊设备和出诊交通工具及呼吸机、远程心电监测等设备仪器，则认为符合此条款要求。

支撑材料：
- 机构提供配备一定数量基于信息化的便携式出诊设施设备目录、图片及运行监管记录。
- 机构提供出诊交通工具值班及交接班记录、派车单等。

现场评价：
- 现场核实机构便携式出诊设备配备情况及运行监管记录、出诊交通工具值班、交接班记录、派车单等。

1.3.4　公共设施

公共设施是为了便利患者的就医流程，保障医疗安全和卫生，提高患者的医疗服务体验，有助于提升患者满意度、整体服务能力。

【C-1】

卫生厕所布局合理，卫生间的洗手池等应采用非手动开关。

设置具有粪便无害化处理设施、按规范管理的厕所，男女应分开设置，卫生间的洗手池等应采用非手动开关。

支撑材料：
- 机构提供布局合理，配备粪便无害化处理设施、按规范管理的厕所图片，首层至少设置男（非手动开关：1个无障碍厕位、1个无障碍小便器、1个无障碍洗手池）、女（非手动开关：1个无障碍厕位、1个无障碍洗手池）各一个无障碍厕所。

现场评价：
- 现场查看机构厕所卫生及便民设施。

【C-2】

无障碍设施符合相关标准要求。医疗用房首层应设有无障碍厕所，层数为二层时宜设电梯或无障碍坡道，三层及以上应设电梯。

　　无障碍设施包括无障碍通道、出入口、门、楼梯、电梯、扶手等。

　　医疗用房首层厕所中至少一处厕所应配备无障碍设施，可男女分设或建设无性别卫生间。无障碍厕位门扇向外开启后，入口净宽应不小于0.8m，门扇内侧无障碍厕所应设关门拉手，坐便器高0.45m，两侧应设高0.7m水平抓杆，应设立至少1个无障碍厕位、1个无障碍洗手池（男厕至少配备1个无障碍小便器）；层数为二层时宜设电梯或无障碍坡道，三层及以上应设电梯。

支撑材料：

　　● 机构提供无障碍设施（包括无障碍通道、出入口、门、楼梯、电梯、扶手等）安全管理制度、防护措施、设施设备及运行监管记录等支撑材料。

　　● 机构提供医疗用房首层厕所中至少一处厕所配备无障碍设施，可男女分设或建设无性别卫生间，应设置非手动开关、至少1个无障碍厕位、1个无障碍洗手池（男厕至少配备1个无障碍小便器），布局合理，具有粪便无害化处理设施。机构提供医疗用房层数为二层的设立电梯或无障碍坡道，三层设置电梯并提供设施设备及运行监管记录等支撑材料。

　　● 机构提供无障碍厕所图片，图片能体现入口宽度、关门拉手、水平抓杆、无障碍厕位、无障碍洗手池、无障碍小便器等元素及电梯、无障碍坡道等图片。

现场评价：

　　● 现场查看机构无障碍设施安全管理制度、防护措施、设施设备及运行监管记录等。

　　● 现场查看机构无障碍厕所、无障碍坡道及电梯配置情况。医疗用房层数为二层的设立电梯或无障碍坡道，三层设置电梯并提供设施设备及运行监管记录等。

　　● 现场查看无障碍设施情况：包括无障碍通道、出入口、门、楼梯、电梯、扶手等。门槛高度及门内外高差不应大于15mm，并以斜面过渡且便于开关；主要出入口应为无障碍出入口，宜设置为平坡（《无障碍设计规范》GB50763—2012）出入口；门开启后，通行净宽不小于1m，同一建筑内应至少设置一部无障碍楼梯，若设有电梯组，每组电梯设置一部无障碍电梯；住院部（如有）病人活动室墙面四周应设置高度适宜的扶手等。

【C-3】

门诊诊室、治疗室、多人病房等区域为服务对象提供必要的私密性保护措施。

门诊诊室（一医一患一诊室）、治疗室、多人病房（如有）等区域，应有阻隔外界视线的装置（如屏风、遮挡帘等）。

支撑材料：
- 机构提供门诊诊室、治疗室、多人病房等区域阻隔外界视线的装置图片（如屏风、遮挡帘等）、医患沟通及知情告知环节等支撑材料。

现场评价：
- 现场核实机构私密性保护措施配备、医患沟通及知情告知落实情况。

【C-4】

在需要警示的地方有明显的警示标识。

在有可能引起火灾、爆炸、危险、污染等地方，应设置警示标识，如氧气房、放射科、医疗废物存放点等。

警示标识应符合《消防安全标志》（GB13495—92）、《安全标志及其使用导则》（GB—2894—2008）和《医疗废物集中处置技术规范》（环发〔2003〕206号）相关要求（若有新标准，按新标准执行）。

支撑材料：
- 机构提供警示标识图片，注明地点，包括放射科、检验科、氧气房（氧气暂存间）、医疗废物存放点、配电房等支撑材料。

现场评价：
- 现场查看机构警示标识规范性。

【C-5】

设立服务功能适宜的独立母婴室，配备基本设施，引导标识醒目。

独立区域，面积不低于$10m^2$，配备基本设施（带安全扣的婴儿尿布台，婴儿床；提供热水和洗手液的洗手台或水池；便于哺乳的座椅，放置哺乳有关用品的桌子，垃圾桶；保护哺乳私密性的可上锁的门、帘子遮挡设备等；提供纸巾、湿巾，提供饮用水），有醒目的引导标识。

支撑材料：
- 机构提供设立服务功能适宜的独立母婴室工作制度、工作流程，人员基本信息一览表，场所、设施设备及运行监管记录，消毒记服务过程工作记录等支撑材料。

现场评价：

● 现场查看机构独立母婴室场所、引导标识、设施设备及运行监管记录、消毒记录、服务过程工作记录等。

【B-1】

如设肠道门诊的，肠道门诊厕所应单设。

支撑材料：

● 机构提供肠道门诊的科室设置、工作制度、工作流程、专业技术人员基本信息一览表，提供服务场所、设施设备及运行监管记录，肠道门诊服务过程工作记录、肠道门诊厕所独立设置图片等支撑材料。

现场评价：

● 现场查看机构肠道门诊的科室及厕所设置、设施设备及运行监管记录、服务过程工作记录等。

【B-2】

候诊椅数量配备适宜，舒适度较好。

支撑材料：

● 机构提供等候区候诊椅图片、传染病防控期间张贴隔位就座标识等支撑材料。

现场评价：

● 现场查看机构候诊椅设置合理性、传染病防控期间隔位就座标识等。

【B-3】

有必要的采暖、制冷设备。

支撑材料：

● 机构提供负责采暖、制冷设备的人员及职责分工，设施设备目录及运行监管记录等支撑材料。

现场评价：

● 现场查看机构采暖、制冷设施设备及运行监管记录等。

第二章

【A】

配备使用自助查询、自助挂号、自助打印化验结果报告等设备，使用门诊叫号系统及住院病室一键呼叫对讲系统。

全部配备自助查询、自助挂号、自助打印化验结果报告等设备、使用门诊叫号系统。

支撑材料：

● 机构提供自助查询、自助挂号、自助打印化验结果报告等设备目录及图片，使用门诊叫号系统、病房一键呼叫系统，设施设备及运行监管记录等支撑材料。

现场评价：

● 现场查看自助查询、自助挂号、自助打印化验结果报告等设备，门诊叫号系统、病房一键呼叫系统，设施设备及运行监管记录等。

1.4 人员配备

人员配备的评价目的是评估社区卫生服务中心在医务人员方面的配置情况，充实医疗机构中规定的岗位要求，以保证业务活动的正常进行，进而实现医院的既定目标。

【C-1】

达到《关于印发城市社区卫生服务中心、站基本标准的通知》要求的配备。

至少有6名执业范围为全科医学专业的临床类别、中医类别执业医师、9名注册护士。
至少有1名副高级以上任职资格的执业医师。
至少有1名中级以上任职资格的中医类别执业医师。
至少有1名公共卫生执业医师。
每名执业医师至少配备1名注册护士，其中至少具有1名中级以上任职资格的注册护士。
设病床的，每5张病床至少增加配备1名执业医师、1名注册护士。

支撑材料：

● 机构提供医疗机构执业许可证（正、副本）、专业技术人员基本信息一览表，一览表中至少有6名执业范围为全科医学专业的临床类别、中医类别执业医师，9名注册护士。机构至少有1名具有副高级以上任职资格的执业医师、1名中级以上任职资格的中医类别执业医师、1名公共卫生执业医师并提供相关资格证书、执业证书和职称证书等支撑材料。

现场评价：

● 现场查看医疗机构执业许可证（正、副本），医、药、护、技卫生专业技术人员配备情况等。

【C-2】

人员编制数不少于本省（区、市）出台的编制标准。

支撑材料：
- 机构提供本省（区、市）出台的人员编制文件、本机构"三定"方案、专业技术人员基本信息一览表、工资发放记录表等，核实卫生院编制数与实有人数。

现场评价：
- 现场查看机构提供的本省（区、市）出台的人员编制文件，核实卫生院编制数与实有人数。

【C-3】

卫生技术人员数不少于全院职工总数的80%。

卫生技术人员包括在本卫生院注册的医、药、护、技人员。填报的数据应与"卫健统1-2表（附1-3）"中"卫生技术人员数"一致。

支撑材料：
- 提供在本机构注册的医、药、护、技人员等基本信息一览表、相应的人员资质，"卫健统1-2表（附1-3）"中"卫生技术人员数"页面截图，核对卫生技术人员一致性，标注说明人员比例等支撑材料。

现场评价：
- 现场查看机构卫生技术人员配备及资质等。

【C-4】

至少配备1名公共卫生医师。

公共卫生是指通过国家医师资格考试取得执业公共卫生医师或执业助理公共卫生医师资格，经注册在预防、保健、医疗机构中执业的公共卫生专业人员。

支撑材料：
- 机构提供专业技术人员基本信息一览表、执业（助理）公共卫生医师执业证书，工资发放记录表、诊疗服务记录等支撑材料。

现场评价：

- 现场查看执业（助理）公共卫生医师资质、相关服务记录等。

【C-5】

辖区内每万名服务人口注册全科医师数不少于2人。

注册全科医师指执业注册范围为全科医学的医师（含加注全科医学）。服务人口为辖区常住人口数应与"卫健统1-2表（附1-3）"中数据一致。

支撑材料：

- 机构提供辖区人口数统计文件、"卫健统1-2表（附1-3）"辖区常住人口数页面截图，核对数据一致性。提供专业技术人员基本信息一览表、每万名服务人口注册全科医师配备数量、在本机构注册的全科医学（含加注）的执业证，诊疗服务记录、工资发放记录表等支撑材料。

现场评价：

- 现场查看机构提供辖区人口数统计文件，全科医师人员配备及资质、诊疗服务记录等。

【B-1】

大专及以上学历卫生技术人员比例达到50%以上。

大专及以上学历卫生技术人员比例＝大专及以上学历卫生技术人员数/卫生院卫生技术人员总数×100%

支撑材料：

- 机构提供卫生专业技术人员基本信息一览表，相应学历证书，大专及以上学历卫生技术人员比例达到50%以上、工资发放记录等支撑材料。

现场评价：

- 现场查看卫生技术人员学历证书、相关记录等。

【B-2】

公共卫生人员占专业技术人员编制的比例不低于25%。

公共卫生人员主要是指从事预防接种、妇保、儿保、老年人、慢性病管理等公共卫生工作的医护人员。

公共卫生人员比例＝公共卫生人员数/卫生技术人员编制总数×100%

支撑材料：
- 机构提供公共卫生人员基本信息一览表（含项目分工）、人员占比说明、人员资质、公共卫生经费发放记录表等。

现场评价：
- 现场查看相关人员资质、公共卫生经费发放记录表等。

【B-3】

辖区内每万服务人口注册全科医师数不少于3人，其中至少有一名经过助理全科医生培训或住院医师规范化培训。

注册全科医师指执业注册范围为全科医学的医师（含加注全科医学）。服务人口为辖区常住人口数应与"卫健统1-2表（附1-3）"中数据一致。

支撑材料：
- 机构提供辖区人口数统计文件、"卫健统1-2表（附1-3）"辖区常住人口数页面截图，核对数据一致性；提供专业技术人员基本信息一览表、每万名服务人口注册全科医师配备数量、在本机构注册的全科医学（含加注）的执业证，助理全科医生培训或住院医师规范化培训合格证，诊疗服务记录、工资发放记录表等支撑材料。

现场评价：
- 现场查看机构提供辖区人口数统计文件，全科医师人员配备及资质、诊疗服务记录等。

【B-4】

至少配备1名提供儿童基本医疗服务的全科医生。

至少配备1名能够提供儿童基本医疗服务的全科医生（含中医全科）。

支撑材料：
- 机构提供专业技术人员基本信息一览表，经过儿童基本医疗服务培训取得合格证的全科医生（含中医全科）资质，工资发放记录表、儿童基本医疗服务诊疗记录等支撑材料。

现场评价：
- 现场查看全科医生（含中医全科）人员配备及资质、诊疗服务记录等。

【B-5】

至少配备2名从事儿童保健的医师。

支撑材料：
- 机构提供专业技术人员基本信息一览表，至少配备2名从事儿童保健人员的医师资质证明、相应人员工资发放记录表、服务记录等支撑材料。

现场评价：
- 现场查看机构儿童保健的相关服务记录等。

【A-1】

大专及以上学历卫生技术人员比例达到80%以上。

大专及以上学历卫生技术人员比例＝大专及以上学历卫生技术人员数/卫生院卫生技术人员总数×100%

支撑材料：
- 机构提供卫生专业技术人员基本信息一览表，相应学历证书，大专及以上学历卫生技术人员比例达到80%以上，工资发放记录等支撑材料。

现场评价：
- 现场查看卫生技术人员学历证书、相关记录等。

【A-2】

执业（助理）医师中本科及以上学历人员比例达到70%以上。

执业（助理）医师中本科及以上学历人员比例＝执业（助理）医师中本科及以上学历人员数/执业（助理）医师总数×100%

支撑材料：
- 机构提供专业技术人员基本信息一览表、相应学历证书、工资发放记录表、诊疗服务记录等支撑材料。

现场评价：
- 现场查看基本信息一览表、相应学历证书、工资发放记录表、诊疗服务记录等。

【A-3】

中级职称及以上卫生技术人员比例达到35%，至少有1名正高级职称医师。

中级职称及以上卫生技术人员比例＝中级职称及以上卫生技术人员数/卫生技术人员总数×100%

支撑材料：
- 机构提供中级职称及以上卫生技术人员基本信息一览表、中级及以上、至少有1名正高级职称证书、工资发放记录表、诊疗服务记录等支撑材料。

现场评价：
- 现场查看机构中级职称及以上人员（至少有1名正高级职称）职称证书及相关服务记录等。

【A-4】

辖区内每万服务人口注册全科医师数不少于4人，其中至少有1名经过住院医师规范化培训。

注册全科医师指执业注册范围为全科医学的医师（含加注全科医学）。服务人口为辖区常住人口数应与"卫健统1-2表（附1-3）"中数据一致。

支撑材料：
- 机构提供专业技术人员基本信息一览表、每万名服务人口注册全科医师配备数量、在本机构注册的全科医学（含加注）的执业证，住院医师规范化培训合格证，诊疗服务记录、工资发放记录表等支撑材料。

现场评价：
- 现场查看机构提全科医师人员配备及资质、诊疗服务记录等。

【A-5】

至少有1名中级及以上职称的中医类别医师。

支撑材料：
- 机构提供其中医类别专业技术人员基本信息一览表、中医类别执业（助理）医师的资格证、中级及以上职称专业人员的证书，人员诊疗记录及工资发放记录表等支撑材料。

现场评价：

- 现场查看中医类别医师人员配备及资质、职称证书、工资发放记录、诊疗记录等。

2. 基本医疗和公共卫生服务

2.1 服务方式

2.1.1 门、急诊服务

基层医疗机构以社区、家庭和居民为服务对象，提供一般常见病、多发病的诊治和慢性病管理，鼓励并逐步规范常见病、多发病和慢性病患者首先到基层医疗卫生机构就诊。

【C-1】

预检分诊处及门诊布局科学、合理，流程有序、连贯、便捷。

预检分诊处能为进入机构内的患者起到预检和分流作用，标识明确醒目；门诊布局符合相关要求，合理并有利于患者就医；设有专门的门诊抢救室，其通道方便担架和平车等进出；制定门诊流程图，流程设计要以患者为中心，使患者就医方便有序、顺通、便捷。

支撑材料：

- 机构门诊布局科学、合理。门诊布局符合相关要求，并有利于患者就医，有导诊指示标识及指示线路图。门诊抢救室通道方便担架和平车等进出。设计门诊流程，制作方便患者就医的流程图。
- 机构预检分诊应通风良好，相对独立，标识导向醒目易懂。分诊台有防护用具，具有消毒隔离条件，工作人员采取必要的防护措施，配备能够快速鉴别病情的相关医疗设备。对急诊患者进行分级管理，实施分类救治。设立科学合理的疑似传染病患者就诊通道，通过预检，有效分诊疑似传染病、发热等患者。
- 机构制定符合实际情况的预检分诊、门诊管理制度、诊疗常规及操作规程。
- 机构制定保障门诊诊疗秩序及连贯性的工作预案。
- 机构有针对门、急诊高风险意外事件的应急预案并将其落实。

现场评价：

- 现场查看机构预检分诊、门诊布局平面图、标识及指示路线。
- 现场查看机构门诊管理制度与程序、便民措施落实情况。

【C-2】

患者就诊方便，有导诊指示线路图，诊室标识清楚，设施设置人性化。

门诊标识清楚，诊室标识牌清晰可辨，悬挂高低适宜；有咨询台和导诊指示线路图，方便患者就诊；诊室设施设置人性化，为患者提供必要的隐私保护措施。

支撑材料：
- 现场查看机构预检分诊、门诊标识、指示线路图。
- 机构重点区域、就诊高峰有序就诊保障措施。
- 机构诊室设施设置人性化，有私密性良好的诊疗环境，为患者提供必要的隐私保护措施，必要时使用屏风、床帘遮挡。

现场评价：
- 现场查看机构预检分诊、门诊标识、指示线路图，方便患者就诊。
- 现场查看机构诊室保护患者隐私的相关设施。

【C-3】

能提供一般常见病、多发病诊治和慢性病管理服务。

提供社区一般常见病、多发病的诊治，为诊断明确、病情稳定的高血压、糖尿病、慢性阻塞性肺病、冠心病、脑卒中康复期、晚期肿瘤、慢性肾功能衰竭等诊断明确的慢性病患者等提供治疗、康复、护理等服务。

支撑材料：
- 机构提供门急诊患者诊疗记录及公卫慢病管理服务记录。

现场评价：
- 现场查看各诊室诊疗记录和慢性病管理记录。

【C-4】

急诊服务区域标识醒目。

抢救室标识醒目，引导清楚。

支撑材料：
- 机构内门诊抢救室服务区指引标识。

- 机构大厅内门诊抢救室服务区标识及引导明显，具备夜间识别功能。

现场评价：

- 现场查看机构门诊抢救室区域标识及引导图。

【C-5】

基本急救设备配置和药品配备符合国家相关规定，且运行状况良好。

抢救室内应当备有急救药品、器械及抢救设备等。一切抢救药品、器械、设备、敷料等均需放在指定位置，并有明显标志，不得挪用或外借，药品、器械用后均需及时清理、消毒，消耗部分应及时补充，放回原处。

急救器械应包括一般急救搬动、转运器械。抢救设备包括心电图机、心脏起搏/除颤仪、呼吸机（简易呼吸器）、心电监护仪、给氧设备、吸痰器、洗胃机。抢救设备应进行定期检查和维护，设备运行状态标识清晰，保证设备完好率达到100%。

抢救室常备药品应根据卫生院的实际工作情况，至少配备心脏复苏药物、呼吸兴奋药、血管活性药、利尿及脱水药、抗心律失常药、镇静药、解痉药、解热镇痛药、止血药、常见中毒的解毒药、平喘药、纠正水电解质酸碱失衡类药、各种静脉补液液体、局部麻醉药、激素类药物等。抢救药品应当定期检查和更换，保证药品在使用有效期内。

支撑材料：

- 机构提供其制定的急救仪器、器材和药品管理制度。
- 机构应有专人负责管理抢救设备和药品，检查其完备性并做好相应等级，具体责任应落实到个人。
- 机构提供急救药品及抢救设备的配备、管理、定期检查和维护记录（附1-8、附1-9）。

现场评价：

- 现场查看机构基本急救设备和药品配备及维护记录，药品交接记录等。
- 现场查看机构设施设备运行监管记录。

【C-6】

有预检分诊登记资料，能够对患者的来源、去向进行追溯。

预检分诊是优化资源配置、提高门、急诊医疗服务效率的重要途径。预检分诊应有预检分诊登记本，登记资料能够对患者的来源、去向进行追溯。

支撑材料：

- 机构提供预检分诊人员配备情况（机构人员基本信息一览表、值班表等）。
- 机构提供预检分诊登记资料本，内容翔实可追溯。

现场评价：

- 现场查看机构预检分诊设置，配备分诊护士。
- 抽查机构预检分诊登记患者，对其来源、去向进行追溯。

【B-1】

设立咨询服务台、候诊区，开展导诊、分诊服务，设立助老服务点，提供轮椅、担架等便民设施。

门诊大厅醒目位置设置咨询服务台、候诊区、助老服务点；咨询服务台标识清晰可见并配备咨询服务人员，开展导诊、分诊服务。为行动不便的患者提供轮椅、担架等便民设施。

支撑材料：

- 机构提供咨询服务台、助老服务点的服务工作记录。
- 机构自查其机构门诊大厅布局、相关制度与流程、便民措施（轮椅、担架车等功能良好）落实情况。

现场评价：

- 现场查看机构咨询服务台、候诊区、助老服务点、便民设施等。
- 现场查看机构咨询服务台服务记录。

【B-2】

能实现挂号、收费、医保结算等一站式服务。

机构实现挂号、收费、医保结算等一站式服务。

支撑材料：

- 提供机构挂号、收费、医保结算窗口集中设置的证明。
- 机构应确保其收费处能实现挂号、收费、医保结算一站式服务。

现场评价：

- 现场查看机构一站式窗口设置。
- 现场查看机构体现一站式结算的票据，并访谈工作人员。

【B-3】

在挂号、检验、药房、收费等窗口有针对抢救患者的优先措施，有针对性地落实对老年人的优先措施。

有针对抢救患者及老年人优先措施的相关制度、程序，在挂号、检验、药房、收费等窗口有针对抢救患者及老年人优先处置的标识。

支撑材料：
- 机构有急危重症患者优先处置制度与程序并落实。
- 机构在挂号、检验、药房、收费等窗口有针对抢救患者优先处置及老年人优先的标识。

现场评价：
- 现场查看机构急危重患者、老年人优先措施的制度、程序及落实情况。
- 现场查看机构相关标识，并访谈患者及家属。

【B-4】

有急诊登记资料，能够对患者的来源、去向及急救全过程进行追溯。

建立急诊患者登记本、抢救记录本，做好急诊抢救的全程记录，能够对患者的来源、去向及急救全过程进行追溯。

支撑材料：
- 机构提供急诊患者登记本、抢救记录本，要求内容完善、可追溯（附1-6、附1-7）。

现场评价：
- 现场查看机构急诊抢救相关资料。
- 抽查机构急诊患者登记，对患者来源、去向进行追溯。

【B-5】

规范设置发热诊室，落实相关制度和规范要求，加强疾病早期诊断和传染病筛查，做好转诊。

发热诊室设在机构内相对独立的区域，诊室内应当通风良好，配备独立空调；实行首诊负责制，加强疾病早期诊断和传染病筛查，做好转诊。

支撑材料：

● 机构按照规范设置发热诊室，传染病门诊和隔离观察室应相对独立，并有单独出入口。

● 机构结合实际制定并定期修订各项管理制度与流程，包括发热诊室工作制度、岗位职责、消毒隔离制度、诊室就诊流程、病人登记制度、病人转诊制度、病人就诊须知等，并严格落实各种规范要求，加强对不明原因发热病人的早期诊断和传染病筛查，做好转诊。

● 机构成立发热诊室管理领导小组，小组成员职责明确，工作流程合理。

● 机构发热诊室成员定期开展培训，包括医院感染管理、消毒隔离、传染病防控知识、医疗废物管理等，培训资料包括培训计划、培训通知、签到表、影像资料、培训资料、试卷、成绩通报（含排名）、总结（含结果运用）。

现场评价：

● 现场查看本机构发热诊室领导小组构成情况，小组人员基本信息一览表、资格证等相关资料。

● 现场查看机构发热诊室的相关制度和服务流程及培训台账等，访谈工作人员。

● 现场查看机构发热患者就诊登记记录，其内容可追溯。

【A-1】

有缩短患者等候时间的措施。

推广预约诊疗服务，采取手机客户端、电话、互联网或诊间等方式，开展分时段预约就诊；利用信息化手段，有效缩短患者挂号、交费、化验检查等的等候时间。

支撑材料：

● 机构制定缩短患者等候时间的措施，开展分时段预约就诊；机构实施分诊护士提前上班制度，推广预约诊疗服务，有采取手机客户端、电话、互联网或诊间等预约方式。

● 机构检验科提供自助取号、取化验单等自助服务系统，利用信息化手段，有效缩短患者挂号、交费、化验检查等的等候时间。

现场评价：

● 现场查看机构制定缩短患者等候时间的措施的落实情况。

● 现场查看机构就诊服务流程，访谈工作人员。

【A-2】

规范设置急诊科。

参照《急诊科建设与管理指南（试行）》（卫医政发〔2009〕50号）规范设置急诊科。

支撑材料：

● 机构提供医疗机构执业许可证（正、副本），参照《急诊科建设与管理指南（试行）》规范设置急诊科。

● 机构急诊服务区域标识应醒目，有独立的急诊服务区（与普通门诊相区分）；应设置急诊通道（通道方便担架和平车等进出）。

● 机构急诊科应当有固定的急诊医师和护士，医师、护士梯队结构合理。

● 除正在接受住院医师规范化培训的医师外，急诊医师应当具有3年以上临床工作经验，具备独立处理常见急诊病症的基本能力，熟练掌握心肺复苏、气管插管、深静脉穿刺、动脉穿刺、心电复律、呼吸机使用、血液净化及创伤急救等基本技能，并定期接受急救技能的再培训，再培训间隔时间原则上不超过2年。

● 急诊护士应当具有3年以上临床护理工作经验，经规范化培训合格，掌握急诊、危重症患者的急救护理技能，常见急救操作技术的配合及急诊护理工作内涵与流程，并定期接受急救技能的再培训，再培训间隔时间原则上不超过2年。

● 机构急诊科应当设医疗区和支持区。医疗区包括分诊处、就诊室、治疗室、处置室、抢救室和观察室，支持区包括挂号、各类辅助检查部门、药房、收费等部门。医疗区和支持区应当合理布局，有利于缩短急诊检查和抢救距离半径。

● 机构急诊科应当设有急诊通信装置（电话、传呼、对讲机）。

● 机构急诊科抢救室应当临近急诊分诊处，根据需要设置相应数量的抢救床，每床净使用面积不少于$12m^2$。急诊科应当根据急诊患者流量和专业特点设置观察床，收住需要在急诊临时观察的患者，观察床数量根据医院承担的医疗任务和急诊病人量确定。急诊患者留观时间原则上不超过72小时。

● 机构抢救室内应当备有急救药品、器械及心肺复苏、监护等抢救设备，并应当具有必要时施行紧急外科处置的功能。

现场评价：

● 现场查看机构医疗执业许可证。

● 查看机构急诊科的布局，人员配置、急救设备设施和急救药品等配备。

【A-3】

职能部门对门、急诊管理工作有分析评价，持续改进门、急诊工作质量。

职能部门定期到门、急诊科室进行现场查看、考核，做出分析评价，提出整改措施，门、急诊工作质量得到持续改进。

支撑材料：

- 机构职能部门根据门、急诊管理制度制定督导、考核标准并组织实施。
- 机构职能部门至少每季度对门、急诊科室进行一次现场查看、考核，做出分析评价，提出整改措施，保证门、急诊工作持续改进并有成效。

现场评价：

- 现场查看机构门、急诊管理督导、考核标准。
- 查看机构门、急诊管理督导、考核工作记录、分析评价报告及持续改进措施。

2.1.2　住院服务★

社区卫生服务中心如果未提供住院服务，则该条款不适用。

【C-1】

能提供常见病、多发病的住院诊疗。

医疗机构执业许可证有批复床位，能为患有《社区卫生服务中心服务能力标准（2022版）》所列病种且符合住院条件的患者提供住院诊疗服务（附2-2）。

支撑材料：

- 机构提供医疗机构执业许可证副本，核定床位数量、实际开放床位。
- 机构能够提供住院服务，HIS系统导出住院患者诊疗记录，提供住院病历，查看住院病案首页疾病编码，包含但不限于《社区卫生服务中心服务能力标准（2022版）》所列疾病病种。

现场评价：

- 现场查看机构医疗机构执业许可证上核定的床位数，查看病房床位设置，查看是否可以提供住院服务。
- 现场查看机构各科住院患者诊疗记录、住院病案首页。

【C-2】

执行留观、入院、出院、转院制度，并有相应的服务流程。

制定留观、入院、出院、转院等制度和相应的服务流程，并在实际工作中落实。

支撑材料：

- 机构制定急诊患者留观、入院、出院、转院制度及服务流程。

- 机构提供患者留观病历、入院记录、出院记录、转院记录。

现场评价：

- 现场查看机构制度、流程和相关服务记录。

【B-1】

能为患者入院、出院、转院提供指导和各种便民措施。

有部门或专（兼）职人员负责为患者入院、出院、转院提供指导和24小时服务，能为患者提供轮椅、推车、氧气、救护车呼叫等便民措施，能为特殊患者（比如残疾人、无家属患者等）提供帮助，代办相关手续等，能为急诊、危重症患者及时办理入院、转院手续。

支撑材料：

- 机构有明确专门科室和专（兼）职人员负责患者入院、出院、转院等工作，具有部门协调规定及协调机制，能提供24小时服务。
- 机构可提供轮椅、推车、氧气、救护车呼叫等便民措施，有为特殊患者提供帮助、代办相关手续的相关资料。

现场评价：

- 现场查看机构协调机制及便民措施。
- 现场查看机构相关便民措施落实情况。

【B-2】

有部门负责协调转诊，并有记录。

有双向转诊的制度，有部门间协调机制，有部门负责协调转诊，记录工作情况。

支撑材料：

- 机构制定双向转诊的制度、流程、部门间协调机制，设置转（出）院部门或专（兼）职人员岗，负责协调转诊。
- 机构提供双向转诊记录本、转诊单，记录内容完整（附1-11，附1-12）。

现场评价：

- 现场查看机构双向转诊制度、流程，负责转（出）院工作成员名单。
- 查看机构双向转诊记录本、转诊单。

【B-3】

有部门或专（兼）职人员负责出院病人随访，并有记录或工作日志。

有病人回访工作制度及人员职责，有专（兼）职人员负责协调转诊和出院病人随访，并按相应规范填写转诊和出院病人随访登记本。

支撑材料：
- 机构建立本院出院病人随访制度，提供负责协调转诊和出院病人随访专（兼）职人员信息表及职责分工的文件。
- 机构按照规范填写转诊和出院病人随访登记本、出院患者随访记录（附1-13），记录工作情况。

现场评价：
- 查看机构病人随访工作制度、人员职责分工等资料。
- 现场查看机构随访登记本、出院患者随访记录，抽查2-3名出院病人，了解出院后随访情况。

【A-1】

能提供长期照护或安宁疗护等服务。

开展长期照护或安宁疗护等服务，有制度、流程、服务内容等，有工作记录。

支撑材料：
- 机构设置长期照护或安宁疗护病房，配备相应的设施设备和医护人员，提供人员基本信息一览表、人员资质等。
- 机构提供长期照护或安宁疗护工作制度、服务规范、服务内容及工作记录等。
- 机构对开展服务的医护人员进行相关培训，培训资料包括培训计划、培训通知、签到表、影像资料、培训内容、试卷、成绩通报（含排名）、总结（含结果运用）。

现场评价：
- 现场查看机构相关设施设备、人员信息一览表、人员资质、相关工作制度、服务规范等。
- 现场查看机构长期照护或安宁疗护工作记录、培训资料等。

【A-2】

职能部门对住院诊疗情况有分析评价，持续改进住院诊疗工作质量。

职能部门每季度对住院诊疗情况进行分析评价，找出问题所在，提出杜绝重大医疗差错、事故发生的具体措施以及减少或杜绝各种医疗投诉、纠纷等整改建议，做到合理检查、合理治疗、合理用药，以推动住院诊疗质量的持续改进。

支撑材料：
● 机构职能部门至少每季度对住院诊疗情况进行1次现场查看、考核，做出分析评价，提出整改措施，持续改进住院诊疗工作，并有成效。
● 机构提供案例说明：在不断改进完善急诊患者入院、出院、转院等环节的服务流程，提高工作效率等方面所取得的成效。
现场评价：
● 现场查看机构自查及督导记录、分析评价结果和持续改进措施。
● 现场查看医院提供的案例说明。

2.1.3 家庭医生签约服务

家庭医生签约服务是以全科（临床）医生为核心，以家庭医生服务团队为支撑，以基层医疗机构为主要服务场所，通过签约的方式，与居民（家庭）建立起一种长期、稳定的服务关系，以便对签约居民的健康进行全过程的维护，为其提供综合、便捷、连续、精准的基本医疗和健康管理服务。

【C-1】

提供家庭医生签约服务，包括个人或家庭签约。

查看家庭医生签约相关工作材料：团队组建、宣传资料、服务内容，签约目录等。

支撑材料：
● 机构提供其家庭医生签约服务工作的实施方案、工作制度、签约协议书及服务记录等。
● 机构提供其家庭医生签约服务团队组建资料（有人员分工），含人员资质等信息。
现场评价：
● 现场查看机构家庭医生签约服务相关工作材料，如实施方案、工作制度、团队组建、人员公示等。

【C-2】

明确签约服务包内容（包含中医药服务）。

家庭医生签约服务包的内容包括基本医疗、基本公共卫生和个性化健康管理服务、中医药服务等。

支撑材料：
● 机构提供家庭医生签约服务协议，家庭医生签约服务包的内容应包括基本医疗、基本公共卫生和个性化健康管理服务、中医药服务等。
现场评价：
● 现场查看机构家庭医生签约服务协议。

【C-3】

签订签约服务协议并按照协议提供服务。

家庭医生签约服务协议应明确签约服务内容、方式、期限和双方的责任、权利、义务及其他有关事项；首次签约应有甲乙双方本人签字，可为电子签章；按照协议的内容（服务包）向签约居民提供服务。

支撑材料：
● 机构家庭医生签约服务协议应明确签约服务内容、方式、期限和双方的责任、权利、义务及其他有关事项。
● 首次签约家庭医生服务协议应有甲乙双方本人签字，可为电子签章。
● 机构按照家庭医生签约服务协议的内容（服务包）向签约居民提供服务的履约记录，应有履约影像资料、居民或家属签字等。
现场评价：
● 现场查看家庭医生签约服务协议及服务记录。

【C-4】

有家庭医生签约服务费标准及来源。

明确家庭医生签约服务费标准及来源，签约服务费可由医保基金、基本公共卫生服务经费和签约居民付费等组成。

支撑材料：

- 机构有明确家庭医生签约服务费标准及来源的文件，签约服务费可由医保基金、基本公共卫生服务经费和签约居民付费等组成，并贯彻实施。

现场评价：

- 现场查看家庭医生签约服务的文件、收费记录、财务报表等，访谈相关工作人员。

【C-5】

有团队或个人能为签约居民提供中医药服务。

在每个家庭医生团队中，至少有1名中医类别医师或能够提供中医药服务的其他类别医师，团队或个人能提供中医药服务。

支撑材料：

- 机构提供家庭医生团队组建资料，含人员资质，如毕业证、执业证、资格证、培训证等。
- 机构提供团队或个人提供中医药服务的记录，如影像资料、履约记录等。

现场评价：

- 现场查看家庭医生团队组成、人员资质及服务记录。

【B-1】

原则上，以个人开展服务的，每个家庭医生签约人数不超过1200人；以团队开展服务的，每个团队签约人数不超过2000人。

可以个人或团队开展。

支撑材料：

- 机构提供个人或团队签约人员统计表或信息平台查询截图。

现场评价：

- 现场查看家庭医生个人或团队签约名单或信息平台。

【B-2】

签约服务覆盖率不低于本县（市、区）签约率平均水平。

签约服务覆盖率＝签约居民人数/当地常住人口数×100%

签约服务覆盖率不低于本县（市、区）签约率平均水平。

常住人口数应与"卫健统1-2表"中相关数据一致。

支撑材料：

- 机构提供签约人员名单或信息系统查询截图、当地卫生健康行政部门的工作通报、评价反馈等资料。常住人口数应与"卫健统1-2表"中相关数据一致。
- 机构提供当地明确签约率的文件、签约评价手册等。

现场评价：

- 现场查看机构签约报表、签约信息平台或相关佐证资料。

【B-3】

签约居民履约率达到70%以上。

签约居民履约率＝一个签约年度内履约居民数/签约居民总人数×100%

支撑材料：

- 机构履约服务记录、统计报表、信息系统查询截图或当地卫生健康行政部门工作通报、评价反馈等资料。

现场评价：

- 现场查看机构签约报表或签约信息平台或相关佐证资料。

【B-4】

以需求为导向，针对不同人群提供相应的个性化服务。

以需求为导向，制定至少包括高血压患者、2型糖尿病患者、0～6岁儿童、孕产妇、老年人等重点人群的个性化服务包并提供相应的服务。

支撑材料：

- 机构制定至少包括高血压患者、2型糖尿病患者、0～6岁儿童、孕产妇、老年人等重点人群的个性化服务包。
- 机构提供个性化服务的相关履约记录，应有影像资料、居民或家属签字等。

现场评价：

- 现场查看机构家庭医生签约服务协议及个性化服务记录。

【B-5】

为签约居民提供优先转诊、检查、住院等服务。

与区域内综合性或专科医疗机构签订协议，建立双向转诊的协同服务关系，并能为签约居民提供优先转诊、检查、住院等服务。

支撑材料：
- 提供机构与区域内综合性或专科医疗机构签订双向转诊协议。
- 机构提供其制定签约居民优先转诊、检查、住院等相关制度，并确保在醒目位置张贴签约居民优先的明显标识。
- 机构提供为签约居民优先转诊、检查、住院等服务的工作记录。

现场评价：
- 现场查看机构相关制度、双向转诊协议、服务记录等。

【B-6】

定期开展家庭医生签约服务质量考核。

建立以服务质量和服务效果为核心的考评机制，将考核结果同家庭医生团队的绩效收入、职称评定等挂钩，促使家庭医生团队形成以结果为导向的服务意识。

支撑材料：
- 机构提供其家庭医生签约绩效考核方案、考核办法与经费分配方案等资料，机构应明确评价结果应用办法。
- 机构应制定家庭医生签约绩效考核指标体系，评价指标应包括数量与构成、履约质量、健康管理效果、居民满意度、基层就诊率、转诊率等，形成考核报告（包括成绩排名、问题反馈等）。
- 机构将考核结果进行通报、公示，并同家庭医生团队的绩效收入、职称评定等挂钩。

现场评价：
- 查看机构家庭医生绩效考核工作方案、指标体系、评价过程资料、评价结果应用等。

【B-7】

能为签约慢性病患者提供大于4周长处方服务并在相应区域公示。

　　大力推广长处方服务，在安全、合理、有效的前提下，为患有慢性病的签约居民开具大于4周长处方并在相应区域公示，减少其往返医疗机构的次数。

支撑材料：
- 机构为患有慢性病的签约居民开具的大于4周长处方。
- 机构提供长处方公示资料。

现场评价：
- 现场查看机构长处方及公示资料。

【A-1】

签约服务覆盖率在本县（市、区）签约率中处于前20%位次以内。

　　签约服务覆盖率＝签约居民人数/当地常住人口数×100%

　　签约服务覆盖率处于前20%位次以内。常住人口数应与"卫健统1-2表（附1-3）"中相关数据一致。

支撑材料：
- 机构提供信息系统查询截图、统计报表或当地卫生健康行政部门工作通报、评价反馈等。

现场评价：
- 现场查看机构签约报表或签约信息平台或相关佐证资料。

【A-2】

签约居民履约率达到80%以上。

　　签约居民履约率＝一个签约年度内履约居民数/签约居民总人数×100%

支撑材料：
- 机构提供其信息系统查询截图、统计报表或当地卫生健康行政部门工作通报、评价反馈等。

现场评价：
- 现场查看机构签约报表或签约信息平台或相关佐证资料。

【A-3】

与二三级综合医院全科医学科建立联系。有二三级医院医师加入家庭医生队伍，开展签约服务。

与二、三级综合医院全科医学科签订协议，建立双向转诊的协同服务关系，有二、三级医院医师加入家庭医生队伍，开展签约服务。

支撑材料：
- 机构提供其与二、三级综合医院全科医学科签订医联体、医共体及双向转诊等协议，并有相应工作记录。
- 机构家庭医生签约团队应有二、三级医院医师加入，并有签约服务工作记录（可通过影像资料、履约记录等体现）。

现场评价：
- 现场查看机构相关协议及工作记录、人员组成及履约记录。

【A-4】

能够提供家庭病床服务。

家庭病床服务是指对需要连续治疗，但因本人生活不能自理或行动不便，到医疗机构就诊确有困难，需依靠医护人员上门服务的患者，在患者家中设立病床，由指定医护人员定期查床、治疗、护理以及康复，并在特定病历上记录服务过程的一种卫生服务形式。

支撑材料：
- 机构提供家庭病床服务的资质、家庭病床服务相关工作制度、家庭病床服务领导小组及工作职责等。
- 机构提供家庭病床服务记录，如病历记录、康复计划及记录、服务影像资料等。

现场评价：
- 现场查看机构相关制定、人员组成及工作记录等。

2.1.4 转诊服务

转诊服务是指在接诊患者过程中，发现患者有转诊指征的，可将患者转诊至二、三级医疗机构专科或专家处就诊。诊疗完毕或病情稳定后，由二、三级医疗机构将患者转回卫生院、村卫生室等，接受延续性治疗或健康管理服务。

【C-1】

至少有1家相对固定的转诊医院，签订双向转诊协议。

社区卫生服务机构与区域内综合性和（或）专科医疗机构签订协议，建立双向转诊的协同服务关系。

支撑材料：
- 机构与上级医院签订的转诊协议。

现场评价：
- 现场查看机构双向转诊协议书（有效期内）。

【C-2】

有转诊记录可查。

社区卫生服务机构对上转或下转的病人做好相应记录，有转诊单。

支撑材料：
- 机构提供双向转诊患者统计表（图），转诊记录。

现场评价：
- 现场查看机构双向转诊单记录（附1-11）。

【C-3】

建立双向转诊制度并落实。

建立符合当地实际情况的双向转诊制度，有负责双向转诊工作的专（兼）职人员并有相关工作记录。

支撑材料：
- 机构应成立本机构的双向转诊领导小组，小组成员职责明确，有专（兼）职人员负责。
- 机构提供符合其双向转诊的制度及流程，提供转诊记录。

现场评价：
- 查看机构双向转诊领导小组及职责。
- 查看机构双向转诊制度与流程、双向转诊服务记录。

【C-4】

接收上级医院下转的疾病恢复期病人。

主动接收上级医院下转的疾病恢复期的病人。

支撑材料：
- 上级医院确诊后的需慢性病治疗和疾病恢复期病人可转至下级医疗机构，为下转病人提供可持续服务。机构应根据双向转诊通知单，与上级医师保持联系，便于更有效地指导病人康复。机构应提供接收上级医院下转病人的服务记录。

现场评价：
- 现场查看机构接收上级医院下转病人的服务记录。

【B-1】

转诊机构之间有转诊信息反馈机制。

转诊机构之间要建立信息反馈制度，及时将患者的基本情况、处理结果、注意事项等进行反馈。

支撑材料：
- 机构应制定符合本机构的双向转诊信息反馈机制、患者病情病历资料交接制度与服务流程。
- 机构双向转诊负责人及时将上转患者的基本情况、处理结果、信息登记、安排床位、预留挂号单、注意事项等进行反馈、落实下转患者的回转信息联络和信息报送等相关工作，提供患者病情病历资料交接记录。

现场评价：
- 现场查看机构与上级医院之间转诊信息反馈机制。
- 查看机构患者病情病历资料交接记录。

【B-2】

能提供上级医院预约挂号服务。

社区卫生服务机构与上级医院之间开通预约挂号服务。

支撑材料：
- 机构提供有体现上级医院预约挂号、检查、住院服务的辅佐资料，例如微信群、公众号、电话预约等。

现场评价：
- 机构进行现场演示。

【B-3】

有转诊信息系统。

转诊信息系统可实现区域医疗机构的病人互转、就医信息共享、远程预约挂号、病人院后管理等功能。

支撑材料：
- 区域内医疗机构开通双向转诊平台，实现病人互转、就医信息共享等功能。
- 机构转诊患者追踪资料应完整，能对患者来源、去向及诊疗全过程进行追溯。

现场评价：
- 现场演示机构转诊信息系统。

【A】

能提供上级医院预约检查、预约住院服务。

支撑材料：
- 机构提供有体现上级医院预约检查、住院服务的工作制度、服务流程、预约记录等材料。

现场评价：
- 现场进行机构预约演示。

2.1.5　远程医疗服务★

远程医疗服务是优化医疗资源配置、促进优质医疗资源下沉、提高医疗服务质量和水平、建立分级诊疗制度和解决群众看病就医问题的重要手段。

【C-1】

建立远程医疗协作网络。

由牵头单位与社区卫生服务机构构建远程医疗协作网络。牵头单位设计不同的远程医疗项目，包括影像诊断、病理诊断、远程会诊、远程查房、病例讨论，以及针对危重症病人的移动医疗。社区卫生服务中心与远程协作医院有协作机制和方案。

支撑材料：
- 机构提供其与远程协作医院的协作机制、方案及远程医疗协作协议等资料。

现场评价：
- 现场查看机构远程医疗协作机制与方案，查看机构有效期内的远程医疗协作协议。

【C-2】

配备远程医疗的设施设备，能开展远程医疗服务。

配备能够提供远程诊断、会诊等服务的设施设备能够开展远程医疗服务；远程医疗信息系统应当满足图像、声音、文字以及诊疗所需其他医疗信息的安全、实时传输，图像清晰，数据准确，符合《远程医疗信息系统建设技术指南》，满足临床诊疗要求。

支撑材料：
- 现场查看机构远程医疗协作机制与方案，机构提供有效期内的远程医疗协作协议。

现场评价：
- 现场查看机构设施设备运行监管记录及服务记录。

【C-3】

有专（兼）职人员负责远程医疗服务。

指定专（兼）职人员负责远程医疗服务仪器、设备、设施、信息系统的定期检测、登记、维护、改造、升级，符合远程医疗相关卫生信息标准和信息安全的规定、保障远程医疗服务信息系统（硬件和软件）处于正常运行状态，满足医疗机构开展远程医疗服务的需要。

支撑材料：
- 提供机构指定专（兼）职人员的任命文件，明确岗位职责。
- 机构提供远程医疗服务设施设备运行监管记录及服务过程。

现场评价：

- 现场查看机构人员配备相关文件及职责。
- 查看机构远程医疗服务设施设备目录，机构提供运行监管记录及服务工作记录。

【C-4】

有完善的远程医疗服务质量保障制度。

有完善的远程医疗服务管理制度、医疗质量与医疗安全、信息化技术保障措施，执行国家发布或者认可的技术规范和操作规程，制定应急预案，保障医疗质量与安全。

支撑材料：

- 机构提供远程医疗服务管理制度、医疗质量与医疗安全保障制度等。
- 机构应制定与远程医疗服务项目相适应的服务流程、操作规程及岗位职责并落实。

现场评价：

- 现场查看机构远程医疗服务质量保障制度、服务流程、操作规程及岗位职责。

【B-1】

不断完善和及时改进设施设备、信息技术。

社区卫生服务机构有完善的信息化技术保障措施，做好远程医疗设备的改进及日常维护。

支撑材料：

- 机构建立信息化技术保障相关工作制度（措施）。
- 机构信息技术专业人员做好远程医疗设备的运行监管记录（日常维护信息、异常问题处置过程等）。

现场评价：

- 查看机构信息化技术保障相关工作制度（措施）。
- 现场查看机构信息系统运行监管记录（日常维护信息、异常问题处置过程等）。

【B-2】

通信网络和诊疗装置维护完好，能接受上级医院提供的远程医疗服务。

通信网络和重要设备应当有不间断电源，确保远程医疗服务信息系统（硬件和软件）处于正常运行状态，并做好相关记录。

> **支撑材料：**
> - 机构通信网络和重要设备配备应有不间断电源，符合远程医疗相关卫生信息标准和信息安全的规定，保障远程医疗服务信息系统（硬件和软件）处于正常运行状态。
> - 机构应提供信息系统运行监管记录和远程医疗服务记录。
>
> **现场评价：**
> - 现场查看机构远程医疗服务信息系统运行状态，运行监管记录和远程医疗服务记录。

【B-3】

能开展远程教学、远程培训等服务。

> **支撑材料：**
> - 机构具有培训教学资质的文件。
> - 机构提供远程教学记录、培训方案、计划及相关记录。
>
> **现场评价：**
> - 现场查看机构教学资质材料及远程教学记录、培训记录等。

【A】

相关职能部门定期进行评价，有记录，对存在的问题有改进措施及成效评价。

相关职能部门定期对远程医疗服务情况进行质量评价，针对存在的问题，提出改进措施，形成总结报告。

> **支撑材料：**
> - 机构职能部门至少每季度开展1次远程医疗服务，并进行现场查看、考核。
> - 机构应针对提出来的问题，进行分析评价，做出整改措施，形成总结报告，使远程医疗工作有效的持续改进。
>
> **现场评价：**
> - 现场查看机构督导记录、总结分析结果和持续改进措施。

2.1.6 出诊服务★

出诊服务是家庭医生服务的必要补充和延续，可以使行动不便的患者得到及时、便利的诊疗服务，减轻患者家庭的出行负担，增进社区医务人员与居民的沟通与信任，有利于建立新型医患关系。国家相关政策文件鼓励社区卫生服务机构开展上门医疗服务。

【C】

有出诊服务制度。

制定出诊服务标准或规范，明确出诊服务范围、服务时间、收费标准、风险告知等方面的内容。

支撑材料：
- 机构出诊服务标准或规范、出诊服务记录资料。

现场评价：
- 现场查看机构出诊服务标准或规范等。

【B】

针对居民健康状况和需求，提供不同类型的出诊服务，有记录。

根据居民健康状况和需求，提供包括临床常规检查（血常规、尿常规、粪常规、心电图等）、一般治疗（肌肉注射、静脉注射、皮下注射、换药、褥疮护理、导尿、吸氧、康复指导、护理指导、针灸、推拿等）、院前急救、持续治疗等不同类型的出诊服务，并做好相应记录。

支撑材料：
- 机构提供不同类型的出诊服务，建立服务档案。

现场评价：
- 现场查看机构出诊服务记录。

【A】

定期对出诊服务情况进行总结分析，持续改进。

定期对出诊服务情况进行质量评价，针对存在的问题，提出改进措施，形成总结报告。

支撑材料：
- 机构职能部门定期对出诊服务情况督查、分析，有持续改进的资料。

现场评价：
- 现场查看机构总结分析结果和持续改进措施。

2.2 服务内容和水平

2.2.1 医疗服务

社区卫生服务中心以维护当地居民健康为中心，提供基本医疗等服务，承担常见病、多发病的诊治。病种指以病例单元第一诊断为主的、与国际疾病分类编码相对应的一组具有相同临床特征、相同资源消耗的疾病组合。基层首诊，坚持群众自愿、政策引导，鼓励并逐步规范常见病、多发病患者首先到社区卫生服务中心就诊。

2.2.1.1 疾病种类（附2-2）

【C-1】

至少能够识别和初步诊治50种常见病、多发病。

开展至少50种常见病、多发病诊疗服务（不含中医病种），其中30种病种年诊疗应大于50人次，另20种诊疗量应大于20人次。有机构病种诊疗目录，有数据显示诊疗病例或报告说明。

支撑材料：
- 机构提供识别和初步诊治病种统计表（附1-14），至少开展50种常见病、多发病诊疗服务（不含中医病种），年诊疗人次应符合要求。常见病种（≥50种）及诊疗量标准见表2-1。
- 机构提供HIS系统病种诊疗目录和相关病种的诊疗记录，形成年度汇总报告。

表2-1 常见病种（≥50种）及诊疗量标准

常见病种（种）	年诊疗量（人次/种）
30	≥50
20	≥20

现场评价：
- 现场查看识别和初步诊治病种统计表（附1-14），要符合年度诊疗人次要求。
- 现场机构查看HIS系统病种诊疗目录、相关病种的诊疗记录和年度汇总报告，提供统计数据的佐证材料，核实表格数据真实性。

【C-2】

至少能够识别和初步诊治20种中医疾病。

开展至少20种中医常见病、多发病的诊疗服务，其中10种病种年诊疗应大于50人次，其他10种年诊疗人次大于20人次。

支撑材料：

● 机构提供识别和初步诊治中医病种统计表（附1-15），至少开展20种中医常见疾病病种诊疗服务，年诊疗人次应符合要求。常见病种（≥20种）及诊疗量标准见表2-2。

● 机构提供HIS系统中医病种诊疗目录和相关中医病种的诊疗记录，形成年度汇总报告。

表2-2　常见病种（≥20种）及诊疗量标准

中医常见病种（种）	年诊疗量（人次/种）
10	≥50
10	≥20

现场评价：

● 现场查看机构可识别和初步诊治中医病种统计表（附1-15），要符合年度诊疗人次要求。

● 现场查看机构HIS系统中医病种诊疗目录、相关病种的诊疗记录和年度汇总报告，提供统计数据的佐证材料，核实表格数据真实性。

【B-1】

至少能够识别和初步诊治60种（含C中50种）常见病、多发病。

开展至少60种常见病、多发病诊疗服务（不含中医病种），其中40种病种年诊疗应大于50人次，另20种诊疗量应大于20人次。有机构病种诊疗目录，有数据显示诊疗病例或报告说明。

支撑材料：

● 机构提供识别和初步诊治病种统计表（附1-14），至少开展60种（含C中50种）常见病、多发病诊疗服务（不含中医病种），年诊疗人次应符合要求。常见病种（≥60种）及诊疗量标准见表2-3。

● 机构提供HIS系统病种诊疗目录和相关病种的诊疗记录，形成年度汇总报告。

表2-3 常见病种（≥60种）及诊疗量标准

常见病种（种）	年诊疗量（人次/种）
40	≥50
20	≥20

现场评价：

● 现场查看机构识别和初步诊治病种统计表（附1-14），并符合年度诊疗人次要求。

● 现场查看机构HIS系统病种诊疗目录、相关病种的诊疗记录和年度汇总报告，提供统计数据的佐证材料，核实表格数据真实性。

【B-2】

至少能够识别和初步诊治30种中医疾病。

开展至少30种（含C中20种）中医常见病、多发病诊疗服务，有机构病种诊疗目录，有数据显示诊疗病例或报告说明。其中20种病种年诊疗应大于50人次，另10种诊疗量应大于20人次。

支撑材料：

● 机构提供识别和初步诊治中医病种统计表（附1-15），至少开展30种（含C中20种）中医常见疾病病种诊疗服务，年诊疗人次应符合要求（表2-4）。

● 机构提供本机构医院信息系统（HIS）中医病种诊疗目录和相关中医病种的诊疗记录，形成年度汇总报告。

表2-4 常见病种（≥30种）及诊疗量标准

中医常见病种（种）	年诊疗量（人次/种）
20	≥50
10	≥20

现场评价：

● 现场查看机构识别和初步诊治中医病种统计表（附1-15），要符合年度诊疗人次要求。

● 现场查看机构HIS系统中医病种诊疗目录、相关病种的诊疗记录和年度汇总报告，提供统计数据的佐证材料，核实表格数据真实性。

【B-3】

近3年累计收治住院病种（含家庭病床）不低于10种。

近3年，累计收治住院患者（含家庭病床）的病种在10种以上，其中4种病种3年累计诊疗量应大于100人次，另6种3年累计诊疗量应大于30人次。有机构病种诊疗目录，有数据显示诊疗病例或报告说明。

支撑材料：

● 机构提供住院病种统计表（附1-16），近3年累计收治住院患者（含家庭病床）的病种≥50种，年诊疗人次应符合要求（表2-5）。

● 机构提供HIS系统住院诊疗记录、病历信息系统调取病案统计、卫统表中住院病案首页病种统计查询记录和年度汇总报告。

表2-5　常见病种（≥50种）及诊疗量标准

住院病种（含家庭病床）（种）	近3年诊疗量（人次/种）
20	≥100
30	≥30

现场评价：

● 现场查看住院病种统计表（附1-16），要符合年度诊疗人次要求。

● 现场查看机构信息系统调取住院诊疗记录或调取卫统表住院病案首页病种统计查询等，提供统计数据的佐证材料，核实表格数据真实性。

【A-1】

至少能够识别和初步诊治100种常见病、多发病。

开展至少100种常见病、多发病诊疗服务（不含中医病种），其中60种病种年诊疗量应大于50人次，另40种诊疗量应大于20人次。

支撑材料：

● 机构提供识别和初步诊治病种统计表（附1-14），至少开展100种常见病、多发病诊疗服务（不含中医病种），年诊疗人次应符合要求（表2-6）。

● 机构提供HIS系统病种诊疗目录和相关病种的诊疗记录，形成年度汇总报告。

表2-6　常见病种（≥100种）及诊疗量标准

常见病种（种）	年诊疗量（人次/种）
60	≥50
40	≥20

现场评价：

- 现场查看机构识别和初步诊治病种统计表（附1-14），要符合年度诊疗人次要求。
- 现场查看机构HIS系统病种诊疗目录、相关病种的诊疗记录和年度汇总报告，提供统计数据的佐证材料，核实表格数据真实性。

【A-2】

至少能够识别和初步诊治40种中医疾病。

开展至少40种（含B种30种）中医常见病、多发病诊疗服务，有机构病种诊疗目录，有数据显示诊疗病例或报告说明。其中30种病种年诊疗应大于50人次，另10种要诊疗量要大于20人次。

支撑材料：

- 机构填写识别和初步诊治中医病种统计表（附1-15），开展至少40种（含B种30种）中医常见疾病病种诊疗服务，年诊疗人次应符合要求（表2-7）。
- 机构提供HIS系统中医病种诊疗目录和相关中医病种的诊疗记录，形成年度汇总报告。

表2-7　常见病种（≥40种）及诊疗量标准

中医常见病种（种）	年诊疗量（人次/种）
30	≥50
10	≥20

现场评价：

- 现场查看机构识别和初步诊治中医病种统计表（附1-15），要符合年度诊疗人次要求。
- 现场查看机构HIS系统中医病种诊疗目录、相关病种的诊疗记录和年度汇总报告，提供统计数据的佐证材料，核实表格数据真实性。

2.2.1.2 急诊急救服务

急诊急救是指患者在社区卫生服务机构紧急情况下的治疗或抢救。机构通过建立完善的急救制度，落实救治流程，可以最大限度地为病患争取最佳有效抢救时间，提高急救成功率。

【C-1】

医务人员掌握应急知识、急救设备的使用，具备应急能力，能对循环系统、呼吸系统急危重症患者和肾功能衰竭、急性中毒、休克及一般急危重症患者作出初步诊断和急救处理。

医务人员掌握急救知识，熟悉急救设备的使用，具备急救能力。能对循环系统、呼吸系统急危重症患者和肾功能衰竭、急性中毒、休克、溺水、外伤及一般急危重症患者作出初步诊断和急救处理。

支撑材料：

● 机构建立循环系统、呼吸系统急危重症和肾功能衰竭、急性中毒、休克、溺水、外伤及一般急危重症患者急救流程并"上墙"，组织医务人员定期开展急救培训，掌握急救知识，熟悉急救设备的使用，培训资料包括培训计划、培训通知、签到表、影像资料、培训内容、试卷、成绩通报（含排名）、总结（含结果运用）。

● 机构提供急诊急救服务记录，查看急诊登记本、抢救记录等。

现场评价：

● 现场查看机构相关疾病急救流程及相关培训资料。

● 现场查看机构急诊登记本、抢救记录等。

● 现场测评机构医务人员掌握应急知识、使用急救设备的能力。

【C-2】

医务人员应掌握心肺复苏术、电除颤，使用简易呼吸机。能够开展清创、缝合、止血、包扎、简易骨折固定（如夹板外固定等）等急救技术。

医护人员能够熟练掌握心肺复苏术、电除颤、使用简易呼吸机。机构能够开展清创、缝合、止血、包扎、骨折固定、急救搬运、静脉穿刺置管、吸痰术等10种以上的急救技术。急救技能评价标准参考《临床诊疗指南急诊医学分册》（人民卫生出版社）和《临床技能操作规范急诊医学分册》（人民军医出版社）。

支撑材料：

- 机构提供急救技术服务项目统计表，制定心肺复苏术、电除颤、腹腔穿刺、止血、包扎、骨折固定、急救搬运、简易呼吸使用、静脉穿刺置管、吸痰术、洗胃术等10种以上急救技术的操作规范。
- 机构组织医护人员进行心肺复苏术、电除颤、腹腔穿刺、止血、包扎、骨折固定、急救搬运、简易呼吸使用、静脉穿刺置管、吸痰术、洗胃术等急救技能操作的培训，进行急救知识技能测试评价，培训资料包括且不限于培训计划、培训通知、签到表、影像资料、培训资料、试卷、成绩通报（含排名）、总结（含结果运用）。

现场评价：

- 现场查看机构相关急救技术的操作规范。
- 现场查看机构急救技术的技能操作培训及技能测评资料。
- 现场测评机构医务人员掌握急救技术的能力。

【C-3】

急救药品配备齐全并定期更新（确保在有效期内），急救物品完好率100%。

抢救室常备药品应根据机构的实际工作情况配备，至少配备心脏复苏药物、呼吸兴奋药、血管活性药、利尿及脱水药、抗心律失常药、镇静药、解痉药、解热镇痛药、止血药、常见中毒的解毒药、平喘药、纠正水电解质酸碱失衡类药、各种静脉补液液体、局部麻醉药、激素类药物等。抢救药品应当由专人定期检查、补充和更换，保证药品在使用有效期内。急救物品完好率达到100%。

支撑材料：

- 机构制定急救药品管理、近效期管理等制度。
- 机构至少配备22种急救药品：西地兰、尼可刹米、间羟胺、多巴胺、纳洛酮、氨茶碱、呋塞米、阿托品、地西泮、苯巴比妥、异丙嗪、去甲肾上腺素、肾上腺素、异丙肾上腺素、地塞米松、利多卡因、0.9%氯化钠注射液、5%葡萄糖注射液、706代血浆、20%甘露醇注射液、5%碳酸氢钠注射液、林格液等，标识和分类清晰，便于取放。
- 机构的抢救药品应当由专人定期检查、补充和更换，保证药品在使用有效期内，急救物品完好率达到100%。

现场评价：

- 查看机构急救药品管理制度、近效期管理制度及落实情况。
- 查看机构急救车和科内急救药品定期核查记录、登记使用记录、交接记录等。

【C-4】

每年至少组织1次急救演练。

急救演练应覆盖全体医务人员，内容包括培训演练及考核等，每年至少1次。

支撑材料：
- 机构每年至少组织全体医护人员进行1次急救演练及考核，包括演练方案、通知、脚本、签到、影像资料、考核记录、总结分析、整改等。

现场评价：
- 查看机构急救理论、技能操作演练相关资料，现场询问演练情况。

【B】

对急性创伤、急性心肌梗死、急性脑卒中、急性颅脑损伤等重点病种具备初步识别与处理能力，对急诊服务流程与服务时限有明确规定，并且在技术、设施方面提供保障。

有相关疾病的临床诊疗指南、技术操作规范等；对急诊服务流程与服务时限有明确规定；能够对急性创伤、急性心肌梗死、急性脑卒中、急性颅脑损伤、溺水、外伤等重点病种进行初步识别与处理，备有相关疾病的抢救流程图。

支撑材料：
- 机构制定相关疾病的临床诊疗指南、临床技术操作规范。
- 机构有符合工作实际情况的抢救、会诊制度等核心制度。
- 机构门、急诊配有中级职称及以上医师和护士，急诊室备有对急性创伤、急诊分娩、急性心肌梗死、急性脑卒中、急性颅脑损伤、高危新生儿等重点病种的抢救流程图并"上墙"。
- 机构制定重点病种的急诊服务流程与服务时限，并进行重点病种的培训学习，培训资料包括计划、通知、签到、影像资料、培训内容、试卷、成绩通报（含排名）、总结（含结果运用）。

现场评价：
- 现场查看机构相关疾病的临床诊疗指南、临床技术操作规范、重点病种的抢救流程。
- 现场查看机构急诊医护人员的资质，具备中级以上职称。
- 查看机构急诊服务流程与服务时限，相关疾病的培训资料，现场测评工作人员抢救技能。

【A-1】

建立多学科协作机制，相关部门责任明确，各司其职，确保患者能够获得连贯、及时、有效的救治。

有多学科协作的会诊及抢救制度，明确主要责任人，相关部门责任明确，各司其职。有相关资料显示患者能够获得连续、及时、有效的救治。

> **支撑材料：**
> - 机构制定多学科协作的会诊制度及抢救制度，成立多学科协作小组。
> - 机构提供多学科协作病历资料或演练记录，能够体现连续、及时、有效的救治过程。
>
> **现场评价：**
> - 现场查看机构多学科协作机制、会诊制度、抢救制度及流程。
> - 查看机构多学科协作的病历资料或演练记录。
> - 现场测评机构工作人员多学科协作能力。

【A-2】

对急诊诊疗情况有记录并进行分析评价，对存在问题与不足有改进措施，持续改进急诊服务有成效。

对急诊诊疗过程有详细记录。科室有业务学习、病案讨论记录、医疗质量医疗安全相关学习与讨论记录等，并定期分析和评价存在的问题与不足，针对问题提出整改措施，持续改进急诊服务显成效。

> **支撑材料：**
> - 机构提供完整的急诊诊疗记录，有详细抢救记录，包括开始抢救的时间，须具体到分钟，生命体征、辅助检查、抢救过程、抢救结果、医师签字，参与抢救的医生、护士签名等。
> - 机构提供科室组织医护人员进行业务学习、医疗质量与安全学习、病案讨论等，有相关记录。
> - 机构职能科室对急诊诊疗的服务质量进行考核，分析和评价存在的问题，科室整改记录，持续改进的成效。
>
> **现场评价：**
> - 现场查看机构抢救记录。
> - 现场查看院科两级对机构急诊诊疗服务质量的考核记录、分析评价报告及持续改进资料等。

2.2.1.3　全科医疗服务

临床科室是社区卫生服务中心诊疗业务和医疗服务提供主体，它直接担负着对病人的接收、诊断、治疗等任务，其科学合理设置，能够使辖区居民就近享有安全、有效、方便、经济的基本医疗服务。建立一支以全科医生为主体、各类专业人员参与的结构合理、具有良好专业素质的卫生技术队伍，是社区卫生服务中心能力建设的重要方面。

【C-1】

开展一般常见病、多发病的临床诊疗服务和连续的健康管理服务。

提供常见病、多发病诊疗和双向转诊服务，对慢性病及康复后患者提供连续的健康管理等服务。

支撑材料：
- 机构医疗机构执业许可证应加注全科医疗科诊疗科目，医师注册范围为全科类。
- 机构制定全科常见疾病诊疗指南和操作规范，并学习培训，培训资料包括培训计划、培训通知、签到表、影像资料、培训资料、考试、成绩单（含排名）、总结（含结果运用）。
- 机构提供双向转诊服务，可提供病人康复和慢性病管理、健康管理等服务。
- 机构梳理全科医疗科常见病、多发病的诊疗目录，提供病种统计表。

现场评价：
- 现场查看机构医疗机构执业许可证、科室人员信息一览表及人员资质。
- 现场查看机构全科常见疾病诊疗指南和操作规范及培训资料。
- 查看机构双向转诊服务记录，患者康复和慢性病管理、健康管理等服务记录。
- 查看机构全科门诊诊疗记录及卫生技术统计表（附1-17）。

【C-2】

全科医生在门诊开展高血压、糖尿病的主动筛查及诊断治疗。

全科医生开展高血压、糖尿病患者主动筛查，门诊发现的辖区高血压、糖尿病患者全部纳入管理，对血压、血糖控制不满意的患者进行治疗或转诊。

支撑材料：
- 机构提供高血压、糖尿病患者主动筛查实施方案、筛查计划、筛查流程，开展高血压、糖尿病患者主动筛查。
- 机构开展"三高共管、六病同防""医防融合"慢性病管理工作，提供相关慢性病管理工作制度和流程，门诊筛查出的高血压、2型糖尿病患者纳入三高共管流程。
- 机构提供高血压、糖尿病分级管理方案、转诊流程，对血压、血糖控制不满意的患者进行治疗或转诊，提供相关诊疗记录或者转诊记录。

现场评价：

- 现场查看机构全科医疗科高血压、糖尿病主动筛查方案、筛查计划、筛查流程，查看高血压、2型糖尿病慢性病的筛查、诊治等相关服务记录。
- 现场查看机构医防融合工作站开展情况、制度和流程，"三高共管"相关管理及服务记录。
- 查看机构高血压、糖尿病分级管理方案、转诊流程，相关诊疗记录或转诊记录。

【C-3】

全科医生对诊断明确的高血压、2型糖尿病等慢性病患者提供医防融合健康管理服务。

全科医生对诊断明确的高血压、2型糖尿病等慢性病患者，实施慢病医防融合的预防、治疗、管控为整体的健康管理服务。

支撑材料：

- 机构开展医防融合慢性病健康管理工作，提供相关慢性病管理工作制度和流程，对确诊的高血压、2型糖尿病患者纳入慢病医防融合健康管理。
- 机构建立高血压、2型糖尿病慢性病患者的健康管理档案，提供预防、评估、治疗、管控为整体的健康管理服务。

现场评价：

- 现场查看机构医防融合管理模式、相关慢性病管理工作制度与流程。
- 提供机构医防融合慢性病患者的健康管理档案，查看健康管理服务记录、病情评估情况、治疗记录。

【C-4】

能进行腹痛、腹泻、发热、贫血、咳嗽等常见症状的初步鉴别诊断。

全科医师掌握上述常见症状的病因、临床表现和特征，可以进行初步的鉴别诊断。

支撑材料：

- 机构制定常见症状的诊疗规范，并组织医务人员学习培训，培训资料包括培训计划、培训通知、签到表、影像资料、培训内容、考试、成绩单（含排名）、总结（含结果运用）。
- 机构提供腹痛、腹泻、发热、贫血、咳嗽等常见症状的诊疗记录。

现场评价：

- 现场查看机构指定的诊疗指南、操作规范及培训学习资料。

● 现场查看相关诊疗记录，进行能力测试。

【B-1】

对诊断明确的冠状动脉粥样硬化性心脏病、慢性阻塞性肺疾病、脑卒中康复期、晚期肿瘤、慢性肾功能衰竭等疾病，能提供健康管理服务。

通过指导用药、干预生活方式、提供康复护理、家庭康复指导等，为诊断明确的冠心病、慢性阻塞性肺疾病、脑卒中康复期、晚期肿瘤、慢性肾功能衰竭等疾病患者提供健康管理服务。

支撑材料：

● 机构提供冠心病、慢性阻塞性肺疾病、脑卒中康复期、晚期肿瘤、慢性肾功能衰竭等疾病健康管理服务方案，可提供指导用药、干预生活方式、提供康复护理、家庭康复指导等服务。

● 机构提供冠心病、慢性阻塞性肺疾病、脑卒中康复期、晚期肿瘤、慢性肾功能衰竭等5种以上慢性病的健康管理服务记录。

现场评价：

● 现场查看机构涵盖以上5种慢性病的健康管理服务方案。

● 现场查看以上5种慢性病的健康管理服务记录。

【B-2】

能完成外科止血、缝合、包扎、骨折固定、转运等处理。

有对外伤患者处置、转运的制度和流程，并能完成外科止血、缝合、包扎、骨折固定、转运等处理。

支撑材料：

● 机构设置治疗室或换药室，制定外伤患者处置、转运的制度和流程，配备配备外伤处理、骨折固定、转运等器材，能完成外科止血、缝合、包扎、骨折固定、转运等处理。

● 机构制定外伤常见疾病诊疗指南和操作规范，并学习培训，培训资料包括培训计划、培训通知、签到表、影像资料、培训资料、试卷、成绩单（含排名）、总结（含结果运用）。

现场评价：

● 现场查看机构门诊治疗室（换药室、清创缝合室等），相关制度及处置流程，骨折固定器材、转运等器材，现场考核。

- 查看机构提供的外伤常见疾病培训资料。
- 现场查看机构提供的外伤患者的处置诊疗记录，现场考核全科医师操作。

【A-1】

定期对服务质量进行分析并持续改进。

职能科室对全科医生的服务质量进行检查、考核，每季度至少1次。对于检查和考核结果进行分析，提出整改建议。科室依据建议进行整改，促进持续改进。

支撑材料：
- 设有机构服务质量管理控制小组，有科室质量管理控制专（兼）职人员。
- 机构每季度至少需要提供1次院科两级的质控督导检查、总结分析和持续改进措施。

现场评价：
- 现场查看机构服务质量管理控制小组、专兼职人员。
- 查看院科两级督导、自查记录、分析结果和持续改进措施。

【A-2】

提供眼、耳鼻喉、烧伤等其他临床服务。

能提供1种及以上其他临床专科服务，如眼、耳鼻喉、烧伤等。

支撑材料：
- 机构制定眼、耳鼻喉、烧伤等常见疾病诊疗指南和操作规范，并组织医务人员学习培训，培训资料包括培训计划、培训通知、签到表、影像资料、培训内容、考试、成绩单（含排名）、总结（含结果运用）。
- 机构至少提供眼、耳鼻喉、烧伤等1种以上相关专科的临床诊疗记录。

现场评价：
- 查看机构提供的眼、耳鼻喉、烧伤等专科常见疾病诊疗指南和操作规范及培训资料。
- 查看机构提供的眼、耳鼻喉、烧伤等专科的诊疗记录，进行能力测试。

【A-3】

建立以全科医师为核心，全科专科有效联动的服务模式。

医院和基层医疗卫生机构要建立健全分工协作、优势互补的合作机制。实现社区全科门诊与上级医疗机构专科门诊间联动，组建以全科医生为核心、专科医师提供技术支持的服务团队，医院社区联动，全科专科协同，救治与管理结合的医疗服务模式。

支撑材料：
- 机构设有以全科为中心的多学科联动机制服务小组，具体到相关科室具体成员、联系方式。
- 机构制定全科专科联动机制，查看机构提供的全、专联动机制及绿色通道、转诊会诊记录（如微信交流群）。

现场评价：
- 现场查看机构多学科联动机制服务小组文件及成员分工。
- 查看机构提供的上下、全专联动机制及绿色通道、转诊、会诊记录（如微信交流群）。

2.2.1.4 中医医疗服务

临床科室是社区卫生服务中心诊疗业务和医疗服务提供主体，它直接担负着对病人的接收、诊断、治疗等任务，其科学合理设置，能够使辖区居民就近享有安全、有效、方便、经济的基本医疗服务。社区卫生服务中心应当合理配备中医药专业技术人员，运用和推广适宜的中医药技术方法，增强提供中医药服务的能力，传承发展中医药。

【C-1】

有中医馆，具有中医文化氛围。

中医馆（含国医堂、中医科、室）布局合理，标识和标牌规范、醒目。设置2个以上中医诊室。服务环境体现中医药文化元素。

支撑材料：
- 机构提供医疗机构执业许可证（正、副本）。
- 机构的中医馆（国医堂）布局合理，设置2个以上中医诊室，标识和标牌规范、醒目，服务环境体现中医药文化特色。

现场评价：
- 现场查看机构医疗执业许可证。
- 查看机构中医馆（国医堂）科室设置，至少设置2个中医诊室，具有中医文化氛围。

【C-2】

有具备资质的中医师。至少有1名中医执业医师。

至少有1名中医类别执业医师。

支撑材料：
- 中医科医师注册范围应为中医类别，且至少有1名中医执业医师，机构须提供中医科执业医师资格证书、执业证书等材料。

现场评价：
- 现场查看机构科室人员信息一览表、中医类别资格证书、执业证书等。

【C-3】

能辨证施治内、外、妇、儿常见病多发病。

中医师能够辨证施治内、外、妇、儿等常见病多发病。

支撑材料：
- 机构制定中医内、外、妇、儿等常见病多发病诊疗指南和操作规范，并组织医务人员学习培训，培训资料包括培训计划、培训通知、签到表、影像资料、培训内容、试卷、成绩通报（含排名）、总结（含结果运用）。
- 提供机构中医科病种目录及门诊诊疗记录等材料。

现场评价：
- 现场查看机构中医科常见病诊疗指南和操作规范及相关培训学习记录，并访谈医师。
- 查看机构中医疾病病种目录表及门诊诊疗记录。

【C-4】

家庭医生团队均能对签约居民提供中医药服务。

家庭医生团队能够提供中医药服务。

支撑材料：
- 机构应提供家庭医生签约服务中医药服务记录。
- 机构应开展中医适宜技术项目和中医药健康知识宣传及指导服务。

现场评价：
- 查看机构家庭医生签约服务对签约居民提供中医药服务的记录。
- 现场查看机构的中医适宜技术和中医药健康宣传及指导服务记录。

【B-1】

提供合格的中药饮片，并提供代煎服务。

配有符合国家质量标准的中药饮片，中药饮片不少于300种；设置中药煎药室，配置煎药机，提供中药代煎服务，使用面积原则上不低于10m²。

支撑材料：
- 现场查看机构中药房、中药饮片配备，中药饮片不少于300种。
- 机构提供不少于300种中药饮片目录及相关数据统计的佐证材料。
- 机构应设置中药煎药室，有工作制度和流程，配置煎药机，提供中药代煎服务，使用面积原则上不低于10m²。

现场评价：
- 现场查看机构中药饮片目录，进、销、存记录，调取HIS系统中药饮片库存，核实数据真实性。
- 现场查看机构中药煎药室设置及管理，提供中药代煎服务，查看中药代煎服务记录。
- 机构未设置煎药室的，查看第三方代煎中药协议书及服务记录。

【B-2】

能够规范开展6类10种以上中医适宜技术。

能规范提供中药饮片、针刺、艾灸、刮痧、拔罐、敷贴、中医微创、推拿、敷熨熏浴、骨伤、肛肠、其他类等项目中6类10种以上的中医药技术方法，配备针具、火罐、刮痧板、TDP治疗仪等相应的中医诊疗设备。

支撑材料：
- 机构提供针刺、艾灸、刮痧、拔罐、敷贴、中医微创、推拿、敷熨熏浴、骨伤、肛肠、其他类等项目中6类10种以上的中医药技术操作规范，并组织医务人员进行培训，培训资料包括培训计划、培训通知、签到表、影像资料、培训内容、试卷、成绩单（含排名）、总结（含结果运用）。
- 机构中医诊疗设备配置齐全，至少配备针具、火罐、刮痧板、TDP（特定电磁波）治疗仪等相应的中医诊疗设备及运行监管记录。

- 提供机构中医适宜技术诊疗目录、工作记录及中医适宜技术项目统计表。

现场评价：

- 查看机构中医适宜技术操作规范及相关培训资料。
- 查看机构中医诊疗设备，运行状态正常，查看运行监管记录。
- 查看机构中医适宜技术项目统计表及相关诊疗记录。
- 现场测评机构工作人员掌握中医药适宜技术的能力。

【B-3】

能够对高血压、2型糖尿病开展中医药健康干预服务。

中医全科医师能够开展高血压、2型糖尿病等稳定期的患者开展中医健康干预、养生保健服务。

支撑材料：

- 机构提供高血压、2型糖尿病等中医养生保健服务方案。
- 机构提供高血压、2型糖尿病开展中医药健康干预服务、养生保健服务记录。

现场评价：

- 现场查看机构提供的高血压、2型糖尿病等慢性病的中医养生保健服务方案及服务记录。

【B-4】

至少有一名中级中医类别执业医师。

配备与开展业务相适应的中医类别执业医师，至少有1名中级以上任职资格的中医类别执业医师。

支撑材料：

- 提供机构中医科中级职称证书及相关诊疗记录，记录完整、规范。

现场评价：

- 现场查看机构中医类别中级职称证书及诊疗记录。

【A-1】

能够积极运用中医治未病理论和方法，提供中医药养生保健和健康知识传播服务。

运用中医"治未病"理论和方法，指导开展具有中医药特色的个体化的饮食起居、情志调摄、食疗药膳、运动锻炼等养生保健活动。开展以中医药内容为主的健康知识宣传，如健康教育讲座、中医药健康知识宣传资料影像资料、中医药健康咨询等。

支撑材料：
- 机构提供中医"治未病"养生保健干预方案，包含个体化的饮食起居、情志调摄、食疗药膳、运动锻炼等养生保健活动。
- 机构提供为健康或亚健康人群运用中医膳食、膏方进行调理的工作记录等材料。
- 机构提供开展中医药健康知识宣传的材料，如健康教育讲座、中医药健康知识宣传、中医药健康咨询等。

现场评价：
- 现场查看机构中医治未病的养生保健干预方案及服务记录等。
- 查看机构中医治未病相关的门诊处方、病历等。
- 现场查看机构中医健康教育宣传记录和影视资料等。

【A-2】

能够对冠心病、中风、慢阻肺等慢性病开展中医药健康干预服务。

中医全科医师能够对冠心病、中风、慢阻肺等慢性病患者开展中医健康干预服务。

支撑材料：
- 机构提供冠心病、中风、慢阻肺等慢性病中医健康干预方案。
- 机构提供冠心病、中风、慢阻肺等慢性病健康评估、中医健康干预的服务记录。

现场评价：
- 查看机构对冠心病、中风、慢阻肺等慢性病提供的中医健康干预方案、健康评估、健康干预及诊疗服务记录。

【A-3】

有院科两级质量管理体系，定期进行医疗质量分析和持续改进。

建立院科两级医疗质量管理组织，定期检查、评价和分析，提出问题和整改意见，不断提高医疗服务质量。

支撑材料：
- 机构应建立院科两级医疗质量管理组织，中医科医疗质量管理小组由中医科主任任组长，人员分工明确、职责清晰。

● 科室每月对医疗质量进行自查，形成自查报告，提出问题和整改意见，不断提高医疗服务质量。

● 机构的职能部门至少每季度对中医医疗质量进行1次督导检查、评价和分析，总结分析报告，数据显示体现持续改进。

现场评价：

● 现场查看院科两级医疗质量管理组织相关文件，职责分工材料。

● 查看机构科室自查报告、院级督导记录，有数据支撑的总结分析报告。

2.2.1.5 口腔医疗服务 ★

为了提高全民基本口腔保健水平，实现人人享有初级口腔卫生保健的目标，应开展口腔卫生保健服务，建立以社区卫生服务中心为基础的口腔保健防治网。

【C-1】

能对口腔科常见疾病进行识别和初步诊治。

能开展牙体牙髓病、牙周黏膜病等常见口腔疾病服务。

支撑材料：

● 机构提供医疗机构执业许可证（正、副本），人员信息一览表、执业证书及资格证书等材料。

● 机构口腔诊室、治疗室设置应合理，确保牙科综合治疗椅、设施设备等运行状态良好。

● 机构应制定口腔科牙体牙髓病、牙周黏膜病等常见病、多发病的诊疗指南和操作规范，组织医务人员进行培训学习并记录，培训资料包括培训计划、培训通知、签到表、影像资料、培训内容、试卷、成绩单（含排名）、总结（含结果运用）。

● 机构提供口腔科病种统计表、技术操作目录等。

现场评价：

● 现场查看医疗机构执业许可证及人员资质。

● 现场查看机构口腔科诊室、治疗室设置及设备配备，主要设备目录及运行监管记录。

● 现场查看机构口腔科常见病诊疗指南和操作规范及相关培训学习记录，并现场进行能力测试。

● 现场查看机构至少持续半年以上的口腔疾病相关病种统计表、诊疗记录。

【C-2】

能提供口腔预防保健、适宜技术服务并有工作记录。

能提供儿童口腔保健，龋齿检查，学生口腔疾病筛查，窝沟封闭等服务。

支撑材料：
- 机构应提供儿童口腔疾病的预防保健、适宜技术服务方案。
- 机构应提供儿童口腔疾病的预防保健、龋齿检查，学生口腔筛查，窝沟封闭等服务记录。

现场评价：
- 现场查看机构儿童口腔疾病的预防保健、适宜技术服务方案。
- 现场查看机构预防保健、适宜技术服务记录等材料。

【C-3】

从事诊疗医务人员应掌握口腔诊疗器械消毒技术操作规范。

从事口腔诊疗服务的医务人员应掌握口腔诊疗器械消毒知识，严格执行相关消毒工作程序及要点，开展消毒与灭菌效果监测。

支撑材料：
- 机构提供科室器械消毒技术操作规范、器械消毒灭菌流程等。
- 机构提供相关消毒操作规范的培训资料，包括培训计划、培训通知、签到表、影像资料、培训资料、试卷、成绩通报（含排名）、总结（含结果运用）。
- 机构提供科室消毒记录、口腔诊疗器械消毒记录。
- 不具备消毒条件的机构应提供第三方消毒协议书及相关记录。

现场评价：
- 现场查看机构操作规范、工作流程、人员培训等资料，访谈工作人员知晓率。
- 现场查看机构提供的第三方消毒协议书及相关消毒记录等。

【C-4】

进入患者口腔内的所有诊疗器械必须达到一人一用一消毒的要求。

进入患者口腔内的所有诊疗器械包括口镜、探针、牙科镊子等口腔检查器械、各类用于辅助治疗的物理测量仪器、印模托盘、漱口杯等，必须达到一人一用一消毒的要求。

支撑材料：

- 机构提供科室诊疗记录、消毒记录及口腔诊疗器械消毒记录等。

现场评价：

- 现场查看机构提供的相关记录等材料。

【B-1】

能够诊治不少于6种的口腔疾病。

能够诊治龋齿、急性牙周炎、化脓性牙龈炎、口腔炎等不少于6种口腔疾病。

支撑材料：

- 机构提供口腔科门诊诊疗记录，提供包含龋齿、急性牙周炎、化脓性牙龈炎、口腔炎等不少于6种口腔科常见疾病病种统计表。

现场评价：

- 现场查看机构提供的科室病种统计表及诊疗记录等。

【B-2】

口腔科疾病诊疗工作有相关记录。

支撑材料：

- 机构提供口腔科门诊诊疗工作记录：门诊日志、门诊病历等材料。
- 机构提供口腔科病种统计表、技术操作目录。

现场评价：

- 现场查看机构口腔科至少持续半年以上门诊诊疗工作记录、病种统计表及技术操作目录等材料。

【B-3】

能够结合儿童健康管理开展儿童常见口腔异常的检查、转诊和健康教育。

在儿童健康检查时，进行口腔保健指导和口腔疾病筛查，对发现口腔异常疾病（如唇裂、腭裂等颜面发育异常、舌系带过短、乳牙早萌或滞留、乳牙反咬合、龋齿等）及时进行转诊，宣传口腔卫生保健知识。

支撑材料：

● 机构提供儿童健康管理的常见口腔疾病筛查方案。

● 机构提供0～6岁儿童健康管理的常见口腔疾病的筛查服务记录，对筛查出口腔异常疾病（如唇裂、腭裂等颜面发育异常、舌系带过短、乳牙早萌或滞留、乳牙反咬合、龋齿等）的儿童进行转诊服务的相关记录等。

● 机构提供定期开展口腔卫生保健知识相关的健康教育宣传和指导的材料。

现场评价：

● 查看机构提供的儿童健康管理的常见眼、耳等疾病筛查方案。

● 查看机构口腔科儿童口腔疾病的健康管理活动记录，0～6岁儿童常见眼、耳疾病的筛查、转诊记录。

● 查看机构提供的0～6岁儿童常见眼、耳疾病的健康教育记录。

【A-1】

能提供复杂牙拔除术、修复正畸或种植等技术服务。

能提供复杂牙拔除术、修复正畸或种植等技术服务。

支撑材料：

● 机构提供复杂牙拔除术、修复正畸或种植等技术操作规范，并组织医务人员进行学习培训，培训资料包括培训计划、培训通知、签到表、影像资料、培训内容、试卷、成绩单（含排名）、总结（含结果运用）。

● 机构口腔科可以开展复杂牙拔除术、修复正畸或种植等技术服务，机构应提供相关诊疗记录等。

现场评价：

● 查看机构复杂牙拔除术、修复正畸或种植等技术操作规范、培训资料、诊疗记录等。

● 现场测评机构工作人员掌握口腔技术能力。

【A-2】

定期进行口腔医疗质量数据分析和持续改进。

社区卫生服务中心有院科两级口腔质量检查制度，依据制度对科室的医疗质量进行定期或不定期检查，对检查结果进行分析，提出改进意见。

支撑材料：
- 机构成立院科两级医疗质量管理组织，明确人员分工和职责。
- 机构科室每月对医疗质量进行自查，形成自查报告，提出问题和整改意见。
- 机构职能部门至少每季度对口腔科医疗质量进行1次督导检查、评价和分析，总结分析报告，数据显示体现持续改进。

现场评价：
- 现场查看机构院科两级医疗质量管理组织相关文件。
- 查看机构科室自查报告、职能部门督导记录，有数据支撑的总结分析报告。

2.2.1.6 康复医疗服务★

社区卫生服务中心应开展规范化康复服务，不断加强康复服务能力建设，提升康复服务水平，满足群众多样化的医疗卫生服务需求。

【C-1】

从事康复治疗的医务人员接受过康复专业培训。

从事康复治疗的医务人员需经过卫生健康行政部门组织开展的康复专业培训，并取得培训合格证书。

支撑材料：
- 机构需要提供医疗机构执业许可证（正、副本）。
- 提供机构科室人员信息一览表、人员资质，卫生健康行政部门组织开展的康复医学转岗培训的康复治疗师合格证书等。

现场评价：
- 现场查看医疗机构执业许可证（正、副本）。
- 现场查看机构科室人员信息一览表、康复专业执业医师证或转岗培训合格证书等材料。

【C-2】

从事康复治疗的医师对每个康复患者有明确诊断与功能评估并制订康复治疗计划。

从事康复治疗的医师对每个康复患者有明确诊断与功能评估并制订康复治疗计划，需要向患者及其家属、授权委托人说明康复治疗计划，包括各种程序内容与训练目的、方向性、预后预测、禁忌等。

支撑材料：

- 制定符合本机构的临床康复医学诊疗指南、操作规范并落实。
- 机构提供康复患者的诊疗记录，包括诊断、功能评估单、康复治疗计划、康复训练记录等。

现场评价：

- 现场查看机构临床康复医学诊疗指南、操作规范。
- 现场查看机构康复治疗记录单及康复治疗计划等相关工作记录。

【C-3】

能开展红外线治疗，低频脉冲电治疗，中频脉冲电治疗，中医药治疗，超短波治疗，微波治疗，超声波治疗、牵引。

支撑材料：

- 机构康复医学科需配备相关设备，包括红外线治疗仪，低频脉冲电治疗仪，中频脉冲电治疗仪，中医药治疗，超短波治疗仪，微波治疗仪，超声波治疗仪、牵引仪等，设备运行状态良好，有运行监管记录。
- 机构提供卫生技术统计表，包括红外线治疗、低频脉冲电治疗、中频脉冲电治疗、中医药治疗，超短波治疗，微波治疗，超声波治疗、牵引及服务人次。

现场评价：

- 现场查看机构康复医学科相关设备设施清单、运行监管记录。
- 现场查看机构康复医学科卫生技术统计表及开展的适宜技术诊疗记录等材料。

【B-1】

能开展关节松动训练，引导式教育训练，作业疗法等服务。

利用关节的生理运动和附属运动等治疗手段进行关节松动训练；通过教育方式引导或诱导功能障碍儿童进行引导式教育训练；用有目的、经过选择的作业活动，对躯体和心理功能障碍者进行作业治疗。同时应具备相应场地、设备等服务条件。

支撑材料：

- 机构有开展相关康复项目的场地、设备设施，且设备设施运行状态良好。
- 机构提供康复诊疗目录，包括关节松动训练、引导式教育训练、作业疗法训练的康复项目。

现场评价：

- 现场查看机构康复场地、设备清单、设备运行监管记录。

● 现场查看机构相关作业治疗的诊疗记录等。

【B-2】

康复治疗计划（含中医药服务）由康复医师（中医师）、治疗师、护士、病人及家属、授权委托人共同落实。

由医生领导的多学科诊疗小组制定康复治疗计划，康复治疗计划中可含有中医药服务。诊疗小组由康复医师、治疗师、护士、病人及家属或授权委托人组成。

支撑材料：
● 机构成立多学科康复诊疗小组，诊疗小组由康复医师、中医师、治疗师、护士等组成，人员分工明确。
● 机构应制定康复治疗计划，康复治疗计划（含中医药服务）由康复医师（中医师）、治疗师、护士、病人及家属、授权委托人等共同签字并执行。
现场评价：
● 现场查看机构多学科康复诊疗小组文件及职责。
● 查看机构康复诊疗记录、康复治疗计划及共同签字执行情况。
● 现场访谈机构医护人员、患者及家属知晓情况。

【B-3】

能开展居家康复医疗服务。

通过互联网、家庭病床、上门巡诊等方式将医疗机构内康复医疗服务延伸至居家，为行动不便的老年人、出院患者等人群提供专业的康复治疗、康复训练和指导等服务。

支撑材料：
● 机构提供通过"互联网＋"、家庭病床、上门巡诊等方式开展居家康复医疗、日间康复训练的服务记录及影像等资料。
现场评价：
● 现场查看机构居家康复医疗的服务记录及影像等资料。

【A-1】

能开展认知知觉功能障碍训练，运动疗法，慢性呼吸系统疾病等综合康复，儿童孤独症、脑瘫等疾病的康复服务，并规范管理。

对康复病人进行认知知觉功能障碍训练，包括知觉障碍（躯体构图障碍、视空间关系障碍、失认症、失用症）训练、注意功能障碍训练、记忆功能障碍训练、执行能力障碍训练等。

能够利用器械、徒手或患者自身力量，通过某些运动方式（主动或被动运动等），使患者获得全身或局部运动功能、感觉功能恢复的训练，包括关节功能训练、肌力训练、有氧训练、平衡训练、步行训练等。

能够开展儿童孤独症、脑瘫的评估、教育与训练，慢性呼吸系统疾病的肺功能训练。做好康复规范管理的评估、近期目标、远期目标及康复训练工作。

支撑材料：
- 机构提供认知知觉功能障碍训练，运动疗法，慢性呼吸系统疾病等综合康复，儿童孤独症、脑瘫等疾病的康复服务方案、康复治疗计划及相关康复器械等材料。
- 机构提供认知知觉功能障碍训练，运动疗法，慢性呼吸系统疾病等综合康复，儿童孤独症、脑瘫等疾病的康复诊疗记录。

现场评价：
- 现场查看机构相关康复服务方案、康复治疗计划、相关康复器械等。
- 现场查看机构相关康复诊疗记录。

【A-2】

对转入社区及家庭的患者提供转诊后连续的康复训练指导。

针对转入患者开展评估，制定康复计划，开展康复训练，保证患者康复治疗的连续性。

支撑材料：
- 机构对转入社区及家庭的患者建立服务档案，制定康复训练指导方案，提供连续的康复训练指导，并有康复指导记录。

现场评价：
- 现场查看转入机构的康复患者登记表、康复服务档案、康复训练指导方案、康复指导记录及影像等资料。

【A-3】

科室对康复计划落实情况有自查、评价，有改进措施。

社区卫生服务中心有院科两级的康复相关工作制度，依据制度对科室的康复计划进行定期或不定期自查评价，制定改进措施并落实。

支撑材料：

- 机构应成立康复科医疗质量管理组织，明确职责分工。
- 机构制定院科两级康复相关工作制度，依据制度定期或不定期对科室的康复计划落实情况进行自查、评价，制定改进措施并落实。

现场评价：

- 现场查看机构康复科医疗质量管理组织文件、职责分工。
- 现场查看机构相关工作制度、院科两级自查评价报告、改进措施等材料。

2.2.1.7 儿科医疗服务 ★

临床科室是社区卫生服务中心诊疗业务和医疗服务的提供主体，它直接担负着对病人的接收、诊断、治疗等任务，其科学合理的设置，能够使辖区居民就近享有安全、有效、方便、经济的基本医疗服务。

【C-1】

至少配备1名能够提供儿童基本医疗服务的全科医生（含中医全科）。

支撑材料：

- 机构提供医疗机构执业许可证（正、副本）。
- 机构至少配备1名能够提供儿童基本医疗服务的全科医生（含中医全科），提供人员信息一览表、执业证书及资格证书等。

现场评价：

- 现场查看医疗机构执业许可证、人员信息一览表、执业证书及资格证书等材料。

【C-2】

开展儿科常见病、多发病的临床诊疗服务。

机构能够提供呼吸系统疾病、消化系统疾病、营养障碍性疾病、皮肤疾病、传染性疾病等儿童常见疾病的诊疗服务。

支撑材料：

- 机构制定儿童常见病、多发病诊疗指南和操作规范，并进行学习培训，培训资料包括培训计划、培训通知、签到表、影像资料、培训内容、试卷、成绩单（含排名）、总结（含结果运用）。
- 提供科室诊疗记录、病种统计表。

现场评价:

- 现场查看机构儿童常见病、多发病诊疗指南、操作规范及培训资料等。
- 现场查看机构儿科诊疗记录、病种统计表等。

【C-3】

定期开展儿科急救及常见病处置培训。

每年定期开展儿童常见急症的处理、儿童急危重症的抢救,儿童意外伤害等急救知识的培训。

支撑材料:

- 机构应提供儿科急症、意外伤害、急危重症的抢救预案和流程,儿科常见病处置流程,定期组织医务人员进行培训,培训资料包括培训计划、培训通知、签到表、影像资料、培训内容、试卷、成绩单(含排名)、总结(含结果运用)。

现场评价:

- 现场查看机构急症、意外伤害、急危重症的抢救预案和流程,儿科常见病处置流程相关培训资料。
- 现场测评机构工作人员掌握急诊急救常见病的处置能力。

【B-1】

至少配备1名儿科医生。

支撑材料:

- 机构提供人员基本信息一览表、执业证书、资格证书等资料。

现场评价:

- 现场查看机构人员配备情况及相关资质材料。

【B-2】

应用中医适宜技术治疗儿科常见病、多发病。

机构能够提供小儿推拿、按摩,针灸、拔罐、刮痧、耳穴的压豆、穴位贴敷等中医药适宜技术服务。

支撑材料：

- 机构提供治疗儿科常见病及多发病的小儿推拿、按摩、针灸、拔罐、刮痧、耳穴的压豆、穴位贴敷等中医药适宜技术服务的操作规范。
- 机构配备开展儿童疾病中医适宜技术的器材，并提供运行监管记录。
- 机构提供开展儿科疾病中医药适宜技术的诊疗服务记录、诊疗目录。

现场评价：

- 现场查看机构儿科中医药适宜技术服务的操作规范。
- 现场查看机构中医适宜技术相关的器材及运行监管记录。
- 现场查看机构中儿科疾病的中医药适宜技术诊疗服务记录、诊疗目录。

【B-3】

能够提供出生缺陷疾病预防、治疗咨询服务。

能够提供出生缺陷一、二、三级预防措施，即在孕前和孕早期采取措施预防出生缺陷。在新生儿出生后进行筛查，早期发现新生儿疾病和异常并进行治疗、咨询及转诊服务。

支撑材料：

- 机构提供出生缺陷一、二、三级预防措施、出生缺陷疾病筛查方案。
- 机构应提供出生缺陷疾病预防、筛查服务，对筛查出新生儿疾病和异常疾病的新生儿进行治疗、转诊等。
- 机构定期应开展与预防出生缺陷相关的健康教育咨询和指导。

现场评价：

- 现场查看机构提供的出生缺陷一、二、三级预防措施及出生缺陷疾病筛查方案。
- 现场查看机构提供的出生缺陷健康管理活动记录，新生儿出生缺陷的预防、筛查、诊断、治疗、转诊记录。
- 现场查看机构提供的出生缺陷的健康教育咨询记录。

【B-4】

能够早期识别危重症患儿并进行初步急救处置。

能够对危重患儿（如呼吸道阻塞、严重呼吸道窘迫、中枢性发绀、休克体征、昏迷、惊厥、腹泻有重度脱水等患儿）进行早期识别与急救处置。

支撑材料：

- 机构制定危重患儿（呼吸道阻塞、严重呼吸道窘迫、中枢性发绀、休克体征、昏迷、惊厥、腹泻有重度脱水等）的早期识别与急救流程，并进行培训及演练，培训演练资料包括培训计划、培训通知、演练方案、签到表、影像资料、培训资料、试卷、成绩单（含排名）、总结（含结果运用）、整改方案等。

- 提供急危重症患儿的识别和急救处置的相关记录。

现场评价：

- 现场查看机构提供的危重患儿相关急救服务流程、培训及演练资料。
- 现场查看机构提供的相关危重患儿急救处置记录。
- 现场测评机构工作人员掌握危重症患儿识别、急救处置的能力。

【A】

设有儿科病床。

设有儿科病床。

支撑材料：

- 机构设立儿科住院病床。
- 机构提供儿科住院服务诊疗记录。

现场评价：

- 现场查看机构提供的儿科住院病床。
- 现场查看机构提供的儿科住院服务诊疗记录。

2.2.1.8 老年人卫生服务

老年人卫生服务是指针对老年人群体的一系列健康管理和卫生保健措施，旨在提高老年人的健康水平和生活质量。

【C-1】

保留老年人熟悉的传统服务方式，解决老年人运用智能技术困难问题。

提供老年人熟悉的传统服务方式（如人工面对面），同时协助老年人运用智能技术。

支撑材料：

- 机构门诊应设有导医服务，可配备导医、志愿者等人员，为老年人提供就医指导服务，建立老年人就医绿色通道。
- 机构保留人工服务窗口及现金收费窗口，老年人凭身份证、医保卡、社保卡等证件即可挂号就医。

现场评价：

- 现场查看机构提供的改善老年患者就医流程及多渠道挂号等就医服务模式。
- 现场观察机构助老相关服务及服务记录。

【C-2】

为老年人提供优先就诊、转诊服务。

为辖区老年人提供优先、方便、快捷、规范的诊疗、保健、双向转诊等服务。

支撑材料：

- 机构提供老年人优先服务措施，包括优先就诊、入院、转诊流程及标识等材料。

现场评价：

- 现场查看机构为老年人就医提供的优先措施及服务记录等。

【B-1】

对机构信息化终端、APP等进行适老化改造，方便老年人阅览和操作。

支撑材料：

- 机构要推进信息无障碍服务，对可以通过网络办理就医的智能终端、智能APP进行适老化改造，使其具备大屏幕、大字体、大音量，以及开发大字版、语音版、简洁版等终端产品。推出语音引导、人工咨询服务；完善多种预约挂号方式，进行刷脸支付、身份证挂号、社保卡挂号等信息化改造。

现场评价：

- 机构现场演示对信息化终端、APP等进行适老化改造。

【B-2】

对重点慢性病、退行性疾病、营养和心理等多种健康情况进行评估并干预。

机构对老年人群重点慢性病除5种慢性病（高血压、糖尿病、冠心病、脑卒中、慢性阻塞性肺疾病）外的如骨关节病、常见肿瘤、认知障碍、营养不良、心理障碍等老年人进行早期筛查评估及干预。

支撑材料：

- 机构应该建立健全老年健康危险因素干预措施，做到重点慢性病、退行性疾病、营养和心理疾病的早发现、早诊断、早治疗。

- 机构应加强老年人健康管理，提供生活方式和健康状况评估、体格检查和健康指导服务。
- 机构提供对老年人重点慢性病、退行性疾病、营养和心理等多种健康情况的健康教育、健康状况评估及预防措施进行宣讲教育资料及记录。

现场评价：

- 现场查阅机构相关服务记录。

【A-1】

能够为居家老年人、辖区内养老机构提供家庭病床、巡诊等上门服务，并提供一键呼叫等服务。

为辖区居家、养老机构的失能、失智、行动不便的老年人提供远程医疗咨询、复诊、上门送药、家庭病床等延伸服务，并在村/居委会、养老机构等相关部门的协助下，为老人提供一键呼叫服务。

支撑材料：

- 机构应提供居家医疗服务，家庭签约医师能够为居家失能、慢性病、高龄、残疾等行动不便的老年人提供家庭病床、上门巡诊等上门服务，安装"一键呼"适老化设备。

现场评价：

- 现场查看机构的家庭病床、上门巡诊服务记录及影像资料等。
- 现场机构演示一键呼叫等服务系统。

【A-2】

为辖区内有需要的老年人提供康复护理、安宁疗护等服务。

根据辖区居民的需求和机构的服务能力，为老年人提供康复、护理以及安宁疗护等服务。

支撑材料：

- 机构设置老年康复护理病房，为疾病终末期患者提供安宁疗护病床。

现场评价：

- 现场查看机构提供的康复、护理、安宁疗护等服务，相关设施设备及诊疗服务记录等材料。

2.2.1.9　心理健康服务★

心理健康服务是社区卫生服务中心的重要组成部分，运用心理学及医学的理论和方法，预防或减少各类心理行为问题，建立健全心理健康服务体系，促进心理健康服务规范化管理。

【C-1】

制定心理健康服务的相关制度。

支撑材料：
- 提供医疗机构执业许可证（正、副本）。
- 机构应提供心理健康服务的相关工作制度、岗位职责、工作流程、保密制度、医患沟通制度等材料。

现场评价：
- 现场查看医疗机构执业许可证（正、副本）。
- 现场查看本机构心理健康服务相关工作制度及流程、应急预案等材料。

【C-2】

至少配备1名专（兼）职心理健康服务工作人员。

支撑材料：
- 机构提供心理健康服务专（兼）职负责人员基本信息一览表，资格证、执业证或经过专业培训取得的合格证书等材料。

现场评价：
- 现场查看机构相关人员配备情况、人员资质。

【C-3】

开展心理健康科普宣传、健康教育等。

通过电视、广播、网络、报纸等多种媒体开展多种形式的科普宣教，以宣传折页、科普宣传栏、视频、手机客户端平台等形式开展心理健康科普宣教。

支撑材料：
- 机构应提供以多种形式开展的心理健康科普宣传及健康教育活动的资料及宣教记录等材料。

现场评价:
- 现场查看多种形式开展的心理健康科普宣传及健康教育活动的相关记录等材料。

【B-1】

能够开展心理疾病初步识别。

至少配备1套心理测量量表,能对抑郁症、焦虑障碍、躯体形式障碍等疾病进行初步识别。

支撑材料:
- 机构需要具有心理测量量表及相关设备,提供设施设备运行监管记录等材料。
- 机构提供心理疾病的诊疗指南与操作规范,并对医务人员进行培训,培训资料包括培训计划、培训通知、签到表、影像资料、培训内容、试卷、成绩单(含排名)、总结(含结果运用)。
- 机构能开展心理疾病初步识别,并填写心理疾病诊疗目录等材料。

现场评价:
- 现场查看机构心理测量量表及相关设备、运行监管记录。
- 现场查看机构诊疗指南与操作规范及相关培训资料。
- 现场调取机构信息系统查看心理疾病诊疗记录等材料。

【B-2】

为有需求的家庭和个人提供心理健康指导。

能够运用心理学的理论和方法,预防或减少各类心理行为问题,促进心理健康,提高生活质量,主要包括心理健康宣传教育、心理咨询、心理疾病健康指导等。

支撑材料:
- 机构提供为有需求的家庭和个人提供心理健康指导的服务记录等材料。

现场评价:
- 现场查看机构心理健康指导相关服务记录等材料。

【A-1】

有心理治疗师或转岗培训精神科医师提供心理健康服务。

至少配备1名心理治疗师或转岗培训精神科医师，对重点人员提供心理援助服务、心理危机干预，对常见的精神障碍和心理行为问题进行治疗。

支撑材料：
- 机构提供心理治疗师或转岗培训精神科医师的执业证书，提供相关心理健康诊疗记录等材料。

现场评价：
- 现场查看机构相关医师执业证书、诊疗记录等材料。

【A-2】

与心理健康或精神疾病专业机构建立协作机制。

基层医疗机构与心理健康或精神疾病专业医疗机构签订协作协议，建立双向转诊的协同服务关系。

支撑材料：
- 机构提供与精神心理专科医院的协作协议书（有效期内），会诊、转诊记录等材料。

现场评价：
- 现场查看机构双向转诊协议，会诊、转诊记录等材料。

2.2.2 检验检查服务

2.2.2.1 检验项目

临床检验是医疗诊断过程中重要的辅助手段，社区卫生服务中心应当按照卫生健康行政部门核准登记的医学检验科下设专业诊疗科目设定临床检验项目，提供临床检验服务。

【C】

开展血常规、尿常规、便常规、肝功能、肾功能、血脂、血清电解质、血糖检测、ABO红细胞定型、ABO血型鉴定等检验项目（可依托第三方）。

支撑材料：
- 提供医疗机构执业许可证（正、副本）、人员基本信息一览表及人员资质等材料。
- 机构检验科室的设置布局及设施符合相应规范标准，并提供运行监管记录。
- 机构制定临床检验技术工作岗位职责，有大型生化分析仪的需要提供操作人员上岗证等材料。

- 机构提供相关检验设备（含床旁检验设备）按照要求定期检测的相关记录。
- 机构需提供室间质量评价相关合格证明（每年1次）。
- 机构提供检验检查项目统计表、工作记录等材料。

现场评价：

- 现场查看机构医疗机构执业许可证、检验部门设置布局、设备设施是否符合相应规范标准。
- 现场查看机构检验人员执业资质、人员花名册、上岗证、设备、LIS系统。
- 机构提供相关检验设备设施运行监管记录。
- 现场查看机构室间质量评价证书中项目与开展项目是否相符。
- 检验检查机构项目统计表（附1-18）。

【B】

开展凝血功能、糖化血红蛋白、淀粉酶检测，乙型肝炎血清标志物，艾滋、梅毒抗体检测（初筛）、Rh血型鉴定等。

支撑材料：

- 机构检验科设施设备应符合相应规范标准，并提供运行监管记录。
- 机构相关检验设备（含床旁检验设备）按照要求定期检测并有记录。
- 机构提供室间质量评价相关合格证明（每年一次）。
- 机构提供检验检查项目统计表、工作记录等材料。

现场评价：

- 现场查看机构室间质量评价相关合格证明、检验检查项目统计表及相关记录等材料。

【A-1】

开展心肌损伤标志物、肿瘤标志物、血气分析、微生物等检测。

支撑材料：

- 机构检验科设施设备应符合相应规范标准，并提供运行监管记录。
- 机构相关检验设备（含床旁检验设备）按照要求定期检测并有记录。
- 机构提供室间质量评价相关合格证明（每年一次）。
- 机构提供检验检查项目统计表、工作记录等材料。

现场评价：

- 现场查看机构室间质量评价相关合格证明、检验检查项目统计表及相关记录等材料。

【A-2】

对中心临床诊疗临时需要而不能提供的特殊检验项目，可委托上级医院或第三方检测中心等单位提供服务，或机构联合多院开展服务，但应签署医院之间的委托服务协议，必须有室内质控与室间质评，以及结果回报时限等保证条款。

支撑材料：

- 机构提供与上级医院或第三方检测中心、联合多院签订的相关协议（有效期内）。
- 机构建立检验报告单回报时间控制及管理制度，并进行公示。
- 机构提供上级医院或第三方检测中心等单位的室内质量控制和室间质量评价等相关资料。
- 机构提供需要委托上级医院或第三方检测中心等单位提供服务的特殊检验项目报告单。

现场评价：

- 现场查看机构委托协议（有效期内）、特殊检验项目报告单等材料。
- 现场查看机构检验报告单回报时间控制、管理制度及公示情况等材料。
- 现场查看机构提供的室内质控与室间质评的相关资料。

2.2.2.2 检查项目

临床检查是医疗诊断过程中重要的辅助手段，机构应当按照卫生健康行政部门核准登记的医学影像科下设专业诊疗科目设定临床检查项目，提供临床检查服务。

【C-1】

开展胸、腹部透视、CR摄片、心电图、B超检查。

有卫生健康行政部门核准登记的医学影像科目，放射检查有辐射安全许可证。有资质合格的医学影像、心电图专业技术人员，放射诊断人员持有放射工作人员证（或开展远程放射诊断）。

支撑材料：

- 机构提供医疗机构执业许可证（正、副本）、《放射诊疗许可证》、人员基本信息一览表及人员资质等材料。
- 机构科室的设置布局及设施设备符合相应规范标准，建立相关工作岗位职责，并提供运行监管记录。
- 机构相关检查设备（含床旁检查设备）按照要求定期检测并有记录。
- 机构提供检验检查项目统计表、工作记录等材料。

现场评价：

- 现场查看医疗机构执业许可证（正、副本）、放射诊疗许可证。
- 现场查看机构人员资质、设备及运行监管记录。
- 现场查看机构检验检查项目统计表（附1-18）包括：胸、腹部透视、CR摄片、心电图、B超检查。
- 查看机构提供的相关检查报告。

【C-2】

检查设施设备配备符合相关要求，检查项目与临床工作相适应。

支撑材料：

- 机构科室的设置布局及设施设备符合相应规范标准，服务满足临床需要。
- 机构放射科、心电图、超声等相关设施设备运行状况正常，强检标识清晰。
- 机构的相关检查设备（含床旁检查设备）按照要求定期检测并有记录。
- 机构开展检查项目的工作记录。

现场评价：

- 现场查看机构科室的设置布局及设备设施符合相应规范标准。
- 现场查看机构相关设施设备运行状况、强检标识及工作记录等材料。

【B-1】

开展DR摄片、彩超检查。

支撑材料：

- 机构配备DR、彩超设备，强检标识清晰，有运行监管记录。
- 机构提供工作记录、检验检查项目统计表。

现场评价：

- 现场查看机构DR、彩超设备运行情况及强检标识等。
- 现场查看机构检验检查项目统计表及工作记录等。

【B-2】

开展心电监测等。

支撑材料：

- 机构开展心电监测，相关设施设备运行良好。

- 机构提供工作记录、检验检查项目统计表等材料。

现场评价：

- 现场查看机构心电监测设备运行情况、检验检查项目统计表及工作记录等。

【A】

开展远程心电监测、动态心电监测、动态血压监测等。

支撑材料：

- 机构配备远程心电监测、动态心电监测、动态血压监测设备，有运行监管记录。
- 机构相关检查设备（含床旁检查设备）按照要求定期检测并有记录。
- 机构提供检验检查项目统计表及工作记录等材料。

现场评价：

- 现场查看相关设备配备及运行情况、检验检查项目统计表及工作记录等。

2.2.3　基本公共卫生服务

2.2.3.1　居民健康档案管理

居民健康档案是居民健康状况的资料库，通过建立居民健康档案，基层医疗机构可以了解居民的健康状况，做出基本健康评价，并进行针对性的健康指导。

【C-1】

按照规范要求，具备开展服务的设施设备和人员条件。

配备开展居民健康档案管理服务的电脑、网络设备，运行正常。纸质健康档案具备档案室、档案柜、档案袋（夹）等设施，符合防盗、防晒、防高温、防火、防潮、防尘、防鼠和防虫等要求。配置专（兼）职人员负责健康档案管理工作。电子健康档案有专（兼）职人员负责网络维护管理工作。

支撑材料：

- 机构提供开展居民健康档案管理的办公场所、工作方案、制度等相关材料。
- 机构提供开展服务的设施、设备运行监管记录的相关资料，配备开展居民健康档案管理服务的电脑、网络设备，应运行正常，纸质健康档案具备档案室、档案柜、档案袋（夹）等设施，符合防盗、防晒、防高温、防火、防潮、防尘、防鼠和防虫等要求。
- 机构提供配置专（兼）职人员负责健康档案管理工作的相关资料，如人员分工文件、人员基本信息一览表及人员资质等。

- 机构提供配置专（兼）职人员负责电子健康档案网络维护管理工作相关资料，如明确工作分工资料、网络维护管理工作记录等。

现场评价：

- 现场查看机构办公场所、设施设备运行情况、人员配置及工作记录等。

【C-2】

为辖区内常住居民开展健康档案管理服务并遵循国家统一的相关数据标准与规范。

为辖区常住居民建立健康档案，对重点人群的随访、体检服务进行记录，以及对建档居民的诊疗服务使用、更新健康档案，对死亡、失访、迁出居民的健康档案终止并保存。电子健康档案相关表单设计遵循国家统一的相关数据标准与规范，电子健康档案编码统一正确。

支撑材料：

- 机构提供为辖区常住居民建立健康档案的相关资料，如健康档案、系统统计报表等。
- 机构提供对重点人群的随访、体检服务记录，对建档居民的诊疗服务使用、更新复核健康档案记录，对死亡、失访、迁出居民的健康档案终止并保存记录等。
- 机构提供的健康档案相关表单设计遵循国家统一的相关数据标准与规范，健康档案编码统一正确。

现场评价：

- 现场查看机构信息系统中居民健康档案的相关资料。

【C-3】

居民规范化电子健康档案覆盖率达到国家标准。

辖区常住居民规范化电子健康档案覆盖率依据评审年度国家的目标任务要求。

规范化电子健康档案覆盖率＝规范建立电子健康档案人数/辖区内常住居民数×100%

"建档"指完成健康档案封面和个人基本信息表，其中0～6岁儿童不需要填写个人基本信息表，其基本信息填写在"新生儿家庭访视记录表"上。

支撑材料：

- 机构提供的电子档案信息系统以及当地卫生健康行政部门或专业公共卫生机构的工作通报、评价反馈等。

现场评价：

- 现场查看机构的电子档案信息系统及相关佐证资料。

【B-1】

健康档案使用率达到50%以上。

健康档案使用率＝健康档案中有动态记录的档案份数/档案总数×100%

"有动态记录的档案"是指1年内与患者的医疗记录相关联和（或）有符合对应服务规范要求的相关服务记录的健康档案。

支撑材料：

● 机构电子档案信息系统以及当地卫生健康行政部门或专业公共卫生机构工作通报、评价反馈等材料。

现场评价：

● 现场查看机构电子档案信息系统及相关佐证资料。

【B-2】

电子健康档案向个人开放。

开展电子健康档案向个人开放的宣传，告知居民开放渠道。开放内容至少包括个人基本信息、健康检查（辅助检查结果）等。开放渠道结合本地实际，有条件的可通过智能客户终端、网站等多元化交互形式，方便广大居民"拿得到、看得懂、易操作、见实效"。

支撑材料：

● 机构提供电子健康档案多渠道向个人开放的相关资料，如操作流程等。

● 机构提供开放内容相关材料，至少包括个人基本信息、健康检查（辅助检查结果）等。

● 机构提供电子健康档案开放工作的多渠道宣传资料，如海报、宣传栏、显示屏、短信、网络平台等。

现场评价：

● 现场查看机构电子健康档案开放渠道、内容、宣传方式、系统开放率、查询率等材料。

【A】

电子健康档案数据与医疗信息互联互通。

电子健康档案信息系统和医院信息系统（HIS）相连接，尽快实现与同级疾病预防控制中心疾控信息系统相连接。

> 支撑材料：
> ● 机构提供电子档案系统与HIS系统互联互通的相关资料，如HIS系统可查询居民个人基本信息、健康体检、重点人群随访记录及家庭医生签约情况等；电子健康档案数据可查询居民疾病诊断、接诊记录等。
>
> 现场评价：
> ● 现场查看机构信息系统互联互通情况。

2.2.3.2　健康教育

健康教育是有组织、有计划、有实施的教育活动，是通过信息传播和行为干预，帮助个体和群体掌握卫生保健知识、树立健康观念，自愿采纳有利于健康行为和生活方式的教育活动。

【C-1】

按照规范要求，具备开展服务的场地、设施设备。

具备开展健康教育的场地、设施设备，包括用于播放影音视频的电视，LED屏；用于宣教的电脑、投影仪、照相机等，设备完好可正常使用。配备专（兼）职人员负责健康教育工作，每年接受健康教育专业知识和技能培训不少于8学时。

> 支撑材料：
> ● 机构应提供开展健康教育的场地、设施、设备运行监管记录等相关资料，包括用于播放影音视频的电视、播放器、LED屏；用于宣教的电脑、投影仪、照相机等，设备完好可正常使用。
>
> 现场评价：
> ● 现场查看机构工作场地、设施设备运行情况，人员配置及培训落实情况等相关材料。

【C-2】

每个机构至少配备2名从事健康教育的专（兼）职人员。

至少具有2名有资质的从事健康教育的专（兼）职人员。

支撑材料:

- 机构提供配置专(兼)职人员负责健康教育工作的相关资料,如人员分工文件、人员基本信息一览表、人员资质及培训记录、培训证书等。

现场评价:

- 现场查看机构健康教育专(兼)职人员配置、培训资料及工作记录等。

【C-3】

利用多种形式开展辖区健康教育服务。

辖区健康教育服务形式包括健康教育资料(发放印刷资料、播放音像资料)、设立健康教育宣传橱窗、开展公众健康咨询活动、举办健康知识讲座、开展个体化健康教育。

支撑材料:

- 机构提供不少于12种健康教育印刷资料(包含4种中医药内容)采购、发放等相关材料,如健康教育印刷资料、采购资料(采购合同、发票、随货同行或采购明细单等)、出入库记录等。
- 机构提供不少于6种的健康教育音像材料(包含2种中医药内容)采购、播放等相关资料,如健康教育音像材料采购资料(采购合同、发票、随货同行或采购明细单等)。
- 机构设置宣传栏不少于2个,村卫生室和社区卫生服务站设置宣传栏不少于1个。
- 机构每年至少开展9次的公众咨询活动(包含1种中医药内容)。
- 机构每月至少举办1次健康知识讲座、村卫生室和社区卫生服务站每两个月至少举办1次健康知识讲座,均包含1种中医药内容。

现场评价:

- 现场查看机构开展健康教育服务的形式及种类。

【C-4】

健康教育服务内容符合规范要求。

健康教育服务内容包括:宣传普及《中国公民健康素养——基本知识与技能(2015年版)》;配合有关部门开展公民健康素养促进行动;对青少年、妇女、老年人、残疾人、0～6岁儿童家长等人群进行健康教育;开展合理膳食、控制体重、适当运动、心理平衡、改善睡眠、限盐、控烟、限酒、科学就医、合理用药、戒毒等健康生活方式和可干预危险因素的健康教育;开展心脑血管、呼吸系统、内分泌系统、肿瘤、精神疾病等重点慢性非传染性疾病,以及结核病、肝炎、性与生殖、艾滋病等重点传染性疾病的健康教育;开展食品卫生、职业卫生、放射卫生、环境卫生、饮水卫生、学校卫生、出生缺陷防治等公共卫生问题的健康教育；开展突发公共卫生事件应急与处理。健康教育内容要通俗易懂，确保其科学性、时效性，并有一定比例的中医药健康教育内容。

支撑材料：
- 机构提供宣传普及《中国公民健康素养——基本知识与技能（2015年版）》资料。
- 机构配合有关部门开展公民健康素养促进行动资料。
- 机构对青少年、妇女、老年人、残疾人、0～6岁儿童家长等人群进行健康教育资料。
- 机构开展合理膳食、控制体重、适当运动等健康生活方式和可干预危险因素的健康教育资料。
- 机构开展心脑血管、呼吸系统、精神疾病等重点慢性非传染性疾病，以及结核病、艾滋病等重点传染性疾病的健康教育资料。
- 机构开展食品卫生、职业卫生等公共卫生问题的健康教育资料。
- 机构开展突发公共卫生事件应急与处理的健康教育资料。
- 机构的健康教育内容要通俗易懂，确保其科学性、时效性，并有一定比例的中医药健康教育内容。

现场评价：
- 现场查看机构健康教育服务内容。

【B-1】

确定具体科室负责相关工作。

确定具体科室负责健康教育相关工作，由科室牵头负责机构健康教育工作的组织、策划、协调、指导、督导、培训、考核等工作。

支撑材料：
- 机构提供设置负责健康教育具体科室的相关文件、工作实施方案、计划和干预策略、制度等。

现场评价：
- 现场查看机构具体科室负责健康教育的相关资料。

【B-2】

健康教育形式和频次达到规范要求。

按照《国家基本公共卫生服务规范（第三版）》中的健康教育形式和频次要求：每年发

放印刷资料≥12种；播放音像资料≥6种；开展公众健康咨询活动≥9次；宣传栏设置符合规范要求，每2个月最少更换1次；机构每月至少举办1次健康知识讲座。

支撑材料：

● 机构提供健康教育发放的工作资料，如发放记录、图片等。健康教育资料不少于12种，包含4种中医药内容，健康教育资料发放地点包括但不限于候诊区、诊室、咨询台、病区、村卫生室、服务站、村庄、社区、家庭等。

● 机构提供健康教育音像资料播放资料，如播放记录、图片等。健康教育音像资料不少于6种，包含2种中医药内容，播放地点包括但不限于门诊候诊区、观察室、健教室等。

● 机构设置宣传栏不少于2个，村卫生室和社区卫生服务站设置宣传栏不少于1个，每个宣传栏的面积不少于$2m^2$。宣传栏一般设置在机构的户外、健康教育室、候诊室、输液室或收费大厅的明显位置，宣传栏中心位置距地面1.5～1.6m高，平均每2个月更换至少1次，每年包含1种中医药内容。

● 机构提供不少于9次的公众咨询活动工作资料，如计划、通知、活动记录、图片、发放宣传材料记录等，包含1种中医药内容。

● 符合国家规范要求频次的健康知识讲座工作资料，如讲座计划、讲座通知、签到表、活动记录、图片、讲座内容、发放宣传资料记录等。机构每月至少举办1次健康知识讲座、卫生室和社区卫生服务站每两个月至少举办1次健康知识讲座，均包含1种中医药内容。

现场评价：

● 现场查看机构提供的健康教育服务形式、频次及规范性等相关资料。

【B-3】

利用互联网、手机终端等新媒体、新形式开展健康教育。

利用现代技术在PC端、手机端以及传统媒体、新媒体开展不同形式的健康教育。

支撑材料：

● 机构利用新媒体、新形式开展健康教育的工作材料，如官方网站、微博、微信公众号、视频号、短视频平台、APP等。

现场评价：

● 现场查看机构提供的健康教育工作记录。

【B-4】

戒烟咨询服务。

机构提供戒烟咨询服务，做好禁止吸烟的宣传教育工作，为吸烟人员提供戒烟指导和戒烟帮助，并有相关记录。

支撑材料：

- 机构按《关于进一步加强无烟医疗卫生机构建设工作的通知》（国卫规划函〔2020〕306号）要求在机构入口处、门诊厅、住院部、诊室、病房、会议室、走廊、卫生间、楼梯、电梯、停车场等重点区域张贴醒目的禁烟标识。机构内禁止销售烟草制品以及发布各种形式的烟草广告。
- 机构完善工作机制，明确职责分工，将无烟医疗卫生机构建设纳入年度工作计划和日常工作。
- 机构设立控烟监督员和巡查员，对吸烟者进行劝阻。
- 机构健全首诊询问吸烟史制度，提供戒烟咨询服务等工作记录。
- 机构结合世界无烟日以及各种卫生健康日等节点，通过讲座、咨询活动、宣传栏、电子屏等形式，利用电视、广播、报纸等传统媒体和微博、微信、短视频平台等新媒体，对烟草危害科普知识、戒烟服务信息等进行广泛宣传。

现场评价：

- 现场查看机构无烟医院环境、制度建设、人员配置及服务记录、宣传记录等资料。

【A-1】

对健康教育服务质量进行评价。

职能科室对健康教育服务质量进行检查、评价，每季度至少1次。对于检查和评价结果进行分析评价，提出整改建议。评价内容包括数量评价、设计评价、过程评价、效果评价、总体评价等内容。

支撑材料：

- 机构职能科室对健康教育服务质量进行检查、评价过程资料，包括通知、评价过程、问题反馈、评价报告等，每季度至少1次。
- 评价内容包括数量评价、设计评价、过程评价、效果评价、总体评价等内容。
- 评价报告对于检查和考核结果进行分析评价，提出针对性整改建议。

现场评价：

- 现场查看机构提供的健康教育服务质量检查、评价过程资料及评价分析报告等。

【A-2】

针对评价结果改进健康教育方式、内容。

根据评价结果对上次存在的问题要整改落实，将健康教育方式、内容形成完整的质量分析评价报告，对存在的问题有改进措施并显成效。

支撑材料：

- 机构提供的根据评价结果进行整改落实的相关资料。
- 机构提供的质量分析评价报告包含健康教育方式、内容等，体现持续改进措施落实及取得成效等相关情况。

现场评价：

- 现场查看机构质量分析评价报告、持续改进措施落实及整改成效等。

2.2.3.3 预防接种

预防接种主要包括3方面内容：预防接种管理、预防接种以及疑似预防接种异常反应处理。预防接种是预防传染病最直接、最经济、最有效的手段。接种疫苗能够增强人的机体免疫力，提高自身的抵抗力，抵御病菌的侵袭，从而起到保护人体的作用。

【C-1】

按照规范要求，具备开展服务的设施设备和人员条件。

机构必须为区县级卫生行政部门指定的预防接种单位，具有区县级卫生行政部门指定的预防接种资质。具备《疫苗储存和运输管理规范》规定的冷藏设施、设备，包括冰箱、冷藏箱、冷藏包、冰排和温度监测等基本设施设备。具备预防接种信息管理系统。接种室、接种台符合《预防接种工作规范（2023年版）》规定。预防接种人员应当具备执业医师、执业助理医师、执业护士或者乡村医生资格，并经过县（市）级或以上卫生行政部门组织的预防接种专业培训，经考核合格后持证上岗。

支撑材料：

- 机构具有区县级卫生行政部门指定的预防接种资质。
- 机构配备冰箱、不少于5只的冷藏箱（包）、足够数量的冰排和温度监测等设施设备。
- 机构配备信息化设施设备，如电脑、条码扫描器、身份证读卡器、打印机等，具备预防接种信息管理系统，并正常运行，提供运行监管记录。
- 机构接种门诊为总面积不少于40m²的专用房，与普通门诊、注射室、病房、放射科分开，并保持一定的距离。候种、预检及登记区合计不少于25m²，留观区不少于20m²，冷链区不少于10m²，接种量大于100人次/日的应按比例扩大。留观区原则上应与候种区分开，场地受限制时可将两者安排在同一区域，但必须设置显著标识以便区分。
- 机构接种门诊要有候种室（宣传教育、反应观察）、预诊室（登记、询问、体检）、接种室（疫苗接种应分室或分区，卡介苗应设专室）、冷链室和留观室。

● 机构预防接种人员应当具备执业医师、执业助理医师、执业护士或者乡村医生资格，并经过县（市）级或以上卫生行政部门组织的预防接种专业培训，经考核合格后持证上岗。

现场评价：

● 现场查看机构预防接种资质、房屋建设、分区布局、设施设备、系统运行、人员基本信息一览表及相关资质等材料。

【C-2】

为辖区内0～6岁儿童和其他重点人群开展预防接种服务。根据地方要求，按照规范流程，开展新冠疫苗接种工作。

为辖区内0～6岁儿童进行常规接种，在重点地区、重点人群开展强化免疫或补充免疫、群体性接种工作和应急接种工作。根据地方要求，严格按照《新冠病毒疫苗接种技术指南》规范接种流程，开展新冠疫苗接种工作。

支撑材料：

● 机构为辖区内0～6岁儿童提供常规接种服务的相关资料，比如为辖区内所有居住满3个月的0～6岁儿童建立预防接种证和预防接种卡（簿）等儿童预防接种档案，每季度对辖区内儿童的预防接种卡（簿）进行1次核查和整理，查缺补漏，并及时进行补种。

● 机构对重点地区、重点人群开展强化免疫或补充免疫、群体性接种工作和应急接种工作资料。

● 机构根据地方要求，严格按照《新冠病毒疫苗接种技术指南》规范接种流程，提供开展新冠疫苗接种的相关资料。

现场评价：

● 现场查看机构提供的儿童预防接种登记簿、预防接种信息系统、新冠疫苗接种工作等相关资料。

【C-3】

预防接种门诊服务流程与冷链管理符合规范要求。

预防接种门诊服务流程符合规范要求，冷链管理符合规范要求。

支撑材料：

● 机构制定预防接种门诊服务流程，并符合规范要求。

● 机构疫苗在储存、运输全过程中处于规定的温度环境，冷链储存、运输符合要求，并定时监测（储存期间每天上午和下午至少各进行一次人工温度记录，间隔不少于6小时；运输间隔不超过6小时）；记录温度（冰箱冷藏室温度应当控制在2～8℃，冷冻室温度应当控制在≤-15℃），有条件的机构可以应用自动温度监测器材或设备对冰箱进行温度监测记录。

现场评价：

● 现场查看机构工作记录及落实情况。

【B-1】

预防接种证（卡）建证（卡）率达到100%。

年度辖区内已建立预防接种证（卡）是指及时为辖区内所有居住满3个月的0～6岁儿童建立预防接种证和预防接种卡等儿童预防接种档案。

建证率=年度辖区内已建立预防接种证人数/年度辖区内应建立预防接种证人数×100%
建证率要求为100%。

建卡率=年度辖区内已建立预防接种卡人数/年度辖区内应建立预防接种卡人数×100%
建卡率要求为100%。

支撑材料：

● 机构提供预防接种信息系统截图便于考核者查看以及提供当地卫生健康行政部门或专业公共卫生机构工作通报、评价反馈等资料。

现场评价：

● 现场查看机构预防接种信息系统及相关佐证资料。

【B-2】

辖区适龄儿童国家免疫规划疫苗接种率达到90%以上。

某种疫苗接种率=年度辖区内某种疫苗实际接种人数/年度辖区内某种疫苗应接种人数×100%

支撑材料：

● 机构预防接种信息系统以及当地卫生健康行政部门或专业公共卫生机构工作通报、评价反馈等资料。

现场评价：

● 现场查看机构预防接种信息系统及相关佐证资料。

【A-1】

辖区适龄儿童国家免疫规划疫苗接种率达到95%以上。

同【B-2】。辖区适龄儿童国家免疫规划疫苗接种率要求≥95%。

【A-2】

连续三年及以上未出现预防接种引起的医疗安全事件。

提供当地卫生行政部门或专业公共卫生机构出具的连续三年未出现预防接种引起的医疗安全事件证明。

支撑材料：
- 机构提供当地卫生行政部门或专业公共卫生机构出具连续三年未出现预防接种引起的医疗安全事件证明。

现场评价：
- 现场查看机构提供的相关证明。

2.2.3.4　儿童健康管理

儿童健康管理是以预防保健为中心、以保护和促进儿童身心健康和社会适应能力为目标，基层医疗机构根据各年龄阶段儿童的生长发育特点，提供综合性保健服务，注重健康教育、保健育儿知识、咨询服务，帮助家长掌握儿童保健知识，降低疾病的发生率和死亡率，促进儿童身体的全面发展。

【C-1】

按照规范要求，具备开展服务的设施设备。

配备儿童体检室。具备儿童保健设备：包括有儿童体重秤、量床、身高计、软尺、听诊器、手电筒、消毒压舌板，听力和视力筛查工具以及必要的辅助检查设备。

支撑材料：
- 机构配备儿童体检室，并配置电脑及网络等设施设备可提供相应运行监管记录等资料。
- 机构配备儿童保健设备，如儿童体重秤、量床、身高计、软尺、听诊器、手电筒、消毒压舌板，听力和视力筛查工具以及必要的辅助检查设备等。

现场评价：
- 现场查看机构科室设置、设施设备等配备情况。

【C-2】

配备医生从事儿童保健服务。

至少有一名从事儿童健康管理工作的人员应取得相应执业医师资格证书，并接受过儿童保健专业技术培训。

支撑材料：
- 机构提供从事儿童健康管理工作人员的基本信息一览表及相关资质，如执业证、资格证、培训证明等资料。

现场评价：
- 现场查看机构人员基本信息一览表、相关培训证明与执业资格资料。

【C-3】

对辖区内常住的0～6岁儿童规范开展健康管理服务。

对辖区内常住的0～6岁儿童健康管理服务包括：新生儿家庭访视、新生儿满月健康管理、婴幼儿健康管理、学龄前儿童健康管理、儿童中医药健康管理、健康问题处理，并有工作记录。

支撑材料：
- 机构按照国家规范要求的频次及内容开展的新生儿家庭访视、新生儿满月健康管理、婴幼儿健康管理、学龄前儿童健康管理、儿童眼保健和视力检查、儿童中医药健康管理等服务，并有相关服务记录。

现场评价：
- 现场查看机构提供的儿童健康管理服务记录等材料。

【C-4】

随访结果及时向儿童家长反馈。

对0～6岁儿童定期随访服务的健康检查结果及时向儿童家长反馈，并有工作记录。

支撑材料：

● 机构随访结果向儿童家长及时反馈的工作资料，比如通过线下或发放微信等方式开展反馈工作的图片、家长确认签字的反馈工作记录等。

现场评价：

● 现场查看机构提供的与反馈工作相关的资料。

【C-5】

在对儿童开展健康体检时做好视力、听力等宣教、检查、转诊工作。

面向儿童家长普及儿童眼保健和听力科学知识，引导家庭积极主动接受视力、听力检查服务。内容包括健康教育、视力和听力筛查评估、健康指导、转诊服务和登记儿童视力和听力健康档案信息等。

支撑材料：

● 机构利用健康体检、健康教育讲座、咨询活动等契机向儿童家长开展儿童眼保健和听力科学知识的健康宣教工作资料，比如通知、签到表、影像资料、健康教育资料发放记录、活动记录及总结等。

● 机构开展视力和听力筛查评估、健康指导、转诊服务等相关工作记录，比如儿童健康档案信息、异常儿童登记表、检查记录、转诊单等相关记录。

现场评价：

● 现场查看机构提供的儿童眼保健和听力科学知识健康宣教工作资料。

● 现场查看机构开展视力和听力筛查评估、健康指导、转诊服务等相关工作记录。

【B-1】

新生儿访视率达到90%以上。

新生儿访视率＝年度辖区内按照规范要求接受1次及以上访视的新生儿人数/年度辖区内活产数×100%

支撑材料：

● 机构的儿童健康管理信息系统以及当地卫生健康行政部门或专业公共卫生机构工作通报、评价反馈等资料。

现场评价：

● 现场查看机构儿童健康管理信息系统及相关佐证材料。

【B-2】

对发现健康问题的儿童进行指导，必要时及时转诊并追踪随访转诊结果。

对健康管理中发现的有营养不良、贫血、单纯性肥胖等情况的儿童应当分析其原因，给出指导或转诊的建议。对心理行为发育偏异、口腔发育异常（唇腭裂、诞生牙）、龋齿、视力低常或听力异常儿童等情况应及时转诊并追踪随访转诊后结果。

支撑材料：
- 机构建立异常儿童专案管理登记表，给予指导或转诊建议。
- 机构提供的异常儿童转诊单、异常情况随访表等资料，能体现及时开展转诊后追踪随访工作的落实情况。

现场评价：
- 现场查看机构提供的异常儿童登记表、转诊记录、转诊后追踪随访记录等相关材料。

【A】

0～6岁儿童健康管理率达到90%以上。

0～6岁儿童健康管理率＝年度辖区内接受1次及以上随访的0～6岁儿童数/年度辖区内应管理的0～6岁儿童数×100%

0～6岁儿童健康管理率≥90%。

能对辖区0～6岁儿童健康管理服务情况及成效进行总结分析，提出改进措施。

支撑材料：
- 机构的儿童健康管理信息系统截图以及当地卫生健康行政部门或专业公共卫生机构工作通报、评价反馈等资料。
- 机构提供的总结分析报告及针对性整改措施落实、成效评价情况等资料。

现场评价：
- 现场查看机构儿童健康管理信息系统及相关佐证资料。
- 现场查看机构提供的总结分析报告及针对性整改措施落实、成效评价情况等资料。

2.2.3.5 孕产妇健康管理

孕产妇健康管理服务包括孕早期、孕中期、孕晚期健康管理、产后访视和产后42天健康检查等内容。

【C-1】

按照规范要求，具备开展服务的设施设备和人员条件。

配备妇科（妇保）门诊室。具备孕产妇保健设备：包括检查床、血压计、体重计、软尺、产后访视包及相关辅助检查设备等。从事孕产妇健康管理服务工作的人员应取得相应的执业资格、并接受过孕产妇保健专业技术培训。

支撑材料：
- 机构配备妇科（妇保）门诊室，并配置电脑及网络等设施，提供设备运行监管记录等资料。
- 机构具备孕产妇保健设备，如查床、血压计、体重计、软尺、产后访视包及相关辅助检查设备等。
- 机构提供从事孕产妇健康管理工作人员基本信息一览表及相关资质，如执业证、资格证、培训证明等资料。

现场评价：
- 现场查看机构科室设置、设施设备、人员基本信息一览表及相关培训与执业资格资料。

【C-2】

对辖区内常住的孕产妇规范开展健康管理服务。

孕产妇开展健康管理服务内容包括：孕早期健康管理、孕中期健康管理、孕晚期健康管理、产后访视、产后42天健康检查服务。具有助产技术服务资质的基层医疗卫生机构在孕中期和孕晚期对孕产妇各进行2次随访，没有助产技术服务资质的基层医疗卫生机构督促孕产妇前往有资质的机构进行相关随访。

支撑材料：
- 机构按照国家规范要求的频次及内容开展孕早期健康管理、孕中期健康管理、孕晚期健康管理、产后访视、产后42天健康检查服务，并有相关服务记录。

现场评价：
- 现场查看机构提供的孕产妇健康管理服务记录等材料。

【C-3】

定期随访结果及时向孕产妇反馈。

对产前定期随访及产后定期访视的健康检查结果及时向孕产妇反馈，并有工作记录。

支撑材料：
- 机构提供随访结果向孕产妇及时反馈的工作材料，比如通过线下发放、微信等方式开展反馈工作的图片、孕产妇确认签字的反馈工作记录等。

现场评价：
- 现场查看机构提供的反馈工作相关资料。

【B-1】

早孕建册率、产后访视率分别达到90%以上。

早孕建册率＝辖区内孕13周之前建册并进行第一次产前检查的产妇人数/该地该时间段内活产数×100%

产后访视率＝辖区内产妇出院后28天内接受过产后访视的产妇人数/该地该时间内活产数×100%

支撑材料：
- 机构孕产妇健康管理信息系统截图以及当地卫生健康行政部门或专业公共卫生机构的工作通报、评价反馈等。

现场评价：
- 现场查看机构提供的孕产妇健康管理信息系统及相关佐证资料。

【B-2】

对发现有异常的孕产妇及时转诊并追踪随访转诊结果。

对具有妊娠危险因素和可能有妊娠禁忌证或严重并发症的孕妇，对出现危急征象的孕妇，及时转诊到上级医疗卫生机构，并在2周内追踪随访转诊结果。

发现有产褥感染、产后出血、子宫复旧不佳、妊娠合并症未恢复者以及产后抑郁等问题的产妇，应及时转至上级医疗卫生机构进一步检查、诊断和治疗。

支撑材料：
- 机构提供的异常孕产妇转诊单、追踪随访记录表等资料，能体现及时开展转诊后追踪随访工作的落实情况。

现场评价：
- 现场查看机构提供的异常孕产妇登记表、转诊记录、转诊后追踪随访记录等相关材料。

【A-1】

孕产妇系统管理率达到90%以上。

孕产妇系统管理率=辖区内按照规范要求完成早孕建册、产前5次和产后2次及以上随访服务的人数/该地该时间内活产数×100%

孕产妇系统管理率要求≥90%。

能对辖区孕产妇健康管理服务情况及成效进行总结分析，提出改进措施。

支撑材料：
- 机构孕产妇健康管理信息系统截图以及当地卫生健康行政部门或专业公共卫生机构的工作通报、评价反馈等资料。
- 机构提供的总结分析报告及针对性整改措施落实、成效评价情况等资料。

现场评价：
- 现场查看机构孕产妇健康管理信息系统及相关佐证资料。
- 现场查看机构总结分析报告及针对性整改措施落实、成效评价情况等。

【A-2】

对发现异常的孕产妇进行指导和处理。

对发现异常的孕产妇进行指导和处理，并有工作记录。

支撑材料：
- 机构建立异常孕产妇专案管理登记表、异常情况随访表，给予指导或处理建议。

现场评价：
- 现场查看异常孕产妇登记表、随访记录等相关资料。

2.2.3.6 老年人健康管理

基层医疗机构为老年人每年免费提供一次健康体检，帮助老年人尽早发现健康风险因素，早期发现疾病并进行针对性治疗。对患有高血压、糖尿病的老年人可免费提供健康指导和随访管理，以有效控制病情进展，监测治疗效果，降低疾病危害。

【C-1】

按照规范要求，具备开展服务的设施设备和人员条件。

具备开展老年人健康管理服务的血压计、听诊器、身高体重秤，电脑、网络设备运行正常。具备尿液分析仪、血液细胞分析仪、全自动（半自动）生化分析仪、心电图机、B超等辅助检查设施设备，设备完好，正常使用。配备专（兼）职医务人员负责老年人健康管理工作，并接受过相关培训。

支撑材料：
- 机构应配备老年人健康管理办公场所，并配置电脑及网络等设施设备，能提供相应运行监管记录等资料。
- 具备老年人健康管理服务设备，如血压计、听诊器、身高体重秤、尿液分析仪、血液细胞分析仪、全自动（半自动）生化分析仪、心电图机、B超等辅助检查设施设备，设备完好，正常使用，可提供运行监管记录。
- 机构提供从事老年人健康管理工作人员基本信息一览表及相关资质，如执业证、资格证、培训证明等。

现场评价：
- 现场查看机构科室设置、设施设备、人员资质及相关培训资料等。

【C-2】

对辖区内常住的65岁及以上老年人规范开展健康管理服务。

对辖区内常住65岁及以上老年人健康管理的服务内容为每年提供1次健康管理，包括生活方式和健康状况评估、体格检查、辅助检查和健康指导。

支撑材料：
- 每年为辖区内常住65岁及以上老年人提供1次健康管理服务相关资料，包括生活方式和健康状况评估、体格检查、辅助检查和健康指导，并有相关服务记录。

现场评价：
- 现场查看机构提供的老年人健康管理服务记录等资料。

【C-3】

65岁及以上老年人城乡社区规范健康管理服务率达到国家指标要求。

老年人城乡社区健康管理服务率依据为评审年度国家的目标任务要求。

老年人健康管理率＝年内接受健康管理人数/年内辖区内65岁及以上常住居民数×100%

接受健康管理是指已建立健康档案，接受健康体检、健康指导，健康体检表填写完整。

支撑材料：

● 机构老年人健康管理信息系统以及当地卫生健康行政部门或专业公共卫生机构的工作通报、评价反馈等材料。

现场评价：

● 现场查看机构老年人健康管理信息系统及相关佐证材料。

【C-4】

健康体检结果及时向居民本人反馈。

对老年人进行年度健康体检结果及时向居民本人反馈。

支撑材料：

● 机构应提供健康体检结果及时向老年人反馈的工作材料，如通过线下发放、微信等方式开展反馈工作的图片、确认签字的反馈工作记录等。

现场评价：

● 现场查看机构提供的反馈工作相关材料等。

【B】

对发现异常和患病老年人及时治疗或转诊，并随访转诊结果。

对明确诊断的高血压或糖尿病患者纳入慢性病患者健康管理；对患有其他疾病的老年人及时治疗或转诊，并随访转诊结果。

支撑材料：

● 机构为异常和患病老年人提供治疗或转诊服务记录等，如治疗记录、转诊单、追踪随访记录表等材料，能体现及时开展转诊后追踪随访工作的落实情况。

现场评价：

● 现场查看机构提供的异常和患病老年人治疗记录、转诊记录、转诊后追踪随访记录等相关材料。

【A】

对历年老年人健康体检结果有比对分析并制订工作改进措施。

对历年老年人健康体检结果进行比对分析总结，提出改进措施，并形成整改报告。

支撑材料：

● 机构提供的健康分析报告及针对性整改措施落实情况、整改报告、成效评价等材料。

现场评价：

● 现场查看机构提供的健康分析报告及针对性整改措施落实情况、整改报告、成效评价等材料。

2.2.3.7 高血压患者健康管理

指导辖区内35岁及以上的常住居民（常住半年以上）中原发性高血压患者改善生活方式和合理使用疗效好、不良反应小的降压药物治疗，最大限度地降低血压水平，控制高血压病情发展，减少并发症，提高生活质量。

【C-1】

按照规范要求，具备开展服务的设施设备和人员条件。

具备开展高血患者健康管理服务的血压计、听诊器、身高体重秤等基本设施设备，电脑、网络设备运行正常。配备医务人员负责高血压患者健康管理的项目实施与管理工作。

支撑材料：

● 配备高血压患者健康管理办公场所，配置电脑及网络等设施设备并有相应运管记录等材料。

● 配备高血压患者健康管理服务设备，如血压计、听诊器、身高体重秤等基本设施设备，有运管记录，设备完好，正常使用。

● 机构提供从事高血压患者健康管理工作人员基本信息一览表及相关资质，如执业证、资格证、培训证明等。

现场评价：

● 现场查看机构科室设置、设施设备、人员基本信息一览表及相关培训与执业资格资料。

【C-2】

对辖区内常住的原发性高血压患者规范开展健康管理服务。

对辖区内常住的原发性高血压患者健康管理的服务内容包括：筛查，随访评估，分类干预，健康体检。

支撑材料:

● 机构对辖区内35岁及以上常住居民,每年为其免费测量一次血压(非同日三次测量)。

● 机构对第一次发现收缩压≥140mmHg和(或)舒张压≥90mmHg的居民,在去除可能引起血压升高的因素后预约其复查,非同日3次测量血压均高于正常,可初步诊断为高血压。建议转诊到有条件的上级医院确诊并取得治疗方案,2周内随访转诊结果,对已确诊的原发性高血压患者纳入高血压患者健康管理。对可疑继发性高血压患者,及时转诊。

● 机构对原发性高血压患者,每年进行1次较全面的健康检查,可与随访相结合。内容包括体温、脉搏、呼吸、血压、身高、体重、腰围、皮肤、浅表淋巴结、心脏、肺部、腹部等常规体格检查,并对口腔、视力、听力和运动功能等进行判断。具体内容参照《居民健康档案管理服务规范》健康体检表。

● 机构对原发性高血压患者,每年要为其提供至少4次面对面的随访。

● 机构对血压控制满意、无药物不良反应、无新发并发症或原有并发症无加重的患者,预约下一次随访时间。

● 机构对第一次出现血压控制不满意或出现药物不良反应的患者,结合其服药依从性,必要时增加现用药物剂量、更换或增加不同类的降压药物,2周内随访。

● 机构对连续两次出现血压控制不满意或药物不良反应难以控制以及出现新的并发症或原有并发症加重的患者,建议其转诊到上级医院,2周内主动随访转诊情况。

● 机构对所有患者进行有针对性的健康教育,与患者一起制定生活方式改进目标并在下一次随访时评估进展。

现场评价:

● 现场查看机构开展筛查、随访评估、分类干预、健康体检等相关材料。

【C-3】

高血压患者基层规范管理服务率达到国家标准。

高血压患者规范管理服务率依据评审年度国家的目标任务要求。

高血压患者规范管理率＝按照规范要求进行高血压患者健康管理的人数/年内已管理的高血压患者人数×100%

其中"年内已管理高血压患者"是指建档并年内至少面对面随访一次的高血压患者。

支撑材料:

● 机构提供高血压患者健康管理信息系统、统计上报资料以及当地卫生健康行政部门或专业公共卫生机构的工作通报、评价反馈等。

现场评价:

●现场查看机构高血压患者健康管理信息系统及相关佐证资料。

【C-4】

定期随访结果及时向患者反馈。

对高血压患者进行定期随访服务的结果及时告知患者。

支撑材料:

●机构将高血压患者定期随访服务的结果及时向居民本人反馈的工作资料,比如通过线下发放、微信发送等方式开展反馈工作的图片、居民本人确认签字的反馈工作记录等。

现场评价:

●现场查看机构提供的反馈工作相关资料。

【B】

对高血压患者开展家庭医生团队签约服务,家庭医生负责患者健康管理,落实医防融合。

高血压患者健康管理由临床医生负责,以家庭医生为主。

临床医生负责开展高血压患者健康管理工作,成立家庭医生签约服务团队,以家庭医师为主应与门诊服务相结合实施高血压连续的健康管理服务,并开展落实医防融合工作。

支撑材料:

●机构提供家庭医生签约服务团队人员组成及资质资料。

●机构提供家庭医生签约服务团队实施高血压连续健康管理服务的工作资料。

●机构提供家庭医生服务团队实施糖尿病医防融合服务的工作记录。

现场评价:

●现场查看机构家庭医生签约服务团队人员资料及实施健康管理服务、开展医防融合工作记录的资料。

【A-1】

已管理的高血压患者血压控制率达到60%以上。

管理人群血压控制率＝年内最近一次随访血压达标人数/年内已管理的高血压患者人数×100%

"最近一次随访血压"指的是按照规范要求最近一次随访的血压，若失访则判断为未达标。"血压控制"是指收缩压＜140mmHg和舒张压＜90mmHg（65岁及以上患者收缩压＜150mmHg和舒张压＜90mmHg），即收缩压和舒张压同时达标。管理人群血压控制率要求为≥60%。

支撑材料：
- 机构提供高血压患者健康管理信息系统、统计上报资料以及当地卫生健康行政部门或专业公共卫生机构的工作通报、评价反馈等。

现场评价：
- 现场查看高血压患者健康管理信息系统及相关佐证资料。

【A-2】

有上级医疗机构医师指导工作记录。

与上级医疗卫生机构医师建立点对点技术指导制度、培训制度、转诊制度，上级医疗卫生机构医师定期开展技术指导和培训。

支撑材料：
- 机构提供与上级医疗机构医师建立技术指导、培训督导、转诊会诊等制度。
- 机构提供技术指导与培训记录（有图片等佐证）、转诊记录等资料。

现场评价：
- 现场查看机构与上级医疗机构医师建立的相关制度、技术指导与培训记录、与上级医疗卫生机构的转诊记录。

2.2.3.8 2型糖尿病患者健康管理

对辖区内35岁及以上的常住居民（常住半年以上）中2型糖尿病患者的全面监测、分析、评估，给予分类干预和连续性、综合性健康管理，以达到控制疾病发展、防止并发症的发生和发展、提高生命质量、降低医疗费用的目的。

【C-1】

按照规范要求，具备开展服务的设施设备和人员条件。

具备开展2型糖尿病患者健康管理服务的血压计、听诊器、血糖检测仪、身高体重秤等基本设施设备，电脑、网络设备运行正常。配备医务人员负责2型糖尿病患者健康管理的项目实施与管理工作。

支撑材料：

• 机构配备糖尿病患者健康管理办公场所，配置电脑及网络等设施设备，提供相应运管记录等资料。

• 机构具备糖尿病患者健康管理服务设备，如血压计、听诊器、血糖检测仪、身高体重秤等基本设施设备，且能提供设备运管记录，设备完好，正常使用。

• 机构提供从事糖尿病患者健康管理工作人员基本信息一览表及相关资质，如执业证、资格证、培训证明等资料。

现场评价：

• 现场查看机构科室设置、设施设备、人员基本信息一览表及相关培训与执业资格资料。

【C-2】

对辖区内常住的2型糖尿病患者规范开展健康管理服务。

对辖区内常住的2型糖尿病患者开展健康管理服务内容包括：筛查，随访评估，分类干预，健康体检。

支撑材料：

• 对工作中发现的2型糖尿病高危人群，每年至少为其测量1次空腹血糖。

• 对确诊的2型糖尿病患者，每年为其提供4次免费空腹血糖检测，至少进行4次面对面随访，并评估是否存在危急情况，如出现危险情况或存在不能处理的其他疾病时，须在处理后紧急转诊。对于紧急转诊者，在2周内主动随访转诊情况。

• 机构对血糖控制满意（空腹血糖值＜7.0mmol/L），无药物不良反应、无新发并发症或原有并发症无加重的患者，预约下一次随访。

• 机构对第一次出现空腹血糖控制不满意（空腹血糖值≥7.0mmol/L）或药物不良反应的患者，结合其服药依从情况进行指导，必要时增加现有药物剂量、更换或增加不同类的降糖药物，2周内随访。

• 机构对连续两次出现空腹血糖控制不满意或出现药物不良反应难以控制、出现新的并发症或原有并发症加重的患者，建议其转诊到上级医院，2周内主动随访转诊情况。

• 机构对所有的患者进行针对性的健康教育，与患者一起制定生活方式改进目标并在下一次随访时评估进展。

• 机构对确诊的2型糖尿病患者，每年进行1次较全面的健康体检，体检可与随访相结合。内容包括体温、脉搏、呼吸、血压、空腹血糖、身高、体重、腰围、皮肤、浅表淋巴结、心脏、肺部、腹部等常规体格检查，并对口腔、视力、听力和运动功能等进行判断。

现场评价：
- 现场查看机构开展筛查、随访评估、分类干预、健康体检等相关材料。

【C-3】

2型糖尿病患者基层规范管理服务率达到国家标准。

2型糖尿病患者规范管理率依据评审年度国家的目标任务要求。

2型糖尿病患者规范管理率＝按照规范要求进行2型糖尿病患者健康管理的人数/年内已管理的2型糖尿病患者人数×100%

其中"年内已管理的2型糖尿病患者"是指建档并年内至少面对面随访一次的2型糖尿病患者。

支撑材料：
- 机构提供糖尿病患者健康管理信息系统、统计上报资料以及当地卫生健康行政部门或专业公共卫生机构的工作通报、评价反馈等。

现场评价：
- 现场查看机构糖尿病患者健康管理信息系统及相关佐证资料。

【C-4】

定期随访结果及时向患者反馈。

对2型糖尿病患者进行定期随访服务，并将结果及时告知患者。

支撑材料：
- 机构将糖尿病患者定期随访服务的结果及时向居民本人反馈的工作资料，如通过线下发放、微信沟通等方式开展反馈工作的图片、居民本人确认签字的反馈工作记录等。

现场评价：
- 现场查看机构提供的反馈工作相关资料。

【B】

对2型糖尿病患者开展家庭医生团队签约服务，家庭医生负责患者健康管理，落实医防融合。

糖尿病患者健康管理由临床医生负责，以家庭医生为主。

临床医生负责开展糖尿病患者健康管理工作，成立家庭医生签约服务团队，以家庭医师为主应与门诊服务相结合实施糖尿病连续的健康管理服务并落实医防融合。

1. 机构提供家庭医生签约服务团队人员组成及资质材料。
2. 机构提供家庭医生签约服务团队实施糖尿病连续健康管理服务的工作资料。
3. 机构提供家庭医生服务团队实施糖尿病医防融合服务的工作记录。

现场评价：

- 现场查看机构家庭医生签约服务团队人员资料、实施健康管理服务及开展医防融合工作记录的资料。

【A-1】

已管理的2型糖尿病患者血糖控制率达到60%以上。

管理人群血糖控制率=年内最近一次随访血糖达标人数/年内已管理的2型糖尿病患者人数×100%

管理人群血糖控制率要求为≥60%。

"最近一次随访血糖"指的是按照规范要求最近一次随访的血糖，若失访则判断为未达标；血糖达标是指空腹血糖＜7mmol/L。

支撑材料：

- 机构提供糖尿病患者健康管理信息系统、统计上报材料以及当地卫生健康行政部门或专业公共卫生机构的工作通报、评价反馈等。

现场评价：

- 现场查看机构糖尿病患者健康管理信息系统及相关佐证资料。

【A-2】

有上级医疗机构医师指导工作记录。

与上级医疗卫生机构医师建立点对点技术指导制度、培训制度、转诊制度；上级医疗卫生机构医师定期开展技术指导和培训。

支撑材料：

- 机构提供与上级医疗机构医师建立技术指导、培训督导、转诊会诊等制度。
- 机构提供上级医疗机构对其技术指导与培训记录（有图片等佐证）、上下转诊记录等资料。

现场评价：

- 现场查看机构与上级医疗机构医师建立的相关制度、技术指导与培训记录、与上级医疗卫生机构转诊记录。

2.2.3.9 严重精神障碍患者管理

对严重精神障碍患者开展管理服务是采取预防为主、防治结合、重点干预、广泛覆盖的方法，提供连续性服务，每季度提供一次免费随访服务，每年提供一次免费体检，并根据每次的健康状况进行评估和干预。

【C-1】

按照规范要求，具备开展服务的设施设备和人员条件。

具备开展严重精神障碍患者管理的血压计、听诊器、身高体重秤及相关辅助检查等设备，文件柜、电脑、网络设备运行正常。配备专兼（职）人员开展严重精神障碍患者管理工作，并接受过严重精神障碍管理培训。

支撑材料：
- 机构配备严重精神障碍患者健康管理办公场所，配置电脑及网络等设施设备，有相应运行监管记录等资料。
- 机构具备严重精神障碍患者健康管理服务设备，如血压计、听诊器、身高体重秤及相关辅助检查等设备，有运行监管记录，设备完好，正常使用。
- 机构提供从事严重精神障碍患者健康管理工作人员基本信息一览表及相关资质，如执业证、资格证、培训证明等资料。

现场评价：
- 现场查看机构科室设置、设施设备、人员基资质及相关培训材料等。

【C-2】

对辖区内常住的6种严重精神障碍患者规范开展管理服务。

对辖区内常住的6种严重精神障碍患者（包括精神分裂症、分裂情感性障碍、偏执性精神病、双相情感障碍、癫痫所致精神障碍、精神发育迟滞伴发精神障碍）开展管理服务。服务内容包括：信息管理，随访评估，分类干预，健康体检。

支撑材料：
- 机构在将严重精神障碍患者纳入管理时，为患者进行一次全面评估，按照要求填写严重精神障碍患者个人信息补充表。
- 机构对应管理的严重精神障碍患者每年至少随访4次，每次随访应对患者进行危险性评估；检查患者的精神状况，包括感觉、知觉、思维、情感和意志行为、自知力等；询问和评估患者的躯体疾病、社会功能情况、用药情况及各项实验室检查结果等。

● 机构根据患者的危险性评估分级、社会功能状况、精神症状评估、自知力判断，以及患者是否存在药物不良反应或躯体疾病情况对患者进行分类干预。

● 机构每次随访根据患者病情的控制情况，对患者及其家属进行有针对性的健康教育和生活技能训练等方面的康复指导，对家属提供心理支持和帮助。

● 机构在患者病情许可的情况下，征得监护人与（或）患者本人同意后，每年为其进行1次健康检查，可与随访相结合。内容包括一般体格检查、血压、体重、血常规（含白细胞分类）、转氨酶、血糖、心电图。

现场评价：

● 现场查看机构开展信息管理、随访评估、分类干预、健康体检等相关材料。

【C-3】

定期随访结果及时向患者或家属反馈。

对严重精神障碍患者进行定期随访服务的结果及时告知患者或家属。

支撑材料：

● 机构将精神障碍患者定期随访服务的结果及时向患者或家属反馈的工作资料，如通过线下发放、微信等方式开展反馈工作的图片、患者或家属确认签字的反馈工作记录等。

现场评价：

● 现场查看机构提供的反馈工作相关材料。

【B-1】

严重精神障碍患者健康管理由临床医师负责。

由临床医师负责严重精神障碍患者管理工作。医生对严重精神障碍患者实行连续的、相对固定的责任制管理。

支撑材料：

● 机构提供严重精神障碍患者管理责任区域划分、工作制度等材料。

● 机构提供严重精神障碍患者管理人员名单及相关资质，如执业证、资格证、培训证明等材料。

● 机构提供医生对严重精神障碍患者实行连续的、相对固定的服务工作记录等。

现场评价：

- 现场查看机构责任区域划分、人员名单及相关资质、工作记录等资料。

【B-2】

社区在册居家严重精神障碍患者健康管理率达到国家标准。

严重精神障碍患者管理率依据评审年度国家的目标任务要求。

严重精神障碍患者管理率＝年内辖区内按照要求进行管理的严重精神障碍患者人数/年内辖区内登记在册的确诊严重精神障碍患者人数×100%

支撑材料：

- 机构提供的国家严重精神障碍患者健康信息系统以及当地卫生健康行政部门或专业公共卫生机构的工作通报、评价反馈等。

现场评价：

- 现场查看机构提供的国家严重精神障碍患者健康信息系统及相关佐证资料。

【B-3】

与上级医疗卫生机构建立培训指导、转会诊制度。

与上级医疗卫生机构（精神卫生专业机构）建立点对点技术指导制度、培训督导制度、转诊会诊制度，上级医疗卫生机构（精神卫生专业机构）定期对卫生院开展技术指导和培训。

支撑材料：

- 机构与上级医疗机构（精神卫生专业机构）建立技术指导制度、培训督导制度、转诊会诊制度等。
- 机构提供技术指导与培训督导记录（有图片等佐证）、转会诊记录等资料。

现场评价：

- 现场查看机构与上级医疗机构（精神卫生专业机构）建立的相关制度、技术指导与培训督导记录、与上级医疗卫生机构转会诊记录。

【A-1】

在管患者服药率达到80%以上，其中规律服药率达到50%以上。

在管患者服药率＝服药患者人数/在管患者人数×100%。"服药患者"为至少有一次服药记录的患者

在管患者服药率要求≥80%。

在管患者规律服药率＝规律服药患者人数/在管患者人数×100%

在管患者规律服药率要求≥45%。

支撑材料：
- 机构提供的国家严重精神障碍患者健康信息系统截图以及当地卫生健康行政部门或专业公共卫生机构的工作通报、评价反馈等资料。

现场评价：
- 现场查看机构国家严重精神障碍患者健康信息系统及相关佐证资料。

【A-2】

患者病情稳定率达到80%以上。

患者病情稳定率＝最近一次随访时分类为病情稳定的患者数/所有登记在管的确诊严重精神障碍患者数×100%

患者病情稳定率要求≥80%。

支撑材料：
- 机构提供的国家严重精神障碍患者健康信息系统截图以及当地卫生健康行政部门或专业公共卫生机构的工作通报、评价反馈等资料。

现场评价：
- 现场查看机构国家严重精神障碍患者健康信息系统及相关佐证资料。

2.2.3.10 肺结核患者健康管理

辖区内所有确诊的肺结核患者都可享受健康管理服务。对疑似肺结核患者，进行筛查和推介转诊，确诊后第一次上户随访，治疗期间督导其按时服药并定期随访，治愈后对患者档案结案评估。

【C-1】

按照规范要求，具备开展服务的设施设备和人员条件。

具备开展肺结核患者健康管理的疫情信息专用电话及文件柜等基本设施设备。电脑、网络设备运行正常；配备专（兼）职人员负责肺结核病患者健康管理工作，并接受过上级专业机构的培训和技术指导。

支撑材料:

- 机构配备肺结核患者健康管理办公场所,并配置电脑、电话、文件柜及网络等设施设备,有相应运行监管记录等。
- 机构提供从事肺结核患者健康管理工作人员基本信息一览表及相关资质,如执业证、资格证、培训证明等资料。

现场评价:

- 现场查看机构科室设置、设施设备、人员基资质及相关培训资料等。

【C-2】

发现肺结核可疑症状者及时转诊到结核病定点医疗机构,对辖区内常住的肺结核患者规范开展健康管理服务。

对辖区内前来就诊的居民或患者,如发现肺结核可疑症状者,在鉴别诊断基础上,推荐转诊到结核病定点医疗机构。对辖区内常住的肺结核患者健康管理服务内容包括:筛查及推介转诊,第一次入户随访,督导服药和随访管理,结案评估。

支撑材料:

- 机构对辖区内疑似患者症状者填写"双向转诊单",推荐到定点医疗机构进行检查。1周内进行电话随访,了解是否前去就诊,督促其及时就医。
- 机构接到上级专业机构管理通知单后,在72小时内访视患者,若72小时内2次访视均未见到患者,则将访视结果报告上级专业机构报告。
- 机构医务人员对患者进行直接面视下督导服药或指导家属进行服药督导工作。
- 对于由机构医务人员督导的患者,医务人员至少每月记录1次对患者的随访评估结果;对于由家庭成员督导的患者要在患者的强化期或注射期内每10天随访1次,继续期或非注射期内每1个月随访1次。
- 机构评估危急因素存在情况,如有则紧急转诊,2周内主动随访转诊情况。
- 机构对出现药物不良反应、并发症或合并症的患者,要立即转诊,2周内随访。
- 机构应提醒并督促患者按时到定点医疗机构进行复诊。
- 当患者停止抗结核治疗后,机构应对其进行结案评估,包括:记录患者停止治疗的时间及原因;对其全程服药管理情况进行评估;收集和上报患者的"肺结核患者治疗记录卡"或"耐多药肺结核患者服药卡"。同时将患者转诊至结核病定点医疗机构进行治疗转归评估,2周内进行电话随访,了解是否转诊情况。

现场评价:

- 现场查看机构对辖区内常住肺结核患者提供健康管理服务的资料,如筛查及推介转诊、第一次入户随访、督导服药和随访管理、结案评估。

【C-3】

按照规范开展随访。

按照《国家基本公共卫生服务规范》要求，根据督导人员情况，医务人员应定期进行随访服务，并将结果及时告知患者或其家属。

支撑材料：
- 机构提供随访服务相关记录等，内容规范。
- 机构对肺结核患者进行定期随访服务，并将结果及时告知患者或家属。

现场评价：
- 现场查看机构肺结核患者健康管理、反馈工作相关资料。

【B-1】

肺结核患者管理率达到90%以上。

肺结核患者管理率＝已管理的肺结核患者人数/辖区同期内经上级定点医疗机构确诊并通知基层医疗卫生机构管理的肺结核患者人数×100%

支撑材料：
- 机构提供肺结核患者健康信息系统截图以及当地卫生健康行政部门或专业公共卫生机构的工作通报、评价反馈等资料。

现场评价：
- 现场查看机构提供的肺结核患者健康信息系统及相关佐证资料。

【B-2】

肺结核病患者健康管理由临床医师负责，以家庭医生为主。

由临床医师负责肺结核病患者管理工作。成立家庭医生签约服务团队以家庭医生为主对肺结核患者实行连续的、相对固定的责任制管理。

支撑材料：
- 机构提供肺结核患者管理人员名单及相关资质，如执业证、资格证、培训证明等资料。
- 机构提供家庭医生签约团队人员组成表、责任区域划分、工作制度等资料。

- 机构对肺结核患者实行连续的、相对固定的服务工作记录等资料。

现场评价：

- 现场查看机构家庭医生管理记录、人员分工职责、人员资质和相关培训指导记录。

【A-1】

肺结核患者规律服药率达到90%以上。

肺结核患者规律服药率＝按照要求规律服药的肺结核患者人数/同期辖区内已完成治疗的肺结核患者人数×100%

肺结核患者规律服药率要求≥90%。

支撑材料：

- 机构提供肺结核患者健康信息系统以及当地卫生健康行政部门或专业公共卫生机构的工作通报、评价反馈等资料。

现场评价：

- 现场查看机构肺结核患者健康信息系统及相关佐证资料。

【A-2】

与上级医疗机构建立转会诊制度。

与上级医疗机构（结核病定点医疗机构）建立转会诊制度，制定转会诊服务流程。

支撑材料：

- 机构与上级医疗机构（结核病定点医疗机构）建立转会诊制度，并制定转会诊服务流程。
- 机构提供与上级医疗卫生机构的转会诊记录。

现场评价：

- 现场查看机构与上级医疗机构（结核病定点医疗机构）建立的转会诊制度、工作流程和转会诊记录。

2.2.3.11 中医药健康管理

0～36个月的常住儿童，在6月、12月、18月、24月、30月、36月龄时，医生指导家长进行儿童饮食起居、穴位保健等中医药健康保健。65岁及以上常住老年人，通过中医体质辨识，对情志、饮食、起居、运动、穴位保健等进行中医药健康指导。

【C-1】

按照规范要求，具备开展服务的设施设备和人员条件。

具备开展中医药健康管理服务的电脑、网络系统等基本设施设备，运行正常。开展老年人中医体质辨识工作的人员应为接受过老年人中医药知识和技能培训的卫生技术人员，开展老年人中医药保健指导工作的人员应为中医类别执业（助理）医师或接受过中医药知识和技能专门培训的其他类别医师（含乡村医生）。开展儿童中医药健康管理服务的人员应为中医类别执业（助理）医师，或接受过儿童中医药保健知识和技能培训的其他类别医师（含乡村医生）。

支撑材料：

● 机构配备中医药健康管理办公场所，并配置电脑及网络等设施、设备，有运行监管记录，有条件的机构配备老年人中医药辨识一体机或系统等。

● 机构提供从事中医药健康管理工作人员基本信息一览表及相关资质，如执业证、资格证、培训证明等。开展老年人中医体质辨识工作的人员应为接受过老年人中医药知识和技能培训的卫生技术人员，开展老年人中医药保健指导工作的人员应为中医类别执业（助理）医师或接受过中医药知识和技能专门培训的其他类别医师（含乡村医生）。开展儿童中医药健康管理服务的人员应为中医类别执业（助理）医师，或接受过儿童中医药保健知识和技能培训的其他类别医师（含乡村医生）。

现场评价：

● 现场查看机构科室设置、设施设备、人员资质及相关培训资料等。

【C-2】

对辖区内常住65岁及以上老年人与0～36个月儿童规范开展健康管理服务，管理率达到国家或地方年度标准。

对辖区内常住65岁及以上老年人与0～36个月儿童开展中医药健康管理服务。服务内容包括：每年为老年人提供一次中医体质辨识和中医药保健指导，儿童按6月、12月、18月、24月、30月、36月龄向家长提供儿童中医饮食调养、起居活动、穴位按揉等中医药健康指导。管理率要达到国家或属地地方的年度标准。

支撑材料：

● 机构每年为辖区内常住65岁及以上老年人提供一次中医体质辨识和中医药保健指导，并有工作记录。

● 机构按6月、12月、18月、24月、30月、36月龄向家长提供儿童中医饮食调养、起居活动、穴位按揉等中医药健康指导，并有工作记录。

● 机构管理率要达到国家或属地地方的年度标准的佐证资料，如中医药健康信息系统以及当地卫生健康行政部门的工作通报、评价反馈等。

现场评价：

● 现场查看机构中医药健康信息系统及相关佐证资料。

【C-3】

中医药健康管理与老年人、儿童健康管理服务相结合，提供一站式便民服务。

开展老年人中医药健康管理服务应与老年人健康体检和慢病管理及日常诊疗时间相结合。开展儿童中医药健康管理服务应与儿童健康体检和预防接种相结合，提供一站式便民服务。

支撑材料：

● 机构提供老年人中医药健康管理服务与老年人健康体检、慢病管理及日常诊疗时间相结合的资料，如工作制度、工作流程、服务图片、服务记录等。

● 机构提供儿童中医药健康管理服务与儿童健康体检、预防接种相结合的资料，如儿童保健科与预防接种门诊连贯设置、工作制度、工作流程、服务图片、服务记录等。

现场评价：

● 现场查看机构儿童保健科科室设置情况及中医药健康管理资料等。

【B-1】

65岁及以上老年人、0～36个月儿童中医药健康管理率分别超过国家或地方年度标准1个百分点。

65岁及以上老年人、0～36个月儿童中医药健康管理率目标高于符合评审年度国家或地方的目标任务要求的1个百分点。

老年人中医药健康管理服务率＝年内接受中医药健康管理服务的65岁及以上居民数/年内辖区内65岁及以上常住居民数×100%

"接受中医药健康管理"是指建立了健康档案、接受了中医体质辨识、中医药保健指导、服务记录表填写完整。

0～36个月儿童中医药健康管理服务率＝年度辖区内按照月龄接受中医药健康管理服务的0～36月儿童数/年度辖区内的0～36月儿童数×100%

支撑材料：

● 机构提供中医药健康信息系统以及当地卫生健康行政部门工作通报、评价反馈等资料。

现场评价：

- 现场查看机构中医药健康信息系统及相关佐证资料。

【B-2】

相关服务由中医师及其团队开展。

开展中医药健康管理服务，是由本机构中医师或由中医师参与的家庭医生团队提供的。

支撑材料：

- 机构提供家庭医生签约团队人员组成表、责任区域划分、工作制度等资料。
- 机构提供中医师及其团队对肺结核患者实行连续的、相对固定的服务工作记录等资料。

现场评价：

- 现场查看机构家庭医生签约团队及相关服务记录等材料。

【A】

65岁及以上老年人、0～36个月儿童中医药健康管理率超过国家或地方年度标准2个百分点。

65岁及以上老年人、0～36个月儿童中医药健康管理率目标高于符合评审年度国家或地方的目标任务要求的2个百分点。

支撑材料：

- 机构提供中医药健康信息系统以及当地卫生健康行政部门的工作通报、评价反馈等资料。

现场评价：

- 现场查看机构中医药健康信息系统及相关佐证资料。

2.2.3.12 传染病及突发公共卫生事件报告和处理

对辖区内的人口提供传染病疫情和突发公共卫生事件风险管理，传染病和突发公共卫生事件的发现、等级、相关信息报告、处理。对于所有突然发生，可能或已经对居民身体造成伤害的传染病疫情、集体中毒等突发公共卫生事件，相关医疗机构要及时上报政府部门，以动员所有力量保护群众、减少二次伤害。

【C-1】

按照规范要求，具备开展服务的设施设备和人员条件。

　　具备开展传染病及突发公共卫生事件报告和处理的疫情专用电话、传真机，电脑、网络系统等基本设备，设施运行正常。配备专（兼）职人员负责传染病疫情及突发公共卫生报告管理工作，定期对工作人员进行相关知识和技能的培训。

支撑材料：
- 机构配备传染病及突发公共卫生事件报告和处理办公场所，并配置电脑及网络等设施设备，有相应运行监管记录。
- 机构具备开展传染病及突发公共卫生事件报告和处理的疫情专用电话、传真机，电脑、网络系统等基本设备，有相应运行监管记录。
- 机构从事传染病及突发公共卫生事件报告和处理的工作人员基本信息一览表及相关资质，如执业证、资格证等。
- 机构定期（每年至少一次以上）对相关科室工作人员进行传染病及突发公共卫生事件报告管理工作的相关知识和技能培训，培训资料包括培训计划、培训通知、签到表、影像资料、培训内容、试卷、成绩通报（含排名）、总结（含结果运用），有培训证书的提供培训证书。

现场评价：
- 现场查看机构科室设置、设施设备、人员基资质及相关培训材料等。

【C-2】

按照有关法律法规要求，开展传染病及突发公共卫生事件报告和处理工作。

　　传染病疫情和突发公共卫生事件报告和处理工作内容包括：传染病和突发公共卫生事件风险管理，发现、登记，相关信息报告，传染病和突发公共卫生事件的处理。

支撑材料：
- 机构成立传染病和突发公共卫生事件报告管理工作领导小组、制定工作制度、管理流程、管控责任，并推进落实。
- 机构提供传染病登记本、报告卡、门诊日志等相关信息报告记录。
- 机构提供业务科室与辅助科室建立传染病和突发公共卫生事件的反馈机制，并有相关工作记录。
- 机构提供传染病和突发公共卫生事件的处理流程及相关记录。
- 机构应定期开展传染病漏报调查，有督导记录和自查小结。

现场评价：

- 现场查看机构传染病及突发公共卫生事件报告和处理的相关材料。

【C-3】

建立健全传染病和突发公共卫生事件报告管理制度，制定突发公共卫生事件应急预案。

按照《中华人民共和国传染病防治法》《突发公共卫生事件应急条例》《国家突发公共卫生事件应急预案》等法律法规要求，建立健全传染病和突发公共卫生事件报告管理制度，制定突发公共卫生事件应急预案。

支撑材料：

- 机构提供传染病及突发公共卫生事件报告管理制度、报告流程和要求。
- 有传染病发生的机构查看实际处置情况，无传染病发生的机构每年至少开展一次演练。机构制定突发公共卫生事件应急预案，有应急预案的演练方案，有演练过程记录、存在的问题分析及整改效果、影像资料等。

现场评价：

- 现场查看机构传染病及突发公共卫生事件报告管理制度和突发公共卫生事件应急预案。

【C-4】

相关医务人员熟练掌握传染病和新冠肺炎疫情防控核心知识要点。

相关医务人员熟练掌握《中华人民共和国传染病防治法》《突发公共卫生事件应急条例》《国家突发公共卫生事件应急预案》等法律法规要求，熟练掌握《新冠肺炎防控方案》《新冠肺炎疫情防护指导手册》等核心知识要点。

支撑材料：

- 《中华人民共和国传染病防治法》《突发公共卫生事件应急条例》《国家突发公共卫生事件应急预案》等法律法规要求和《新型冠状病毒肺炎防控方案（第十版）》《新冠肺炎疫情防护指导手册》等核心知识要点的培训资料包括培训计划、培训通知、签到表、影像资料、培训内容、试卷、成绩通报（含排名）、总结（含结果运用）等，上级有培训证书的提供培训证书。

现场评价：

- 抽取5名不同部门的相关医务人员，核实《中华人民共和国传染病防治法》《突发公共卫生事件应急条例》《国家突发公共卫生事件应急预案》等法律法规核心要点掌握情况。

● 抽取5名不同部门的相关医务人员，核实《新型冠状病毒肺炎防控方案（第十版）》、《新型冠状病毒肺炎诊疗方案（试行第十版）》等核心知识要点掌握情况。

【B-1】

传染病疫情报告率、传染病疫情报告及时率达到95%以上。

传染病疫情报告率、传染病疫情报告及时率目标要求依据评审年度国家或地方的目标任务要求。

传染病疫情报告率＝网络报告的传染病病例数/登记传染病病例数 ×100%

传染病疫情报告及时率＝报告及时的病例数/报告传染病病例数 ×100%

支撑材料：

● 机构提供传染病疫情报告登记本及信息平台上报情况。

● 机构提供当地卫生健康行政部门及专业公共卫生机构的工作通报、评价反馈、证明等资料。

现场评价：

● 随机抽查机构传染病疫情报告登记本上记录（至少20条记录，少于20条全部核查），与信息平台上报传染病情况是否一致，计算报告率达到95%以上。

● 随机抽查机构传染病疫情报告登记本上报告时间（至少20条记录，少于20条全部核查），与网络平台上报传染病疫情的时间，是否符合国家或地方上规定的传染病疫情报告时间的要求，计算报告及时率达到95%以上。

● 查看县（市、区）卫生行政部门或疾控中心对传染病疫情报告率、传染病疫情报告及时率的年度检查简报，机构均达到95%以上。

【B-2】

突发公共卫生事件相关信息报告率达到95%以上。

突发公共卫生事件相关信息报告率＝及时报告的突发公共卫生事件相关信息数/突发公共卫生事件相关信息数 ×100%

支撑材料：

● 机构提供突发公共卫生事件相关信息报告记录及信息平台上报情况。

● 机构提供当地卫生健康行政部门及专业公共卫生机构的工作通报、评价反馈、证明等资料。

现场评价:

● 随机查看机构突发公共卫生事件相关信息报告记录（至少20条记录，少于20条全部核查），与国家（省、市）平台上报突发公共卫生事件相关信息是否一致，计算报告率达到95%以上。

● 查看县（市、区）卫生行政部门或疾控中心对突发公共卫生事件相关信息报告的年度检查简报，机构报告率均达到95%以上。

【B-3】

对传染病和新冠肺炎疫情防控相关知识、抗原检测、核酸采样的技能进行培训及应急预案演练。

完善感染防控制度和预警机制，优化工作流程，制订不同情形下的应急预案并实施演练。要扎实做好抗原检测的培训，充分掌握抗原检测的特性和操作要点，以确保检测结果准确可靠。掌握核酸采样的标识及信息登记、采集方法、标本送检等技能。

支撑材料:

● 机构应完善传染病、新冠肺炎疫情防控制度和预警机制，优化工作流程，制定传染病、新冠肺炎疫情应急预案并实施演练。

● 机构提供新冠肺炎疫情防控、抗原检测、核酸采样技能的相关培训资料包括计划、通知、签到、影像资料、培训内容、试卷、成绩通报（含排名）、总结（含结果运用），有培训证书的提供培训证书。

● 机构提供新冠肺炎疫情防控、抗原检测、核酸采样技能的相关演练资料，如演练方案、脚本、图片、分析、整改等。

现场评价:

● 现场查看机构对传染病和新冠肺炎疫情防控的培训记录、应急预案制定及演练落实情况。

【A-1】

传染病疫情报告率、传染病疫情报告及时率达到100%。

同【B-1】。传染病疫情报告率、传染病疫情报告及时率要求为100%。

【A-2】

突发公共卫生事件相关信息报告率达到100%。

同【B-2】。突发公共卫生事件相关信息报告率要求为100%。

2.2.3.13　卫生监督协管

基层医疗卫生机构协助区（县）卫生监督机构，在辖区内依法开展职业卫生咨询指导、饮用水卫生安全、学校卫生、非法行医和非法采供血信息反馈报告等工作，并接受卫生监督机构的业务指导。

【C-1】

按照规范要求，具备开展服务的设施设备和人员条件。

配备开展卫生监督协管工作的电话、电脑、网络设备与必要的交通工具，并运行正常。配备专（兼）职人员负责卫生监督协管服务工作，明确责任分工，并接受相关培训。

支撑材料：
- 机构配备卫生监督协管办公场所，配置电脑及网络等设施设备与必要的交通工具，有相应运行监管记录等。
- 机构提供从事卫生监督协管工作人员基本信息一览表及相关资质，如执业证、资格证、培训证明等。

现场评价：
- 现场查看机构科室设置、设施设备、人员资质及相关培训资料等。

【C-2】

规范开展辖区内卫生监督协管服务。

开展辖区内卫生监督协管服务内容包括：食源性疾病及相关信息报告，饮用水卫生安全巡查，学校卫生服务，非法行医和非法采供血相关信息报告。

支撑材料：
- 开展辖区内卫生监督协管服务内容，包括食源性疾病及相关信息报告、计划生育相关信息报告、饮用水卫生安全巡查、学校卫生服务、非法行医和非法采供血相关信息报告，并有工作记录等。

现场评价：
- 现场查看机构卫生监督协管工作材料。

【B-1】

实行卫生监督协管信息零报告制度。

按时上报卫生监督协管信息，实行零报告制度。

支撑材料：
- 机构应制定卫生监督协管信息零报告制度。
- 机构提供零报告制度落实情况资料。

现场评价：
- 现场查看机构卫生监督协管报告资料。

【B-2】

卫生监督协管信息报告率达到95%以上。

卫生监督协管信息报告率＝报告事件或线索次数／发现的事件或线索次数×100%

"报告事件或线索"包括食源性疾病、饮用水卫生安全、学校卫生、非法行医和非法采供血。

支撑材料：
- 机构提供卫生监督协管工作资料。
- 当地卫生健康行政部门或卫生监督机构工作通报、评价反馈、证明等。

现场评价：
- 随机抽查机构卫生监督协管信息事件或线索记录（至少5条记录，少于5条全部核查），与上报情况是否一致，计算报告率达到100%。
- 现场查看机构卫生监督协管工作资料及相关佐证材料。

【A】

辖区内连续三年以上无食源性疾病、无饮用水卫生安全和学校卫生问题、无非法行医和非法采供血等不良事件。

当地卫生行政部门或卫生监督机构出具的连续三年以上无卫生监督不良事件的证明材料。

支撑材料：
- 机构提供当地卫生行政部门或卫生监督机构出具的连续三年以上无卫生监督不良事

件的证明材料。

现场评价：

- 现场查看机构提供的证明材料。

2.2.3.14　重大公共卫生项目及其他

国家重大公共卫生服务项目是针对重大公共卫生问题制定的一系列计划、措施和行动，旨在预防、控制和治疗疾病，保障公众健康。这些项目通常涉及大规模的疾病预防和控制、疫苗研发、流行病学调查、卫生教育、医疗救治等方面，主要由政府、卫生部门、医疗机构等多方合作。

【C-1】

按照当地卫生行政部门要求，开展或协助开展重大公共卫生项目服务。

重大公共卫生服务项目主要是指针对主要传染病、慢性病、地方病、职业病等重大疾病和严重威胁妇女、儿童、老年人等重点人群的健康问题，以及突发公共卫生事件预防和处置等重点干预项目，并适时充实调整。

从2009年开始继续实施结核病、艾滋病等重大疾病防控、国家免疫规划、农村孕产妇住院分娩、贫困白内障患者复明、农村改水改厕、消除燃煤型氟中毒危害等重大公共卫生服务项目，新增15岁以下人群补种乙肝疫苗、农村妇女孕前和孕早期增补叶酸预防神经管缺陷、农村妇女乳腺癌、宫颈癌检查等项目。

重大公共卫生服务项目主要通过专业公共卫生机构组织实施。卫生院应配合专业公共卫生机构做好相关重大公共卫生服务。根据当地卫生行政部门重大公共卫生服务项目方案，按照项目要求开展或协助开展重大公共卫生项目服务，并有工作记录。

支撑材料：

- 机构提供当地卫生行政部门制定的重大公共卫生服务项目工作方案，以及符合方案要求的工作记录。

现场评价：

- 现场查看工作方案及相关工作记录等资料。

【C-2】

具备开展相关重大公共卫生项目的设施设备和人员条件。

支撑材料：

- 机构根据当地卫生行政部门要求，配备当地开展重大公共卫生服务项目相应的设施设备，提供设施设备清单、运行监管记录等相关资料。

● 机构配备专（兼）职人员负责重大公共卫生项目工作，并接受过专业公共卫生机构和医院的相关专业培训，提供人员基本信息一览表及相关培训资料。

现场评价：

● 现场查看机构设施设备、人员配备及相关培训等资料。

【C-3】

建立和相关部门的协调工作机制。

支撑材料：

● 机构提供与辖区街道、公安、民政等相关部门建立分工明确、功能互补、信息互通、资源共享的协调工作机制相关资料。

现场评价：

● 现场查看机构提供的重大公共卫生项目协调工作机制相关资料。

【C-4】

提供多种形式的生育知识健康教育、咨询和就诊指导。

支撑材料：

● 机构通过发放宣传资料、设置宣传栏、播放音像资料等多种形式开展生育知识宣传、生育知识健康教育、咨询和就诊指导，并有工作记录。

现场评价：

● 现场查看机构提供的相关工作记录等资料。

【C-5】

提供避孕药具自助发放服务。

支撑材料：

● 机构内部有避孕药具自助发放机并可正常使用。

● 机构提供自助发放服务记录等资料。

现场评价：

● 现场查看机构设施设备配置及服务记录等。

【B-1】

服务人员熟悉掌握重大公共卫生项目实施要求与工作流程。

支撑材料：
- 机构提供定期对从事重大公共卫生项目的相关服务人员进行考核的相关记录。

现场评价：
- 现场抽取1～2名工作人员了解掌握实施要求与工作流程的知晓率。
- 查看机构开展重大公共卫生项目相关资料。

【B-2】

重大公共卫生项目的进度、质量和效果完成任务目标。

支撑材料：
- 机构提供开展重大公共卫生项目进度、质量和效果达到任务目标要求的相关资料。

现场评价：
- 现场查看机构提供的相关报表与档案等资料。

【A】

辖区内重大公共卫生项目针对的健康危险因素、健康问题得到明显改善。

支撑材料：
- 机构提供辖区内重大公共卫生项目针对健康危险因素、健康问题的调查评估报告。

现场评价：
- 现场查看机构调查评估报告。

2.3　服务效果

2.3.1　服务效率

提高医疗卫生运行效率、服务水平和质量，能够满足人民群众多层次、多样化的医疗卫生需求。

【C-1】

每年至少开展1次服务效率总结分析，并有记录。

每年至少进行1次服务效率总结分析。服务效率总结分析内容包括：卫生院医师构成、年诊疗量、公共卫生服务量、人均服务量等分析及总结。

支撑材料：
- 机构提供服务效率方案、计划、总结分析报告和工作记录等资料。

现场评价：
- 现场核查机构提供的人均诊疗人次、床位使用率、日均就诊人次等数据。
- 现场查看机构服务效率总结分析报告和工作记录等资料。

【C-2】

对诊疗效率有针对措施。

针对诊疗服务效率存在的问题有针对性整改措施。

支撑材料：
- 机构提供服务效率问题清单、整改报告、持续改进措施、总结等资料。

现场评价：
- 现场查看机构提供的相关资料。

【B-1】

医师日均担负诊疗人次不低于16人次。

医师日均担负诊疗人次＝（年诊疗人次数/机构医师总人数）/251
卫生院的医师日均担负诊疗人次≥16人次。

支撑材料：
- 提供机构年诊疗人次统计表、医师花名册与相关工作记录。数据来源查看国家卫生健康统计年报，卫生院的医师日均担负诊疗人次≥16人次。

现场评价：
- 现场查看机构诊疗与医师情况等相关资料及卫生健康统计年报。

【B-2】

辖区居民年平均就诊人次数不低于1人次。

辖区居民年平均就诊人次数＝辖区常住居民年接受卫生院总人次数/辖区常住居民总人数

辖区居民年平均就诊人次数≥1人次。

支撑材料：
- 机构提供辖区内常住居民年诊疗人次统计表和上级卫生健康行政部门确定的辖区人口数资料。

现场评价：
- 现场查看机构提供的诊疗人次与辖区居民情况等相关资料。

【A-1】

医师日均担负诊疗人次不低于20人次。

同【B-1】医师日均担负诊疗人次≥20人次。

支撑材料：
- 机构提供年诊疗人次统计表、卫生院医师花名册与相关工作记录。数据来源查看卫生健康统计年报，卫生院的医师日均担负诊疗人次≥12人次。

现场评价：
- 现场查看机构诊疗与医师情况等相关资料及卫生健康统计年报。

【A-2】

辖区居民年平均就诊人次数不低于2人次。

同【B-2】辖区居民年平均就诊人次数≥2人次。

支撑材料：
- 机构提供辖区内常住居民年诊疗人次统计表和上级卫生健康行政部门确定的辖区人口数资料。

现场评价：
- 现场查看机构提供的诊疗人次与辖区居民情况等相关资料。

第二章

2.3.2 满意度

群众满意是卫生行业的出发点和落脚点，是衡量基层卫生服务工作的重要标准。定期开展居民和职工满意度调查，能够从居民和职工角度获取其真实感受，让卫生院管理者从居民和职工体验的角度不断制定标准、完善措施，促进服务质量的改善。

【C-1】

每年至少开展1次居民满意度调查，包括对机构环境、服务质量、服务态度、服务项目、服务时间等的满意度。针对问题提出改进措施。

每年至少开展1次居民满意度调查，内容包括对机构环境、服务质量、服务态度、服务项目、服务时间等的满意度。针对存在的问题提出改进措施。

支撑材料：
- 机构应指定部门负责患者和员工满意度监测管理，有相关的制度、调查方案，计划，流程及适宜的评价内容。
- 机构每年开展一次居民满意度调查，填写满意度调查表、对满意度监测中发现的问题，及时沟通、协商、整改和反馈。

现场评价：
- 现场查看机构居民满意度调查的相关资料和整改措施。

【C-2】

每年至少开展1次职工满意度调查。

每年至少开展1次职工满意度调查，内容包括对工作环境、绩效分配方案、工作量等的满意度。

支撑材料：
- 机构提供职工满意度调查方案、计划、满意度调查表、整改报告等落实措施过程的资料及总结分析。

现场评价：
- 现场查看机构职工满意度调查的相关资料。

【B-1】

有提高职工和居民满意度的具体措施。

通过调查分析，针对职工和居民满意度不够高的问题，提出具体改进措施。

支撑材料：
- 机构提供职工和居民满意度调查评价分析报告、提升方案等落实措施过程的资料及总结分析。

现场评价：
- 现场查看机构满意度调查分析报告与整改措施等相关资料。

【B-2】

职工满意度不低于80%。

职工满意度＝评价满意的被调查职工人数/接受调查的职工总人数×100%

支撑材料：
- 机构提供职工满意度调查问卷、总结，职工满意度≥80%。

现场评价：
- 现场查看机构满意度调查报告。

【B-3】

居民满意度不低于80%。

居民满意度＝评价满意的被调查患者人数/接受调查患者总数×100%

支撑材料：
- 机构提供居民满意度调查问卷、总结，居民满意度≥80%。

现场评价：
- 现场查看机构满意度调查报告。

【A-1】

职工满意度不低于90%。

支撑材料：
- 机构提供职工满意度调查问卷、总结，职工满意度≥90%。

现场评价：
- 现场查看机构满意度调查报告。

【A-2】

居民满意度不低于90%。

支撑材料：
- 机构提供居民满意度调查问卷、总结，居民满意度≥90%。

现场评价：
- 现场查看机构满意度调查报告。

3. 业务管理

3.1 执业与诊疗规范管理

3.1.1 执业管理

规范医疗服务行为，加强专业技术人员执业资格管理，在执业活动中严格遵守有关法律法规，认真实施各项技术规范，建立并执行卫生院业务管理的核心制度，使各项服务活动更加规范、有序地运行，对进一步提高服务质量，保障医疗安全，减少医疗差错和医疗事故等具有重要的作用。

【C-1】

建立本机构的医疗技术临床应用管理制度，并执行。

医疗机构要按照《医疗技术临床应用管理办法》，建立本机构的医疗技术临床应用管理制度，包括目录管理、手术分级、医师授权、质量控制、档案管理、动态评估、人员培训等制度，根据自身条件和技术能力来开展医疗技术临床应用，保障医疗技术临床应用质量和安全。

支撑材料：
- 制定符合本机构的《医疗技术临床应用管理制度》，并在临床工作中执行。

- 提供本机构开展的医疗技术项目，建立医疗技术分级管理制度、医疗技术档案，手术分级管理制度并授权，在临床工作中执行。

现场评价：

- 现场查看相关制度及落实情况。

【C-2】

执行卫生技术人员执业资格审核与执业准入相关规定。

医疗机构不得使用非卫生技术人员从事医疗卫生技术工作，未取得执业资质的卫生技术人员不得执业。卫生技术人员严格遵守有关法律、法规和医疗技术规范，不得超范围执业。机构外聘专家应依法办理执业备案或执业地点变更手续。

支撑材料：

- 制定符合本机构的《卫生技术人员执业资格审核与执业准入管理制度》，并落实。
- 提供机构专业技术人员基本情况一览表，包括姓名、专业、所在科室、执业范围等，提供专业技术人员资格证、执业证。
- 提供外聘专家在本机构备案、多点执业、执业地点变更等手续资料。

现场评价：

- 现场查看机构相关制度及落实情况等材料。
- 现场核查本机构医护人员的执业资格和执业注册范围。
- 查看外聘专家在本机构的备案手续。
- 现场核查机构检查报告、门诊处方、医嘱等与医务科备案情况。

【B-1】

在机构醒目位置公布诊疗科目、诊疗时间和收费标准，接受社会与公众监督。

在门诊大厅等醒目位置及时向社会公众、服务对象公开基本医疗服务内容、服务项目、服务价格、服务时间、服务变更等内容，并接受社会和公众监督。

支撑材料：

- 提供医疗机构执业许可证（正、副）、诊疗时间、依法执业监督台公示情况，并及时更新。
- 机构应将诊疗科目和收费标准在门诊大厅进行公示，并实时更新。
- 机构应将药品（含带量采购）、耗材、中药饮片等目录、价格、种类、产地等信息进行公示，实时更新。

● 机构应设置意见箱，公示监督电话，接受社会与群众监督。

现场评价：

● 现场查看机构依法执业监督平台、诊疗项目、收费标准、药品耗材、监督电话等公示情况及更新情况。

● 现场核对机构公示内容与实际情况一致。

【B-2】

建立本机构依法执业自查工作制度，定期组织开展依法执业自查，并指导辖区村卫生室依法执业。

医疗机构要按照《医疗机构依法执业自查管理办法》，对本机构及其人员执业活动中遵守医疗卫生法律法规、规章情况进行自查，对发现的违法违规执业问题进行整改，并指导辖区村卫生室依法执业。机构每季度开展日常自查，每年开展全面自查。自查内容要涵盖医疗机构资质、执业及保障管理，医务人员资质及执业管理，药品和医疗器械、临床用血管理，医疗技术临床应用与临床研究，医疗质量管理，传染病防治，母婴保健与计划生育技术服务（含人类辅助生殖技术和人类精子库），放射诊疗、职业健康检查、职业病诊断，精神卫生服务，中医药服务，医疗文书管理，法律法规、规章规定，医疗机构应当履行的职责和遵守的其他要求。

支撑材料：

● 机构应制定符合本机构的《依法执业自查工作制度》，建立医务人员档案：包括学历证书、执业资格及注册证书、手术医师分级授权、高风险诊疗技术操作资格授权、专科（业）培训证、进修培训证书等资料。

● 按照《医疗机构依法执业自查管理办法》对本机构及其人员执业活动中遵守医疗卫生法律法规、规章情况进行自查，包括执业资质、授权权限、特殊岗位的专业培训证等，每季度开展日常自查，每年开展全面自查，并有自查记录。

● 机构定期对本辖区域卫生室（所）开展连续半年以上的依法执业的培训、指导、督导记录。培训资料包括培训计划、培训通知、签到表、影像资料、培训内容、试卷、成绩通报（含排名）、总结（含结果运用）。

现场评价：

● 现场查看机构依法执业自查工作制度、医务人员档案等资料。

● 现场查看机构科室开展技术的诊疗范围及技术项目等资料。

● 查看机构科室依法执业自查、职能部门督导检查记录，以及自查报告。

● 查看社区卫生服务中心每季度一次对卫生室依法执业督导记录、卫生室整改报告。

【A】

对科室诊疗活动进行全程管理，发现问题及时整改。

职能部门对科室诊疗活动进行全程管理，每季度开展医疗质量检查、分析、反馈，体现持续改进。

支撑材料：
- 机构职能部门至少每季度对各临床科室进行1次现场查看、考核，做出分析评价，提出整改措施，持续改进有成效。

现场评价：
- 现场查看机构医疗质量检查、督导、考核工作记录、分析评价报告及持续改进措施。

3.1.2　规范诊疗

科学地规范医务人员的临床技术操作，是推动医疗卫生技术建设的前提，是新形势下提高医疗质量、确保医疗安全、防范医疗风险的重要举措。

【C-1】

本机构及其医务人员应当遵循临床诊疗指南、临床技术操作规范、行业标准等有关要求开展诊疗工作。

医疗机构要收集、整理各类临床诊疗指南，技术操作规范、行业标准等，并按要求开展工作。

支撑材料：
- 制定符合本机构各科室的临床诊疗指南、临床技术操作规范，定期进行培训，培训资料包括培训计划、培训通知、签到表、影像资料、培训内容、试卷、成绩通报（含排名）、总结（含结果运用）。

现场评价：
- 现场查看各科室的临床诊疗指南和技术操作规范。
- 随机测评考核机构医务人员操作（如静脉穿刺、心肺复苏）。
- 抽查机构住院病历，查看规范开展诊疗活动情况。

【C-2】

定期对相关人员进行培训和考核，及时更新知识。

每年定期对相关人员开展培训和考核，相关指南、操作规范、标准新增或修订时，要及时更新和培训。

支撑材料：
- 机构应制定本机构培训和考核制度，根据培训计划组织医务人员进行培训和考核。
- 职能部门按计划每季度（至少每半年）对各岗位专业技术人员进行理论及操作培训，培训资料包括培训计划、培训通知、签到表、影像资料、培训内容、试卷、成绩通报（含排名）、总结（含结果运用）。
- 机构相关指南、操作规范、标准新增或修订时，要及时更新和培训，使医务人员及时更新、掌握并严格遵循本专业岗位相关规范和指南开展医疗工作。

现场评价：
- 查看机构培训和考核制度、培训计划（至少每季度1次）。
- 现场查看机构培训记录、考核记录。

【B-1】

设立专门职能科室，有专（兼）职人员负责管理和考核。

机构要设立专门的职能科室，有专（兼）职人员负责规范诊疗的管理和考核工作，有健全的诊疗规范管理体系和核心制度，持续改进并落实。

支撑材料：
- 机构设立职能科室，成立管理考核组织，配备专（兼）职人员，职责明确。
- 机构建立健全的诊疗规范管理体系和的核心制度，并依据制度进行管理和考核，提供考核记录，体现持续改进和落实。

现场评价：
- 查看机构职能科室、考核组织成立的文件及职责。
- 查看机构诊疗规范管理方案、核心制度落实情况和考核记录。

【B-2】

根据医学发展和本机构实际，及时补充完善诊疗规范。

支撑材料：
- 机构应提供修订的诊疗规范（如新技术、新设备应用等），需要显示修改内容并说明原因。

现场评价：
- 现场查看机构更新的诊疗规范及执行情况。

【A】

相关职能部门履行监管职责，定期评价、分析和反馈，持续改进。

职能部门每季度对规范诊疗情况进行监管，开展评价、分析并反馈，要体现持续改进。

支撑材料：
- 机构职能部门对各临床科室至少每季度进行1次现场查看、考核，做出分析评价，提出整改措施，持续改进有成效。

现场评价：
- 现场查看机构督导记录、分析报告及改进措施等资料。

3.2 医疗质量与安全

3.2.1 医疗质量管理体系和制度建设

3.2.1.1 医疗质量管理体系

医疗质量管理是卫生事业改革和发展的重要内容，对当前构建分级诊疗体系等改革措施的落实和医改目标的实现具有重要意义。

【C-1】

成立医疗质量管理组织，有本机构医疗质量管理组织架构图，中心主任是第一责任人。

成立由机构主要负责人为第一责任人的医疗质量管理委员会或管理工作小组，成员由医疗管理、质量控制、护理、院感、信息等相关职能部门负责人及相关临床、药学、医技等科室负责人组成，有适合本机构医疗质量管理的组织架构图。

支撑材料：
- 机构应成立医疗质量管理委员会，明确院长是第一责任人，成员有分管副院长、医务科、护理部、院感管理等职能部门负责人以及各临床和辅助科室主任、护士长等。

- 在医疗质量管理委员会框架内成立适合本机构的质量管理小组，包括医疗质量管理组、护理质量管理组、药事管理组、院感管理组等，形成完整合理的医疗质量管理组织架构图。
- 机构管理组织红头文件应有文号、日期，并盖章，职责明确，责任到人。

现场评价：
- 现场查看机构成立医疗质量安全管理委员会和工作小组的红头文件及职责，明确院长是第一责任人。
- 现场查看医院质量管理组织架构图，能清楚反映医院质量管理组织结构，有明确的责任与人员组成要求。

【C-2】

有科室医疗质量与安全管理小组，科主任为第一责任人。

成立由科主任任组长、相关医务人员为成员的科室医疗质量与安全管理小组，职责明确，责任到人。

支撑材料：
- 机构成立科室质量与安全管理小组，明确科主任是第一责任人，科主任为组长，相关成员为组员，职责明确，责任到人（实行医疗质量责任追究制）。

现场评价：
- 现场查看机构各科室质量与安全管理小组成立文件，符合《医疗质量管理办法》要求。

【C-3】

有科室医疗质量与安全管理制度、工作计划和工作记录。

各科室建立适合本科室的医疗质量与安全管理制度，年初制定年度医疗质量与安全管理工作计划，有活动记录。

支撑材料：
- 机构各科室制定符合本科室的医疗质量与安全管理制度，职责明确，并落实。
- 机构各科室建立科室质量与安全管理年度工作计划。
- 机构根据工作计划至少每月开展一次质控活动，建立科室质量与安全管理小组工作记录本，内容包括工作主题、现存问题及原因分析、整改措施、结果反馈等。

现场评价：

- 现场查看机构质量与安全管理工作制度及落实情况。
- 现场查看科室质量与安全管理年度工作计划及活动记录。

【B-1】

对科室医疗质量与安全指标进行资料收集和分析。

职能部门每季度对科室医疗质量与安全指标进行收集和分析，指标包括疾病诊断、处方和病历质量、合理使用抗菌药物和激素、合理输血、手术分级和围手术期管理、手术并发症、麻醉操作、医院感染、急危重症管理、医疗护理缺陷与纠纷等。

支撑材料：

- 建立符合本科室的医疗质量与安全指标，指标可包括疾病诊断、处方和病历质量、合理使用抗菌药物和激素、合理输血、手术分级和围手术期管理、手术并发症、麻醉操作、医院感染、急危重症管理、医疗护理缺陷与纠纷等，并用数据进行详细量化。
- 机构职能部门每季度对科室医疗质量与安全指标进行收集、分析，形成总结分析报告并反馈临床科室，职能部门可以是医疗质量管理委员会、医务科、护理部等。

现场评价：

- 现场查看机构各科室医疗质量与安全指标，各科室每月自查记录及报告等资料。
- 查看机构每季度职能部门质量总结分析的相关材料。

【B-2】

对科室医疗质量与安全进行定期检查，提出改进措施并落实。

职能部门每季度对科室医疗质量与安全进行督查、总结和反馈，有改进措施和落实记录。

支撑材料：

- 机构职能部门每季度召开医疗质量安全会议，各小组组长参加，对各科室医疗质量与安全检查的情况进行总结分析，包含存在的问题、问题产生原因的分析、整改措施、对上次发现的问题提出整改后的落实改进情况。

现场评价：

- 现场查看机构会议记录、总结分析报告。

【A】

机构内职能部门对医疗质量管理工作进行定期考核，持续改进医疗质量管理水平，有证据表明成效显著。

支撑材料：

● 机构职能部门每季度对科室医疗质量管理工作进行1次考核，持续改进医疗质量管理水平，不同科室根据实际情况制定指标进行量化考核，数据分析表明医疗质量改进有成效。

● 机构应制定奖励性绩效文件，将科室医疗质量管理工作考核结果与绩效分配挂钩，体现在绩效二次分配中。

现场评价：

● 查看机构职能部门对各科室管理小组的医疗质量管理工作进行考核的记录，用数据变化表明医疗质量持续改进有成效。

● 机构提供职能部门奖励性绩效文件，查看考核结果在绩效分配中的体现。

3.2.1.2 医疗质量管理制度

执行医疗质量管理制度是提升医疗质量，保障医疗安全，维护人民群众健康权益的重要路径，是医疗质量持续改进的评价要点。

【C-1】

有完善的医疗质量管理规章制度，并有明确的核心制度。

制定符合机构实际的医疗质量管理规章制度和医疗质量安全核心制度，可包括首诊负责制度、三级查房制度、会诊制度、分级护理制度、值班和交接班制度、疑难病例讨论制度、急危重症患者抢救制度、术前讨论制度、死亡病例讨论制度、查对制度、手术安全核查制度、手术分级管理制度、新技术和新项目准入制度、危急值报告制度、病历管理制度、抗菌药物分级管理制度、临床用血审核制度、信息安全管理制度、预检分诊制度、院感督查员制度等。

支撑材料：

● 机构应制定符合本机构实际情况的医疗质量管理规章制度。

● 机构根据实际开展诊疗项目，制定医疗质量安全核心制度，覆盖全部诊疗过程。

现场评价：

● 提供本机构制度汇编，查看医疗质量管理规章制度和医疗质量安全核心制度。

● 现场查看机构各科室相关规章制度及落实情况。

【C-2】

有持续改进医疗质量实施方案及配套制度、考核标准和质量指标。

建立适合机构的医疗质量与医疗安全持续改进实施方案、考核标准、质量指标、医疗质量安全奖惩、职称晋升等配套制度，保障医疗质量安全相关制度落实。

支撑材料：
- 应当建立符合本机构的医疗质量与安全持续改进实施方案和考核方案，体现考核细则、考核标准、质量指标、医疗质量安全奖惩、职称晋升等相关内容。

现场评价：
- 现场查看机构持续改进医疗质量实施方案。
- 查看机构医疗质量与安全考核方案、考核标准和质量指标等相关资料。

【C-3】

有医疗质量管理的考核体系和管理流程。

建立适合机构的院科两级医疗质量考核体系，制定相应管理流程。

支撑材料：
- 机构应建立院科两级医疗质量管理考核体系，制定相应管理流程。一级为机构对科室考核，二级为科室内部考核。医疗质量管理考核主要包括：科室管理、门诊、急诊病区、护理、院感防控等10个方面的医疗质量与持续改进，同时还包括科室医疗质量评价指标、单病种质量控制、医疗技术综合指数等内容。

现场评价：
- 查看机构院科两级医疗质量管理体系相关红头文件，组织架构图及相应的管理流程。

【C-4】

有本机构及科室的相关培训制度，医务人员掌握并遵循本岗位相关制度。

院科两级围绕医疗质量管理建立规章制度并加强培训，医务人员要掌握并遵循与其岗位相关的医疗质量管理制度。

支撑材料:

• 机构建立院科两级培训制度、培训计划、培训方案，定期组织医务人员进行培训，培训资料（培训计划、培训通知、签到表、影像资料、培训资料、试卷、成绩通报（含排名）、总结（含结果运用）。

现场评价:

• 查看机构医疗质量与安全培训制度和方案。
• 查看机构培训计划及实施培训的相关资料。
• 查看机构各科室培训计划及实施培训的相关资料。
• 根据机构培训记录抽查人员知晓情况。

【B-1】

定期修订和及时更新制度，落实各项医疗质量管理制度，覆盖医疗全过程。

建立本机构全员参与、覆盖临床诊疗服务全过程的医疗质量管理与控制工作制度，并及时修订和更新。

支撑材料:

• 建立健全本机构医疗质量管理与控制工作制度，制度应与医院的诊疗服务相一致，覆盖诊疗全过程。
• 根据相关法律法规、标准规范等更新情况，结合机构医疗质量管理过程中发现的问题及时修订医疗质量管理制度，可提供新旧两版制度，注明制定日期、修订日期，修订的制度应做标注和对比。

现场评价:

• 现场查看机构制度汇编。
• 查看可体现相关制度覆盖诊疗全过程的诊疗服务记录。
• 查看机构制度更新、修订情况。

【B-2】

医疗质量考核有记录，可查询。

机构科室定期对医疗质量进行考核，对质量指标进行收集整理分析总结，并反馈给科室。

支撑材料:

• 根据机构考核标准和质量指标，各科室每月进行医疗质量自查。

- 机构职能部门对质量指标进行收集整理分析总结，并反馈给科室。

现场评价：

- 现场查看机构每月的科室自查报告。
- 查看机构职能部门考核记录、质量指标收集档案、数据分析总结及反馈。
- 现场访谈机构职能部门及科室人员知晓情况。

【B-3】

利用多种形式对医疗质量控制结果及成效进行反馈通报。

机构要将质量考核的结果和成效通过信息公示、会议通报、约谈等多种形式进行反馈。

支撑材料：

- 机构定期召开医疗质量研讨会，将质量考核的结果和成效通过信息公示、会议通报、座谈会等多种形式进行反馈。

现场评价：

- 现场查看机构质量控制结果通报记录。

【A】

对方案执行、制度落实有监督、检查分析、总结、反馈及改进措施，医疗质量持续改进效果明显。

机构每季度对医疗质量持续改进方案执行情况和医疗质量管理制度落实情况进行总结分析，体现持续整改见成效。

支撑材料：

- 机构职能部门每季度对医疗质量持续改进方案执行情况和医疗质量管理制度落实情况进行督导、总结、反馈，提出改进措施、效果评价，有数据表明医疗质量持续改进。

现场评价：

- 现场查看机构督导记录、效果分析报告和成效证据。

3.2.2 医疗质量管理制度落实

3.2.2.1 "三基"培训与考核

机构定期对医务人员进行"基础理论、基础知识、基本技能"的训练和考核，提高专业技术人员整体素质，全面提升医疗质量，保障医疗安全。

【C-1】

有各专业、各岗位的"三基"培训和考核制度。

机构设置"三基"培训、考核部门，建立相关制度，并针对各专业、各岗位定期开展培训和考核。

支撑材料：
- 机构提供"三基"培训与考核管理实行院科两级负责制，设置"三基"培训与考核部门。
- 机构提供各专业（临床、护理、中医等）、各岗位（医护药技等）的"三基"培训与考核制度等资料。

现场评价：
- 现场查看机构"三基"培训与考核组织相关文件及职责。
- 现场查看机构"三基"培训制度、考核制度等。

【C-2】

有针对不同专业卫生技术人员的"三基"培训内容、要求、重点和培训计划。

机构职能部门每年结合机构实际，分专业（医、护、技）、分层次（初、中、高）制定培训计划，内容包括基础知识、基础理论、基本技能，要求明确，重点突出。

支撑材料：
- 结合本机构实际情况，针对专业、岗位、层次不同（如初、中、高级职称）制定培训计划、培训内容、培训要求、培训重点（如新员工参加岗前培训）等，院级培训内容包括但不限于制度与职责、岗位技能、管理知识、文化建设、消防等应急、法律法规、政策及指令性培训。
- 机构科室应根据专业特点，明确本专业"三基"训练内容，特别是针对本专业的薄弱环节和人员构成情况，制定适合本专业的年度计划，由科室组织实施。科室培训内容指业务学习，包含基础知识、基本理论、基本技能、诊疗常规、制度、应急及医院指令性任务培训。

现场评价：
- 现场查看机构院科两级的培训计划。

【C-3】

有与培训相适宜的培训设施、设备及经费保障。

机构有"三基"培训设施设备，如培训场地、电脑、投影仪、医用模拟人等，并提供相关经费保障依据。

支撑材料：
- 结合机构实际情况设置相应的教学场地，有"三基"培训设施（如电脑、投影仪等）、设备（如心肺复苏模拟人、胸穿包、腹穿包等）及运行监管记录。
- 机构将"三基"培训工作经费、采购计划等纳入到年度财务预算，做到经费有保障。

现场评价：
- 现场查看机构培训教学场地、设施设备清单及运行监管记录等。
- 现场查看机构年度财务预算、采购计划。

【B-1】

落实培训及考核计划，在岗人员参加"三基"培训覆盖率达到90%以上。

有落实培训和考核计划的记录，内容包括培训通知、培训课件、培训场景照片、签到册等，在岗人员培训覆盖率每年达到90%以上。

支撑材料：
- 机构每季度进行一次培训，培训材料包括培训计划、培训通知、签到表、影像资料、培训内容、试卷、成绩通报（含排名）、总结（含结果运用），缺考人员名单再补考成绩单。
- 机构按照培训计划进行院科两级考核，对专业知识和技能考核进行业务水平测试。
- 机构在岗人员培训覆盖率每年达到90%以上。

现场评价：
- 现场查看机构院科两级"三基"培训资料，核实培训覆盖率。

【B-2】

有指定部门或专职人员负责实施。

支撑材料：

● 机构设有"三基"培训专职部门或有专职负责人员，成立以分管院长为组长，相关部门负责人为成员的工作领导小组，职责明确，具体制定实施方案、考核方案、奖惩制度以及相关经费使用计划等材料。

现场评价：

● 现场查看机构"三基"培训组织相关文件及岗位职责。

● 现场查看机构实施方案、考核方案、奖惩制度以及相关经费使用计划等材料。

【A】

在岗人员参加"三基"考核合格率达到90%以上。

支撑材料：

● 机构提供在岗人员"三基"培训考核的相关资料，包括理论和技能测评，体现合格率≥90%的佐证材料。

现场评价：

● 现场查看机构"三基"培训考核资料。

● 现场抽查机构医务人员"三基"培训相关内容知晓情况。

3.2.2.2　住院诊疗质量管理★

如未提供住院诊疗服务，则该条款不适用。

住院管理的核心是住院诊疗管理，即对诊疗行为的规范化、科学化及制度化，充分应用医学科学理论知识及现代化诊疗手段，发挥医院整体功能而使住院病人得到良好的医疗服务。良好、有效的住院管理系统能充分发挥组织、协调、控制、优化等功能，有利于提高医院诊疗工作效率和效益，保证诊疗质量，为病人提供满意的医疗服务。

【C-1】

住院诊疗活动的医疗质量管理在科主任领导下完成，实行分级管理。

科主任是住院诊疗活动医疗质量管理第一责任人，要明确科主任和一、二、三级医师权责，结合科室实际实行分级管理，确保医疗质量与安全。

支撑材料：

● 机构提供住院分级诊疗管理制度（包括三级医师负责制度、三级医师查房制度等），成立质量管理小组，明确科主任是住院诊疗活动医疗质量管理第一责任人，一、二、三级医师权责清晰，小组成员进行分级管理。

现场评价：

● 现场查看机构分级诊疗管理制度，质量管理小组文件、科室内人员名单及分级管理相关资料。

【C-2】

对卫生技术人员有明确的岗位职责与技能要求。

建立机构各岗位、各类卫生技术人员岗位职责，明确常见病诊疗规范和操作技能要求，医务人员知晓本岗位职责与技能要求，并执行。

支撑材料：

● 机构应当建立各岗位、各类卫生技术人员岗位职责。

● 机构应建立本机构常见病诊疗规范、明确操作技能，定期对医务人员进行培训，提供培训资料，包括培训计划、培训通知、签到表、影像资料、培训资料、试卷、成绩通报（含排名）、总结（含结果运用）。

现场评价：

● 现场查看机构各科室岗位职责汇编并"上墙"。

● 查看本机构常见病诊疗规范和操作技能及培训资料。

● 现场访谈机构医护人员的岗位职责，随机抽查技能操作。

【B】

有院科两级质量监督管理，对存在问题及时反馈。

有院科两级质量监督管理组织，每季度进行督查、总结和反馈。

支撑材料：

● 建立机构院科两级质量监督管理组织，明确人员分工和职责。

● 机构提供住院诊疗质量管理考核方案，科室每月自查1次，职能部门每季度至少对住院诊疗活动质量进行1次督导、检查、总结、提出改进措施，反馈给临床科室，改进医疗质量，并将工作情况通报全院。

现场评价：

● 查看机构院科两级质量监督管理组织文件及职责。

● 查看院科两级住院诊疗管理与持续改进督导检查情况、总结及反馈资料。

第二章

【A】

持续改进住院诊疗质量，确保医疗质量与安全。

能应用PDCA、鱼骨图、品管圈等质量管理工具进行质量改进，有案例和数据表明医疗质量明显改进。

支撑材料：
- 机构制定医疗质量持续改进实施方案，应用质量管理工具进行质量改进，有案例和数据表明住院医疗质量明显改进有成效，体现持续改进措施及效果分析报告。

现场评价：
- 查看机构医疗质量持续改进实施方案。
- 查看机构运用PDCA、鱼骨图、品管圈等质量管理工具质量改进效果分析报告，内容包含总结分析、整改案例、数据支撑等材料。

3.2.2.3 首诊负责制度

首诊负责制度是为了明确规范医疗责任主体，保障患者诊疗过程中诊疗服务的连续性，控制与减少不必要的医疗转诊，特别是不发生影响患者生命的医疗转诊，保障医疗行为可追溯，保障患者确保医疗质量安全。

【C-1】

建立首诊负责制度，有首诊处理流程。

按照《关于印发医疗质量安全核心制度要点的通知》（国卫医发〔2018〕8号）要求，建立适合机构实际的首诊负责制度和处理流程。

支撑材料：
- 根据《关于印发医疗质量安全核心制度要点的通知》（国卫医发〔2018〕8号）的要求，建立适合本机构的首诊负责制度和首诊处理流程，门诊接诊科室制度和流程"上墙"。

现场评价：
- 现场查看机构首诊负责制度和流程图的合理性，访谈医务人员。

【C-2】

制定预检分诊、转科、转院等程序和流程。

支撑材料：

- 制定适合本机构的预检分诊、转科、转院程序和流程。
- 机构相关医务人员熟悉预检分诊、转科、转院流程，提供预检分诊记录、转科、转院记录。

现场评价：

- 现场查看机构预检分诊、转科、转院程序和流程图。
- 查看机构预检分诊、转科、转院记录。

【B-1】

各科室医务人员应知晓和掌握首诊负责制度和处理流程。

支撑材料：

- 机构应当组织各科医务人员定期参加相关培训，提供首诊负责制度和处理流程培训记录，培训资料包括培训计划、培训通知、签到表、影像资料、培训内容、试卷、成绩通报（含排名）、总结（含结果运用）。

现场评价：

- 现场查看机构首诊负责制度和处理流程培训资料。
- 访谈机构医务人员知晓情况。

【B-2】

预检分诊、首诊负责制在日常工作中得到完全落实。

支撑材料：

- 机构要建立健全的预检分诊和首诊负责制度的执行机制和工作流程，明确各个科室的职责和协作关系，预检分诊人员应熟悉自己的岗位职责。
- 机构首诊医师在接诊过程中负责患者全程诊疗，确保患者能够顺利进行初诊评估、诊疗方案制定、转诊协调等环节。

现场评价：

- 查看机构预检分诊和首诊负责医师的岗位职责，并访谈医务人员。
- 提供典型的首诊医师接诊后转科的病案资料和记录，查看预检分诊记录、诊疗记录（门诊日志、住院记录或诊疗系统），追踪门诊就医流程。

【A】

职能部门履行监管职责，对落实情况有评价，持续改进。

职能部门每年对首诊负责情况进行监管，开展督查、总结和反馈，体现持续改进见成效。

支撑材料：
- 机构职能部门应当对预检分诊、首诊负责制的执行情况进行监管，每年开展1次督导、检查、总结、反馈，持续改进有成效。

现场评价：
- 现场查看机构对预检分诊、首诊负责情况的督导记录，相关评价结果和持续改进措施，改进效果分析报告。

3.2.2.4 医疗文书书写管理

医疗文书书写质量反映医院的医疗服务质量，反映医务人员医德医风、业务水平、工作态度和综合素质能力，也是记录医疗行为是否规范的重要法律依据。确保病历书写的规范和准确性，为患者提供优质的医疗服务，保护患者的合法权益。

【C-1】

有医疗文书书写相关管理制度。

建立机构医疗文书书写相关管理制度，规范病历、门诊日志、处方及各种申请单、检查报告单的书写。

支撑材料：
- 根据《病历书写基本规范》《电子病历基本规范（试行）》《国家基本公共卫生服务规范（第三版）》《医院处方点评管理规范（试行）》等相关要求，建立本单位医疗文书书写管理制度及规范，内容涵盖病历、门诊日志、处方、各种申请单、检查报告单、居民健康档案等。

现场评价：
- 现场查看机构医疗文书相关制度与规范。
- 现场抽查机构医疗文书书写情况。

【C-2】

医务人员知晓病历书写基本规范与管理制度。

支撑材料：
- 机构应当定期组织各科医务人员参加病历书写基本规范与管理制度相关培训，培训资料包括培训计划、培训通知、签到表、影像资料、培训内容、试卷、成绩通报、总结，要求人人知晓和掌握。

现场评价：

- 现场查看病历书写基本规范相关培训资料，访谈医务人员知晓情况。

【C-3】

医疗文书书写符合《病历书写基本规范》《处方管理办法》等相关规定。

按照《病历书写基本规范》《电子病历应用管理规范（试行）》《处方管理办法》等要求书写医疗文书，达到《病历质量评价标准》和《医院处方点评管理规范（试行）》（卫医管发〔2010〕28号）要求。

支撑材料：

- 机构医疗文书书写严格按照《病历书写基本规范》《处方管理办法》执行，必须由具有独立执业资格的人员完成。
- 机构按照规范定期对医疗文书质量进行检查，科室每月进行1次自查，职能部门每季度进行一次督导检查，并有质控工作记录，提出整改意见。

现场评价：

- 抽查机构门诊病历、住院病历、门诊日志、处方、检查报告单、居民健康档案等医疗文书。
- 查看院科两级病历质量检查记录、处方点评等相关记录。

【B-1】

定期开展病历展评，将病历质量评价结果用于临床医师技能考核，并有反馈。

机构每年开展病历展评，有评价结果、分析、反馈和落实记录，将展评结果运用于医师技能考核。

支撑材料：

- 机构建立病历展评评审小组，制定病历展评制度、实施方案、评审标准、病历质评评分表等。
- 机构每年开展病历展评，对展评结果进行分析、反馈、落实，提出整改意见，撰写总结分析报告。
- 机构根据展评结果开展对应的技能考核，提高病历书写质量。

现场评价：

- 查看机构病历展评评审小组文件，制度、方案、评审标准等规范性文件。
- 查看机构最近一次病历展评结果分析、反馈、落实整改报告。
- 查看机构根据展评结果开展的医疗文书书写质量的技能考核记录。

【B-2】

规范填写居民健康档案，符合《国家基本公共卫生服务规范》要求。

支撑材料：

- 根据《国家基本公共卫生服务规范》制定机构居民健康档案书写规范及居民电子健康档案管理办法，建立居民电子健康档案信息采集、整理、传输等工作流程。医疗机构和个人应当依法保护居民电子健康档案信息的安全和隐私。

现场评价：

- 抽查机构居民健康档案，核对真实性、一致性、规范性。

【A】

医疗文书书写合格率不低于90%。

医疗文书合格率＝抽查合格的医疗文书份数/抽查的医疗文书份数×100%
病历、门诊日志、处方、各种申请单、检查报告单等医疗文书合格率≥90%。

支撑材料：

- 制定本机构医疗文书质量评价标准，进行医疗文书质控，院科两级定期进行质控，质控记录包括门急诊病历、住院病历、处方、各种申请单、检查报告单等，提供数据支撑的质控检查汇总表结果，合格率达标情况。

现场评价：

- 现场查看机构医疗文书质量评价标准。
- 抽查机构医疗文书（包括病历、处方、申请单、检验报告单等），检查汇总表（合格率≥90%）

3.2.2.5 放射或医学影像管理

放射或医学影像是诊疗活动的重要构成部分，其精准性、快速性和牢靠性直接影响治疗和康复效果。建立标准化的放射科影像医疗质量管理制度，有利于保证放射科影像诊断质量的稳定性、提高患者安全、保障医疗工作的正常运转。

【C-1】

通过医疗机构执业诊疗科目许可登记，取得放射诊疗许可证并在校验期内，工作场所符合《职业病防治法》《放射诊疗管理规定》。

机构医学影像科通过医疗机构执业诊疗科目许可登记，并取得《放射诊疗许可证》，定期完成校验；工作场所符合《职业病防治法》和《放射诊疗管理规定》相关要求。

支撑材料：

● 机构提供医疗机构执业许可证（正、副本）、《放射诊疗许可证》、《辐射安全许可证》，购置大型医用设备的需要取得《大型仪器设备配置许可证》，机构的放射影像设备均符合相关规定，提供放射诊疗建设项目竣工验收合格证明文件。

● 机构工作场所符合《职业病防治法》《放射诊疗管理规定》，配备并使用安全防护装置、辐射检测仪器和个人防护用品；放射诊疗工作场所应当按照有关标准的要求分为控制区、监督区。

现场评价：

● 现场查看医疗机构执业许可证（正、副本）、放射诊疗许可证、辐射安全许可证、大型仪器设备配置许可证；放射诊疗建设项目竣工验收合格证明文件，并核对日期。

● 现场查看机构工作场所。

【C-2】

提供医学影像服务项目与本机构功能任务一致，能满足临床需要。

本机构能提供放射、超声等医学影像服务。

支撑材料：

● 机构应开展与诊疗科目一致的放射、超声等诊疗服务，并提供医学影像服务项目目录。

● 机构提供医学影像服务人员应具有相应资质和执业资格并取得放射人员上岗证书。执业地点为本机构，执业类别（临床）、执业范围（医学影像）内从事放射、超声诊疗工作。使用大型医用设备的医师、技师人员必须持有大型医用设备上岗合格证。

现场评价：

● 现场查看机构放射诊疗许可证、医学影像服务项目目录。

● 现场查看机构人员基本信息一览表及人员资质。

● 现场查看机构科室设备及运行监管记录等。

【C-3】

有明确的服务项目、时限规定并公示，普通项目当日完成检查并出具报告。

根据机构实际情况明确服务项目和报告出具时限，并予以公示。胸部X片、B（彩）超等普通检查项目应当日出具报告。

支撑材料：

- 机构提供医学影像科管理规定、服务项目和时限规定，并在明显位置公示，公示内容包括管理规定、检查须知、服务项目、收费明细、报告出具时间等，普通检查项目应当日出具报告。

现场评价：

- 现场查看机构医学影像科管理规定、服务项目和时限规定文件等。
- 现场查看机构公示的服务项目、时限要求，抽查报告查看执行情况。

【C-4】

诊断报告书写规范，审核制度与流程健全合理（如无执业医师审核报告，可开展远程影像诊断审核流程）。

按照规范书写诊断报告，根据机构实际制定审核制度与流程；若机构无执业医师审核报告，可开展远程影像诊断，但必须有相关审核流程；与上级医院签订远程服务协议，协议须明确审核流程、回报时限、质量控制等内容。

支撑材料：

- 机构提供诊断报告书写规范、报告审核制度与流程，诊断报告由具备资质的执业医师出具。
- 若机构无执业医师审核报告可开展远程影像诊断，但必须有相关的审核流程，与上级医院有远程服务的协议，协议须有审核流程、回报时限、质量管控等内容。

现场评价：

- 现场查看机构诊断报告书写规范、报告审核制度与流程等，抽查影像报告单。
- 现场查看机构远程服务协议书内容，协议在有效期内。

【B-1】

各类影像检查统一编码，实现患者一人一个唯一编码管理。

支撑材料：

● 有完善的医院信息系统（HIS）、影像归档和通信系统（PACS）或工作站并运行良好，图像清晰，各类影像检查统一编码，实现患者一人一个唯一编码管理，可随时调阅并且能够调取历次检查结果。

现场评价：

● 现场调取PACS系统或工作站影像检查报告，核查编码统一性。

【B-2】

科室每月对诊断报告质量进行检查，总结分析，落实改进措施。

支撑材料：

● 机构成立科室质量安全管理组织，有诊断报告质量管理相关制度及质控标准。

● 机构科室质量安全管理小组每月对诊断报告质量进行自查，发现问题，总结分析，落实改进措施。

现场评价：

● 现场查看机构科室质量安全管理小组相关文件及相关制度、质量控制标准等。

● 现场查看机构科室质量安全管理小组活动记录、总结分析报告等。

【A-1】

医生工作站可以调阅，至少可实现1年在线查询。

支撑材料：

● 机构应制定影像存档、调阅管理制度并执行。

● 机构提供医生工作站至少1年的影像报告记录。

现场评价：

● 现场查看机构影像存档、调阅管理制度。

● 现场调阅机构医生工作站年度影像报告记录等。

【A-2】

有针对对比剂过敏反应的培训和演练记录，并记录过敏反应的不良事件。

支撑材料：

● 机构制定对比剂过敏反应的应急预案和处置流程，有培训及演练相关资料，培训资料包括培训计划、培训通知、签到表、影像资料、培训内容、试卷、成绩通报（含排名）、总结（含结果运用）；演练资料包括演练脚本、演练记录、演练影像资料、演练总结。
- 机构提供实际发生的对比剂不良事件记录，包含不良事件具体情况、处置流程、处置结果等。

现场评价：
- 现场查看机构对比剂过敏处置应急预案与处置流程。
- 现场查看机构培训及演练资料，现场访谈值班医师知晓情况。
- 现场查看机构过敏反应不良事件上报记录。

【A-3】

提供24小时急诊服务。

机构能提供24小时急诊放射服务。

支撑材料：
- 机构提供科室24小时值班制度，有24小时急诊服务标识，确保24小时内随时应对急诊放射需求。
- 机构提供能体现24小时急诊放射的工作记录。

现场评价：
- 现场查看机构24小时值班制度、值班表、急诊放射标识等。
- 现场查看机构急诊放射工作记录（调取系统操作日志或一个工作日报告单）。

3.2.2.6　临床检验管理

加强临床实验室建设和管理，规范临床实验室执业行为，使临床实验室按照安全、准确、及时、有效、经济、便民和保护患者隐私的原则开展临床检验工作，提高临床检验水平，保证医疗质量和医疗安全。

【C-1】

按照《医疗机构临床实验室管理办法》的要求，实验室集中设置，统一管理。

医疗机构依照《医疗机构临床实验室管理办法》，对实验室进行集中设置、统一管理，并且符合机构实际检验工作的要求。一级医院独立用房应达$50m^2$以上，区分清洁区、半污染区、污染区。

机构配备离心机、显微镜、冰箱、水浴箱、尿液分析仪、血细胞分析仪、生化分析仪、电解质分析仪、酶标仪等设备。开展手术业务，必须配备血凝分析仪。开展输血业务的，应配备储血专用冰箱。乡镇卫生院应参照一级医院的要求执行。

实验室内配备充分的安全防护设施，如洗眼器、应急淋浴器等，可正常使用。

现场评价：
- 现场查看实验室整体规划，集中设置平面图，合理布局，满足临床科室的需求；实行统一管理，统一标准、统一质控。

【C-2】

有实验室安全管理制度和流程。

制定机构临床实验室安全管理制度和流程，并有效执行。

支撑材料：
- 机构制定临床实验室安全管理制度和流程，严格规定各个场所、各个工作流程及不同工作性质人员的安全准则。

现场评价：
- 现场查看机构临床实验室安全管理制度和流程、安全准则落实情况。

【C-3】

检验科质量控制相关制度以及实验室生物安全管理制度健全。

建立健全机构检验质量控制相关制度及实验室生物安全管理制度，并有效执行。

支撑材料：
- 医疗机构临床实验室应建立质量控制体系，成立临床检验质量和实验室安全管理小组，科室负责人为质量和安全管理第一责任人。
- 机构应建立健全检验质量控制相关制度、实验室生物安全管理制度，并有效执行。
- 机构根据实验物品的危险性，合理布置危险品储存柜和废弃物处理区，将实验室划分为不同的生物安全级别，并制定相应的安全措施和管理要求，配置符合生物安全要求的安全设施和设备，如生物安全柜、紫外线灯、气密密封装置等，确保一定的生物防护措施能够得到有效实施。

现场评价：
- 查看机构临床检验质量和实验室安全管理小组相关文件。
- 查看机构检验质量控制相关制度、实验室生物安全管理制度及制度执行情况。
- 现场查看机构实验室生物安全设施和设备、生物安全分区及等级标识等。

【C-4】

检验报告单格式规范、统一，有书写制度。

制定机构检验报告书写规范，明确检验报告单的格式、内容、参考范围及签名等规定。

支撑材料：
- 实验室应当建立临床检验报告签发（双签字）和审核制度，保证临床检验报告的准确、及时、完整，要注重保护患者隐私。
- 机构应制定检验报告书写规范，明确检验报告单的格式、内容、参考范围及签名等规定。检验报告单内容包括实验室名称、病人姓名、性别、年龄、临床诊断、科别、标本种类、送检日期、送检医生、报告人、审核人、检验项目、检验结果和单位、参考范围、异常结果提示等。

现场评价：
- 查看机构临床检验报告签发和审核制度。
- 现场查看机构不同项目检验报告单。

【B-1】

开展安全制度与流程管理培训，相关人员知晓本岗位履职要求。

对检验人员开展实验室安全制度和流程培训，培训有记录，内容包括培训通知、培训课件、培训场景照片及签到册等，检验人员应知晓本岗位履职要求。

支撑材料：
- 机构提供对检验人员开展实验室安全制度与流程的培训，培训资料包括培训通知、签到表、影像资料、培训资料、试卷、成绩通报、总结。
- 机构制定检验人员岗位职责，进行岗前培训，相关人员知晓其本岗位履职要求。

现场评价：
- 现场查看机构相关安全制度与流程的培训资料。
- 现场查看岗位职责及岗前培训资料，考核相关人员岗位职责知晓情况。

【B-2】

能定期开展实验室室内质控和室间质评工作。

定期开展实验室室内质控，参加区域室间质量评价，定期评估室内质控各项参数及失控率，对评价评估结果进行分析并持续改进。

支撑材料：
● 依照《临床实验室定量测定室内质量控制指南》，实验室制定明确的内部质控计划和标准操作程序，并记录和分析质控数据。定期开展室内质量控制，绘制质量控制图。定期评估室内质控各项参数及失控率，对评价评估结果进行分析并持续改进。
● 临床实验室室间质量评价标准按照《临床实验室室间质量评价要求》执行，定期开展区域室间质评工作，提供室间质评报告。

现场评价：
● 现场查看机构内部质控计划和标准操作程序。
● 实验室室内质控、区域室间质评等相关质控记录，包括室内质控图、室内、室间质评报告以及对评价结果的分析报告。

【B-3】

科室每年至少1次向临床科室征求项目设置的合理性意见，确保检验项目满足临床需求。

指定专人定期对检验质量进行自查、反馈和整改，检验科（室）主动与临床科室召开沟通会，每年征求项目设置合理性、质量等方面意见建议，及时整改。

支撑材料：
● 机构成立检验质量检查小组，制定自查细则，指定专人定期对检验质量进行自查、反馈和整改。
● 检验科（室）每年至少一次主动与临床科室举行沟通会，征求项目设置合理性、质量等方面的意见，提供检验项目设置合理性调查表、检验质量调查表，根据调查意见及时整改并有效果评价。

现场评价：
● 查看机构检验质量检查小组及职责等。
● 查看机构自查细则及自查反馈整改报告。
● 现场查看检验科（室）与临床沟通会议记录，检验项目设置合理性调查表、检验质量调查表，调查报告。

【A-1】

微生物检验项目对医院感染控制及合理用药提供充分支持。

支撑材料：

● 机构提供检验科以书面或网络形式每季度向临床科室通报细菌耐药情况、抗菌药物敏感性报告，检验科应为医院感染控制和合理使用抗菌药物提供技术支持。

现场评价：

● 现场查看机构细菌监测、抗菌药物敏感度监测报告单等。

● 现场查看机构细菌耐药、抗菌药物敏感性报告。

【A-2】

有职能部门监督检查，落实整改措施，持续改进。

职能部门每季度对检验科（室）进行督导检查，提出改进措施，持续改进检验质量。

支撑材料：

● 职能部门至少每季度对检验科（室）进行1次督导检查，提出改进措施，并反馈到科室，持续改进检验质量等。

现场评价：

● 现场查看职能部门对检验科进行质量与安全的全面监督检查结果及持续改进措施，包含存在问题、原因分析、改进措施、效果评价等。

【A-3】

能提供24小时急诊检验服务。

支撑材料：

● 机构设置24小时急诊检验标识。

● 机构提供临床检验科室24小时值班表、24小时检验报告单等。

现场评价：

● 现场查看机构24小时急诊检验标识、排班表、检验报告单等。

3.2.2.7　中医管理

基层医疗机构应当合理配备中医药专业技术人员，运用和推广适宜的中医药技术方法，增强提供中医药服务的能力，传承发展中医药。建立中医科管理制度，规范中医科的工作流程和管理流程，提高中医科的整体管理水平，确保医疗质量和工作效率，为患者提供更好的中医医疗服务。

【C-1】

有中医科工作制度、岗位职责及体现中医特色的诊疗规范，并落实。

制定中医科工作制度和人员岗位职责，有中医临床诊疗和适宜技术规范，并严格执行。

支撑材料：
- 机构制定中医科工作制度、人员岗位职责；有中医临床诊疗规范和适宜技术规范，在实际工作中开展相关服务，提供诊疗记录。

现场评价：
- 现场查看机构中医科规章制度、岗位职责、中医临床诊疗规范、中医适宜技术操作规范。
- 机构提供中医诊疗服务诊疗项目和适宜技术服务目录、诊疗记录等。

【C-2】

根据中医特色开展中医药人员培训与教育活动，并有相关记录。

机构每年至少开展2次中医药人员培训教育，培训活动记录完整。

支撑材料：
- 机构每年开展不少于2次的中医药人员培训教育活动，记录完整，包括培训计划、培训通知、签到表、影像资料、培训内容、试卷、成绩通报（含排名）、总结（含结果运用）。

现场评价：
- 查看机构培训资料并访谈工作人员。

【C-3】

相关人员知晓上述制度，知晓本岗位职责及诊疗规范。

支撑材料：
- 机构对中医药人员培训学习本科室工作制度、本岗位职责、诊疗规范，并保存培训相关资料，包括培训计划、培训通知、签到表、影像资料、培训内容、试卷、成绩通报（含排名）、总结（含结果运用），做到人人知晓。

现场评价：
- 查看机构相关培训资料。

- 现场访谈机构医务人员，了解其知晓情况，测评其掌握中医适宜技术能力。

【B-1】

按《中医病历书写基本规范》书写医疗文书。

医务人员按照《中医病历书写基本规范》（国中医药政发〔2010〕29号）要求书写病历、处方等医疗文书。

支撑材料：
- 机构按照《中医病历书写基本规范》及医疗文书管理制度的要求书写门诊病历、住院病历、处方等医疗文书。中医术语依照相关标准、规范执行，中医治疗应当遵循辨证论治的原则，病历中体现中医四诊情况。

现场评价：
- 查看机构《中医病历书写基本规范》及医疗文书管理制度。
- 现场抽查机构中医门诊或住院病历、中药饮片处方等医疗文书。

【B-2】

科室内应定期开展自查、评估、分析和整改。

科室每季度开展中医医疗质量情况自查和评估，并对结果进行总结分析，积极整改。

支撑材料：
- 机构成立中医科科室内质控小组，制定中医科医疗质量控制自查细则。
- 机构至少每月开展一次中医医疗质量情况自查、评估，并对结果进行分析和整改。

现场评价：
- 现场查看机构中医科质控小组文件及中医科医疗质量控制自查细则。
- 查看机构中医科质控活动记录、分析报告等材料。

【A】

职能部门履行监管职责，定期评价、分析、反馈，中医管理持续改进有成效。

职能部门每季度对中医医疗质量开展督查，有总结反馈和改进措施，有资料或数据显示持续改进效果明显。

支撑材料：

- 机构制定中医科医疗质量与安全控制指标、方案与评价考核制度。
- 职能部门至少每季度对中医医疗质量进行1次督导、检查、总结、反馈，提供连续性的督查总结分析和改进措施（总结分析报告内容包含但不限于：检查记录、问题反馈、原因分析、整改措施，效果追踪等，体现持续改进有成效）。

现场评价：

- 查看机构中医科质量与安全控制指标、方案与评价考核制度。
- 查看机构职能部门总结分析报告等材料。

3.2.2.8　康复管理

为规范和管理医院康复治疗，满足广大人民群众日益增长的康复医疗服务需求，建立康复管理制度，使得康复医疗服务更加规范化、科学化、专业化，提高康复医疗服务的质量和水平。

【C-1】

有规范的康复治疗工作制度、诊疗规范与操作规程。

建立与机构服务能力相适应的康复治疗工作制度、诊疗规范与操作规程。

支撑材料：

- 机构应当建立与本机构服务能力相适应的康复治疗工作制度、诊疗规范与操作规程。
- 机构定期对诊疗规范与操作规程进行培训，培训资料包括计划、通知、签到、影像资料、培训内容、试卷、成绩、总结。

现场评价：

- 查看机构康复科工作制度、诊疗规范、操作流程。
- 查看机构相关制度执行、诊疗规范及操作规程培训情况。

【C-2】

有康复科（室）管理制度和相关规定。

有康复科（室）设置文件，明确管理体系、岗位职责和相关规定。

支撑材料：

- 机构的医疗机构许可证需加注康复科，设置康复科。

- 机构建立康复科管理制度，明确管理体系和岗位职责。

现场评价：

- 查看医疗机构许可证，康复科组织架构、岗位设置、岗位职责。
- 查看机构康复科及相关治疗室管理制度，制度"上墙"。

【C-3】

有康复医学专业人员和专业设备。

机构应配备与业务开展相适应的康复医学专业技术人员和康复设备。

支撑材料：

- 机构应配备相应的康复医师、康复治疗师、康复护士，明确职责。康复医师负责制定康复治疗方案、进行康复评估和监测患者康复进展。康复治疗师包括物理治疗师、职业治疗师和言语治疗师，分别进行运动康复、职业康复和言语康复等工作。康复护士提供康复护理、帮助患者进行日常生活活动。
- 机构康复医疗设备能够满足临床需要，定期维修保养，保证设备正常运行。

现场评价：

- 查看机构康复科人员配备情况，包括康复医师、治疗师、护士。
- 查看机构康复设备清单及运行状态，查看运行监管记录。

【C-4】

有具备康复资质的治疗师、护士及其他技术人员实施康复治疗和训练。

从事康复医学专业的技术人员资质符合要求（含经省级及以上专业机构培训取得合格证书的卫生技术人员）。

支撑材料：

- 机构从事康复医学专业的技术人员康复医师、治疗师、护士资质符合要求（取得康复治疗专业全国执业技术资格考试合格证或由省卫生健康委颁发的《康复治疗技术培训合格证》，含经过省级及以上专业机构培训取得合格证书的卫生技术人员）。
- 有由康复医师、治疗师、护士及其他技术人员共同组织治疗小组进行康复治疗和训练的规定并执行。

现场评价：

- 现场查看机构康复科相关人员资质证书。
- 查看机构康复训练计划、康复训练记录等材料。

【B-1】

对转入本机构或家庭的患者提供转诊后康复训练指导，保障康复训练的连续性。

支撑材料：
- 对上级医疗机构转入本机构居家康复的患者提供转诊后康复训练指导。与原转诊医生共同制定康复训练计划，向患者及其家属提供详细的康复训练指导，包括康复训练的具体目标、方法和技巧，以保障患者康复训练的连续性和有效性。

现场评价：
- 现场查看机构康复科转诊后康复训练指导原则及服务档案。
- 查看机构家庭康复训练计划案例。

【B-2】

科室对落实情况有自查、评价、分析、反馈、整改。

康复科（室）每季度对康复治疗制度、诊疗规范、操作规程及科室管理制度执行情况开展自查、评价和反馈，分析存在问题，提出改进措施并积极整改。

支撑材料：
- 对康复治疗制度、诊疗规范、操作规程及科室管理制度的落实情况，康复科（室）每季度最少开展1次自查、评价和反馈，并对评价结果进行分析，提出整改意见，落实整改措施。

现场评价：
- 现场查看机构康复科自查分析报告。

【A】

职能部门履行监管职责，定期评价、分析和反馈，康复治疗质量持续改进。

职能部门每季度对康复科（室）进行督导、检查，总结、反馈，有资料或数据佐证其持续改进效果。

支撑材料：
- 职能部门对康复科（室）各项制度的落实及康复治疗质量进行监管，每季度至少进行1次督导、检查、总结、反馈，提出改进措施，有资料或数据佐证其持续改进效果。

现场评价：

- 现场查看机构督导记录、分析报告及改进措施。

3.3 患者安全管理

3.3.1 查对制度

为防止医疗差错，保障医疗安全，医务人员对医疗行为和医疗器械、设施、药品等进行复核查对的制度，是各级各类医疗机构实施医疗质量安全核心制度的基本要求。

【C-1】

有查对规章制度和操作规程，并在诊疗活动中严格执行。

所有临床、医技科室均有查对制度和医疗操作规程，所有医务人员均应掌握，在一切诊疗活动中，均要严格执行。

支撑材料：

- 机构应建立健全本机构的查对制度，查对制度包括：医嘱查对，服药、注射、输液查对，血标本、取血、输血查对，手术安全核查，饮食查对，药品储存、药品出入库、药品调剂查对，检验标本采集和接收查对，放射超声查对，康复理疗查对，口腔科查对，门诊输液查对，预防接种查对，仪器设备型号性能查对等内容。
- 机构开展所有诊疗活动前、中、后严格贯彻落实以上制度和规程。

现场评价：

- 查看机构内的各项查对制度和规程。
- 访谈机构工作人员，查看工作落实情况。

【C-2】

有标本采集、给药、输血或血制品、发放特殊饮食、诊疗活动时就诊者身份确认的制度、方法和核对程序。

在工作中有对就诊者治疗时身份确认的制度、方法和核对程序。

支撑材料：

- 机构内建立健全标本采集、给药、输血或血制品、发放特殊饮食、诊疗活动时就诊者身份确认的制度、方法和核对程序。

现场评价：

- ● 现场查看机构的相关制度和流程。

【C-3】

对门诊就诊和住院患者的身份标识有制度规定。

有对门诊就诊和住院患者身份标识的制度。

支撑材料：

- ● 机构应制定门诊就诊和住院患者的身份识别制度，明确患者身份识别的方式方法，完善对语言沟通障碍、意识不清、无法进行身份识别的无名患者的身份识别流程，门诊就诊实名制挂号，以患者身份证或社保卡作为办理门诊就诊和住院病历的唯一依据。

现场评价：

- ● 查看机构的相关制度和流程。

【C-4】

至少同时使用包括姓名在内的两种身份识别方式，如出生日期、年龄、性别、床号、病历号等，禁止仅以房间或床号作为识别的唯一依据。

至少同时使用包括姓名在内的两种身份识别方式，禁止仅以房间或床号作为识别的唯一依据。

支撑材料：

- ● 机构有患者的身份识别制度和流程，工作中严格执行，医务人员操作过程中身份识别情况（至少两种方式），同时采用反问式询问患者姓名，确保身份正确。

现场评价：

- ● 现场查看机构提供的患者身份识别制度和流程。
- ● 现场查看机构工作人员落实情况。

【C-5】

重点科室及对无法进行身份确认者，有身份标识的方法和核对流程。

机构内有对重点科室及对无法进行确定身份的身份识别方法和核对流程。

支撑材料：

● 建立健全身份识别制度。对机构内的重点科室（急诊、病房、手术室等）使用"腕带"作为识别标识，患者意识不清、语言交流障碍者由患者家属报患者姓名，核对腕带与操作物上的信息，无家属陪同时由两名医务人员核对信息。

● 机构对无法进行身份确定的无名患者，由接诊的医务人员临时命名，使用"无名氏编号＋年龄段＋性别"和就诊号/住院号。新生儿姓名用其"母亲姓名之子/女"的方式命名，多胎可用"长子、次子、三子、长女、次女、三女"等进行区别。

现场评价：

● 现场查看身份标识的方法和核对流程。

【C-6】

相关工作人员熟悉并遵循上述制度和工作流程。

支撑材料：

● 机构针对上述制度和工作流程进行全员培训，培训资料包括培训计划、培训通知、签到表、影像资料、培训内容、试卷、成绩通报（含排名）、总结（含结果运用）等。

现场评价：

● 查看机构提供的相关培训记录。

● 现场测评机构工作人员掌握上述制度和工作流程的能力。

【B-1】

完善关键流程中对就诊者的识别措施。

医疗机构有对关键流程中对就诊者的识别措施。

支撑材料：

● 机构建立急诊与病房患者交接、病房与手术室患者交接、病房与产房交接等关键流程中的管理规定，有相应的患者转运交接流程、转运交接单、相关医患沟通记录、相关知情同意书等。

● 机构在任何有创诊疗活动实施前，实施者应亲自与患者和（或）家属沟通，作为最后确认手段。

现场评价：

● 现场查看机构在关键流程中对就诊者的识别措施及相关工作记录等。

【B-2】

对就诊者住院病历身份实行唯一标识管理，如使用医保卡编号或身份证号码等。

机构对就诊者住院病历身份实行唯一标识管理，如使用医保卡编号或身份证号码等。

支撑材料：
- 机构对就诊者住院病历身份实行唯一标识管理，提供住院病历首页（含身份证信息或病案号）等。

现场评价：
- 现场查看机构相关信息系统或病历资料等。

【A-1】

重点部门和关键环节（如急诊、产房、手术室等）病人使用条码管理。

在重点部门和关键环节（如急诊、产房、手术室等）病人使用条码管理。

支撑材料：
- 机构在医疗服务的重点部门和关键环节，建立使用"腕带"等作为识别标识的条码管理制度。腕带内容包括患者科室、姓名、住院号、性别、年龄、条形码等，可以机打或手写。佩戴前应与患者或家属再次核对无误后佩戴在正确位置。操作前仍应语言沟通，反问式核对患者姓名。

现场评价：
- 现场走访机构科室查看制度、方法和流程及落实情况等。

【A-2】

职能部门对上述工作有监管、反馈和改进措施。

支撑材料：
- 机构医务科、护理部、门诊部等相关职能部门至少每季度对各科室有效落实身份识别和查对制度进行1次常规监管。提供连续性的督查总结分析和改进措施（总结分析报告内容包含但不限于：检查记录、问题反馈、原因分析、整改措施，效果追踪等，体现持续改进有成效）。

现场评价：
- 现场查看机构监管记录、总结分析等相关材料。

3.3.2 危急值报告管理

对提示患者处于生命危及状态的检查、检验结果建立复核、报告、记录等管理机制，以保障患者安全。

【C-1】

有符合本机构的临床危急值报告制度与工作流程。

支撑材料：
- 机构应制定危急值报告制度与流程，含危急值项目表，如临床检验、影像、超声、心电图等，医院未开展的检验、检查项目不能列在危急值项目清单内。
- 机构危急值报告流程应分别明确门诊、住院患者报告的流程，符合医院实际情况。

现场评价：
- 现场查看机构危急值报告制度与流程，含项目清单和门诊、住院报告流程等。

【C-2】

医技部门（含临床实验室、医学影像部门、心电图检查等）有危急值项目表。

根据机构实际情况，明确"危急值"报告项目与范围，如临床检验至少应包括血钙、血钾、血糖、白细胞计数、血小板计数、凝血酶原时间等及其他涉及患者生命指征变化需要即刻干预的指标。

支撑材料：
- 机构医技科室（检验科、医学影像部门、心电图科等）有危急值项目表。
- 机构提供危急值报告登记记录本，登记信息全面、正确，可追溯。
- 机构提供含有危急值处置记录的病历。

现场评价：
- 现场查看危急值项目表、危急值报告登记记录本及相关病历资料等。

【C-3】

相关人员熟悉并遵循上述制度和工作流程。

临床、医技部门等相关人员知晓本部门"危急值"项目及内容，能够有效识别和确认"危急值"。

支撑材料：
- 机构提供危急值制度和工作流程的培训，培训资料包括培训计划、培训通知、签到表、影像资料、培训资料、试卷、成绩通报（含排名）、总结（含结果运用）。

现场评价：
- 现场查看机构相关培训资料。
- 现场测评机构相关工作人员。

【B-1】

严格执行危急值报告制度与流程，并规范记录，确保危急值信息报告全流程的人员、时间、内容等关键要素可追溯。

接获危急值报告的医护人员应完整、准确记录患者识别信息、危急值内容和报告者的信息，按流程复核确认无误后，在规定时限内向经治或值班医师报告，并做好记录。医师接获危急值报告后应及时追踪、处置并记录，确保可追溯。

支撑材料：
- 机构提供完整规范的危急值报告登记记录本，登记信息要全面、正确、可追溯。保证病历和危急值报告登记本时间节点的一致性、顺序性。

现场评价：
- 现场查看机构危急值报告登记本及追溯记录。

【B-2】

根据临床需要和实践总结，更新和完善危急值管理制度、工作流程及项目表。

职能部门根据相关法律法规、标准规范等更新情况，结合机构危急值制度执行过程中发现的问题，及时修订危急值管理制度、工作流程及项目表。

支撑材料：
- 机构应当提供根据临床需要更新完善的危急值管理制度及项目表。
- 机构提供危急值制度、项目、流程修订版次的相关资料。
- 职能部门定期对临床医技科室危急值报告制度的执行情况进行督导检查。

现场评价：
- 现场查看更新和完善前后的危急值相关制度、项目及监管记录等资料。

【A】

相关职能部门每年对本机构危急值报告制度的有效性至少开展1次评估。

职能部门每年对危急值报告制度的执行情况及有效性进行全面评估，了解该制度执行情况和存在的问题，根据情况进行修订。

支撑材料：
- 机构医务科根据季度检查结果，每年对危急值报告制度进行1次评估，了解该制度的效果、执行情况、存在问题等，根据情况进行修订和改进。
- 机构应当每年对危急值报告制度进行1次评估分析。

现场评价：
- 现场查看机构危急值制度及项目的有效性。
- 现场查看机构危急值报告管理制度的督导检查记录及对危急值登记记录的评估分析报告。

3.3.3 患者安全风险管理

【C-1】

有防范患者跌倒、坠床的相关制度，并体现多部门协作。

制定机构患者跌倒、坠床的预防及处理制度，体现行政后勤等多部门协作。

支撑材料：
- 机构提供患者跌倒、坠床的相关制度，从多方面体现全院多科室、人员、环节的防控措施。
- 机构提供护士对住院患者及照护者进行预防跌倒的指导，内容包括风险识别及防范措施等。

现场评价：
- 现场查看患者跌倒、坠床的相关制度及防范措施等。

【C-2】

有患者跌倒、坠床等意外事件报告相关制度、处置预案与工作流程。

支撑材料：

- 机构提供患者跌倒、坠床等意外事件的相关报告制度、流程及处理预案。

现场评价：

- 现场查看机构相关报告制度及处理流程等。

【C-3】

主动告知患者跌倒、坠床风险及防范措施并有记录。

医务人员对老年人及行动不便等患者应进行跌倒风险评估，采取多种形式主动告知就诊患者跌倒、坠床风险，并有记录。

支撑材料：

- 机构提供住院患者跌倒风险评估单、住院患者跌倒风险告知书、跌倒应急预案演练记录、跌倒不良事件上报及改进记录等。

现场评价：

- 现场查看机构相关记录并进行访谈。

【C-4】

相关工作人员熟悉并遵循上述制度和工作流程。

支撑材料：

- 机构提供相关培训材料，包括培训计划、培训通知、签到表、影像资料、培训内容、试卷、成绩通报（含排名）、总结（含结果运用）。相关医务人员知晓率100%。

现场评价：

- 现场查看机构相关培训材料。
- 现场测评机构工作人员掌握能力。

【C-5】

本机构内有防止跌倒、烫伤等安全措施。

支撑材料：

- 机构提供整体环境中的防跌倒安全措施，如走廊扶手、卫生间及地面防滑、小心跌倒、防烫伤警示标识、无障碍通道、高危住院患者"防跌倒"警示标识等。

现场评价：

- 现场查看机构环境及相关安全措施等。

【B】

对患者安全风险质量监控指标数据进行收集和分析。

职能部门每年要对本机构患者安全风险质量监控指标数据进行收集和分析，并有记录。

支撑材料：

- 机构提供职能部门每季度对不良事件进行汇总分析及反馈的相关资料。

现场评价：

- 现场查看机构职能部门的分析报告。

【A】

定期分析患者意外事件，持续改进，降低事件发生率。

职能部门每年对院内患者跌倒、烫伤等意外事件进行总结分析，完善防范措施，降低事件发生率，保障患者安全。

支撑材料：

- 职能部门每季度对不良事件汇总分析、反馈，有数据分析证明改进效果，且在实际工作中持续改进有成效。

现场评价：

- 现场查看职能部门的汇总分析报告及持续改进有成效的相关材料。

3.3.4 患者参与医疗安全

【C-1】

有医务人员履行患者参与医疗安全活动责任和义务的相关规定。

支撑材料：

- 机构提供医务人员履行患者参与医疗安全活动责任和义务的相关规章制度。内容包括诊疗活动前医务人员与患者或家属的沟通、患者提供真实信息和病情的引导、相关检查和疾病知识的宣教等。

现场评价：

- 现场查看机构相关制度。

【C-2】

有邀请患者主动参与医疗安全管理的具体措施与流程。

机构有针对性地向患者及其家属提供相应的安全教育，鼓励患者及其家属主动参与。

支撑材料：

- 机构提供邀请患者主动参与医疗安全管理的相关制度与流程。
- 机构有针对性地向患者及其近亲属提供相应的安全教育，争取患者及其家属的主动参与，如知情同意、手术部位标识、跌倒预防、安全用药等。

现场评价：

- 现场查看机构相关制度与流程。
- 现场访谈机构医务人员。

【C-3】

有宣传并鼓励患者参与医疗安全活动的相关记录。

机构为患者创造并提供多种形式的参与医疗安全活动的机会。

支撑材料：

- 机构提供患者参与医疗活动的相关记录。内容包括就诊时提供真实病情和有关信息对保障诊疗服务质量与安全的重要性，尤其是患者在接受有创诊疗前、输液与输血前等。

现场评价：

- 现场查看相关工作记录。

【B-1】

药学人员向患者提供安全用药咨询。

建立机构安全用药咨询制度，药学人员向患者及家属提供安全用药咨询服务。

支撑材料：

- 机构提供安全用药咨询制度。
- 机构设置"用药咨询"专用窗口，有明确标识，专人提供服务。

现场评价：

- 查看机构相关制度及《患者用药咨询登记本》。
- 查看机构"用药咨询"标识，有专业人员值班。
- 现场访谈工作人员及患者用药咨询情况。

【B-2】

患者及家属、授权委托人了解针对病情的可选择诊疗方案。

医务人员根据患者实际情况与患者及家属、授权委托人等共同制定适宜的诊疗方案，在征求患者及家属意见后实施。

支撑材料：

- 机构提供各项治疗知情同意书，如进行手术、麻醉、操作时镇静、输血及血液制品、其他高危检查及高危治疗等。
- 机构医务人员应对患方进行口头告知同时履行书面知情同意书。

现场评价：

- 现场查看机构知情同意书落实情况。
- 现场访谈患者，知晓率要求100%。

【A-1】

职能部门定期对"患者主动参与医疗安全活动"进行检查、总结和反馈，并持续整改。

职能部门每年定期对患者参加医疗安全活动进行督导、检查，发现问题提出改进措施，并反馈。

支撑材料：

- 职能部门每季度一次对患者参加医疗安全活动进行检查的督导记录。
- 机构每年一次对"患者主动参与医疗安全活动"进行总结，发现问题，并提出改进措施，有数据显示活动持续改进有成效。

现场评价：

- 现场查看机构职能部门的督导检查记录。
- 查看机构持续改进的效果评价资料。

【A-2】

有数据证实"患者主动参与医疗安全活动"取得成效。

职能部门每年对患者主动参与医疗安全活动进行总结、分析、有数据显示活动取得成效。

支撑材料：
- 各项治疗的知情同意书。
- 每年对"患者主动参与医疗安全活动"进行1次总结，有数据显示活动取得成效。

现场评价：
- 查看机构对"患者主动参与医疗安全活动"的总结分析材料。

3.4　护理管理

3.4.1　护理组织管理体系

【C-1】

有在主任（或副主任）领导下的护理组织管理体系，定期专题研究护理管理工作，实施目标管理。

机构有完善的护理管理组织体系，由主任（或副主任）任组长，定期研究护理管理工作；护理管理工作实行目标管理责任制，目标具体，分工明确，有相应的监督和协调机制；健全护理工作制度、护士岗位职责、辖区常见病、多发病护理常规和技术操作规范等。

支撑材料：
- 机构设立护理组织管理体系，配备专（兼）职人员，职责明确。
- 机构提供定期研究专题会议相关资料（包括会议计划、会议通知、签到表、影像资料、会议记录等）。
- 机构提供目标管理计划。

现场评价：
- 现场查看机构护理管理体系、人员资质及岗位职责等。
- 现场查看机构定期研究专题会议的相关资料。
- 查看机构目标管理计划及落实记录等资料。

【C-2】

按照标准配置护理管理人员，岗位职责明确。

根据机构规模、服务范围和工作量设置护理管理岗位，负责机构内部和辖区卫生站的护理管理工作。

支撑材料：
- 机构结合实际情况设立护理管理人员，岗位职责明确。
- 机构提供配置护理管理人员的相关文件、资格证书及岗位职责等。
- 机构提供护理管理人员对院内及辖区村卫生室护理工作的督导检查记录等。

现场评价：
- 现场查看机构配置护理管理人员的文件及人员资质。
- 现场查看机构护理管理人员的岗位职责。
- 现场查看护理管理人员对院内及辖区卫生室护理工作的督导检查记录。

【C-3】

有护理工作中长期规划和年度计划，与中心总体发展规划和护理发展方向一致。

机构有护理工作中长期发展规划（一般3～5年），明确护理工作目标、具体措施和保障条件；每年制定年度护理工作计划，护理中长期发展规划和年度计划均要与机构总体发展规划和护理发展方向一致。

支撑材料：
- 机构提供护理工作中长期发展规划，要根据医院发展规划及《全国护理事业发展规划（2021—2025年）》，制定机构护理工作3年或5年规划。护理规划应包括制定规划的原则、目标、任务、措施等。
- 机构提供当年度的护理工作计划，计划应体现坚持"以患者为中心"的理念，夯实基础护理，提高护理质量，保障护理安全的目标及措施，便于推进工作计划。

现场评价：
- 现场查看机构护理工作发展规划，内容与机构总体发展规划和护理发展方向一致。
- 现场查看机构年度计划，内容符合护理发展规划，目标清晰。

【C-4】

相关人员知晓规划、计划的主要内容。

支撑材料：

● 机构提供对护理规划和计划相关的会议或培训材料，培训材料包括培训计划、培训通知、签到表、影像资料、培训内容、试卷、成绩通报（含排名）、总结（含结果运用），相关人员对护理规划、计划的知晓率为100%。

现场评价：

● 现场查看对护理规划和计划相关的会议或培训资料。

● 现场访谈工作人员知晓情况。

【B-1】

落实岗位职责和管理目标，建立并落实各层次护理管理人员考核评价机制。

护理管理人员严格履行岗位职责，落实目标管理；职能部门对各层次护理管理人员定期考核评价，考核结果与绩效挂钩。

支撑材料：

● 机构应制定护理管理人员考核标准，并按计划进行定期考核。

● 机构将考核结果纳入绩效考核方案，考核结果与个人绩效挂钩。

现场评价：

● 现场查看机构护理管理人员的考核资料。

● 现场查看机构绩效考核方案。

【B-2】

有效执行年度计划，并有总结。

支撑材料：

● 机构提供年度（半年）护理工作计划，根据工作计划进行落实，并每年度（半年）对护理工作完成情况进行总结。

现场评价：

● 现场查看机构年度护理工作计划。

● 现场查看机构护理计划落实记录。

● 现场查看机构年度护理工作总结。

【B-3】

护理部门对《护士条例》执行落实情况开展监督检查。

支撑材料：

- 机构根据《护士条例》的规定，制定相关制度，实施护理管理工作。
- 职能部门定期对《护士条例》相关内容进行督导检查，内容包括护士的工作环境、福利待遇、表彰荣誉、培训教育、执业注册、职业防护监督落实情况。

现场评价：

- 现场查看机构《护士条例》相关制度。
- 现场查看职能部门的督导检查记录等。

【B-4】

护理部门能够按照临床护理工作量对临床科室护士进行合理配置和调配。

机构按照护理岗位职责合理配置护士，设置病房的机构平均每名护士负责患者不超过8个。护士数量要实行动态调整，以保障护理质量和患者安全。

支撑材料：

- 机构提供在岗护理人员基本信息一览表、毕业证书、资格证书、执业证书等资料。
- 机构制定护理人员调配方案及流程。

现场评价：

- 现场查看机构护理人员相关资质等。
- 现场查看机构开放床位，核算床护比。
- 现场查看机构护理人员调配方案、调配流程及调配记录等。

【A-1】

开展延续性护理和个案管理。

机构能为上级医院诊断明确、病情稳定的术后康复患者、慢性病患者、晚期肿瘤患者及失能失智、完全不能自理的老年患者和残疾人等提供延续性护理服务，为长期卧床、晚期肿瘤患者、行动不便的老年人、残疾人及其他适合在家庭条件下进行医疗护理的人群提供家庭病床和居家护理服务。

支撑材料：

- 机构应制定适合其延续性护理的疾病目录、护理流程、操作规范等，并进行专科培训，考试考核合格后方可进行护理操作。
- 机构应制定适合本机构有关家庭病床和居家护理服务相关的制度及流程。
- 机构提供开展延续性护理及个案管理的工作记录。

- 机构延续护理和个案护理相关内容应在年度计划和年度总结中有体现。

现场评价：

- 现场查看机构延续性护理及个案管理相关制度、培训及流程。
- 现场查看机构开展延续性护理及个案管理的工作记录。
- 现场查看机构相关内容在年度计划和年度总结中的体现。

【A-2】

对规划和计划落实过程中存在的问题与缺陷进行追踪分析，持续改进。

职能部门根据规划和计划内容定期开展督促，对落实过程中存在的问题和缺陷进行追踪，分析原因及时落实整改，持续改进见成效。

支撑材料：

- 职能部门根据年度计划定期进行的督导检查记录。
- 职能部门根据督导检查记录存在的问题和缺陷进行的原因分析，提供连续性的督查总结分析和改进措施（总结分析报告内容包含但不限于检查记录、问题反馈、原因分析、整改措施，效果追踪等，有数据体现持续改进有成效）。

现场评价：

- 查看机构职能部门的督导检查记录。
- 查看机构职能部门对存在的问题和缺陷进行的原因分析，整改落实措施及报告，数据体现持续改进有成效。

3.4.2 临床护理质量管理

【C-1】

依据《分级护理指导原则》制定符合本机构的分级护理制度，有护理质量评价标准。

支撑材料：

- 机构设立临床护理质量管理体系，分管院长为第一责任人，职责明确。
- 机构提供分级护理制度、质量评价表及质量指标计划等。

现场评价：

- 查看机构质量管理体系、相关制度、护理质量评价表、质量指标计划。

【C-2】

护士掌握分级护理的内容，有年度护理培训计划，定期开展相关培训和教育。

制定年度护理培训计划，每年开展分级护理培训、考核，护士均要掌握相关内容。

支撑材料：
- 机构提供年度护理培训计划（包括理论考核和技能操作）、新入职护士规范化培训计划等。
- 机构提供分级护理相关培训资料，包括培训计划、培训通知、签到表、影像资料、培训内容、试卷、成绩通报（含排名）、总结（含结果运用）。

现场评价：
- 现场查看机构年度培训计划、相关培训资料等。

【C-3】

有定期护理查房、病例讨论制度及流程，有相关工作记录。

制定机构的护理查房制度和疑难危重病例讨论制度，规范流程和要求；定期开展护理查房和病例讨论，并做好记录。

支撑材料：
- 机构提供护理查房制度、疑难危重病例讨论制度、护理查房流程和病例讨论流程等。
- 机构制定护理查房计划，定期进行护理查房，有护理查房记录，查房记录格式规范（包括标题、时间、参加人员等）、信息正确（患者姓名、年龄、性别、诊断等）、内容全面（护理计划、病情分析、护理讨论、护理总结等）。有病例讨论记录，重点包括：机构内的常见病、多发病、危重病例、疑难病例、手术病例等。

现场评价：
- 查看机构护理查房制度、疑难危重病例讨论制度、相关流程、记录。

【B-1】

依据患者的个性化护理需求制定护理措施，并能帮助患者及其家属、授权委托人了解患者病情及护理的重点内容。

支撑材料：

- 机构提供针对患者个性化护理需求的护理措施等。
- 机构提供患者个性化护理需求的护理记录等。

现场评价：

- 现场查看机构护理措施及护理记录等。
- 现场访谈机构工作人员、患者及家属。

【B-2】

科室对分级护理落实情况进行定期检查，对存在问题有改进措施。

科室每季度开展分级护理检查，针对问题进行总结、分析，积极整改。

支撑材料：

- 机构提供科室每月对分级护理落实情况的检查记录。
- 机构提供科室对存在问题的分析整改措施相关材料。

现场评价：

- 现场查看机构相关检查记录、整改分析报告。
- 现场访谈机构工作人员和住院患者。

【A-1】

职能部门对落实情况进行定期检查、评价、分析，对存在的问题，及时反馈，并提出整改建议。

职能部门每季度开展护理质量督导评价，总结反馈，提出改进措施。

支撑材料：

- 机构提供职能部门每季度对分级护理的督导检查记录，根据督导检查记录存在的问题和缺陷进行的原因分析，提供连续性的督查总结分析和改进措施（总结分析报告内容包含但不限于检查记录、问题反馈、原因分析、整改措施等）。

现场评价：

- 现场查看机构职能部门的督导检查记录。
- 查看机构职能部门对存在的问题和缺陷进行的原因分析，整改落实措施及报告。

【A-2】

有护理质量持续改进的成效和结果。

支撑材料:
- 机构提供有关持续改进的案例,追踪其改进的过程、效果,并进行对比总结,有数据体现持续改进有成效。

现场评价:
- 现场查看机构案例及数据分析报告等。

3.4.3 护理安全管理

【C-1】

制定并落实临床护理技术操作常见并发症的预防和处理规范。

机构有常见护理技术操作并发症的预防与处理规范,并严格落实。

支撑材料:
- 机构提供临床护理技术操作常见并发症预防与处理规范,包括常用基础护理操作及本机构常见专科病人护理技术操作并发症的预防与处理规范等。
- 机构提供常见临床护理操作规程以及评分标准。
- 机构提供常见临床护理技术操作常见并发症的预防与处理规范相关培训资料,包括培训计划、培训通知、签到表、影像资料、培训内容、试卷、成绩通报(含排名)、总结(含结果运用)。

现场评价:
- 现场查看相关规范、规程、评分标准及相关培训资料。

【C-2】

有重点环节应急管理制度,有紧急意外情况的应急预案,并开展演练。

制定机构重点环节应急管理制度、紧急意外情况应急预案和处理流程,如跌倒和坠床、用药错误、身份辨识错误、转运意外、导管意外等,定期开展应急培训和演练。

支撑材料：

- 机构提供重点环节应急管理制度、紧急意外情况的应急预案和处理流程（如跌倒和坠床、用药错误、身份辨识错误、转运意外、导管意外、猝死、消防、停电停水、网络瘫痪等）。
- 机构至少每季度开展一次应急培训和演练，培训资料包括培训计划、培训通知、签到表、影像资料、培训内容、试卷、成绩通报（含排名）、总结（含结果运用），演练资料包括计划、演练方案、脚本、图片、分析、整改等。

现场评价：

- 现场查看机构相关制度、预案和处理流程等。
- 现场查看机构培训和演练相关资料。

【C-3】

严格执行针对病人服药、注射、输液的查对制度，减少操作差错（三查：操作前查、操作中查、操作后查；查药品的有效期，配伍禁忌，查药品有无变质、浑浊，查药品的安瓿有无破损，瓶盖有无松动。八对：查对床号、查对姓名、查对药名、查对剂量、查对时间、查对浓度、查对用法、查对药品有效期。一注意：注意严密观察药效及不良反应）。

支撑材料：

- 机构提供病人服药、注射、输液的查对制度。
- 机构提供服药、注射、输液查对制度的相关培训资料，包括培训计划、培训通知、签到表、影像资料、培训内容、试卷、成绩通报（含排名）、总结（含结果运用）。
- 机构提供"三查八对"医嘱核对记录本。

现场评价：

- 现场查看机构相关制度、培训资料、医嘱核对记录本。
- 现场测评机构工作人员掌握能力。

【B-1】

本机构为护士实施治疗和护理时提供必要的防护措施，护士熟练掌握常见技术操作及并发症预防措施及处理流程。

支撑材料：

- 机构提供护士在实施治疗和护理时必要的防护措施和用具。
- 机构应当提供常见护理操作规程及并发症的防护措施和流程.

现场评价：

- 现场查看机构相关制度、流程和防护用具等。

● 现场测评工作人员掌握能力。

【B-2】

职能部门定期进行临床常见护理技术操作考核评价。

职能部门每季度开展常见护理技术操作考核，有针对性地加强技术操作培训，提升常见护理技术操作水平。

支撑材料：
● 职能部门至少每季度组织一次、科室每月组织一次对临床常见护理技术操作进行考核，有相关考核记录，包括成绩、影像资料、分析总结、评价报告等。
● 机构提供临床常见护理技术操作的相关培训资料，包括培训计划、培训通知、签到表、影像资料、培训内容、试卷、成绩通报（含排名）、总结（含结果运用）。
现场评价：
● 现场查看机构相关考核、培训资料。

【A】

职能部门对在护理安全管理中存在的问题进行追踪和成效评价，持续改进。

机构有完善的护理安全管理措施，职能部门每季度开展护理质量安全评价，总结分析，持续改进见成效。

支撑材料：
● 机构提供护理安全管理措施、护理安全不良事件记录及分析报告。
● 职能部门至少每季度对护理质量安全管理工作进行一次督导检查并记录。
● 职能部门根据督导检查记录存在的问题和缺陷进行原因分析，提供连续性的督查总结分析和改进措施（总结分析报告内容包含但不限于检查记录、问题反馈、原因分析、整改措施，效果追踪等），有数据体现持续改进有成效。
现场评价：
● 现场查看机构相关制度、记录、分析报告等。
● 查看职能部门的督导检查记录、对存在的问题和缺陷进行的原因分析，整改落实措施及报告，数据体现持续改进有成效。

3.5　医院感染管理

3.5.1　医院感染管理组织

【C-1】

健全医院感染管理组织体系，合理配备专（兼）职人员承担医院感染管理和业务技术咨询、指导工作。

　　机构有医院感染管理组织体系，实行中心主任负责制，成员由各科室主要负责人组成，配备专（兼）职人员承担医院感染管理和业务技术咨询、指导工作。

支撑材料：
　　● 机构提供医院感染管理体系的红头文件，配备专（兼）职人员承担医院感染管理和业务技术咨询、指导工作。根据《医院感染管理办法》要求，100张床位以上的医院应当设立医院感染管理委员会和独立的医院感染管理部门；100张床位以下的医院应当设立医院感染质控小组，指定分管医院感染管理工作的部门，医院感染管理委员会及医院感染质控小组应由医院感染管理部门、医务科、护理、临床科室、手术室、检验科、药事管理部门、后勤管理部门及其他有关部门的主要负责人组成，主任委员由医院院长或分管医疗业务工作的副院长担任。
现场评价：
　　● 现场查看机构提供的相关文件、人员资质等资料。

【C-2】

制定符合本机构实际的医院感染管理规章制度，相关人员知晓本部门、本岗位在医院感染管理方面的职责并履行。

　　制定符合机构实际的医院感染管理规章制度，包括清洁消毒与灭菌、隔离、手卫生、医源性感染预防与控制措施、医源性感染监测、医源性感染暴发报告制度、一次性使用无菌医疗器械管理、医务人员职业卫生安全防护、医疗废物管理等制度。

支撑材料：
　　● 机构提供医院感染管理相关规章制度，包括但不限于《医院感染管理制度》《临床科室医院感染管理小组工作制度》《医源性感染预防与控制措施》《医源性感染监测制度》《医源性感染暴发报告制度》《医务人员感染性病原体职业暴露预防、处置及上报制度》

《医务人员职业卫生安全防护制度》《手卫生管理制度》《清洁消毒与灭菌》《消毒隔离制度》《一次性使用无菌医疗器械管理制度》《医疗废物管理制度》等。

● 机构提供医院各岗位职责，包括但不限于《医院感染管理小组职责》《医院感染办公室工作职责》《医院感染管理专职人员职责》《医务科职责》《护理部职责》《检验科职责》《药剂科职责》《各科室医院感染管理小组职责》《各科室医院感染兼职医生职责》《各科室医院感染兼职护士职责》《各科室医务人员职责》等。

现场评价：

● 现场查看机构相关规章制度、职责等。

● 现场访谈机构工作人员。

【C-3】

将医院感染管理纳入本机构工作计划和质量与安全管理目标。

支撑材料：

● 机构提供院科两级医院感染年度工作计划、工作总结，本机构总体工作计划和质量与安全管理目标含有医院感染管理内容。

现场评价：

● 现场查看机构相关计划和总结等。

【C-4】

针对各级各类人员制定医院感染管理培训计划。

有针对各级各类人员制定的医院感染管理培训计划，培训内容包含医院感染相关法律法规、医院感染管理相关工作规范和标准、专业技术知识等。

支撑材料：

● 机构提供针对不同岗位制定的培训计划、相关培训资料等，培训资料包括培训计划、培训通知、签到表、影像资料、培训内容、试卷、成绩通报（含排名）、总结（含结果运用）。

现场评价：

● 现场查看相关培训计划和培训资料等。

【B-1】

有院科两级医院感染管理工作制度和督查记录，每月召开专题会。

实行院科两级管理，定期对各科室（部门）进行监督检查，有检查记录；每月召开院感防控专题会，及时反馈整改落实情况。

支撑材料：
- 机构提供院科两级医院感染管理工作制度、各科室医院感染管理质量考核标准、院科两级院感督导记录，督导检查重点科室如手术室、口腔科、检验科等每月一次，一般科室及病区等每季度一次。
- 机构提供重点科室及相关职能部门负责人每月召开的专题会记录，会议汇报上月反馈问题落实情况及职能科室日常督导发现的重点突出问题，有针对性地提出整改方案，部署下月重点工作。

现场评价：
- 现场查看机构相关工作制度、考核标准、自查记录、督导记录、整改分析报告及专题会议资料等。

【B-2】

及时整改上级部门检查发现的问题，并及时调整、完善工作计划和内容。

支撑材料：
- 机构提供针对上级主管部门督导检查发现的问题撰写的整改报告，包括检查时间、检查人员、存在问题、原因分析及整改措施等，在规定时间内进行整改，并根据督导检查情况及时调整和完善相关内容。

现场评价：
- 现场查看机构相关督导检查记录、整改报告、调整和完善记录。

【A】

职能部门对医院感染管理定期评估，对存在问题有反馈和改进措施，持续改进。

支撑材料：
- 职能部门每半年对医院感染管理工作进行总结评估，通过医院感染管理委员会会议进行汇报，总结相关工作完成情况、分析医院感染管理存在的问题、针对问题梳理下一步工作重点、落实下半年工作方案等。
- 职能部门根据督导检查记录存在的问题和缺陷进行原因分析，提供连续性的督查总结分析和改进措施（总结分析报告内容包含但不限于检查记录、问题反馈、原因分析、整改措施，效果追踪等），有数据体现持续改进有成效。

现场评价：

- 现场查看机构职能部门定期对医院感染管理工作进行的相关评估报告和检查记录等。
- 现场查看机构职能部门对存在的问题和缺陷进行的原因分析，整改落实措施及报告，数据体现持续改进有成效。

3.5.2　医院感染相关监测

【C-1】

机构配备医院感染管理专（兼）职人员，监测设施配备符合要求。

支撑材料：

- 机构提供医院感染管理工作专（兼）职人员基本信息一览表，职责分工明确。
- 机构提供院感监测设施设备运行监管记录。

现场评价：

- 现场查看机构提供的基本信息一览表、运行监管记录等材料。

【C-2】

有符合本机构实际的医院感染监测计划、监测的目录/清单，开展感染发病率监测，符合《医院感染监测规范》（WS/T312—2023）、《医疗机构消毒技术规范》（WS/T 367—2012）。

支撑材料：

- 机构提供医院感染监测计划和监测目录/清单。感染监测计划包括监测时间、监测项目、监测指标、监测人员、监测频次等。监测目录/清单包括环境卫生学监测、手卫生监测、消毒灭菌监测、手术部位监测、抗菌药物管理、职业暴露监测等，监测结果不符合要求时，应及时进行原因分析和整改，并进行复测，直至结果合格为止。
- 机构提供环境卫生学监测报告单。
- 机构提供紫外线监测清单。
- 机构提供发病率等综合性监测汇总。
- 机构提供职业暴露监测汇总。

现场评价：

- 现场查看医院感染监测计划和监测目录/清单、相关记录及各种监测报告单等。

【C-3】

有针对本机构重点环节、重点人群和高危险因素管理与监测计划，并落实。

支撑材料：

- 机构提供重点环节、重点人群与高危险因素管理的相关监测计划。针对本机构的重点环节、重点人群与高危险因素，制定符合自身实际的管理与监测计划，并落实，重点环节包括安全注射、各种插管后的感染预防措施、手术操作、超声检查、医疗废物管理。
- 机构应当提供开展的职业暴露监测，工作人员发生职业暴露后严格按照《职业暴露处置流程》进行处置并及时上报院感科，院感科定期进行统计汇总，针对高发人群进行专项培训。

现场评价：

- 现场查看机构对重点环节、重点人群高危因素的监测，如手术患者、老年患者等。
- 现场查看机构职业暴露监测记录。

【C-4】

对感染高风险科室及感染控制情况进行风险评估，制定针对性措施。

支撑材料：

- 机构提供对感染高风险科室如手术室、口腔科、中医科、检验科等进行的风险评估，从管理制度、人员培训、制度落实、个人防护、手卫生及医疗废物等方面梳理风险点，制定风险评估表，从风险发生的可能性、严重性及可探测度进行评分，从高到低进行排列，针对评分较高的风险点进行原因分析，制定切实可行的整改措施并落实，定期进行效果评价。机构对感染高风险科室如手术室、口腔科、中医临床科室、治疗室、换药室、注射室、病房等进行风险评估，制定针对性措施并组织落实。
- 机构应当提供风险评估表及评估报告。

现场评价：

- 现场查看机构感染高风险科室风险评估表相关资料。
- 现场查看机构高风险科室培训记录。
- 走访机构各科室访谈工作人员。

【B-1】

手术部位感染按手术风险分类，对切口感染率进行统计、分析与反馈。

严格按照《医院感染监测规范》（WS/T312—2023）进行手术部位感染监测，对切口感染率进行统计、分析与反馈，并保存记录。

支撑材料：
- 机构应制定手术风险分类标准。
- 职能部门定期对手术部位感染开展督导检查，对切口感染率进行统计、分析与反馈。
- 机构应当提供手术部位目标性监测汇总。

现场评价：
- 查看机构内的手术风险分类标准。
- 查看职能部门的督导检查记录及对切口感染率进行统计、分析与反馈的报告。
- 查看机构开展手术部位感染监测，包括手术部位感染发生率、I类切口感染发生率。

【B-2】

医院感染管理人员对监测资料进行分析、总结和反馈，对存在的问题进行督促整改。

职能部门每季度对监测资料进行分析评价，总结反馈，对存在的问题提出改进措施，落实整改。

支撑材料：
- 机构应当提供院感科每季度监测报告，对监测指标进行统计、分析，针对存在问题提出改进措施，并反馈给科室。

现场评价：
- 现场查看院感科每季度监测报告及对监测指标进行的统计、分析报告。
- 现场查看机构对存在的问题进行改进措施的落实情况。

【A-1】

开展医院感染监测工作，提高本机构医院感染管理水平，成效明显。

有资料或数据显示开展医院感染监测工作对提高本机构医院感染管理水平成效明显。

支撑材料：
- 机构应当提供手术目标性监测汇总，对开展手术医疗机构，根据《医院感染监测规范》（WS/T312—2023）要求提供开展手术部位感染的监测，包括手术部位感染发生率，I类切口感染发生率。
- 机构提供每季度至少对监测指标进行的统计、分析并反馈科室的资料，监测指标逐渐改善，有数据体现持续质量改进。

现场评价：

- 现场查看医院感染检测汇总统计报告。
- 查看职能科室监测指标进行的统计、分析以及整改落实措施、数据显示持续改进有成效。

3.5.3 手卫生管理

【C-1】

定期开展手卫生知识宣传与技能的培训、考核，并有记录。

每年至少开展两次手卫生知识宣传与技能的培训和考核，并做好记录。

支撑材料：

- 机构根据医务人员手卫生规范（WS/7313—2019）制定手卫生管理制度。
- 机构提供手卫生知识培训（洗手、卫生手消毒、外科手消毒等），培训材料要包括培训计划、培训通知、签到表、影像资料、培训资料、试卷、成绩通报（含排名）、总结（含结果运用）。

现场评价：

- 现场查看机构手卫生管理相关制度。
- 查看机构内考核培训资料。

【C-2】

手卫生设施种类、数量、安置位置、手卫生用品等符合医务人员手卫生规范（WS/T313—2019）。

机构按照要求配备相应数量的手卫生设施，放置合理、符合规范。手卫生设施种类包括洗手流程图、洗手池、非手触式水龙头、流动水、医用洗手液、干手用品、手消毒剂、带盖生活垃圾桶等。

支撑材料：

- 机构应当提供医务人员手卫生规范要求。

现场评价：

- 现场走访机构各科室，查看手卫生设施及用品。包括洗手图、洗手池、非手触式水龙头、洗手液、速干手用品、手消毒剂、带盖生活垃圾桶等。

【C-3】

医务人员手卫生知识知晓率100%。

手卫生知晓率＝知晓手卫生知识人数/调查人数×100%

支撑材料：
- 机构应当提供洗手操作考核评分表。
- 机构内定期对全院进行检查，知晓率100%。

现场评价：
- 现场查看机构内手卫生的考核记录。
- 现场抽查机构工作人员手卫生操作，查看知晓率。

【B-1】

有院科两级对手卫生规范执行情况的监督检查记录，并有整改措施。

院科两级每季度对医务人员手卫生进行督导检查，并有记录。针对存在的问题，落实整改。

支撑材料：
- 机构应当提供院科两级的督导检查记录及整改措施。

现场评价：
- 现场查看机构督导检查记录及整改报告。

【B-2】

随机抽查医务人员手卫生依从性达到70%以上，洗手方法正确率达到70%以上。

手卫生依从性＝实做次数/应做次数×100%
洗手方法正确率＝正确的洗手次数/实际进行的洗手次数×100%

支撑材料：
- 机构应当提供院科两级的手卫生依从性调查表。

现场评价：

- 现场走访机构各科室随机抽查医务人员，核实洗手方法正确率达到70%以上。

【A】

随机抽查医务人员手卫生依从性达到80%以上，洗手方法正确率达到80%以上。

支撑材料：

- 机构应当提供院科两级的手卫生依从性调查表。
- 机构提供各科室每月进行手卫生依从性及正确率统计汇总，院感科每季度汇总一次。

现场评价：

- 现场走访各科室随机抽查医务人员手卫生操作，核实洗手方法正确率达到80%以上。

3.5.4 消毒及灭菌工作管理

【C-1】

有满足消毒要求的消毒设备、设施与消毒剂（可依托有资质的第三方机构）。

机构消毒供应室分区明确、布局流程合理、标识清楚，清洗消毒和灭菌设备齐全。依托有资质的第三方机构的，应有委托协议书，且应设有污染物品收集暂存间和灭菌物品交接发放间。

支撑材料：

- 消毒供应中心/室相对独立，周围环境清洁，无污染源。内部环境整洁，通风、采光良好，分区（辅助区域、工作区域等）明确并有间隔。
- 机构提供消毒灭菌设备设施，根据工作岗位的不同需要，配备相应的个人防护用品。
- 不具备消毒灭菌条件的医疗机构应提供第三方协议，且在有效期内。机构应设有污染物品暂存间和无菌物品存放间，建立物品交接与发放记录。

现场评价：

- 有消毒供应中心/室的机构，现场查看设施设备及运行监管记录。
- 不具备消毒灭菌条件的机构，现场查看协议书及物品交接与发放记录。

【C-2】

定期对有关设备设施进行检测、对消毒剂的浓度和有效性等进行监测。

支撑材料：

- 提供机构内的设备设施目录及运行监管记录。
- 机构定期对相关设施设备进行物理监测法、化学监测法和生物监测法监测，有监测记录。
- 机构含氯消毒剂现用现配，配置后及时进行浓度监测，合格方可使用，超过24小时及时更换。

现场评价：

- 现场查看机构内的设备设施目录及设施设备运行监管记录。
- 现场查看机构含氯消毒剂的配置及浓度监测。

【C-3】

有本机构重点部门消毒与隔离工作制度和措施，并执行。

支撑材料：

- 机构应当提供相关重点部门的消毒隔离工作制度与措施。
- 机构对相关工作人员进行消毒隔离工作制度与措施的培训，培训资料包括培训计划、培训通知、签到表、影像资料、培训内容、试卷、成绩通报（含排名）、总结（含结果运用）。

现场评价：

- 现场查看机构重点部门消毒与隔离工作制度、措施及培训资料。
- 现场访谈机构工作人员查看落实情况。

【C-4】

有消毒供应室的，应有清洗消毒及灭菌技术操作规范，有清洗消毒及灭菌监测程序、规范及判定标准。

支撑材料：

- 机构有消毒供应中心提供消毒供应中心医院感染相关制度及操作流程，高压锅上岗证，消毒设备的物理监测、化学监测、生物监测记录。有消毒供应室的，要有消毒灭菌的操作规范、监测程序及判定标准。
- 机构制定相关规章制度、工作流程，有专人负责，经过专业培训。

现场评价：

- 现场查看机构相关制度、操作流程及检测程序等。
- 现场查看机构工作人员资质、培训证书、上岗证等资料。
- 现场查看机构消毒供应中心布局。

【B】

职能部门对医用耗材、消毒隔离相关产品的采购质量有监管，对设备设施及消毒剂检测结果定期进行分析、总结、反馈，及时整改。

职能部门每季度开展督导检查，有反馈和整改记录。

支撑材料：

- 机构医用耗材、消毒隔离相关产品符合国家有关要求，证件齐全，质量和来源可追溯。
- 职能部门每季度至少对医用耗材、消毒隔离相关产品的采购质量进行一次督导检查，并进行分析反馈。
- 职能部门对设备设施和消毒剂检测结果定期进行分析、总结、反馈，及时整改。

现场评价：

- 现场查看职能部门的督导检查记录及库房消毒隔离相关产品的采购审核材料。
- 现场查看职能部门定期对设备设施和消毒剂检测结果进行分析整改的报告。

【A】

职能部门对持续改进情况进行追踪和成效评价，并有记录。

支撑材料：

- 职能部门和相关科室每季度对消毒及灭菌工作开展情况提供连续性的督查总结分析和改进措施（总结分析报告内容包含但不限于检查记录、问题反馈、原因分析、整改措施，效果追踪等，数据体现持续改进有成效）。

现场评价：

- 现场查看职能部门对消毒及灭菌工作的督导检查记录。
- 现场查看职能部门的整改措施及分析报告，数据显示持续改进有成效。

3.6 医疗废物管理

做好医疗废物管理，防止疾病传播，保护环境，保障人体健康具有至关重要的意义。

3.6.1 医疗废物和污水处理管理

【C-1】

有本机构的医疗废物管理和污水处理管理规章制度和岗位职责，并及时更新。

支撑材料：
- 根据国家相关法律法规制定本机构医疗废物和污水处理相关工作制度和岗位职责，包括医疗废物管理制度、医疗废物暂存处管理制度、医疗废物处置人员职业防护制度、医疗废物流失/泄漏/扩散应急预案、医疗污水处理管理制度、医疗污水处理监测制度、培训制度等。机构内相关制度每两年更新一次，并根据国家新出台（修订）的相关法律法规及时更新。

现场评价：
- 现场查看机构有关医疗废物和污水处理管理的规章制度及岗位职责，各项规章制度的生成日期及修订日期。

【C-2】

有专（兼）职人员负责医疗废物和污水处理工作，上岗前经过培训。

支撑材料：
- 机构成立医疗废物和污水处理管理领导小组，配备专（兼）职人员，分工明确。
- 机构提供对专（兼）职人员进行岗前培训的材料等，鼓励持证上岗。

现场评价：
- 现场查看机构组织架构图及人员基本信息一览表等相关资料。
- 现场查看机构专（兼）职人员岗前培训资料或合格证等资料。

【C-3】

专（兼）职人员定期对本机构开展相关培训，并指导辖区卫生站工作，有记录。

支撑材料：
- 机构提供专（兼）职人员定期对职工开展医疗废物管理和污水管理相关内容的培训资料，包括培训计划、培训通知、签到表、影像资料、培训内容、试卷、成绩通报（含排名）、总结（含结果运用）。
- 机构提供指导辖区卫生站医疗废物管理相关的工作材料。

现场评价：
- 现场查看机构提供的相关培训材料。
- 现场查看机构指导辖区村卫生室的工作记录。

【C-4】

相关工作人员熟悉并遵循上述制度和工作流程。

支撑材料：
- 机构医疗废物暂存处和污水处理站相关制度及工作流程"上墙"并落实。

现场评价：
- 现场查看机构医疗废物暂存处和污水处理站制度及工作流程落实情况，测评工作人员知晓情况。

【B】

职能部门对制度和岗位职责落实情况进行监管，持续改进。

职能部门定期对医疗废物的收集、运送、贮存、转运、处置和污水处理等相关制度落实情况进行督查，提出改进措施，落实整改。

支撑材料：
- 机构提供职能部门每月对医疗废物及污水处理相关制度和岗位职责落实情况的监管记录，有反馈、原因分析及整改措施。
- 机构提供卫生监督、环保等部门对医疗废物及污水处理相关的监督意见，有整改分析报告，能体现持续改进。

现场评价：
- 现场查看职能部门每月对医疗废物及污水处理相关制度和岗位职责进行的监管记录、整改报告等材料。
- 现场查看上级主管部门对医疗废物及污水处理相关的监督意见及整改报告等材料。

【A】

根据监管情况，职能部门对医疗废物和污水处理管理工作开展成效评价，并有记录。

支撑材料：

- 职能科室根据监管情况，对医疗废物和污水处理管理工作进行成效评价，有原因分析、整改措施和持续改进成效的相关材料。

现场评价：

- 现场查看机构职能科室根据监管情况，对医疗废物和污水处理整改成效评价的分析报告。

3.6.2 医疗废物处置和污水处理

【C-1】

医疗废物分类收集，并与生活垃圾分开存放，医疗废物的处理符合《医疗废物处理条例》要求，有运行日志。

支撑材料：

- 机构设置独立的医疗废物暂存处，应远离医疗区、食品加工区、人员活动区和生活垃圾存放场所，方便医疗废物运送人员及运送工具、车辆的出入。暂存处基本建设符合防渗漏和雨水冲刷，设有冲洗设备，便于清洁消毒；有防鼠、防蚊蝇、防蟑螂、防盗的安全措施。暂存处外墙有明显的医疗废物警示标识和"禁止吸烟、饮食"的警示标识。未被污染的输液袋（瓶）设有独立暂存点，有防盗措施。提供相关影像资料。
- 医疗废物相关警示标识
- （1）医疗废物警示标
- 根据国家环境保护总局关于发布《医疗废物集中处置技术规范》的公告（环发〔2003〕206号），医疗废物的暂时贮存场所应设置医疗废物警示性标牌，样式如图2-1。

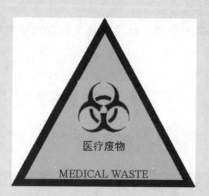

图2-1　医疗废物警示性标牌

材料：坚固、耐用、抗风化、淋蚀。

颜色：背景色为黄色，文字和字母为黑色。

尺寸：等边三角形边长≥400mm，主标识高≥150mm，中文文字高≥40mm，英文文字高≥40mm。

（2）危险废物警示标识（图2-2）

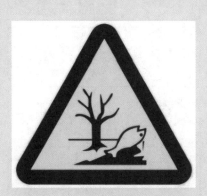

图2-2　危险废物警示标识

（3）医疗废物暂存处警示标识（图2-3）

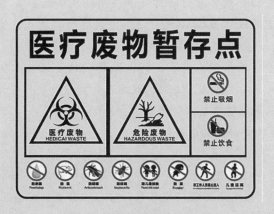

图2-3　医疗废物暂存点标识

● 机构提供医疗废物分类目录及处置流程等，医疗废物进行分类收集。医疗废物容器符合标准且定点定位放置，标识规范。参照《医疗废物专用包装袋、容器和警示标识标准》HJ421—2008，警示标识的形式为直角菱形，警告语应与警示标识组合使用，样式如图2-4所示。

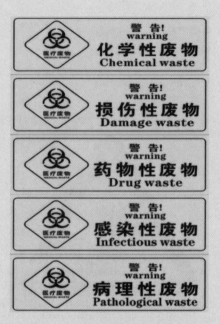

图2-4 医疗废物警示标识组合

● 机构科室医疗废物存放容器防渗防穿刺，脚踏式加盖，容器外标识清楚，定位放置。医疗废物盛放不宜超过容器的3/4，应使用有效的封口方式，使包装或容器的封口严密、严实，注明来源、产生日期、种类、重量（kg）或数量。

● 机构科室与医疗废物转运人员移交时，做好交接登记，注明来源、交接日期、种类、重量（kg）或数量、处置方法、去向、双方在医疗废物交接登记本上签名，院内交接24小时内完成，由专人送到暂存处，登记本保存3年。

● 机构提供医疗废物暂存处的消毒记录。

现场评价：

● 现场查看机构暂存处设置、警示标识、室内布局、冲洗设施等资料。

● 现场查看机构科室及暂存处医疗废物盛放容器、分类、贮存、放置情况等。

● 现场查看机构科室及暂存处医疗废物交接登记本、危险废物转运联单、转运记录、暂存处及转运车（工具）清洁消毒记录等（附1-19～附1-22）。

【C-2】

建有污水处理设施并且运转正常，有运行日志与监测的原始记录。

支撑材料：

● 机构建立污水处理系统，取得排污许可证，符合环保要求，且运转正常；20张床以下无处理站的污水必须先消毒再排放，20张床及以上的机构污水处理设施能正常运行，每日有运行记录。

●排放标准符合《医疗机构水污染物排放标准》GB18466—2016排放标准：一级标准-消毒接触池接触时间≥1h，接触池出口总余氯3～10mg/L；二级标准-消毒接触池接触时间≥1h，接触池出口总余氯2～8mg/L。采用含氯消毒剂消毒时，接触池出口总余氯每日监测不得少于2次，详细记录监测结果，留存原始记录至少3年。

现场评价：

●现场查看机构污水处理站建立的相关文件及排污许可证。

●现场查看机构污水处理设施运行监管记录及日常监测记录。

【C-3】

医疗废物处理符合环保要求，无环保安全事故发生。

机构医疗废物的处理符合环保部门的要求，无因医疗废物违规处置而被处罚（行政处罚和刑事处罚）的记录。

支撑材料：

●机构提供环保部门对医疗废物的监测报告，无因医疗废物违规处置而导致的行政处罚和刑事处罚。

现场评价：

●现场查看机构提供的医疗废物监测报告。

【B】

定期开展医疗废物处置和污水处理的培训，并有记录。

支撑材料：

●机构提供针对医疗废物处置和污水处理相关的培训资料，至少每年一次，如有意外情况或新规范发布及时进行培训，培训资料包括培训计划、培训通知、签到表、影像资料、培训内容、试卷、成绩通报（含排名）、总结（含结果运用）。

现场评价：

●现场查看机构定期开展医疗废物处置和污水处理的相关培训资料，测评相关人员知晓情况。

【A-1】

医疗废物全部由医疗废物集中处置单位集中进行处置。

支撑材料:

- 机构提供与医疗废物集中处置单位(环保部门批准许可)、未被污染输液袋回收单位签署的协议,均在有效期内。
- 机构提供医疗废物暂存处与集中处置单位的交接记录。医疗机构暂存处与医疗机构集中处置单位48小时内进行交接,交接的种类、重量(kg)一致,并开具"危险废物转运联单",保存5年。
- 有条件的医疗机构建立医疗废物追溯系统,按照系统设置规范记录并打印保存。

现场评价:

- 现场查看与医疗废物集中处置单位、未被污染输液袋回收单位签署的协议和交接记录等。

【A-2】

定期对污水进行相关监测,并达标。

支撑材料:

- 机构根据《医疗机构污水排放标准》要求完成相关指标监测,定期对污水进行细菌学相关监测,并达标。①粪大肠菌群的监测每月1次;②沙门菌的监测,每季度1次;③志贺菌的监测,每半年1次,pH监测每日不少于2次。医疗机构无法自行完成的监测指标应有具有资质的第三方监测机构进行监测,并按时出具监测报告。
- 机构提供环保部门对污水处理的监测报告。

现场评价:

- 现场查看机构污水处理运行日志、余氯监测报告或第三方环评检测报告。
- 现场查看环保部门对机构污水处理的监测报告。

【A-3】

有根据监管情况改进工作的具体措施并落实。

支撑材料:

- 卫生监督局(所)、环保部门或本院职能部门对医疗废物和污水处理提供连续性的督查总结分析和改进措施(总结分析报告内容包含但不限于检查记录、问题反馈、原因分析、整改措施,效果追踪等,有数据体现持续改进有成效)。

现场评价:

- 现场查看上级部门或职能部门对开展医疗废物和污水处理相关工作的督导检查报告。
- 现场查看机构整改措施及追踪评价报告。

3.7 放射防护管理

放射防护管理为加强放射诊疗工作的管理，保障医疗质量和医疗安全，保障放射诊疗工作人员、患者和公众的健康权益。

【C-1】

有院领导及专（兼）职人员组成的管理部门负责此项工作，制定工作人员和受检人员放射防护制度并配备相应设施。

实行一把手负责制，配备专（兼）职人员负责放射防护管理；建立放射防护相关制度，配备相应设施设备。

支撑材料：
- 机构应当成立放射卫生防护管理组织，院长任组长，配备专（兼）职管理人员，职责明确。
- 制定符合本机构实际工作的放射防护管理制度、放射安全事件应急处置预案。放射安全防护管理制度：包括放射安全管理（查对制度、危急值报告制度、质量与安全管理制度、报告审核制度等），放射防护管理（放射防护管理制度、个人剂量监测制度等），感控管理（清洁消毒与隔离制度、医疗废物管理制度等）。
- 配备相应的防护设施设备（如铅衣、铅帽、铅围裙、铅眼镜、铅围脖、铅手套、剂量监测仪、个人剂量报警仪等）。

现场评价：
- 现场查看机构放射防护管理组织文件及职责等。
- 现场查看机构放射防护相关管理制度、应急处置预案等。
- 现场查看机构相应防护设施设备等。

【C-2】

放射诊疗设备实行统一保养、维修、校验和强检，建立防护用品使用台账，实行标识管理。

机构有专（兼）职科室统一负责设备的保养、维修、校验、强检等管理，建立工作台账；科室对放射防护用品的使用要进行登记，注明科室名称、编码、启用日期、报废日期等信息。

支撑材料:

● 医疗机构指定专（兼）职科室对放射诊疗设备进行统一管理，定期维修保养，设备及强检标识规范。

● 建立机构内防护用品使用台账，记录规范。

● 在放射科进出口及其他适当位置，按照《电离辐射防护与辐射源安全基本准则》（GB 18871—2002），设立电离辐射警告标识和工作指示灯。

● 当心电离辐射标识要求：其背景为黄色，正三角形边框及电离辐射标识图形均为黑色，"当心电离辐射"用黑任粗等线体字（图2-5）。标牌的尺寸、形状和颜色及文字描述按《电离辐射防护与辐射源安全基本准则》（GB 18871—2002）制作，规格为25cm×30cm。

图2-5　当心电离辐射标识

● 工作状态指示灯要求：机房门应具有闭门装置，且工作指示灯与机房门设立联动装置，达到门关指示灯亮的效果，灯箱警示语句为：射线有害，灯亮勿入（图2-6）。

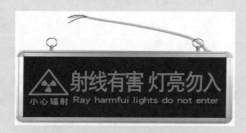

图2-6　机房门关指示灯警示语

现场评价：

● 现场查看机构设备校验报告、强检标识、维修保养协议及运行监管记录。

● 现场查看机构内防护用品及使用记录。

● 现场查看机构内电离辐射警告标识和工作状态指示灯等。

【C-3】

定期开展放射设备及周围环境检测并达标，按照《放射工作人员职业健康管理办法》开展工作人员个人剂量监测及职业健康检查。

支撑材料：
- 机构定期开展放射设备及周围环境的监测并有监测报告。
- 机构内建立个人计量监测档案并终生保存个人计量监测档案，工作人员按照相关规定佩戴个人剂量计，外照射个人计量监测周期一般为30天，最长不超过90天。
- 放射工作人员根据规定进行上岗前、离岗前职业健康检查，在岗期间定期进行职业健康检查，两次检查的时间间隔不应超过2年。
- 按照《医学放射工作人员放射防护培训规范》GBZ/T149—2015，定期对放射工作人员进行专业及防护知识培训，培训资料包括培训计划、培训通知、签到表、影像资料、培训内容、试卷、成绩通报（含排名）、总结（含结果运用）。

现场评价：
- 现场查看机构环评等相关监测报告。
- 现场查看机构个人计量监测档案、职业健康档案、体检报告等。
- 现场查看机构内专业及防护知识培训资料等。

【B-1】

有根据监管情况进行改进的措施并得到落实，有记录。

职能部门定期督查放射诊疗管理法律法规、规章制度的落实情况，并做好记录。

支撑材料：
- 职能部门运用质量管理工具，至少每季度一次对放射科开展质量与安全管理质控检查，持续改进科室医疗质量，保障医疗安全。
- 妥善保存卫生监督部门对放射科监管督查意见书，并能根据监管意见进行整改，做到有措施、有整改报告。
- 放射科质量与安全管理考核内容包括：放射质量、仪器设备管理、患者安全、职业防护（放射剂量监测）、培训教育、感控管理等。

现场评价：
- 现场查看机构放射科质量与安全管理记录、监管记录、自查报告等。
- 现场查看机构内卫生监督部门的监督检查记录及持续改进报告。

【B-2】

操作人员能执行日常保养和维护；有放射医学设备故障维修情况分析报告，用于指导设备的规范使用。

支撑材料：

- 建立影像设备保养维护制度和操作流程，操作人员能认真执行日常保养和维护。
- 机房内配有温湿度计，保持机房温度为15～28℃，相对湿度为30%～80%，并有记录。
- 有放射医学设备故障维修情况分析报告，用于指导设备的规范使用。

现场评价：

- 现场查看机构设备日常保养制度、流程，日常维护保养记录等。
- 现场查看机构放射医学设备故障维修情况分析报告单等。

【A-1】

职能部门对设备检测、操作人员个人剂量监测结果进行定期分析，及时反馈和整改。

支撑材料：

- 职能部门对放射诊疗工作场所、设备和人员进行放射防护检测、监测结果进行定期进行分析、反馈和整改。

现场评价：

- 现场查看机构职能部门定期对检测结果的分析总结和整改报告。

【A-2】

有职能部门或委托机构定期检测检查的相关记录，并持续改进。

支撑材料：

- 职能部门或委托机构定期检测检查的相关记录，提出问题、整改措施，持续改进有成效。

现场评价：

- 现场查看机构委托协议及检测检查记录，分析报告体现持续改进有成效。

3.8　药事管理

3.8.1　药品管理

药品作为医疗机构的三要素之首，该项工作主要是为广大人民群众提供安全、有效、经济的药品，并为群众及时提供所需最优质的药学服务。提高药学服务水平，切实做到安全、有效、合理用药，是药事管理工作中的重中之重。

【C-1】

设立药事与药物治疗管理组织，有相应工作制度并落实。

机构有药事与药物治疗管理组织，制定药事管理工作相关制度，并有效执行。

支撑材料：
- 机构组建药事与药物治疗管理组织的相关文件。健全的药事与药物治疗管理学组，由药学、医务、护理、医院感染、临床科室等部门负责，工作人员具有药师、医师以上专业技术职务任职资格人员组成，药房负责人应当具有高等学校药学专业专科以上或者中等学校药学专业毕业学历及药师以上专业技术职务任职资格。
- 机构内药学专业技术人员不得少于本机构卫生专业技术人员的8%。
- 机构制定药事管理工作制度并贯彻执行，工作制度包括但不限于工作职责、工作制度、药事管理制度、处方管理制度等，具体参考《医疗机构药事管理规定》（卫医政发〔2011〕11号）。
- 机构定期召开药事会（至少每季度一次），有会议记录。
- 职能部门有完整的督导检查记录、整改措施、整改评价等工作材料。

现场评价：
- 现场查看机构年报表、人员基本信息一览表、毕业证书、资格证书等相关材料核实人员资质及人员占比情况。
- 随机询问机构药事与药物治疗管理组织人员相关工作制度，了解相关人员知晓率。
- 现场查看机构提供的药事管理会议相关记录。
- 现场查看职能部门的督导检查工作记录。

【C-2】

药品采购供应管理制度与流程符合相关规定，严格落实"毒麻精放"药品管理，有药品贮存相关制度并执行。

支撑材料:
- 机构制定药品采购、供应、管理、贮存制度等。
- 机构提供供货单位相关资质、药品采购计划和审批流程等。
- 机构完善"毒麻精放"药品的采购、供应、使用制度,并建立保管、验收、领发、使用、核对等制度;严格落实"双人双锁";严格落实"五专"管理为专橱加锁、专册登记、专账消耗、专用处方、专人负责。

现场评价:
- 现场查看机构相关工作制度、流程和工作记录等材料。
- 现场查看机构药品的贮存情况。
- 查看机构供货单位的相关资质、药品采购计划审批流程与记录、药品验收记录、药库药房温湿度记录、出入库记录(执行双签)等材料。
- 查看机构"毒麻精放"药品的管理与工作记录。
- 随机抽取机构5张(不足5张全部核查)"毒麻精放"药品处方,查看其剂量、调配、签字规范性等内容。

【C-3】

疫苗的流通、储存、领发、登记及使用等符合相关规定。

支撑材料:
- 机构提供疫苗的流通、储存、领发、登记、使用、日清月结等相关工作制度、人员资质(上岗证)等材料。
- 机构疫苗在储存、运输全过程中处于规定的温度环境,冷链储存、运输符合要求,并定时监测;储存、运输全过程中记录温度,有条件的机构可以应用自动温度监测器材或设备对冰箱进行温度监测记录。
- 机构真实、准确、完整记录接种疫苗的品种、上市许可持有人、最小包装单位的识别信息、有效期、接种时间、实施接种的医疗卫生人员、受种者等接种信息,疫苗接种信息可追溯、可查询。

现场评价:
- 查看机构相关工作制度、人员资质和工作流程。
- 查看机构疫苗出入库记录、疫苗销毁、回收记录,随机抽取5种疫苗,其账物相符。
- 查看机构疫苗储存、运输中的温度监测,提供相关工作记录。

【C-4】

药品库存量及进出量、调剂室库存量及使用量定期盘点、账物相符。

支撑材料：

- 机构提供定期盘点（至少3个月一次）的相关记录及能够证明账物相符的支撑材料。

现场评价：

- 查看机构出入库记录、定期盘点记录，随机抽取5种药品，其账物相符。

【C-5】

中药饮片相关管理制度健全，采购验收、储存、调剂、煎煮等符合相关规定。

支撑材料：

- 机构制定采购验收、储存、调剂、煎煮等相关制度，并有效执行。
- 机构中药房至少配备一名中药师或相当于中药师以上专业技术水平的人员。中药饮片煎煮工作应当由中药学专业技术人员负责，操作人员应当经过专业技术培训。
- 机构提供与中药饮片供应单位签订的"质量保证协议书"，有供应单位的药品生产许可证或药品经营许可证、企业法人营业执照和销售人员的授权委托书、资格证明、身份证等资料，采购国家实行批准文号管理的中药饮片，要提供注册证书。
- 机构中药饮片仓库及调剂室具备通风、调温、调湿、防潮、防虫、防鼠等条件及设施。储存中药饮片的容器应当排列合理，有品名标签。
- 机构严格按照《处方管理办法（试行）》和中药饮片调剂规程的规定进行审方和调剂。

现场评价：

- 查看机构中药饮片相关工作制度、人员资质和工作流程等材料。
- 查看机构与中药饮片供应商签订的相关协议、委托书、采购验收记录等材料。
- 现场查看机构中药饮片仓库、调剂室和煎药室的设施设备与环境等。

【C-6】

本机构应建立以基本药物为主导的"1＋X"用药模式，用药目录符合相关规定。有优先配备和合理使用国家基本药物、国家组织集中采购和使用药品及医保目录药品相关规定并执行。

支撑材料：

- 机构制定优先配备和使用国家基本药物、国家组织集中采购和使用药品及医保目录药品的相关制度。
- 机构提供基本药物配备清单（附1-23），国家基本药物配备品种数量及使用金额占比按照当地卫生行政部门规定执行。

现场评价：

- 查看机构制定的相关工作制度、国家基本药物目录及使用金额占比情况。

【B-1】

药品采购、贮存、供应实行信息化管理。

支撑材料：

- 机构药品在国家药品和医用耗材招采系统进行采购，贮存、供应等在HIS系统执行，实行全过程的信息化管理。

现场评价：

- 现场查看机构药品采购、贮存、供应全过程的信息系统。

【B-2】

根据药品用量金额评估药品储备情况，药品储备适宜，与机构用药相衔接，满足临床用药需求。

机构内药品储备适宜，满足常见病、多发病诊治等临床用药需求。

支撑材料：

- 机构建立药物采购供应管理制度与流程，定期对药品供应情况检查，评估药品储备情况，有分析报告和改进措施等材料。

现场评价：

- 现场查看机构药物采购供应管理制度与流程。
- 机构定期对药品供应的情况进行检查，评估药品储备情况，有分析报告和改进措施等材料。

【B-3】

定期开展药师和其他药学技术人员培训。

药师和其他药学技术人员参加机构及上级机构开展的培训。

支撑材料：

- 机构定期开展药师和其他药学技术人员培训，培训资料包括培训计划、培训通知、签到表、影像资料、培训内容、试卷、成绩通报（含排名）、总结（含结果运用）。

- 机构提供参加县级及以上机构举办的药师和其他药学技术人员培训材料（有相关影像资料，有培训证书的提供培训证书）。

现场评价：

- 现场查看机构提供的相关培训材料。

【B-4】

开展药品使用监测，及时准确采集报送监测数据。

利用药品监测系统进行药品使用监测。

支撑材料：

- 机构利用药品监测系统对药品目录、出入库记录、使用记录、数据及时采集报送等。

现场评价：

- 查看机构药品数据监测相关记录等。

【A-1】

开展药品采购、贮存、发放、调配、使用全过程监管，制定合理用药相应指标，并纳入绩效考核。

支撑材料：

- 机构通过信息化管理，对药品采购、贮存、发放、调配、使用等进行全过程监管。
- 机构制定合理用药相应指标，对医师抗菌药物使用情况进行监测，住院患者抗菌药物使用率不超过60%，门诊患者抗菌药物使用率不超过20%，结果纳入绩效考核。

现场评价：

- 现场查看机构监管过程、绩效考核指标及相关落实记录等材料。

【A-2】

能组织开展药品监测数据分析应用，用于指导合理配备使用药品。

职能部门定期组织进行药品质量管理监督，应用数据分析指导合理配备使用药品。

支撑材料：

- 机构提供药品监测数据分析报告等材料。

- 机构提供用于指导合理配备使用药品的相关记录。

现场评价：

- 现场查看机构提供的分析报告及数据应用等材料。

3.8.2 临床用药

临床用药是使用药物进行预防、诊断和治疗疾病的医疗过程，为保证患者用药合理、安全、有效，起到至关重要的作用。

【C-1】

临床药物治疗遵循合理用药原则、药品说明书、临床诊疗指南及临床路径等相关规定。

支撑材料：

- 机构提供临床用药的管理规定及质量指标资料，机构应定期进行临床用药检查，包括处方合格率、抗菌药物使用率、糖皮质激素使用率等。

现场评价：

- 现场查看机构临床用药管理规定及质量指标，抽查50张处方，核实临床用药情况。

【C-2】

制定抗菌药物临床应用和管理实施细则及抗菌药物分级管理制度，并落实。

支撑材料：

- 机构提供抗菌药物临床应用和管理实施细则、抗菌药物分级管理目录等制度，提供各级医师使用抗菌药物的处方权限目录等资料，并将实施细则与制度在临床工作中落实。

现场评价：

- 现场查看机构抗菌药物临床应用、管理实施细则、管理的相关制度的落实情况等。
- 现场抽查机构处方、住院病历核实情况。

【B-1】

建立健全抗菌药物临床应用管理工作制度和监督管理机制。

支撑材料：

- 机构提供抗菌药物临床应用管理工作制度和监督管理机制，按照《抗菌药物临床应用管理办法》，将抗菌药物临床应用管理作为医疗质量和医院管理的重要内容纳入工作安排。机构内抗菌药物临床应用管理第一责任人是临床科室负责人，将抗菌药物临床应用管理作为本科室的质量考核，纳入医师能力评价。

- 机构提供医师和药师抗菌药物临床应用知识和规范化管理培训。培训资料包括培训计划、培训通知、签到表、影像资料、培训内容、试卷、成绩通报（含排名）、总结（含结果运用）。

现场评价：

- 查看机构抗菌药物临床应用管理相关制度、运行监管记录和培训资料等。

【B-2】

满足临床用药需求，有临床用药监控体系，有干预和改进措施。

支撑材料：

- 机构提供临床用药监控体系、临床超长用药预警制度和流程、干预记录和改进措施等材料。机构对临床超长用药趋势、不合理处方等进行及时干预并有改进记录等。

现场评价：

- 查看机构临床用药监控体系、相关干预记录和改进措施等资料。

【B-3】

开展全科医生、社区护士的合理用药知识培训。

支撑材料：

- 机构定期对全科医生、社区护士进行合理用药知识培训。相关培训资料包括培训计划、培训通知、签到表、影像资料、培训内容、试卷、成绩通报（含排名）、总结（含结果运用）。

现场评价：

- 现场查看机构提供的对医务人员进行合理用药知识的相关培训资料。

【A-1】

配备临床药师，积极参与临床治疗，开展专科药学服务。

支撑材料：

- 机构提供配备临床药师与其参与临床会诊、用药咨询等服务的工作记录。

现场评价：

- 查看机构人员基本信息一览表、人员资质及相关工作记录等。

【A-2】

在家庭医生签约服务中，积极开展用药咨询、药物治疗管理、重点人群用药监护、家庭药箱管理、合理用药科普等服务。

支撑材料：
- 机构提供家庭医生签约服务中药师为患者提供用药咨询、药物治疗管理、重点人群用药监护、家庭药箱管理、合理用药科普等服务的相关记录。

现场评价：
- 现场查看机构家庭医生签约服务相关的记录等资料。

【A-3】

职能部门对药物临床应用进行监测与评价，持续改进见成效。

支撑材料：
- 提供职能部门对药物临床应用进行定期监测记录及评价报告等（评价报告内容包含但不限于问题反馈、原因分析、整改措施，效果追踪等），体现持续改进有成效。

现场评价：
- 现场查看机构提供的对药物临床应用的相关监测记录及评价报告等。

3.8.3　处方管理

加强处方管理为提高处方质量，促进合理用药，保障医疗安全发挥重要的作用。

【C-1】

根据《处方管理办法》制定本机构处方管理实施细则，对注册执业（助理）医师处方权、医嘱或处方开具等有明确要求。

支撑材料：
- 机构提供根据《处方管理办法》制定的实施细则等制度，医师处方签名或签章式样，分别在医务科、药剂科或药房留样备案。医师在处方和用药医嘱中的签字或签章与留样一致。

现场评价：
- 查看机构处方管理相关管理制度并访谈科室工作人员。

【C-2】

按《医院处方点评管理办法（试行）》等文件要求制定处方审核、调配、点评等制度，并实施。

支撑材料：
- 机构成立由临床、药学人员等组成的处方点评管理组织，明确职责分工，有人员基本信息一览表、相关资质等资料。
- 机构提供处方审核、调配、点评等制度资料。
- 机构提供处方点评实施细则和执行记录，有处方点评、通报、干预记录等资料。

现场评价：
- 查看机构提供的人员基本信息一览表、人员资质、岗位职责及工作制度等资料。
- 现场查看机构提供的处方点评实施细则及相关工作记录等资料。

【C-3】

每月至少抽查100张门、急诊处方（含中药饮片处方）进行点评，设病房的机构每月至少抽查30份出院病历进行点评（不足30份的，全部点评）。

机构内每月进行门、急诊处方和出院病历点评。

支撑材料：
- 机构提供门、急诊处方及病历点评相关记录等资料。

现场评价：
- 现场查看机构提供的处方、病历点评情况及结果。

【B-1】

处方评价结果纳入质量考核目标，实行奖惩管理。

支撑材料：
- 机构每月对处方进行点评，点评结果汇总分析并反馈。将点评结果纳入医疗质量控制考核目标，进行绩效考核，实行奖惩管理。

现场评价：
- 查看处方点评结果和绩效考核方案。
- 查看奖惩管理记录。

【B-2】

对不合理处方进行干预，并有记录。

支撑材料：
- 机构建立不合理处方干预制度，对不合理处方有干预、反馈、整改、培训等记录。

现场评价：
- 查看机构内不合理处方干预的相关制度等资料。
- 现场查看机构提供的不合理处方干预记录。

【A】

有案例证实，根据点评结果，落实整改措施，持续促进本机构合理用药。

支撑材料：
- 机构提供连续半年以上的处方点评档案，不合理处方的干预、处罚、整改措施，通报结果与工资挂钩情况。机构提供完整案例证实持续改进有成效。

现场评价：
- 抽查机构内连续半年的处方点评档案，查看不合理处方的干预、处罚、整改措施，查看通报结果与工资是否挂钩。连续处方点评结果是否改进有成效，要求有完整案例。

3.8.4 药品不良反应管理

加强药品安全监管，规范药品不良反应管理，保障公众用药安全。

【C-1】

有药品不良反应与药害事件监测报告管理的制度和程序。

支撑材料：
- 机构提供药品不良反应与药害事件监测报告管理的制度和程序等。
- 机构提供药品不良反应信息平台运行资料，规范系统上传的资料。机构新增、严重的药品不良反应事件应在15日内报告，其中死亡病例立即报告，其他药品不良反应在30日内报告。

现场评价：
- 现场查看机构药品不良反应与药害事件监测报告管理的相关制度和程序。
- 查看机构药品不良反应报告信息平台。

【C-2】

医师、药师、护士及其他人员相互配合、对患者用药情况进行监测，并有记录。

支撑材料：
- 机构成立用药监测小组，配备专（兼）职人员，明确职责分工。
- 机构提供用药监测制度，定期对患者药品使用情况进行监测，将患者发生的药品不良反应如实记录在病历中。

现场评价：
- 查看机构用药监测小组体系、人员基本信息一览表、人员资质、岗位职责及相关制度、监测记录等资料。

【C-3】

制定严重药品不良反应或药害事件处理办法和流程，并按规定上报卫生健康行政部门和药品监督管理部门。

支撑材料：
- 机构提供严重药品不良反应或药害事件处理办法和流程。
- 机构提供严重药品不良反应或药害事件相关工作的上报记录。

现场评价：
- 现场查看机构提供的严重药品不良反应或药害事件相关处理办法、流程及上报记录等资料。
- 现场访谈机构工作人员。

【B-1】

有药品不良反应与药害事件报告的奖惩措施并执行。

支撑材料：
- 提供药品不良反应与药害事件报告的奖惩措施或绩效考核办法，结合工作实际情况，有效实施。

现场评价：
- 现场查看机构药品不良反应与药害事件报告的奖惩措施或绩效考核办法。
- 现场查看机构提供的药品不良反应与药害事件报告的工作记录及奖惩记录等材料。

【B-2】

建立药品不良反应或药害事件报告数据库或台账。

支撑材料：
- 机构提供药品不良反应或药害事件报告数据库或台账。机构应注意及时性与阶段性，以年为周期上报、汇总数据。

现场评价：
- 现场查看机构提供的药品不良反应或药害事件相关数据和台账。

【A】

对药品不良反应或药害事件进行及时调查、分析，有整改措施。

支撑材料：
- 机构提供药品不良反应或药害事件登记本。
- 机构对每个药品不良反应或药害事件进行调查，分析原因、制定整改措施，形成分析整改报告。

现场评价：
- 现场查看药品不良反应或药害事件登记本。
- 查看机构内对药品不良反应或药害事件的调查结果、总结分析和整改报告等。

3.9 公共卫生管理

通过建立健全公共卫生管理制度，规范和加强基本公共卫生服务项目补助经费的管理提高经费的使用效率，更好地为城乡居民提供公共卫生服务，让广大人民群众切实感受到公共卫生服务所带来的益处。

【C-1】

机构设有公共卫生服务项目管理科室明确责任人，有年度工作计划和总结。

机构设立公共卫生服务项目管理科室，明确责任人和分工职责，有年度工作计划和总结。

支撑材料：
- 机构设立公共卫生服务项目管理科室及人员职责分工文件等。

- 公共卫生服务年度工作计划和总结等。

现场评价：

- 现场查看科室设置、人员架构、工作计划和总结等相关资料。

【C-2】

有本机构的公共卫生服务工作制度、绩效考核与经费分配方案。

机构制定公共卫生服务工作制度、管理制度、绩效考核方案与经费分配方案，明确经费分配。

支撑材料：

- 公共卫生服务工作制度、管理制度等。
- 公共卫生服务绩效考核方案、经费分配方案等。

现场评价：

- 现场查看制度和方案。

【C-3】

及时修订完善突发公共卫生事件应急预案，定期开展培训及演练。

支撑材料：

- 机构突发公共卫生事件应急预案，包括现场指挥体系、处置程序、工作要求等，并提供修订完善的过程资料。
- 机构突发公共卫生事件培训方案，定期开展培训落实资料，包括通知、签到表、照片、资料、试卷、成绩排名及小结等。
- 根据预案规定频次开展突发公共卫生事件应急演练的相关资料，包括通知、演练流程、过程图片等资料。

现场评价：

- 现场查看预案制定、修订及培训、演练落实等相关资料。

【C-4】

按规定向卫生健康行政部门、专业公共卫生机构如实完整报送相关服务数据。

按照国家和地方关于公共卫生服务项目信息统计报表要求，按时、如实、完整、准确上报。

支撑材料：
- 机构提供公共卫生服务项目相关服务数据统计、上报等资料。

现场评价：
- 现场查看相关报表及相关服务数据。

【B-1】

年度公共卫生服务工作总结内容充实、有分析评价。

本机构年度公共卫生服务工作总结内容翔实、分析有据，评价全面。

支撑材料：
- 机构提供公共卫生服务工作总结、分析评价报告等相关资料。

现场评价：
- 现场查看总结及分析评价报告。

【B-2】

定期开展居民调查，了解服务对象对公共卫生服务项目知晓率和获得感。

每年开展服务对象对公共卫生服务项目知晓率与获得感调查，内容包括但不限于服务对象对免费提供公共卫生服务的知晓率、对所提供的公共卫生服务的方便性、及时性、服务质量的满意度和获得感等，并形成调查分析报告。

支撑材料：
- 居民公共卫生服务项目知晓率和获得感调查问卷。
- 公共卫生服务项目知晓率和获得感调查分析报告。

现场评价：
- 现场查看调查问卷及分析报告等相关资料。

【A】

针对存在的问题有持续改进措施并跟踪管理。

总结分析机构公共卫生服务开展情况及对服务对象调查结果，针对存在问题提出持续改进措施，并跟踪管理。

支撑材料：

- 机构提供公共卫生服务工作总结分析报告。
- 机构提供定期开展持续改进措施及整改追踪资料等。

现场评价：

- 现场查看总结、分析报告及整改措施、追踪记录等。

4. 综合管理

4.1 党建管理

4.1.1 党的组织建设

党支部是党的基础组织，在基层医疗机构担负着直接教育党员、管理党员、监督党员和组织群众、宣传群众、凝聚群众、服务群众的职责。加强党支部的制度化、规范化和科学化建设，按期换届和严格落实组织生活制度，对加强领导班子、干部队伍、人才队伍建设，提高基层党建工作水平、抓好思想政治工作和医德医风建设、促进党的建设和业务工作相融合具有重要意义。

【C-1】

成立党组织，分工明确，按期换届，制定党员花名册。

社区卫生服务中心凡是有正式党员3人以上的，都应当成立党的基层组织。党的基层委员会、总支部委员会、支部委员会每届任期三年至五年。正式党员不足3人的，按照要求成立联合党支部。

支撑材料：

- 机构提供党支部成立、换届、改选的相关批文及资料等。
- 机构提供党支部职责分工文件及党员基本信息一览表等。

现场评价：

- 现场查看机构组织构架、党员基本信息一览表、相关批文、分工文件等资料。

【C-2】

严格党的组织生活，落实"三会一课"制度，按要求召开民主生活会、组织生活会和党建述职，认真开展党的各类主题学习教育实践活动。

坚持党的组织生活各项制度，创新方式方法，增强党的组织生活活力，坚持"三会一课"制度、坚持民主生活会和组织生活会制度。结合行业特点和本单位的工作实际，开展党员主题实践活动。

支撑材料：
- 机构提供"三会一课"等各项制度及落实情况。
- 机构提供党组织开展组织生活会、民主生活会、"三会一课"、党建述职及其他各类主题学习教育实践活动的相关材料，包括培训计划、培训通知、签到表、影像资料、总结等材料。

现场评价：
- 现场查看机构提供的相关制度、党建述职报告、各类活动资料等。

【C-3】

设党务公开栏，严格落实党务公开，按时足额收缴党费。

中心内设置党务公开栏，拓展党务信息公开查阅渠道，严格落实将党的领导活动、党的建设工作有关的事务，按规定在党务公开栏向党内外公开，按时按规定缴纳及使用党费。

支撑材料：
- 机构设立党务公开栏并按规定公开相关内容，有党务公开相关材料等。
- 机构提供党费按时足额收取的相关记录，有党费交纳存根、党员工资表等。

现场评价：
- 现场查看机构党务公开栏及相关公开资料等。
- 现场查看机构提供的党费收缴单据、党员工资表等资料。

【C-4】

坚持"两个确立"、增强"四个意识"、坚定"四个自信"、做到"两个维护"。

提高政治站位，深刻领悟"两个确立"的决定性意义，切实增强"四个意识"、坚定"四个自信"、做到"两个维护"，不断提高政治判断力、政治领悟力、政治执行力。

支撑材料：

- 机构提供相关制度、学习记录、主题活动、日常工作中体现上述内容的资料，尤其是急难险重工作中党支部和党员干部的具体表现，并有相关文字、影像资料等。

现场评价：

- 现场查看机构围绕深刻把握"两个确立"、增强"四个意识"、坚定"四个自信"、做到"两个维护"开展相关主题活动的文字记录和影像资料等。
- 现场访谈机构党员对相关制度的知晓情况。

【B-1】

实现党务工作与业务工作相结合。

紧密结合中心任务开展党的工作，实现党务工作与业务工作相结合，实行"党政同责、一岗双责、齐抓共管、失职追责"。

支撑材料：

- 机构党组织年度工作计划中对本单位业务工作支持的内容等。
- 机构提供在组织生活会、民主生活会、"三会一课"及其他党员干部和职工在日常工作中有引导或配合开展业务工作的相关材料。

现场评价：

- 现场查看机构党组织年度工作计划、相关工作记录等。

【B-2】

定期组织开展党建主题日活动，有活动记录和照片。

建立"主题党日"制度，每月固定时间，确定主题，精心组织安排主题党日活动。

支撑材料：

- 机构提供"主题党日"制度及落实情况资料。
- 机构提供定期开展"主题党日"等活动的资料，包括培训计划、培训通知、签到表、培训照片、活动记录表、总结等。

现场评价：

- 现场查看机构提供的"主题党日"制度相关计划、活动开展资料等。

【A】

党的基层组织获得上级党组织表彰，或支部内党员获得上级党组织表彰。

支撑材料：
● 机构提供近三年党支部或党员获得与党建相关的镇级及以上表彰、荣誉证书等，有先进基层党组织或优秀共产党员等相关荣誉资料。

现场评价：
● 现场查看机构党支部或党员获得的相关表彰、荣誉资料等。

4.1.2 党风廉政建设

为全面加强从严治党，以党性党风党纪教育为先导，夯实勤政廉政思想基础，以规范权力运行为核心，以健全反腐倡廉制度为根本，努力构建党风廉政建设长效机制，为基层医疗服务工作提供有力政治保障。

【C-1】

落实党风廉政建设主体责任，建立健全岗位风险分级和监管等制度。

有党风廉政工作计划，并明确班子成员职责分工，形成责任清单；有明确风险分级，细化各级监管落实。

支撑材料：
● 机构提供党风廉政相关工作计划、制度及班子成员职责分工、责任清单等材料。
● 机构提供风险岗位分级制度、监管制度等，并有相关监管记录。

现场评价：
● 现场查看机构党组织的组织架构、相关工作计划、制度、风险岗位分级、监管记录以及与上述内容相关的材料。

【C-2】

定期开展党风党纪教育、廉政警示教育活动。

支撑材料：
● 机构提供定期开展党风党纪教育、廉政警示教育活动的相关材料，包括培训计划、培训通知、签到表、影像资料、总结等。

现场评价：
- 现场查看机构党风党纪教育，廉政警示教育活动计划、记录以及宣传阵地、宣传活动照片等。

【C-3】

贯彻落实中央八项规定精神，驰而不息反对"四风"。

贯彻落实中央八项规定，坚决反对"四风"，违规案件零发生。

支撑材料：
- 机构提供贯彻落实中央八项规定精神，反对"四风"相关制度等资料。
- 机构提供学习中央八项规定精神，反对"四风"等学习记录。
- 机构提供违规案件零发生证明。

现场评价：
- 现场查看机构贯彻落实中央"八项规定"精神和反对"四风"等相关材料。

【C-4】

落实"三重一大"集体决策制度。

凡"三重一大"事项均经集体决策，流程清晰。

支撑材料：
- 机构提供"三重一大"集体决策制度及情况资料。
- 机构"三重一大"决策流程清晰、符合规定，有议事记录并按要求公示或公开，有相关证明材料等。

现场评价：
- 现场查看机构提供的"三重一大"集体决策制度、议事记录等资料。

【B】

重点风险岗位制度完善、有监督机制，提醒管理常态化。

明确重点风险岗位，有监督和谈话提醒。

支撑材料：

- 机构提供重点风险岗位清单、制度和职责及落实情况资料。
- 机构提供重点风险岗位监督记录、谈话提醒记录等相关资料。

现场评价：

- 现场查看机构重点风险岗位清单、制度和职责，有重点风险岗位监督记录、谈话提醒记录等资料。

【A】

党风廉政建设方面获得上级党组织表彰。

支撑材料：

- 机构提供近三年获得的县（区、市）级及以上党风廉政建设相关表彰文件、荣誉证书等资料。

现场评价：

- 现场查看机构获得的上级党组织颁发的党风廉政建设相关荣誉证书等资料。

4.2 人员管理

4.2.1 绩效考核制度

绩效考核制度是人力资源管理的重要内容，基层医疗机构内部应建立与岗位聘用、职称晋升、考核、培训与继续教育紧密联系的分配激励机制，着力体现医务人员技术劳务价值，规范收入分配秩序，调动医务人员的积极性。

【C-1】

建立人力资源管理制度，包括考核、培训、继续教育等。

制定包括岗位聘用、职称晋升、职工考核、培训与继续教育等内容的人力资源管理制度。

支撑材料：

- 机构提供人力资源管理制度的相关资料，包括：岗位聘用制度、职称晋升制度、职工考核制度、培训与继续教育制度、薪酬管理、考勤、档案管理、辞职管理制度等。

现场评价：

- 现场查看机构提供的人力资源管理制度相关的资料。

● 现场访谈机构职工了解相关制度知晓情况。

【C-2】

有基于医德医风、服务质量和数量并综合考虑岗位、技术、资历、风险和政策倾斜的绩效考核方案。

建立绩效考核方案，考核内容中体现医德医风、服务数量、服务质量、满意度等内容，能综合考虑岗位、技术、资历、风险和政策倾斜等因素。

支撑材料：
● 机构提供绩效考核方案，内容包括指导思想、分配原则、计算方法、考核单元、考核内容、考核办法、保障措施等。
● 机构绩效考核方案体现医德医风、服务质量、服务数量、满意度等内容，能综合考虑岗位、技术、资历、风险和政策倾斜等因素。
现场评价：
● 现场查看机构绩效考核方案。

【C-3】

绩效考核公平、公开、公正，考核结果与岗位聘用、职称晋升、个人薪酬挂钩。

绩效考核方案应在内部公开，并经职工代表大会审议通过，按照绩效考核方案实施绩效考核，根据考核结果发放奖励性绩效工资，体现公平、公开、公正，能充分调动职工的积极性。

支撑材料：
● 机构提供经职工代表大会审议通过的绩效考核方案，并在院内公开的相关材料等。
● 机构按照绩效考核方案实施考核，将考核结果作为发放奖励性绩效工资的依据，有将考核结果与岗位聘用、职称晋升等挂钩的相关资料，有体现绩效的工资表等资料。
● 机构提供考核结果公开、公示的相关资料，考核方法、过程及结果体现公平、公开、公正。
现场评价：
● 现场查看机构提供的职代会文件、绩效工资表、绩效考核相关记录、相关公开公示记录等。

【C-4】

按照相关基层医疗卫生机构绩效考核的文件开展考核。

按要求每月或每季度开展一次绩效考核，内容包括基本医疗、基本公共卫生服务、家庭医生签约服务、效能建设等考核指标，评价统筹组织实施，考核得分与个人绩效挂钩。

支撑材料：
- 机构提供成立绩效考核领导小组等相关文件，分工明确。
- 机构按照相关基层医疗卫生机构绩效考核的文件开展考核，有完整的绩效考核及实施相关记录等材料。

现场评价：
- 现场查看机构绩效考核领导小组等相关文件，对照方案开展绩效考核的相关记录等。

【B-1】

绩效分配方案（包含家庭医生签约服务）体现多劳多得、优绩优酬，向重点工作岗位倾斜，合理拉开差距。

制定绩效分配方案，包含家庭医生签约服务考核方案，体现多劳多得、优绩优酬，考虑全科医生有效签约、有效服务、有效控费，以及签约居民数量和构成、门诊工作量、服务质量、居民满意度等因素。医务人员收入不与机构的药品、检查、治疗等收入挂钩。机构绩效分配向家庭医生服务团队、业务骨干、关键岗位和有突出贡献的人员倾斜。

支撑材料：
- 机构提供绩效分配方案，方案包含家庭医生签约服务考核内容等，实现多劳多得、优绩优酬，不与药品、检查、治疗等收入挂钩。
- 机构绩效分配方案向家庭医生服务团队、业务骨干、关键岗位和有突出贡献的人员以及重点科室倾斜。
- 机构提供绩效分配相关记录等材料。

现场评价：
- 现场查看机构绩效分配方案（包含家庭医生签约服务）及绩效分配记录等。

【B-2】

对绩效考核方案动态调整，考核公平合理。

应结合绩效总额，根据年度工作重点及时调整考核方案，保证职工及时了解绩效考核方案调整情况。

支撑材料：
- 机构提供绩效考核方案调整记录，考核方案结合绩效总额、年度工作重点及时动态调整，严格按规定流程操作，有相关会议记录并公示，有调整、完善痕迹的资料等。
- 机构保证职工及时知晓绩效考核方案的调整情况，可访谈职工了解知晓情况。

现场评价：
- 现场查看机构绩效考核方案动态调整记录等材料。
- 现场访谈机构职工对绩效考核方案调整知晓的情况。

【B-3】

绩效考核落实"两个允许"（允许医疗卫生机构突破现行事业单位工资调控水平，允许医疗服务收入扣除成本并按规定提取各项资金后主要用于人员奖励）。

绩效考核方案严格落实"两个允许"要求，有效发挥绩效考核导向作用，充分调动基层医疗卫生机构医务人员的积极性。

支撑材料：
- 机构提供绩效分配方案，体现"两个允许"的相关内容。
- 机构提供绩效工资分配记录中体现落实"两个允许"的相关材料。

现场评价：
- 现场查看机构绩效方案。
- 现场查看机构绩效考核落实"两个允许"的相关资料。

【A】

用信息化手段开展绩效考核。

绩效考核所涉及的服务数量、质量等数据来源于信息系统。

支撑材料：
- 机构绩效考核通过业务信息系统调取相关数据进行绩效考核的记录。
- 机构绩效考核数据与业务信息系统所涉及的服务数量、质量等数据一致。

现场评价：
- 现场查看机构业务信息系统，提供业务信息系统统计服务数量、质量等数据的截图、绩效考核记录等资料。

4.2.2 人才队伍建设

建立一支以全科医生为主体，中医、护理、康复、医技、公共卫生等各类专业人员结构合理、具有良好专业素质的卫生技术队伍，是提供优质基层卫生服务的重要前提。

【C-1】

制定社区卫生服务中心人力资源规划、岗位管理、人才招聘、人才培养计划。

机构有人才培养发展规划，明确人才培养发展目标、措施、保障条件等方面的内容；有岗位管理、人才招聘、人才培养等相关文件；有年度人才培养计划与总结。

支撑材料：
- 机构提供人才培养发展规划，明确发展目标、措施、保障条件等方面的内容。
- 机构提供岗位管理、人才招聘、人才培养等相关文件。
- 机构提供年度人才培养计划与总结等材料。

现场评价：
- 现场查看机构提供的人力资源规划、年度人才培养计划、总结等材料。

【C-2】

每年组织卫生技术人员到区级及以上医疗卫生机构进修。

每年至少安排1名卫生专业技术人员到县（区）级及以上医疗卫生机构进修，进修时间至少3个月，有进修记录与进修人员学习总结。

支撑材料：
- 机构提供相关人员的进修计划、进修证明、学习总结及相关佐证材料。

现场评价：
- 现场查看机构进修人员基本信息一览表、进修计划、进修证明、学习总结等材料。

【C-3】

做好专业技术人员岗前培训，新员工须经卫生法律法规培训后方可上岗。

组织新员工岗前培训，培训内容包括院纪院规、医疗核心制度、卫生法律法规等，有培训签到、讲义及照片等相关记录。

支撑材料：
- 机构提供岗前培训制度、培训方案等资料。
- 机构组织新员工岗前培训，有新员工岗前培训相关资料，包括培训计划、培训通知、签到表、影像资料、培训内容、试卷、成绩通报（含排名）、总结（含结果运用）等。

现场评价：
- 现场查看机构提供的新员工岗前培训制度及相关培训记录等资料。

【B-1】

人才梯队建设合理，满足社区卫生服务中心持续发展需要，按规定选派符合条件的临床医师参加住院规范化培训或助理全科医生培训。

专业技术人员队伍在年龄、学历与职称等构成方面具有可持续发展的潜力，按规定选派符合条件的临床医师参加住院规范化培训或助理全科医生培训。

支撑材料：
- 机构提供专业技术人员基本信息一览表（含年龄、学历与职称等信息）。
- 机构提供参加住院医师规范化培训或助理全科医生培训合同、合格证等相关培训资料。

现场评价：
- 现场查看机构提供的专业技术人员基本信息一览表等资料。
- 现场查看住院医师规范化培训或助理全科医生的相关资料等。

【B-2】

在岗人员按照规定完成医学继续教育要求的相应学分，学分达标率≥80%。

有在岗人员继续教育的年度工作计划与总结（可包含在单位年度人才培养发展计划与总结中），并按计划组织开展继续教育工作。在岗卫技人员年度学分达标率≥80%。

支撑材料：
- 机构提供继续教育年度工作计划、总结等资料。
- 机构提供专业技术人员继续教育平台数据截图、继续教育学分统计表，在岗人员学分达标率≥80%。

现场评价：

- 现场查看机构继续教育年度工作计划、总结等资料。
- 现场查看机构提供的专业技术人员继续教育平台数据截图、继续教育学分统计表等。

【A-1】

有人才引进优惠措施。

有本单位或所在县（区）人才引进优惠措施。

支撑材料：

- 机构提供本院或所在区县人才引进优惠措施文件等资料。

现场评价：

- 现场查看机构提供的人才引进相关优惠文件等资料。

【A-2】

在岗人员按照规定完成医学继续教育要求的相应学分，学分达标率≥90%。

在岗卫技人员年度学分达标率≥90%。

支撑材料：

- 机构提供专业技术人员继续教育平台数据截图、继续教育学分统计表，在岗人员学分达标率≥90%。

现场评价：

- 现场查看机构提供的专业技术人员继续教育平台截图数据、继续教育学分统计表等材料。

4.3　财务管理

医疗机构的财务管理是在经济核算资料的基础上，运用会计、统计以及现代管理的理论和方法，对医疗机构的资金、资产进行管理的过程。

【C-1】

根据相关法律法规的要求，制定符合实际的财务管理制度，加强预算管理。

　　具有符合实际的各项财务管理制度，涵盖资金使用审批、预算管理、资产管理、监督稽核等方面。按照《中华人民共和国预算法》和财政部门预算管理的相关规定合理编制预算，以收定支，收支平衡，所有收支全部纳入预算管理，机构应按照财政部门批复后的预算执行。

支撑材料：
- 机构提供符合实际的财务管理制度，涵盖资金使用审批、预算管理、资产管理、监督稽核等。
- 机构提供财政部门批复的年度预算文件，能够合理编制预算，并按照财政部门批复后的预算执行。

现场评价：
- 现场查看机构制定的财务管理制度等资料。
- 现场查看财政部门批复的年度预算文件等。

【C-2】

全面落实价格公示制度，收费价格透明。

　　机构在其服务场所的显著位置，通过电子触摸屏、电子显示屏、公示栏、公示牌、价目表、价目本、住院（如有）费用结算清单等方式实行价格公示；机构有义务向患者提供药品、医用材料和医疗服务价格情况的查询服务；机构应当推行住院（如有）费用清单制度；如有收费项目新标准出台，应及时按照物价管理部门规定时间完成调价；收费出具的票据上明细列示收费项目名称、规格、数量、单价。

支撑材料：
- 机构提供价格管理制度、公示制度等资料。
- 机构通过电子触摸屏、电子显示屏、公示栏、公示牌、价目表、价目本、住院（如有）费用结算清单等方式进行价格公示。
- 机构进行价格公示并及时更新，提供的收费票据明细应包括：项目名称、规格、数量、单价等，能够提供相关查询服务。

现场评价：
- 现场查看机构通过电子触摸屏、电子显示屏、公示栏、公示牌、价目表、价目本、住院（如有）费用结算清单等方式进行价格公示情况。
- 现场查看机构提供的收费票据明细（含项目名称、规格、数量、单价）等。

【C-3】

健全固定资产管理制度，有固定资产明细目录，台账完整，账物相符。

固定资产管理制度健全，有固定资产明细目录、台账和盘点记录，对固定资产及时登记、定期或者不定期的清查盘点，保证账物相符。对于盘盈、盘亏、变质、毁损等情况，应当及时查明原因，根据管理权限报经批准后及时进行处理。

支撑材料：
- 机构提供固定资产管理制度相关材料，包括固定资产购置、验收、分类、计价、领用、保管及转移调拨、处置、报废、清查盘点管理等。
- 机构提供固定资产明细目录、台账、盘点记录、资产处置、固定资产审核报告等材料，做到账物相符。

现场评价：
- 现场查看机构固定资产管理制度等资料。
- 现场查看机构固定资产明细目录、台账、盘点记录、资产处置和审核报告等资料。

【C-4】

财务人员配置到位，具备相应专业能力。财务集中核算管理的机构配备经过培训合格的报账员。

财务人员配置到位，具有专业能力，应有相应执业资质（会计证或相关资格证）。

支撑材料：
- 机构提供设置财务集中管理部门及财务管理专（兼）职人员的相关文件及岗位职责。
- 机构提供财务集中管理相关制度、专职人员基本信息一览表等资料。
- 机构提供财务人员会计证、会计人员信息采集表等相关资格证明，财务集中核算管理的机构报账员的培训合格证。

现场评价：
- 现场查看机构提供的财务人员相关制度、职责等资料。
- 现场查看机构财务人员会计证或相关资格证、财务集中核算管理的机构报账员的培训合格证等资料。

【B-1】

认真执行社区卫生服务中心年度预算，定期进行经济（财务）运行分析，有分析报告。

根据预算的内容，规范支出范围、支出标准，严格按照财政部门批复的预算执行，执行率高。每年至少对机构的财务状况、预算执行结果和业务开展成果进行一次分析，编写经济（财务）运行分析报告。

支撑材料：
● 机构提供财政部门批复的年度预决算文件、决算报表等资料，并严格执行。
● 机构提供经济（财务）运行分析报告等资料，内容包括资产、负债、收支等财务状况数据、预算执行结果和业务开展成果分析、总结、存在的问题、改进措施、下一步工作计划等。

现场评价：
● 现场查看财政部门批复的年度预决算文件、决算报表、经济（财务）运行分析报告等资料。

【B-2】

有内部监督和控制制度，明确部门和岗位职责权限，定期开展财务管理制度培训，定期财务内审或自查，并有持续改进措施。

建立健全内部监督制度和经济责任制，明确各相关部门或岗位在内部监督中的职责权限，规定内部监督控制的程序和要求。定期或不定期检查机构内部管理制度和机制的建立与执行情况，以及内部控制关键岗位及人员的设置情况等，有内部审计或自查计划、方案、报告等内部审计材料。

对政府部门新颁布的相关财务法律法规、规章制度等以及机构内部新制定、完善的财务管理制度定期开展培训，并有持续改进措施。

支撑材料：
● 机构提供相关内控管理制度（涵盖预算、收支、政府采购、国有资产、建设项目、合同、"三重一大"等方面）、岗位职责、内部审计计划、方案和报告，并有持续改进措施。
● 机构定期开展财务管理制度培训（每半年至少一次），有相关培训资料，包括培训计划、培训通知、签到表、影像资料、培训内容、试卷、成绩通报（含排名）、总结（含结果运用）等资料。
● 机构提供定期开展财务内审或自查的结果反馈、整改落实记录、持续改进措施等资料。

现场评价：

- 现场查看财务相关内控管理制度、岗位职责、财务管理制度培训记录、内部审计计划、方案和报告等资料。

【B-3】

加强成本管控，采取措施降低运行成本，成本控制纳入绩效考核。

成立成本管控工作领导小组，主要负责审议单位成本管理工作方案及相关制度。明确各部门职责，协调解决成本管理相关问题，组织开展成本核算，加强成本管控。制订相匹配的绩效考核方案，采取相关措施降低运行成本，绩效考核方案体现成本管控。

支撑材料：

- 机构提供成本管控工作领导小组和专（兼）职人员的相关文件及岗位职责。
- 机构提供成本管控措施，内容包括采购成本、耗材成本、服务成本、日常费用、风险费用的控制措施等，有相关会议记录。
- 机构将成本控制纳入绩效考核，并在绩效中体现。

现场评价：

- 现场查看落实成本控制措施的相关文件、体现资料、会议记录等资料。

【A】

有定期财务资金管理总结分析报告，持续改进相关工作。

有定期财务管理总结分析报告，能较为全面地分析反映社区卫生服务机构整体财务管理状况，包括业务开展、预算执行、财务收支状况、资产使用管理以及存在主要问题和改进措施等。

结合国家有关规定和机构现状，适时修订相关财务规定，健全完善财务管理制度和操作规程。

支撑材料：

- 机构提供财务资金管理总结分析报告、存在的问题及改进措施等资料。
- 机构提供当年修订的财务管理制度和操作规程等资料。

现场评价：

- 现场查看机构财务管理总结分析报告、改进措施等资料。
- 现场查看机构当年修订的财务管理制度和操作规程等资料。

4.4　医保基金使用内部管理

医疗机构医保基金使用应坚持以人民健康为中心，遵循保障基本、公平公正、权责明晰、动态平衡的原则，加强医保精细化管理，促进医疗机构供给侧改革，加强医疗保障基金使用监督管理，保障基金安全，完善医疗保险制度，促进多层次医疗保障体系发展，完善医保目录动态调整机制，持续推进医保支付方式改革，提高医疗保障基金使用效率，促进基金有效使用，维持医院可持续发展，为参保人员提供适宜的医疗服务，更好地保障广大参保人员权益。

【C-1】

制订本机构医保管理办法及实施细则。

建立医疗保障基金使用内部管理制度，由专门部门或者人员负责医疗保障基金使用管理工作。

支撑材料：
- 机构提供本机构医保管理办法及实施细则、医疗保障基金内部管理制度，并严格按规定执行。
- 机构提供设置专门部门或人员负责医疗保障基金使用管理工作的文件及岗位职责等资料。

现场评价：
- 现场查看机构医保管理相关文件、制度、细则等资料。

【C-2】

执行实名就医和购药管理规定，核验参保人有效身份凭证。

接诊医生在接诊时，应认真核验就医患者身份证和社保卡，人卡证不符的，应向病人指出，不能享受医保待遇，有骗保嫌疑的，应当及时报告相关医保部门。

按照诊疗规范提供合理、必要的医药服务；在机构门诊大厅等显要位置公布医保就医流程、方便参保患者就医购药；设立医保患者交费、结算等专用窗口，简化流程，提供便捷、优质的医疗服务。

支撑材料：
- 机构提供实名就医和购药管理规定，按照诊疗规范提供合理、必要的医药服务，不得诱导、协助他人冒名或者虚假就医、购药。

- 机构在显要位置公布医保就医流程，有医保患者交费、结算等一站式窗口。

现场评价：

- 现场查看机构医保实名就医相关规定、服务流程、医保结算窗口设置情况等。
- 现场调查机构实名就医和购药管理规定落实情况，核验参保人有效身份凭证情况。

【C-3】

严格执行医保协议，合理诊疗、合理收费，严格执行医保药品、医用耗材和医疗服务项目等目录。

应当确保医疗保障基金支付的费用符合规定的支付范围。向社会公开医药费用、费用结构等信息，接受社会监督。为参保患者就医提供方便，设立医保窗口、公布咨询电话、设置医保意见举报箱、在病房（若有）公布医保监督电话。建立医保政策宣传栏，及时宣传医疗保险最新政策、就医结算流程及医疗服务内容。

支撑材料：

- 机构提供医保协议，严格按规定执行医保协议，医疗保障基金支付的费用符合规定的支付范围。
- 机构建立医保政策宣传栏，公开政策及药品、耗材、医疗服务项目价格、监督电话等。

现场评价：

- 现场查看机构医保协议、医保目录、医保监督、医保政策公示及相关服务流程等。

【C-4】

按照诊疗规范提供合理、必要的医疗服务，向参保人员如实出具费用单据和相关资料。

向参保人员如实出具费用单据等相关资料。规避过度诊疗、过度检查、分解处方、超量开药、重复开药或者提供其他不必要的医药服务。

支撑材料：

- 机构提供向参保人员出具的费用单据、住院病人每日费用清单等资料。
- 机构提供处方、病历、费用清单及其他相关资料，核实医疗服务合理性、必要性，核实是否按照诊疗规范提供合理、必要的医药服务，不得分解住院、挂床住院，不得违反诊疗规范过度诊疗、过度检查、分解处方、超量开药、重复开药，不得重复收费、超标准收费、分解项目收费等。

现场评价：

- 现场查看机构提供的费用单据、每日住院费用清单等相关资料。
- 现场查看机构相关资料核实医疗服务合理性、必要性等执行情况。

【B-1】

医保支付的药品、耗材应当按规定在医疗保障行政部门规定的平台上采购，并真实记录"进、销、存"等情况。

医保支付的所有药品、耗材应当按规定在医疗保障行政部门规定的平台上采购。按规定保管财务账目、会计凭证、处方、病历、治疗检查记录、费用明细、药品和医用耗材出入库记录等资料。

支撑材料：

- 机构按规定保管财务账目、会计凭证、处方、病历、治疗检查记录、费用明细、药品和医用耗材出入库记录等资料。

现场评价：

- 现场随机抽取机构的药品、耗材，查看平台采购记录及相关票据凭证。
- 现场随机抽取机构的药品、耗材，查看"进、销、存"记录等。

【B-2】

定期开展医疗保障基金相关制度、政策培训。

至少每半年组织医务人员开展医疗保障基金相关制度、政策的培训。

支撑材料：

- 机构提供定期开展医疗保障基金相关制度、政策培训的相关材料，包括培训计划、培训通知、签到表、影像资料、培训内容、试卷、成绩通报（含排名）、总结（含结果运用）。

现场评价：

- 现场查看机构提供的定期开展医疗保障基金培训相关的资料。

【A】

定期检查本单位医疗保障基金使用情况，及时纠正医疗保障基金使用不规范的行为，有记录并持续改进。

定期自查医保管理情况，对违规行为及时整改。

支撑材料：
　　● 机构提供定期开展医疗保障基金使用检查的结果反馈、整改落实记录、持续改进措施等材料。
现场评价：
　　● 现场查看机构提供的定期开展医疗保障的相关检查、反馈、分析整改、持续改进记录等材料。

4.5　安全生产

　　安全生产管理工作是基层医疗机构正常运行的基础保障，是构成基层卫生服务能力的重要因素，是保障全体职工和群众生命与财产安全的有效措施。

【C-1】

有水、电、气、电梯等后勤保障的操作规范和消防安全管理制度，有明确的故障报修、排查、处理流程。

　　后勤保障人员须持有专业上岗证。
　　制定相应的后勤保障规章制度、措施预案、操作规范等。
　　制定水、电、煤气、氧气、电梯等故障报修、排查、处理的流程，并有相应的记录。
　　逐级确定消防安全责任，做好内保安全、消防安全、用电安全、施工安全、生产安全、车辆安全、地下空间安全、外部空间安全、设施设备安全、空置房和出租（借）房安全及其他涉及的相关安全工作并有记录。
　　制定消防安全操作规程，消防安全设施、设备完好，灭火器有效期内，应急照明完好，消防（疏散）通道通畅，落实下班前5分钟安全检查制度，记录并签名。

支撑材料：
　　● 机构提供相应的后勤保障规章制度、措施、预案、操作规范等资料，有专（兼）职后勤保障相关从业人员，后勤保障人员有专业上岗证或第三方资质证书，能提供服务企业的资质证书、相关器械的资质证书、相关设备的有效期等。
　　● 机构提供消防安全管理制度、消防安全操作规程等资料，确定逐级消防安全责任，消防安全设施、设备完好，灭火器有效期内，应急照明完好，消防（疏散）通道通畅。
　　● 机构提供水、电、燃气、氧气、电梯等故障报修、排查、处理的流程，并有相应的记录。

现场评价：

- 现场查看机构消防安全相关制度、规范、资质证件、设施设备运行监管记录等资料。

【C-2】

水、电、气供应的关键部位和机房有规范的警示标识，定期进行检查、维护和保养。

按照规定在供水、供电、供氧、供气、电梯、污水排放等关键部位规范使用统一标识。在配电间、氧气房、煤气供气阀、污水处理房、生活垃圾房、医用废弃物垃圾房等显著部位有明显、规范的警示标识。对供水、供电、供气、供氧系统等相关设施定期进行检查、维护、保养的记录并签名。污水处理设施、污染物排放管理按照规定标准和要求实施，达到水污染物排放规定标准。规范锅炉使用管理，严格执行《锅炉使用管理规则》。

支撑材料：

- 机构在关键部位和机房等设置统一的警示标识标牌。
- 机构提供供水、供电、供气、供氧系统等相关设施的年检合格证和定期进行检查、维护、保养的记录并签名。
- 机构提供污水处理设施、污水检测报告及监测记录，并符合排放标准。

现场评价：

- 现场查看机构水、电、气供应的关键部位和机房的标识标牌、检测报告及相关记录等资料。

【C-3】

制定耗材、物资和设备采购计划，加强后勤物资管理。

制定耗材、物资月度采购计划，按照采购流程实施、完成采购计划。根据不同设备预算审批要求，制定相应设备采购计划，按照设备采购流程实施、完成设备采购计划。加强后勤物资监督与管理，规范后勤物资采购、验货、入库、领用等程序，做到账物相符，每月盘点1次。设施、设备均设置和张贴固定资产编号，每年至少盘点1次，做到账物相符。固定资产报废按照规定程序审批后实施。

支撑材料：

- 机构提供耗材、物资月度采购计划，能按照采购流程实施、完成采购计划等。
- 机构根据不同设备预算审批要求，制定相应设备采购计划，并按照设备采购流程实施、完成设备采购计划。
- 机构提供后勤物资采购、验货、入库、领用等制度、流程，每月盘点一次，做到账物相符，有盘点记录等。

● 机构设施、设备均设置和张贴固定资产编号，每年至少盘点1次，做到账物相符，有盘点记录等。

现场评价：

● 现场查看机构耗材、物资相关制度、流程、采购计划和相关记录等资料。

【C-4】

按照《医疗纠纷预防和处理条例》《医疗机构投诉管理办法》等文件要求，建立健全医患沟通机制、投诉接待制度等。

建立健全医患沟通机制，完善医患沟通内容，定期对医务人员进行医疗卫生法律法规的培训和职业道德教育，每年不少于1次；加强医疗风险管理，完善医疗风险的识别、评估和防控措施，定期检查措施落实情况，及时消除隐患。

制定投诉接待制度，建立畅通、便捷的投诉渠道，明确受理投诉部门和范围，在显著位置公布投诉处理程序、地点、接待时间和联系方式。设置投诉接待场所，场所内提供有关法律、法规、投诉程序等资料，便于患者查询。机构至少设1人负责投诉管理工作，定期对医务人员开展医患沟通和投诉处理培训，每年不少于1次。

支撑材料：

● 机构提供医患沟通机制、投诉接待制度等，明确受理投诉部门和范围，有相关投诉处理记录等。

● 机构提供设置投诉管理工作人员的文件及岗位职责等。

● 机构提供对医务人员进行医疗卫生法律法规的培训和职业道德教育等相关资料，包括培训计划、培训通知、签到表、影像资料、培训内容、试卷、成绩通报（含排名）、总结（含结果运用）等。

● 机构提供对医务人员进行医患沟通和投诉处理的培训相关资料，包括培训计划、培训通知、签到表、影像资料、培训内容、试卷、成绩通报（含排名）、总结（含结果运用）等。

现场评价：

● 现场查看机构健全医患沟通机制、投诉接待相关制度、相关培训资料及投诉处理记录等材料。

【C-5】

按照《关于加强医院安全防范系统建设的指导意见》制定有本机构安全防范制度、应急处置机制等。

　　制定机构安全防范制度，强化医疗卫生服务机构日常及节假日值班巡查和财务、药品、医疗垃圾存放等安全管理。制定机构应急处置机制，完善重大医疗安全突发事件应急处置机制和预案，做好信息上报，确保突发事件的及时、有效处置。开展全员安全生产教育培训，对重点岗位和新进员工加大培训力度，确保培训效果。

支撑材料：
- 机构提供安全防范制度。
- 机构提供应急处置机制和预案。
- 机构提供全员安全生产教育培训的相关资料，包括培训计划、培训通知、签到表、影像资料、培训内容、试卷、成绩通报（含排名）、总结（含结果运用）等。

现场评价：
- 现场查看相关制度、应急处置机制、相关培训资料等。

【B-1】

有节能降耗、控制成本的措施和目标，并落实到相关科室。

　　制定机构总体节能降耗、控制成本的年度计划、具体内容、措施方法和阶段性的具体目标。将节能降耗、控制成本的具体目标分解、落实到相关科室并完成目标。

支撑材料：
- 机构提供节能降耗、控制成本的年度计划，包括：具体内容、措施方法和阶段性的具体目标等材料。
- 机构提供节能降耗、控制成本的目标分解表和完成记录等材料。

现场评价：
- 现场查看机构节能降耗、控制成本的相关计划、记录等资料。

【B-2】

有后勤安全保障应急预案，每半年至少组织一次演练。

　　建立后勤安全保障应急预案。制定后勤安全保障应急预案培训计划，每半年至少组织实操演练、培训讲座各1次。

支撑材料：
- 机构提供后勤安全保障应急预案及相关演练资料，覆盖消防、停电、地震、设备故障、通信故障等，相关演练资料包括演练计划、演练方案、演练通知、演练脚本、签到表、影像资料、总结分析、整改等。

现场评价：

- 现场查看以上相关预案、演练资料等。

【B-3】

设置有投诉管理部门或者配备专（兼）职人员，对医务人员开展医患沟通技巧培训。

机构主要负责人是医疗卫生服务机构投诉管理的第一责任人，机构应当设置投诉管理部门或者配备一名专（兼）职人员，负责承担投诉管理工作；建立健全医患沟通机制，完善医患沟通内容，加强对医务人员医患沟通技巧的培训，提高医患沟通能力。

支撑材料：

- 机构提供设置投诉管理部门或投诉管理专（兼）职人员的文件及岗位职责。
- 机构提供医患沟通技巧相关培训资料，包括培训计划、培训通知、签到表、影像资料、培训内容、试卷、成绩通报（含排名）、总结（含结果运用）等。

现场评价：

- 现场查看以上相关文件、医患沟通技巧培训资料等。

【B-4】

配备有专（兼）职保卫人员，聘用足够的保安员，为在岗保卫人员配备必要的通信设备和防护器械，在出入口和主要通道安装视频监控装置。

机构应当配备有专（兼）职保卫人员，聘用足够的保安员，对专职保卫人员和保安员加强相关法律知识和保卫业务、技能培训，规范保安员考核评价，提高职业能力和水平。为在岗保卫人员和保安员配备必要的通信设备和防护器械。加强医院技防系统建设，实现医疗机构内公共区域、重点区域视频监控全覆盖。

支撑材料：

- 机构提供专（兼）职保卫人员的聘用协议、人员基本信息一览表、相关培训资料等，相关培训资料包括培训计划、培训通知、签到表、影像资料、培训内容、试卷、成绩通报（含排名）、总结（含结果运用）。
- 机构提供相关通信设备和防护器械等，在出入口和主要通道安装视频监控，且运行正常。

现场评价：

- 现场查看机构专（兼）职保卫人员相关资料、配备设备、培训资料等。

【A-1】

根据演练效果和定期检查情况，制定改进措施并落实。

根据实操演练的实际效果和定期检查存在的问题，制定进一步改进的措施方案，有具体整改落实的结果。

支撑材料：
- 机构提供实操演练相关改进措施、整改落实记录等资料。

现场评价：
- 现场查看机构提供的实操演练相关资料、持续改进记录等资料。

【A-2】

对新建和改扩建项目，其结构安全等级、抗震设防类别及消防设计审查须符合国家建设部门制定的相应标准规范要求。

针对机构近三年有新建和改扩建项目，结构安全等级、抗震设防类别及消防设计审查须符合国家建设部门制定的相应标准规范要求。对已建成项目需办理消防验收、备案后方可使用。

支撑材料：
- 机构提供新建和改扩建项目相关部门的审查记录等，并符合标准。

现场评价：
- 现场查看机构提供新建和改扩建项目相关资料、审查记录等。

【A-3】

能够定期对投诉涉及的风险进行评估，对投诉隐患进行摸排，对高发隐患提出针对性的防范措施。

各部门、各科室应当定期对投诉涉及的风险进行评估，对投诉隐患进行摸排，对高发隐患提出针对性的防范措施，加强与患者沟通，及时做好矛盾纠纷排查化解工作。鼓励工作人员主动收集患者对医疗服务、医疗质量安全等方面的意见和建议，通过规定途径向投诉管理部门或者有关职能部门反映。

支撑材料：
- 机构提供投诉涉及的风险评估报告、投诉隐患摸排记录、防范措施等资料。

现场评价：
- 现场查看机构提供投诉涉及的相关制度、报告、记录等资料。

【A-4】

能够定期开展安全防范系统建设总结分析，持续改进相关工作。

定期开展安全防范系统建设工作总结、分析安全隐患信息，提出加强与改进工作的意见或者建议，并加强督促落实。

支撑材料：
- 机构提供定期开展安全防范系统建设的总结分析报告、整改落实记录、持续改进措施等。

现场评价：
- 现场查看机构安全防范系统建设的相关资料、持续改进记录等。

4.6 信息管理

4.6.1 信息系统建设

现代信息技术在医疗卫生领域的应用有助于实现资源整合、流程优化，降低运行成本、提高服务质量、提高工作效率和管理水平。医药卫生体制机制改革明确要求完善以疾病控制网络为主体的公共卫生信息系统，提高预测预警和分析报告能力。鼓励社区卫生服务中心应用互联网等信息技术拓展医疗服务空间和内容，构建覆盖诊前、诊中、诊后的线上线下一体化医疗服务模式。加快推进卫生信息化建设，对于有效落实医改措施，提高医疗卫生服务质量和效率，降低医药费用，促进人人享有基本医疗卫生服务目标的实现具有重要的战略意义。分级诊疗制度构建、医联体建设、签约服务工作的落实同样离不开信息技术支持，建立区域性医疗卫生信息平台，实现电子健康档案和电子病历的连续记录以及不同级别、不同类别医疗机构之间的信息共享、业务协同，确保转诊信息畅通。信息系统建设按照《全国基层医疗卫生机构信息化建设标准与规范（试行）》执行。

【C-1】

制定保障社区卫生服务中心信息系统建设、管理和信息资源共享的相关制度。

年度工作计划（或中长期发展规划）、年度总结中有信息化建设内容。确保信息系统稳定性、可靠性制定的相关管理制度、规范化操作流程。建立机构内部医疗卫生业务数据管理、信息资源共享、信息安全管理制度。

支撑材料：
- 机构提供包含信息化建设内容的年度工作计划、总结等资料。
- 机构提供信息化建设、业务数据管理、信息资源共享、信息安全管理制度等。

现场评价：
- 现场查看机构提供的信息化建设年度计划、总结、相关制度等资料。

【C-2】

定期召开信息化建设专题会议，建立信息使用与信息管理部门沟通协调机制，并设置信息化管理专（兼）职人员。

每年至少召开1次信息化建设专题会议，推进机构公共卫生、医疗、医保、药品、财务监管信息化建设，整合资源，加强信息标准化和公共服务信息平台建设。有专（兼）职信息管理部门或者人员。

支撑材料：
- 机构提供设置信息使用与管理部门沟通协调机制、信息化管理专（兼）职人员的文件及岗位职责等资料。
- 机构提供的定期召开信息化专题会议的相关资料，包括会议通知、会议签到表、影像资料、会议记录等。

现场评价：
- 现场查看机构的信息化相关制度、会议资料等。

【C-3】

建立信息系统，满足财务、药房、门诊、住院、检验、放射、家庭医生签约等信息系统，系统满足基本医疗、公共卫生和家庭医生签约服务功能需求。

基本医疗业务系统（模块）应包括：药房管理、门诊医生工作站、门诊输液管理、住院（如有）电子病历、住院（如有）医嘱系统、护理工作站、检验科信息管理系统（LIS）、放射科信息系统（RIS）、图像存储与传输系统（PACS）。

公共卫生业务系统（模块）应包括：儿童保健、预防接种、孕产妇保健、高血压患者管理、糖尿病患者管理、结核病患者管理、传染病管理、慢性病及其健康危险因素、精神卫生管理、老年人健康管理、中医体质辨识等应用，应用内容模块不少于8个。

日常运行管理系统应包括：挂号、收费、门诊分诊、排队叫号、财务管理系统、自助服务（费用查询、诊疗项目查询、药品查询、挂号、检验报告打印），系统内容模块不少于4项。

支撑材料：
- 机构建立满足多服务功能的信息系统，运行正常、定期维护并有维护记录。

现场评价：
- 现场查看机构系统运行情况、维护记录等资料。

【C-4】

及时、准确报送统计信息。

及时准确上报和统计突发公共卫生事件、预防接种、妇幼、传染病、慢性病管理等业务系统。主要内容包括：突发公共卫生事件诊断标准的患者信息、基本公共卫生服务项目指定的辖区内0～6岁儿童和其他重点人群的预防接种信息、胎婴儿的出生缺陷信息、5岁以下儿童死亡情况、孕产妇死亡情况、肺结核及艾滋病等其他符合传染病诊断标准的患者信息、基本公共卫生服务项目指定的辖区内35岁及以上高血压、2型糖尿病等其他慢性病和地方病患者的信息等。

支撑材料：
- 机构提供以上相关统计信息报送记录等资料。

现场评价：
- 现场查看以上信息上报系统、上报信息等资料。

【B-1】

机构内医疗、健康档案、公共卫生、检查检验等信息互联互通。

电子医技检查申请单基本信息自动生成，申请单种类不少于3种。

医生诊疗服务过程中通过医生工作站查看病人的检验、检查结果。

诊疗过程中自动提醒糖尿病、高血压新发病人建卡、慢性病病人随访。

糖尿病及高血压患者建卡、随访能够共享医疗服务信息，包括病人基本信息、血压、血糖、糖化血红蛋白值。

诊疗服务过程中能够调阅健康档案。

通过健康档案浏览器查看诊疗服务记录、公共卫生服务记录。其中，医疗服务记录包括就诊机构、诊断信息、用药记录、检验结果、检查报告。公共卫生服务记录包括慢性病患者管理信息、慢性病患者随访记录、预防接种记录、儿童保健记录、孕产妇保健记录、残疾人服务记录、健康体检记录、中医体质辨识信息、老年人健康管理信息。

　　重点人群健康档案统计分析，按年龄段、人群、病种等多维度查询。

支撑材料：
- 机构内医疗、健康档案、公共卫生、检查检验等信息能实现互联互通。

现场评价：
- 现场查看机构医疗机构系统互联互通运行情况等资料。

【B-2】

提供互联网预约挂号和自助查询功能。

　　机构信息系统具备患者互联网预约挂号、医疗费用查询、检验检查报告查询等功能。

支撑材料：
- 机构互联网预约挂号和自助查询等功能运行正常。

现场评价：
- 现场查看机构互联网挂号、查询功能运行情况等。

【A-1】

信息系统具备运营管理、后勤管理、电子证照管理等功能。

　　运营管理应具备执行全面预算管理、临床试剂管理、高值耗材管理、低值耗材及办公用品管理、医疗设备管理、后勤设备管理、资产信息管理、有线电视网络。

　　后勤管理应具备智能建筑管理、医疗废弃物管理、会议管理。

　　电子证照管理应具备机构电子证照管理、医师电子证照管理、护士电子证照管理。

支撑材料：
- 机构信息系统具备运营管理、后勤管理、电子证照管理等功能，且运行正常。

现场评价：
- 现场查看机构信息系统管理功能运行情况等。

【A-2】

建立统一的基层医疗卫生机构信息系统，部署在县（市、区）级及以上全民健康信息平台。

建立区域信息平台，机构内部信息自动上传。居民健康档案信息包括跨机构（社区卫生服务机构之间、社区卫生服务机构与医疗机构、公共卫生专业机构之间）的服务记录。

支撑材料：
- 机构信息平台自动上传内部信息，包括居民健康档案信息、跨机构的服务记录等资料。

现场评价：
- 现场查看机构信息平台运行情况等资料。

4.6.2 网络安全

社区卫生服务机构的信息安全管理是整体管理的重要组织部分，在信息安全工作中必须管理与技术并重，进行综合防范，才能有效保障网络安全。

【C-1】

配备专兼职人员，制定网络安全的相关制度。

机构配备一名专（兼）职人员，具有明确的网络信息安全管理职责，具有一定的信息化技术能力，并制定较健全的网络安全管理制度。

支撑材料：
- 机构提供设置信息安全管理专（兼）职人员的文件及岗位职责等。
- 机构提供网络安全管理制度，内容包括：数据资源安全保护、网络硬件设备及服务器的安全运行、网络病毒的防治管理、上网信息的安全等。

现场评价：
- 现场查看机构提供的网络安全管理相关文件、制度等。

【C-2】

有保障信息系统的安全措施和应急处理预案。

具有重要网段和其他网段之间的隔离措施，有详细可行的信息系统故障应急预案，包含网络、服务器等不同故障的处置预案，具有网络监控功能，有最新病毒库的防病毒软件，防入侵功能配置合理。

安全措施：核心信息系统的网络隔离措施，具有网络监控功能的措施，防病毒的措施等。

应急预案：具有不同类型故障的应急处置预案。

支撑材料：

● 机构提供信息系统安全措施、管理制度、防范措施、监控制度等。

● 机构提供应急处理预案，有信息安全相关演练资料，包括演练计划、演练方案、演练通知、演练脚本、签到表、影像资料、总结分析、整改等。

现场评价：

● 现场查看机构提供保障信息系统的相关制度、预案、演练资料等。

【C-3】

有信息网络运行、设备管理和维护、系统更新记录。

具有定期登记的网络及设备巡检记录，核心信息系统的日志记录完整。

巡检记录：核心信息系统的网络及设备的巡检或维护记录，日志记录，核心信息系统的日志记录。

支撑材料：

● 机构提供信息网络运行、设备管理和维护、系统更新增补记录等，相关记录完整。

现场评价：

● 现场查看机构提供的相关记录等资料。

【C-4】

安全运维，保证设备的安全和正常使用。

提高基层信息安全的装备保障能力，确保机构内互联网设备的安全，定期维护。

支撑材料：

● 机构设备安全，能够正常运行使用，并有明显标识。

● 机构提供信息安全监管分析记录等，能够定期分析、及时处理安全预警，保障网络设备正常使用。

现场评价：

● 现场查看机构互联网设备正常运行标识、相关记录等。

【B】

信息安全采用身份认证、权限控制，保障网络安全和个人信息安全。

根据医疗机构信息系统权限分配管理办法，严格控制其身份认证及授权管理；加强信息安全宣传、教育培训和考试测评等方式提高职工信息安全意识，确保各项信息安全制度得到落实。

身份认证：核心信息系统进行身份认证的措施。

权限控制：核心信息系统中不同角色医生的权限控制。

数据保护：隐私数据访问的警示功能或敏感数据防统方功能。

支撑材料：
- 机构提供信息系统操作权限分级管理等制度。
- 机构信息系统安全采用身份认证、权限控制等措施，具有数据保护等功能。

现场评价：
- 现场查看机构相关制度、授权控制措施等资料。

【A-1】

具有支持移动业务终端安全防护的管理系统。

移动安全管理支持移动业务终端安全防护的管理系统，移动存储介质对移动存储介质的注册、使用、访问进行管控与审计。

支撑材料：
- 机构手机等移动业务终端能够进行远程监控管理。

现场评价：
- 现场查看机构终端管理系统运行情况等。

【A-2】

具有防灾备份恢复系统。

对核心服务器、核心网络设备采用冗余备份如双机热备、集群等，有安全、完善的数据库备份措施。

支撑材料：
- 机构提供安全、完善的数据库防灾备份恢复系统。

现场评价：
- 现场查看机构防灾备份恢复系统运行情况等。

4.7　行风与文化建设

在医药卫生体制改革不断深化的新形势下，加强医德医风建设，进一步提高医务人员职业道德素质，对提升医疗质量和服务水平，构建和谐医患关系，推动基层卫生事业又好又快发展具有十分重要的意义。大力弘扬"敬佑生命、救死扶伤、甘于奉献、大爱无疆"卫生健康崇高精神的内容。

【C-1】

建立健全规章制度，有员工工作手册，规范各项行为，并强化员工培训。加强医德医风建设，建立医德考评公示制度。

建立完备的机构文化建设制度，完善机构文化建设的各项保障机制。有员工工作手册，开展员工培训，加强员工道德修养。

建立医德医风考核与评价制度，并建立医德医风考核档案。医德考核与评价方法可分为自我评价、社会评价、科室考核和上级考核。

支撑材料：
- 机构提供行风与文化建设规章制度、领导小组、员工工作手册等，有员工培训资料，包括培训计划、培训通知、签到表、影像资料、培训内容、试卷、成绩通报（含排名）、总结（含结果运用）。
- 机构提供医德医风考核评价制度、医德医风考评公示制度及相关评价资料，并将考核情况公示。

现场评价：
- 现场查看机构行风与文化建设相关制度、培训资料等。

【C-2】

贯彻落实医疗机构工作人员廉洁从业《九项准则》，并设置投诉电话或举报箱，及时处理群众投诉。医德考评结果与医务人员晋职晋升、评先评优、绩效工资等衔接。

要将《医疗机构工作人员廉洁从业九项准则》（简称《九项准则》）纳入医疗机构岗前教育、业务培训、入职晋升前培训等各级各类执业培训教育活动，确保全部覆盖、全体动员、全员知晓。要将医疗卫生人员贯彻执行《九项准则》情况列入医疗机构医务人员年度考核、医德考评和医师定期考核的重要内容。

建立投诉受理部门，有投诉处理机制及反馈机制，设置投诉电话或举报箱，并公开举报电话，及时处理群众投诉。

医德医风考评要坚持实事求是、客观公正的原则，坚持考核制度化，将考核与医务人员的工作、薪酬、晋升相结合。

> 支撑材料：
> - 机构提供廉洁从业《九项准则》相关培训材料，包括培训计划、培训通知、签到表、影像资料、培训内容、试卷、成绩通报（含排名）、总结（含结果运用）。
> - 机构提供建立投诉受理部门的相关文件，有投诉处理机制及反馈机制，设置投诉电话或举报箱，并公开举报电话，及时处理群众投诉，有投诉处理相关记录。
> - 机构提供医德医风考评结果应用的相关记录。机构医德医风考评考核制度化，将考核结果与医务人员的工作、薪酬、晋升相结合。
>
> 现场评价：
> - 现场查看机构相关制度、培训、记录、考评及应用资料等。
> - 现场访谈机构职工关于廉洁从业《九项准则》的知晓情况，查看知晓率。

【C-3】
制定有本机构文化建设实施方案并组织实施。

制定机构文化建设实施方案，方案内容要系统全面、措施得力、亮点突出、彰显特色。专人负责具体组织实施，形成特色鲜明的文化工程和体系，充分展现卫生健康系统的行业特点。

> 支撑材料：
> - 机构提供文化建设实施方案，方案内容系统全面、措施得力、彰显特色等。
> - 机构提供设置专人负责文化建设的相关文件等。
>
> 现场评价：
> - 现场查看机构文化建设的相关方案、文件等。

【C-4】
加强机构文化宣传，采取多种方式开展宣传活动。

按照"《基层医疗卫生机构标识设计标准》等3项推荐性卫生行业标准的通告（国卫通〔2022〕15号）"文件要求，统一社区卫生服务机构标识，方便居民识别，社区卫生服务机构标识应置于显著位置。标识的使用范围包括：社区卫生服务机构牌匾、灯箱、标牌、旗帜、文件、服饰、宣传栏、宣传材料、办公用品、网页等。

在工作中注重选树和培育先进典型，通过媒体开展宣传，并积极参与卫生健康系统典型选树宣传活动。推行机构网站、公众号、微博等方式，介绍医疗知识，传播健康文化，增强机构文化的辐射力。

支撑材料：
- 机构提供采取多种方式开展文化宣传活动的相关活动记录等材料。

现场评价：
- 现场查看机构提供的相关活动记录。

【B-1】

深化作风效能建设，相关效能制度严格落实。

全面深化作风效能建设，制定机构效能建设相关制度，由机构办公室或其他部门抓落实，相关考勤、值班等记录公平、公开。以过硬的作风效能促进工作落实，以良好的考绩导向激励创先争优。

支撑材料：
- 机构提供深化作风效能建设的相关制度资料。
- 机构提供开展作风效能建设工作记录及成效等资料。

现场评价：
- 现场查看机构相关制度、工作记录及成效等资料。

【B-2】

医德医风建设有成效，对优秀科室及先进个人，制定宣传、表彰、奖励措施并落实，各类表彰和评优评先向家庭医生倾斜。

开展医务工作者职业道德宣传教育专题活动。有对优秀科室及先进个人的激励措施并落实到位，有宣传阵地及措施，各类表彰和评优评先向家庭医生倾斜，营造学习先进、崇尚模范的氛围。

支撑材料：
- 机构提供开展职业道德宣传教育活动的相关活动材料。
- 机构提供对优秀科室及先进个人、优秀家庭医生或团队的激励措施与相关落实资料。
- 机构提供宣传阵地及措施，营造学习先进、崇尚模范的氛围等。

现场评价:

- 现场查看机构医务人员职业道德宣传教育活动的相关资料、激励先进的措施和落实的相关资料,宣传阵地建设及措施的相关资料等。

【B-3】

有机构宗旨、院训、着装规范等文化建设内容。

制定机构宗旨、院训、服务理念、着装规范等塑造机构及员工独特的精神气质,增强职工凝聚力。

支撑材料:

- 机构提供宗旨、院训、着装规范等文化建设内容,增强职工凝聚力并有相关资料。

现场评价:

- 现场查看机构提供的文化建设相关体现资料。

【B-4】

机构环境、服务设施等能体现机构文化,氛围浓厚。

建立统一清晰的形象标识和机构内指示系统,方便患者就医。充分利用机构内部空间打造宣传阵地,宣传崇高精神,展示先进事迹,开展医学科普,传播健康文化。利用楼宇电视、机构内无线网络等形式为患者提供健康信息服务。建设服务员工和患者的特色人文设施。

支撑材料:

- 机构建立统一清晰的形象标识和机构内指示系统,方便患者就医。
- 机构利用内部空间打造宣传阵地,体现机构文化,打造传播健康文化的浓厚氛围等。

现场评价:

- 现场查看机构环境、服务设施等。

【A-1】

机构文化理念宣传与日常工作相结合,利用新媒体开展特色文化宣传活动。机构文化建设得到职工和居民认可。

机构文化理念宣传与日常诊疗、健康科普、疾病防控等工作相结合，强化对新媒体知识的普及并加强运用。提升机构文化建设，职工和居民认可度高。

支撑材料：
- 机构提供利用日常工作和新媒体开展文化宣传活动的记录等。
- 机构提供职工和居民文化建设满意度调查问卷，现场询问职工和居民关于机构文化建设的满意度情况，得到认可。

现场评价：
- 现场查看机构提供的相关记录、活动资料。
- 现场访谈机构职工和居民关于机构文化建设的满意度。

【A-2】

机构行风建设有成效，相关工作得到上级部门表彰。

在媒体上有典型报道，原创的经验、做法在全国、本省、市、县（区）卫生系统推广应用。荣获上级部门党建和精神文明职业道德建设成果奖项。

支撑材料：
- 机构提供各类媒体报道及被推广应用的佐证资料等。
- 机构提供近三年荣获上级部门党建或精神文明职业道德建设成果的各类奖项证书、各级各类表彰文件等。

现场评价：
- 现场查看各类媒体报道及被推广应用的做法。各类党建或精神文明创建成果的各类奖项证书等。

4.8 信息公开

规范医疗卫生机构的信息公开工作，提高医疗卫生服务水平，向社会及时提供医疗卫生机构的服务信息，是医疗卫生机构工作的重中之重。

【C-1】

加强医疗卫生机构信息公开工作，确定落实信息公开第一责任人。

加强机构信息公开工作，法人组织的法定代表人或者非法人组织的主要负责人是信息公开第一责任人。

支撑材料：

- 机构提供院级信息公开工作领导小组，明确职责分工。
- 机构每季度至少召开一次专题会议，研究部署信息公开工作，有通知、签到表、影像资料、会议记录等相关资料。

现场评价：

- 现场查看机构相关制度、会议记录等材料。

【C-2】

建立健全信息公开工作制度，规定了本机构公开信息的范围形式、审核发布、管理维护及咨询回应等工作。

建立信息公开工作制度，对公开信息的范围形式、审核发布、管理维护及咨询回应等工作有明确规定。

支撑材料：

- 机构提供信息公开工作制度，内容包括范围形式、审核发布、管理维护、咨询回应、监督管理等，并贯彻执行。
- 机构提供信息公开发布三级审核台账，并作好记录。

现场评价：

- 现场查看机构以上相关制度、台账等。

【C-3】

按照《医疗卫生机构信息公开基本目录》中对于"基层医疗卫生机构信息公开基本目录"的要求，对于本机构所涉及的信息基本能够予以公开。

提供包括资质类信息（机构信息、人员信息、价格），服务类信息（环境导引、诊疗服务、行风与投诉、科普健教、便民服务）等。

支撑材料：

- 机构提供信息公开目录等。
- 机构根据行业特点和自身实际服务情况，对于本机构所涉及的信息在线上线下基本能够予以公开：
  - 机构信息、人员识别、设备准入、服务价格、药品耗材。
  - 交通导引、内部导引、公卫措施、安全警示、应急指引。
  - 服务时间、专业介绍、就诊须知、住院须知、预约诊疗、检验检查、分级诊疗、远程医疗、服务内容、服务范围、服务流程。

- ◆ 招标采购、行风建设、依法执业自查、医疗秩序、投诉途径、纠纷处理。
- ◆ 健康科普、健康教育。
- ◆ 咨询服务、特殊人群、收费查询、医保服务、复印病历、其他信息。

现场评价：

- ● 现场查看机构公开目录、公开资料等。

【C-4】

结合自身条件，确定了咨询服务方式，至少通过1种渠道开展咨询服务。

根据实际情况将主动公开的信息通过下列1种或多种方式予以公开：办公和服务场所的公开栏、公告牌、电子显示屏、触摸屏，咨询台、服务台，人员岗位标识；各级政府门户网站或本机构门户网站，互联网交流平台、公众号、移动客户终端，服务手册、便民卡片、信息须知，咨询服务电话，其他便于公众知晓的方式。

支撑材料：

- ● 机构通过咨询服务台、报刊、网络、电话、信息公开栏、电子屏幕、宣传单、讲座等多种方式开展咨询服务。
- ● 机构提供咨询服务台账，有相关服务记录等。

现场评价：

- ● 现场查看机构咨询服务方式、相关记录等。

【B-1】

明确管理部门或专门人员负责本机构的信息公开工作。

医疗卫生机构应当建立健全信息公开工作制度，对本机构公开信息的范围形式、审核发布、管理维护、咨询回应等工作作出规定。应当明确管理部门或专门人员负责本机构的信息公开工作。

支撑材料：

- ● 机构提供设置信息公开管理部门或信息公开专（兼）职人员的文件，明确岗位职责。

现场评价：

- ● 现场查看机构信息公开相关文件等。

【B-2】

按照"基层医疗卫生机构信息公开基本目录"的要求，对于本机构所涉及的信息均予以公开。

按照《医疗卫生机构信息公开基本目录》的要求全部予以公开；不在目录内，但涉及资质类和服务类的信息的全部予以公开。

资质类信息是指，法律、法规、规章明确规定的或政府部门指定的，带有强制性公开的医疗和公共卫生服务信息，以及通过许可、审批、备案、评审等取得的相关资质信息；服务类信息是指，医疗卫生机构提供公共服务过程中，公众需要或关注的服务信息。

支撑材料：
- 机构按照目录范围及相关要求，对涉及本机构的信息全部公开，公开内容及时、准确、全面，有信息更新台账等。

现场评价：
- 现场查看机构提供的相关记录。

【B-3】

将基本目录要求的信息以多种方式向社会公开，方便公众获取。

医疗卫生机构应当根据实际情况将主动公开的信息通过下列3种或以上方式予以公开：办公和服务场所的公开栏、公告牌、电子显示屏、触摸屏，咨询台、服务台，人员岗位标识，各级政府门户网站或本机构门户网站，互联网交流平台、公众号、移动客户终端；服务手册、便民卡片、信息须知；咨询服务电话，其他便于公众知晓的方式。

支撑材料：
- 机构采取多种方式向社会公开医院信息，包括但不限于：信息公示栏、咨询服务台、宣传手册、广播、报刊、电话、电子屏、微信公众平台、政府门户网站等。
- 机构根据实际情况增设1～2个个性化信息公开专栏。

现场评价：
- 现场查看机构信息公开方式、记录等。

【A-1】

信息公开及时、准确、全面，信息不滞后。

医疗卫生机构公开信息应当坚持合法合规、真实准确、便民实用、及时主动的原则。

支撑材料：
- 机构提供职能部门对公开信息的监管记录等，每月至少一次，保障信息公开及时、准确、全面。

现场评价：
- 现场查看机构提供的相关记录等。

【A-2】

机构能够定期开展信息公开情况自查，对工作进行总结分析并持续改进。

每季度开展信息公开情况自查，并做好记录。

支撑材料：
- 机构提供职能部门定期对信息公开自查的结果反馈、总结分析、整改落实记录、持续改进措施等。

现场评价：
- 现场查看机构信息公开相关反馈、总结分析、整改、持续改进措施等。

4.9 科教研管理★

科教研管理能有效推动基础科学研究和临床应用研究，提高医院的核心竞争力，提高医院科技水平和综合实力，增强医院的内涵发展和支撑能力，为医院业务发展提供人才支持和科技保障。

【C-1】

建立科研课题管理制度。

科研管理制度：单位有促进科研工作的相关管理制度，由专门部门管理和专人负责。

支撑材料：
- 机构提供科研课题管理制度。
- 机构提供设置科研管理部门、科研管理专职人员及职责分工的文件等。

现场评价：
- 现场查看机构科研课题管理相关制度、文件等。

【C-2】

作为县区或地市级培训基地。

县区或地市级卫生健康行政部门、行业学会（协会）等认定的培训基地。

支撑材料：
- 机构提供县区或地市级卫生健康行政部门、行业学会（协会）等认定的培训基地的相关文件等。

现场评价：
- 现场查看机构提供的相关文件。

【C-3】

建立规范的培训管理制度，有培训计划、大纲、总结等。

规范的培训管理制度应至少包括培训目标、培训的组织体系构建、培训计划、培训大纲、效果评价、档案整理等。

支撑材料：
- 机构提供培训管理制度，应至少包括培训目标、培训的组织体系构建、培训计划、培训大纲、效果评价、档案整理等。

现场评价：
- 现场查看机构培训管理制度。

【C-4】

开展相关培训。

单位作为培训主体负责相应行政区内所有卫生技术人员的业务培训。

支撑材料：
- 机构提供相关培训资料，包括培训计划、培训通知、签到表、影像资料、培训内容、试卷、成绩通报（含排名）、总结（含结果运用）。

现场评价：
- 现场查看机构提供的相关培训资料。

【B-1】

作为省级培训基地。

各省及直辖市卫生健康行政部门、行业学会（协会）等认定的培训基地。

支撑材料：
- 机构提供各省及直辖市卫生健康行政部门、行业学会（协会）等认定的培训基地的相关文件等材料。

现场评价：
- 现场查看机构提供的相关文件。

【B-2】

开展了相关培训。

单位作为培训主体负责相应行政区内所有卫生技术人员的业务培训。

支撑材料：
- 机构提供相关培训资料，包括培训计划、培训通知、签到表、影像资料、培训内容、试卷、成绩通报（含排名）、总结（含结果运用）。

现场评价：
- 现场查看相关培训材料等。

【B-3】

近5年至少参与1项科研课题。

近5年至少参与1项科研课题，课题立项单位至少是区（县）级及以上卫生健康行政部门或县区级协、学会及以上相关平行单位立项，不含本单位立项的课题。

支撑材料：
- 机构提供近5年参与的科研课题的相关资料。

现场评价：
- 现场查看机构参与课题立项的批文及相关佐证材料。

【A-1】

作为国家级培训基地。

国家级行政部门、行业学会（协会）等认定的培训基地。

支撑材料：
- 机构提供国家级行政部门、行业学会（协会）等认定的培训基地的相关文件等。

现场评价：
- 现场查看机构提供的相关文件。

【A-2】

开展了相关培训。

单位作为培训主体负责相应行政区内所有卫生技术人员的业务培训。

支撑材料：
- 机构提供相关培训资料，包括培训计划、培训通知、签到表、影像资料、培训内容、试卷、成绩通报（含排名）、总结（含结果运用）。

现场评价：
- 现场查看机构提供的相关培训材料。

【A-3】

近5年至少承担1项科研课题。

承担课题是指本单位作为第一完成单位，项目责任人是本单位在岗职工。近5年至少承担1项科研课题，课题立项单位至少是县区级及以上卫生健康行政部门或同级的其他部门或县区级协、学会及以上相关平行单位立项，不含本单位立项的课题。

支撑材料：
- 机构提供近5年承担的科研课题相关资料。

现场评价：
- 现场查看机构承担课题立项的批文和进账单等材料。

4.10 上下联动

建立和落实分级诊疗制度，是合理配置医疗资源、促进基本医疗卫生服务均等化的重要举措，是深化医药卫生体制改革、建立中国特色基本医疗卫生制度的重要内容。国务院办公厅《关于推进分级诊疗制度建设的指导意见》指出，上下联动，引导不同级别、不同类别医疗机构建立目标明确、权责清晰的分工协作机制，以促进优质医疗资源下沉为重点，推动医疗资源合理配置和纵向流动。

【C-1】

承担对辖区社区卫生服务站的业务指导、考核和人员业务培训。

建立辖区内社区卫生服务站业务指导计划和评价制度，每年至少指导和评价2次；建立社区卫生服务站考核实施细则，每年至少考核2次；建立社区卫生服务站卫生技术人员培训制度。

支撑材料：

- 机构提供辖区内社区卫生服务站业务指导计划、评价制度和相应的业务指导评价记录（文字、影像资料等）。
- 机构提供社区卫生服务站绩效考核实施细则，有绩效考核过程资料、结果公示等资料。
- 机构提供对社区卫生服务站卫生技术人员的培训制度，定期组织卫生技术人员业务培训学习，有业务培训相关资料，包括培训计划、培训通知、签到表、影像资料、培训内容、试卷、成绩通报（含排名）、总结（含结果运用）。

现场评价：

- 现场查看机构相关制度、指导记录、考核记录等相关培训资料。

【C-2】

建立分工协作制度，以业务、技术、管理为纽带，与上级医疗机构建立长期稳定的分工协作机制。

社区卫生服务中心与上级医院通过开展业务协作、技术分工协作、管理分工协作等形式实现上下联动机制；形成多种分工协作模式，促进资源、服务下沉基层。

支撑材料：

- 机构提供医联体协议、分工协作制度等。
- 机构提供分工协作相关工作记录等。

现场评价：

- 现场查看机构医联体协议及相关制度和工作记录等。

【B-1】

组织辖区社区卫生服务站每月召开例会、并有记录。

建立社区卫生服务站的例会制度，明确会议的内容等，每月1次。

支撑材料：

- 机构提供社区卫生服务站例会制度等。
- 机构提供社区卫生服务站例会资料，内容包括会议计划、会议通知、签到表、影像资料、会议记录等。

现场评价：

- 现场查看机构提供的相关制度、会议记录等材料。

【B-2】

定期对辖区社区卫生服务站工作情况进行检查，并督促持续改进。

中心对服务站每季度至少1次工作检查，对检查结果有评析整改材料。

支撑材料：

- 机构提供社区卫生服务中心对辖区社区卫生服务站督导检查的相关制度与材料。
- 机构至少每季度对辖区社区卫生服务站工作1次进行督导、检查、总结、反馈，提供连续性的督查总结分析和改进措施（总结分析报告内容包含但不限于：检查记录、问题反馈、原因分析、整改措施，效果追踪等，体现持续改进有成效）。

现场评价：

- 现场查看相关制度、职能部门的督导检查记录、对存在的问题和缺陷进行的原因分析，整改落实措施及报告，数据体现持续改进有成效。

【B-3】

规范双向转诊标准和流程，每半年至少有1次上级医疗机构医师指导工作记录。

建立牵头医院与成员单位间双向转诊通道与平台，建立健全双向转诊标准，规范双向转诊流程，为患者提供顺畅转诊和连续诊疗服务。

支撑材料：
- 机构提供双向转诊标准和流程、相关记录等。
- 机构提供双向转诊协议和上级医师指导工作记录等。

现场评价：
- 现场查看机构转诊协议、相关制度、工作记录等资料。

【A】

参与所在地紧密型医联体建设，与上级医院开展专科共建、教育培训协同合作、科研项目协作等多种方式，服务能力和管理水平得到提升。

建立目标明确、权责清晰、公平有效的分工协作机制；建立责权一致的引导机制，使医联体成为服务、责任、利益、管理共同体；区域内医疗资源有效共享，推动形成基层首诊、双向转诊、急慢诊治、上下联动的分级诊疗模式。

支撑材料：
- 机构提供紧密型县域医联体建设实施方案。
- 机构提供与上级医院开展合作、区域医疗资源共享的相关落实资料等。

现场评价：
- 现场查看方案、相关落实资料等。

4.11　部门协同和居民参与

4.11.1　部门协同

与街道（镇）、民政、公安、教育、残联、老龄办等相关部门协同配合。与辖区内托育机构、幼儿园、学校、企事业单位等相互配合，能够提供有关卫生健康咨询服务。与街道办事处和社区建立沟通协调机制，从专业角度积极指导制定社区公共卫生工作方案和突发公共卫生事件应急预案，积极参与居民委员会公共卫生委员会选任，与辖区内养老机构开展多种形式的协议合作，推进医养结合，协同做好辖区卫生健康服务工作。

【C-1】

与街道（镇）、民政、公安、教育、残联、老龄办等相关部门密切配合。

在上级主管部门的领导和组织下，积极主动与民政、公安、教育、残联、老龄办等政府相关部门就社区安全、学校卫生、社区养老，以及低保、残疾、学生、孕产妇、老年人等重点人群健康管理等工作保持协调沟通。

每年应有参加以上相关部门会议的记录不少于1次，每次记录应有社区卫生工作讨论内容。

支撑材料：
- 机构提供部门协同工作制度、街道相关部门会议记录等。

现场评价：
- 现场查看机构相关制度、会议记录等资料。

【C-2】

与辖区内托育机构、幼儿园、学校、企事业单位等相互配合，能够提供有关卫生健康咨询服务。

面向服务区域内的机关单位、学校、写字楼等功能社区人群，开展有针对性的基本医疗和公共卫生服务，引导社区居民参与社区卫生服务和健康促进工作。要有详细的服务记录，每年不少于2次服务。

支撑材料：
- 机构提供与相关单位、学校等功能社区配合，开展有关卫生健康咨询服务的相关记录等。

现场评价：
- 现场查看机构功能社区相关咨询服务记录等资料。

【B-1】

与街道办事处和社区建立沟通协调机制，共同制定卫生服务工作计划，定期总结。

社区卫生服务中心参与街道办事处健康促进委员会（或社区卫生工作委员会等类似机构）相关工作，积极争取支持，解决必需的业务用房和工作中的困难等。

街道年度工作计划有对社区卫生支持协调的内容，年度总结中应有社区卫生服务扶持落实情况。

支撑材料：
- 机构提供与街道办事处和社区的沟通协调机制、工作记录等。
- 机构提供卫生健康服务相关工作计划和总结等资料。

现场评价：
- 现场查看机构提供的相关文件、工作记录、工作计划及总结等资料。

【B-2】

从专业角度积极指导制定社区公共卫生工作方案和突发公共卫生事件应急预案。

社区卫生服务机构要从专业角度指导制定村（社区）公共卫生工作方案和突发公共卫生事件应急预案，组织开展突发公共卫生事件应急演练等。

支撑材料：
- 机构指导制定村（社区）公共卫生工作方案，内容包括：领导小组、部门职责分工、工作制度、监督制度、值班制度等。
- 机构指导制定突发性公共卫生事件应急预案，预案包括但不限于现场指挥体系、处置程序、工作要求等，有相关演练资料，包括演练计划、演练方案、演练通知、演练脚本、签到表、影像资料、总结分析、整改等。

现场评价：
- 现场查看机构提供相关文件、预案及演练资料等。

【B-3】

积极参与居民委员会公共卫生委员会选任。

社区卫生服务中心要立足本职工作，积极参与居民委员会公共卫生委员会选任，履行健康守门人的职责。

支撑材料：
- 机构提供参与居民委员会公共卫生委员会选任文件及相关资料等。

现场评价：
- 现场查看机构提供相关文件、资料等。

【B-4】

从专业角度对居民委员会公共卫生委员会成员开展相关卫生知识培训，指导其开展卫生健康政策宣传、居民健康教育活动等。

帮助居民委员会公共卫生委员会掌握基层卫生领域政策规定、应急处置技能、健康科普知识等，发生突发公共卫生事件时针对疫情防控有关要求开展核心知识培训。

支撑材料：
- 机构提供对居民委员会公共卫生委员会成员开展相关卫生知识培训的相关资料，包括培训计划、培训通知、签到表、影像资料、培训内容、试卷、成绩通报（含排名）、总结（含结果运用）。

- 机构提供指导居民委员会公共卫生委员会成员开展卫生健康政策宣传、居民健康教育活动的相关活动记录等。

现场评价：

- 现场查看机构相关培训资料、活动记录等材料。

【A】

与辖区内养老机构开展多种形式的协议合作，推进医养结合。

与辖区内养老机构有服务协议，以多种形式开展服务，如对养老机构内设医疗机构的指导、上门巡诊、建立家庭病床、双向转诊、上门护理服务、提供基本公共卫生服务等。

支撑材料：

- 机构提供相关服务协议及相关服务记录等资料。

现场评价：

- 现场查看机构相关协议、服务记录等资料。

4.11.2 居民参与

建立志愿者或社会组织参与社区卫生服务，定期邀请社会监督员对机构工作进行监督评价，对监督组织提出的问题和建议进行整改。开展志愿者相关培训工作。通过组织慢性病患者俱乐部、患者同伴教育、自助健康体检等活动，提高患者自我健康管理的能力。

【C-1】

建立志愿者或社会组织参与社区卫生服务。

社区卫生服务机构牵头组织由辖区居民、学生、企事业单位人员等人员组成的志愿者队伍，参与社区卫生服务的有关工作。

支撑材料：

- 机构提供志愿者或社会组织名单和相关记录等。

现场评价：

- 现场查看相关名单和记录等。

【C-2】

定期邀请社会监督员对机构工作进行监督评价。

社区卫生服务中心应当自觉接受社会监督，在辖区聘请热心于社区卫生工作、对社区卫生服务有一定认识的人员担任社会监督员，建立社会监督组织，有详细的监督员名单，有监督员反馈，每年不少于1次。

支撑材料：
- 机构提供社会监督员名单及相关反馈信息等资料。

现场评价：
- 现场查看机构相关名单及反馈信息等资料。

【C-3】

对监督组织提出的问题和建议进行整改。

对监督员提出的问题和建议，要根据其内容进行分析，提出整改措施，并落实到科室和责任人，并将整改情况向社区及监督员进行反馈。有详细的整改反馈记录。

支撑材料：
- 机构提供监督组织提出的问题和建议的分析整改反馈记录等。

现场评价：
- 现场查看机构相关问题的分析、整改反馈记录等资料。

【B-1】

开展志愿者相关培训工作。

对志愿者进行相应的知识培训，至少1年1次。

支撑材料：
- 机构提供志愿者相关培训资料，包括培训计划、培训通知、签到表、影像资料、培训内容、试卷、成绩通报（含排名）、总结（含结果运用）。

现场评价：
- 现场查看机构相关培训资料。

【B-2】

年内服务投诉处理有登记，处理结果记录完整、清楚。

社区卫生服务机构应制定投诉接待制度，建立畅通、便捷的投诉渠道，明确受理投诉部门和范围，在显著位置公布投诉处理程序、地点、接待时间和联系方式，投诉处理记录完整、清楚。

支撑材料：
- 机构提供投诉接待制度等，明确受理投诉部门和范围，有相关投诉处理记录等。

现场评价：
- 现场查看机构制度、投诉处理记录等资料。

【A-1】

通过组织慢性病患者俱乐部、患者同伴教育、自助健康体检等活动，提高患者自我健康管理的能力。

通过对慢性病患者健康教育，建立患者俱乐部、患者自我管理小组、在社区卫生服务中心设置健康小屋等方法，帮助患者逐步建立自我管理的意识和能力。

支撑材料：
- 机构提供患者俱乐部、患者自我管理小组、健康小屋相关工作记录等。

现场评价：
- 现场查看机构相关工作记录等资料。

【A-2】

被社会各界认同，受到媒体等关注和正面宣传，得到各级各类表彰。

社区卫生服务中心要主动与媒体做好沟通，采取各种方式做好宣传，以争取社会各界更好地支持。

支撑材料：
- 机构提供媒体宣传成果及各级各类表彰等资料。

现场评价：
- 现场查看机构宣传成果及表彰等资料。

附2-1　社区卫生服务中心基本设备和中医药服务设备清单

设备类别	设备名称	是否配备（1是　2否）
基本设备	诊断床	
	听诊器	
	血压计	
	观片灯	
	体重身高计	
	出诊箱	
	治疗推车	
	手推式抢救车	
	可调式输液椅	
	供氧设备	
	电动吸引器	
	心电监护仪	
	除颤仪	
	简易呼吸器或呼吸机	
	洗胃机	
	心电图机	
	B超	
	血球计数仪	
	尿常规分析仪	
	生化分析仪	
	血糖仪	
	电冰箱	
	恒温箱	
	药品柜	
	妇科检查床	
	妇科常规检查设备	
	身长（高）和体重测查设备	
	听（视、智）力测查工具	
	高压蒸汽消毒器等必要的消毒灭菌设施	
	紫外线灯	
	健康教育影像设备	
	计算机及打印设备	
	电话等通信设备	
	健康档案柜	
	医疗保险信息管理与费用结算有关设备	

第二章

续　表

设备类别		设备名称	是否配备（1是　2否）
中医类设备	诊断设备	中医四诊设备、中医体质辨识设备	
	针疗设备	各类针具、电针治疗设备	
	灸疗设备	灸疗器具、艾灸仪	
	中药熏洗设备	中药熏洗设备、中药离子导入设备、中药雾化吸入设备、中药透药设备	
	牵引设备	颈椎牵引设备、腰椎牵引设备、多功能牵引设备	
	治疗床	针灸治疗床、推拿治疗床、多功能治疗床	
	中医光疗设备	中医光疗设备	
	中医超声治疗设备	中医超声治疗设备	
	中医电疗设备	高频治疗设备、中频治疗设备、低频治疗设备	
	中医磁疗设备	特定电磁波治疗设备（TDP神灯）	
		中医磁疗治疗设备	
	中医热疗设备	蜡疗设备、热敷（干、湿、陶瓷）装置	
	中药房设备	中药饮片柜（药斗）、药架（药品柜）、药戥、电子秤	
	煎药室设备	中药煎煮壶（锅）	
		煎药机（符合二煎功能，含包装机）	
	康复训练设备	训练床、训练用阶梯、平行杠、姿势镜等	

附2-2　社区卫生服务中心医疗服务推荐病种

一、社区卫生服务中心医疗服务基本病种（66种）

（一）内科（26种）

高血压病（I10.x00）、冠状动脉粥样硬化性心脏病（I25.103）、先天性心脏病（Q24.900）、心肌炎（I51.400）、脑卒中（I64.x00）、眩晕综合征（H81.901）、偏头痛（G43.900）、急性气管炎（J04.100）、支气管炎（J40.x00）、肺炎（J18.900）、肺气肿（J43.900）、慢性肺源性心脏病（I27.900）、急性上呼吸道感染（J06.900）、腹泻（K52.916）、胃肠炎（A09.901）、结肠炎（A09.902）、胆囊炎（K81.900）、尿路感染（N39.000）、急性肾小球肾炎（N00.902）、糖尿病（E14.900）、高脂血症（E78.500）、贫血（D64.900）、短暂性脑缺血发作（G45.900）、带状疱疹（B02.900）、皮炎（L30.900）、肺结核（A16.200）。

（二）外科（17种）

阑尾炎（K37.x00）、腹痛（R10.400）、胆管结石（K80.500）、泌尿系结石（N20.900）、腹股沟疝K（40.900）、睾丸鞘膜积液（N43.301）、痔（I84.900）、便秘K（59.000）、肛周脓肿（K61.001）、前列腺增生（N40.x00）、头部外伤（S09.900）、骨折（T14.200）、椎动脉型颈椎病（M47.001+）、肩周炎（M75.001）、关节炎（M13.900）、腰肌劳损（M54.505）、腰椎间盘突出（M51.202）。

（三）妇（产）科（7种）

女性盆腔炎（N73.902）、宫颈炎性疾病（N72.x00）、急性阴道炎（N76.000）、子宫内膜炎（N71.902）、输卵管炎（N70.904）、卵巢炎（N70.903）、助产单胎分娩（O83.900）。

（四）眼、耳鼻咽喉科（10种）

结膜炎（H10.900）、急性鼻咽炎（J00.x00）、急性鼻窦炎（J01.900）、鼻出血（R04.000）、急性扁桃体炎（J03.900）、急性咽喉炎（J06.000）、急性咽炎（J02.900）、疱疹性咽峡炎（B08.501）、中耳炎（H66.900）、非化脓性中耳炎（H65.900）。

（五）口腔科（6种）

龋齿（K02.900）、急性牙周炎（K05.200）、牙列部分缺失（K08.104）、化脓性牙龈炎（K05.101）、口腔黏膜溃疡（K12.109）、口腔炎（K12.112）。

（以上疾病代码按《疾病分类与代码》（GB/T 14396-2016）执行。）

二、社区卫生服务中心医疗服务中医疾病名（70种）

（一）内科（25种）

感冒（A01.01.01）、伤风（A01.01.01.01）、温病（A01.03.01.）、内伤发热病（A06.01.04）、咳嗽病（A04.04.01.）、胸痹心痛（A04.01.01）、怔忡病（A04.01.10）、眩晕（A17.07）、呃逆（A04.03.01）、胃反病（A04.03.02）、腹胀病（A04.03.05）、便秘（A04.03.06）、泄泻（A04.03.07）、胃痞病（A04.03.15）、胃痛（A04.03.19）、中风病（A07.01.01.）、口僻（A07.01.01.04）、外感头痛A07.01.02.01）、内伤头痛（A07.01.02.02）、风寒湿痹（A07.06.01）、不寐（A04.01.13）、郁证（A05.01）、消渴（A06.09.）、水肿类病（A06.07.）、淋症（尿路感染A04.05.）。

（二）外科（16种）

乳痈（A07.03.01）、乳癖（A07.03.04）、瘿类病（A07.02.）、疖（A08.02.01.）、丹毒（A08.01.56）、痔疮（A08.03.01.）、蛇串疮（A08.01.02带状疱疹）、湿疮（A08.01.07）、瘾疹（A08.01.09）、风热疮（A08.01.14）、粉刺（A08.01.20）。急性腰扭伤（A03.06.04.08）、腰肌劳损（A03.06.04.09）、漏肩风（肩关节周围炎A03.06.04.03）、颈椎病（A03.06.04.05）、腰椎病（A03.06.04.06）。

（三）妇科（11种）

月经先期（A09.02.02.01）、月经后期（A09.02.02.02）、月经先后不定期（A09.02.02.03）、月经过多（A09.02.02.04）、月经过少（A09.02.02.05）、经期延长（A09.02.02.06）、痛经（A09.02.02.07）、绝经前后诸证（A09.02.02.12）、产后缺乳（A09.02.05.22）、带下类病（A09.02.06.）、盆腔炎（A09.02.07.03）。

（四）儿科（10种）

小儿感冒（A10.02.01）、小儿咳嗽（A10.04.01）、小儿泄泻（A10.04.18）、小儿呕吐（A10.04.17）、小儿厌食（A10.04.15）、食积（A10.04.14.02）、小儿疳积（A10.04.13.02）、小儿口疮（A10.04.28）、小儿腹痛（A10.04.19）、小儿遗尿（A10.04.23）。

（五）五官科（8种）

针眼（A11.01.01.01）、天行赤眼（A11.01.03.01流行性出血性结膜炎）、神水将枯（A11.01.06干眼症）、鼻鼽（A13.02变应性鼻炎）、鼻渊（A13.03鼻窦炎）、乳蛾（A14.01扁桃体炎）、喉痹（A14.03咽炎）、梅核气（A14.09）。

（以上中医疾病代码按《中医病证分类与代码》（修订版）执行）

三、县医院医疗服务能力基本标准（国卫办医发〔2016〕12号）中所含部分病种。

第三章

社区医院建设评价指导

1. 社区医院建设标准解读

1.1 床位设置

实际开放床位数≥30张，可按照服务人口1.0～1.5张/千人配置。

实际开放床位指实有床位，即年底固定实有床位，包括正规床、简易床、监护床、超过半年的加床、正在消毒和修理的床位、因扩建或大修而停用床位，不包括产科新生儿床、接产室待产床、库存床、观察床、临时加床和病人家属陪侍床。

服务人口：即服务（常住）人口数，应与"卫健统1-2表"（附1-3）中"年末服务（常住）人口数"一致。

支撑材料：

● 机构提供医疗机构执业许可证（正、副本）、编制床位清单或其他相关证明材料。

● 机构提供辖区人口数统计文件、"卫健统1-2表"辖区常住人口数页面截图，须核对两者数据一致性。

● 实际开放床位数及组成明细。

现场评价：

● 现场查看实际开放床位。

● 现场查看机构提供辖区人口数统计文件。

床位使用率≥75%。

床位指编制床位数，即由卫生行政部门核定的床位数，应与医疗机构执业许可证上的床位数一致。

支撑材料：

● 机构提供医疗机构执业许可证（正、副本）、编制床位清单或其他相关证明材料，提供床位使用率≥75%的文字叙述材料。

现场评价：

● 现场查看实际使用床位情况。

1.2 人员配置

人员配备的评价目的是评估社区卫生服务中心在医务人员方面的配置情况，充实医疗机构中规定的岗位要求，以保证业务活动的正常进行，进而实现医院的既定目标。

非卫技人员比例不超过15%。

支撑材料：
● 提供本机构非卫技人员的基本信息一览表及在本机构注册的医、药、护、技人员等基本信息一览表，"卫健统1-2表"中"卫生技术人员数"页面截图，核对非卫生技术人员一致性，标注说明人员比例等支撑材料。

现场评价：
● 现场查看机构非卫生技术人员配备及资质等情况。

每床至少配备0.7名卫生技术人员。

支撑材料：
● 机构提供卫生技术人员基本信息一览表、每床配备卫生技术人员的数量及配比情况的文字叙述材料，诊疗服务记录、工资发放记录表等支撑材料。

现场评价：
● 现场查看机构提供卫生技术人员配备及资质、诊疗服务记录等。

医护比达到1∶1.5，每个临床科室至少配备1名具有主治医师及以上职称的执业医师。

支撑材料：
● 机构提供专业技术人员基本信息一览表、主治医师及以上职称证书、工资发放记录表、诊疗服务记录等支撑材料。
● 机构提供医护配比情况的文字叙述材料。

现场评价：
● 现场查看机构提供的执业医师的职称证书以及相关服务记录等。

全科医师不少于3名，公共卫生医师不少于2名，并配备一定比例的中医类别执业医师。

支撑材料：
● 机构提供专业技术人员基本信息一览表，全科医师、公共卫生医师、中医类别执业（助理）医师及以上职称证书，诊疗记录及工资发放记录表等支撑材料。
● 机构提供全科医师、公共卫生医师及中医类别执业医师人员配比情况的文字叙述材料。

现场评价：
● 现场查看全科医师、公共卫生医师、中医类别医师人员配备及医师的资质、职称证书、工资发放记录、诊疗记录等。

1.3 房屋

业务用房建筑面积 $\geqslant 3000m^2$。每床位净使用面积不少于 $6m^2$。

支撑材料：
- 机构提供医疗机构执业许可证（正、副本）、与填报业务用房面积相等的房产证、租赁协议或其他面积相关证明材料（可累加）。
- 机构提供编制床位清单或其他相关证明材料及每床位净使用面积不少于 $6m^2$ 的文字叙述材料。

现场评价：
- 现场查看医疗机构执业许可证（正、副本）、与填报业务用房面积相等的房产证、租赁协议或其他面积相关证明材料（可累加）。
- 现场查看编制床位等。

1.4 基本功能

具备常见病、多发病、慢性病的门诊、住院诊疗综合服务能力。符合条件的，可提供适宜的手术操作项目。

常见病、多发病是指辖区常见的以内科、外科、妇科、儿科等为主的、经常发生的、出现频率较高的疾病。

支撑材料：
- 机构提供医疗机构执业许可证（正、副本）上的相关科目设置材料、门诊服务专业技术人员基本信息一览表、人员职责分工明细、开展诊疗服务场所、设施设备及运行监管记录，开展常见病、多发病、慢性病规范诊疗服务过程工作记录（疾病病种统计表、年门诊服务量、门诊登记）等支撑材料。
- 机构提供上年度或近季度开放床位、出入院量、床位使用率、住院病种量，开展住院诊疗服务场所明细、设施设备及运行监管记录，提供留观、入院、出院、转院制度、服务流程，提供常见病、多发病、慢性病的住院诊疗服务过程工作记录等支撑材料。
- 机构提供开展手术相关人员职责分工、专业技术人员基本信息一览表、服务场所、设施设备及运行监管记录、手术名称、手术清单、年度服务人次及服务过程的工作记录等支撑材料。

现场评价：
- 现场查看机构的服务场所、设施设备及运行监管记录，开展常见病、多发病、慢性病规范诊疗服务过程的工作记录等。
- 现场查看机构对常见病、多发病、慢性病的住院诊疗服务过程的工作记录等材料。
- 现场查看机构开展手术服务过程的工作记录等。

开展基本公共卫生服务，承担辖区的公共卫生管理和计划生育技术服务工作，能够提供健康管理、康复指导等个性化的签约服务。

> **支撑材料：**
> ● 机构提供国家基本公共卫生服务项目、实施方案、工作计划、人员职责分工及专业技术人员基本信息一览表、服务场所、设施设备及运行监管记录、开展连续半年以上基本公共卫生服务过程工作记录等支撑材料。
> ● 机构提供家庭医生签约服务实施方案、工作计划，家庭医生签约服务人员职责分工、服务场所、设施设备及运行监管记录，本辖区家庭医生签约服务流程、团队组建、区域划分、协议书及相关服务记录（培训、督导、考核、履约等）工作资料；开展连续半年以上健康管理、康复指导等个性化的签约服务记录（康复服务清单、年度服务人次）等支撑材料。
>
> **现场评价：**
> ● 现场查看实施国家基本公共卫生服务项目的场所、设施设备及运行监管记录、开展连续半年以上基本公共卫生服务过程的工作记录等。
> ● 现场查看机构实施家庭医生签约相关服务记录资料等。

具备辖区内居民基层首诊、双向转诊等分级诊疗功能，开展远程医疗服务，提供部分常见病、慢性病的在线复诊服务。

对无法确诊及危重的病人转诊到上级医院进行诊治，接收上级医院下转的康复期病人，鉴别可疑传染性患者并转诊到定点医疗机构进行诊断治疗。

> **支撑材料：**
> ● 机构提供开展双向转诊服务工作制度、工作流程与上级医院签订的双向转诊协议书等，对无法确诊及危重的病人转诊到上级医院的诊治记录或转诊单，提供接收上级医院下转的康复期病人的具体记录或转诊单，鉴别可疑传染性患者并转诊到定点医疗机构进行诊断治疗的具体记录或转诊单等支撑材料。
> ● 机构提供开展远程医疗服务工作制度、工作流程、相关服务记录等，提供部分常见病、慢性病的在线复诊服务清单及详细记录等支撑材料。
>
> **现场评价：**
> ● 现场查看机构提供开展双向转诊服务的具体记录或转诊单等。
> ● 现场查看机构提供开展远程医疗服务相关服务记录及部分常见病、慢性病的在线复诊服务清单及详细记录等。

对周边基层医疗卫生机构开展技术指导和帮扶。

为进一步加强基层医疗卫生机构人才队伍建设，充分发挥机构在区域内医疗卫生工作中的枢纽、带头作用，更好地提高基层医务人员的业务能力及水平。

支撑材料：

- 机构提供上级卫生健康行政部门出台对本机构授予培训基地或其他具有培训指导资质的相关正式文件等支撑材料。
- 机构提供对周边区域内医疗技术能力和基本公共卫生服务能力等方面的实施方案、工作计划、工作总结、人员职责分工及专业技术人员基本信息一览表，提供开展技术指导、教学培训场所、设施设备及运行监管记录，提供开展连续半年以上的技术指导、教学培训等相关工作过程记录的支撑材料。

现场评价：

- 现场查看上级卫生健康行政部门出台对本机构授予培训基地或其他具有培训指导资质的相关正式文件等。
- 现场查看机构开展技术指导、教学培训场所、设施设备及运行监管记录，开展连续半年以上的技术指导或教学培训等相关过程记录。

1.5　科室设置

临床科室。至少设置全科医疗科、康复医学科、中医科，应当设置内科、外科、妇科、儿科、口腔科、眼科、耳鼻喉科、精神（心理）科、安宁疗护（临终关怀）科、血液净化室等专业科室中的5个科室，有条件的可设置感染性疾病诊室（发热门诊）、老年医学科等科室。

临床科室的主要目的是评估社区医院在临床医疗方面的服务能力和水平。临床科室负责提供基本的医疗服务，具备一定的紧急救治、协同工作和转诊的能力，为患者提供全面的医疗服务。

在机构入口处和门急诊醒目位置设置预检分诊处/发热哨点，标识清楚。

口腔科诊室面积至少30m²，配备牙科治疗椅、口腔检查器械、器械盘等；康复科面积不低于100m²，设有功能测评室、运动治疗室、物理治疗室、作业治疗室、传统康复治疗室、言语治疗室等（各室不一定独立设置，要能涵盖相应的功能），通行区域应体现无障碍设计。

支撑材料：

- 机构提供与医疗机构许可证诊疗科目相符的科室设置、上级卫生健康行政主管部门批复的特色科室设置的文件及责任人、专业技术人员基本信息一览表，服务场所、设施设备及运行监管记录，物品擦拭、紫外线消毒记录，开展诊疗服务过程记录等支撑材料。
- 机构设置相对独立的发热诊室（发热哨点），在机构出入口显著位置设有明显标识。
- 机构发热诊室（发热哨点）设置符合"三区两通道"（污染区、潜在污染区、清洁区、患者通道、工作人员通道）要求。
- 机构诊室通风良好，选用独立空调，设置发热患者独立卫生间。

- 机构具有相应资质和数量的工作人员，能熟练掌握传染病的诊断、治疗、防护、转运、隔离及消毒等技能，并经过传染病相关法律法规和知识技能培训。
- 机构配备必要的办公设备、诊疗设备、消毒设备及一定储存量的防护设备等。

现场评价：

- 现场查看机构服务场所（标准中小诊室面积为3.0m×4.2m、大诊室面积为3.3m×4.5m）、设施设备及运行监管记录、物品擦拭记录、紫外线消毒记录，开展诊疗服务、急诊急救过程工作资料等。
- 现场查看相关科室符合常规诊疗诊室场所［口腔科诊室面积至少30m²；康复科面积不低于100m²，设有功能测评室、运动治疗室、物理治疗室、作业治疗室、传统康复治疗室、言语治疗室等（各室不一定独立设置，要能涵盖相应的功能）］、设施设备及运行监管记录等。
- 现场查看机构康复科通行区域是否体现无障碍设计。无障碍设施包括无障碍通道、出入口、门、楼梯、电梯、扶手等。主要出入口应为无障碍出入口，宜设置为平坡（《无障碍设计规范》GB50763—2012）出入口；门开启后，通行净宽不小于1m，门槛高度及门内外高差不应大于15mm，并以斜面过渡，且便于开关；电梯为无障碍电梯等。
- 现场查看机构发热诊室（发热哨点）设置、人员、设施设备配备及相关工作记录等。
- 随机询问机构医务人员传染病的诊断、治疗、防护、转运、隔离及消毒等知识的知晓率，查看相关技能操作熟练度。

公共卫生科室。至少设置预防保健科、预防接种门诊、妇儿保健门诊、健康教育室、计划生育技术服务室。公共卫生科室宜相对集中设置，有条件的可设置"优生优育优教中心（三优指导中心）"、营养科。

公共卫生科或预防保健科的目的主要是评估社区医院在公共卫生和预防保健方面的服务能力。有助于提升社区医院在疾病预防和控制、卫生监测和应急响应等方面，传染病预防、慢性病防治、健康检查和健康管理等方面的服务和管理水平。

接种门诊应设置候种区/室（宣教、留观）、预检区/室（登记、询问、体检）、接种区/室（有卡介苗专室或单独隔开）、办公区/室（含资料和冷链管理区/室）。接种流程合理，各区/室挂有明显的标志牌，有专门的出入口。在醒目位置张贴公示材料（内容包括国家政策、免疫程序，接种方法、接种须知和安全注射、接种流程等）。

候诊、预检、登记、接种留观等程序融为一体，门诊管理与免疫规划网络信息管理平台无缝对接。有24小时不间断冷链监控，断电或温度偏离时，报警短信实时发送至相关负责人，有效保障疫苗使用安全。

支撑材料：

- 机构提供与医疗机构许可证诊疗科目相符的科室设置、工作制度、工作流程、医疗机构专业技术人员基本信息一览表、服务场所、设施设备及运行监管记录、开展诊疗、预防保健服务过程工作记录等支撑材料。

● 机构提供当地卫生健康行政部门规范化预防接种门诊评审验收合格报告或公布名单文件等支撑材料。

● 机构提供儿童保健室工作制度、工作流程、场所（科室布局图）等支撑材料。

现场评价：

● 现场查看机构与医疗机构许可证诊疗科目相符的科室设置场所、设施设备及运行监管记录、开展诊疗、预防保健服务过程工作记录等。

● 现场查看机构接种门诊应设置候种区/室（宣教、留观）、预检区/室（登记、询问、体检）、接种区/室（有卡介苗专室或单独隔开）、办公区/室（含资料和冷链管理区/室），接种流程合理，各区/室挂有明显的标志牌，有专门的出入口。在醒目位置张贴公示材料（内容包括国家政策、免疫程序，接种方法、接种须知和安全注射、接种流程等），预防不良反应处置措施及相应的便民措施等。

● 现场查看机构儿童保健室场所（儿童保健室应相对独立分区，与预防接种门诊相邻，取暖设施）、设施设备及运行监管记录、服务过程工作记录等。

医技等科室。至少设置医学检验科（化验室）、医学影像科、心电图室、西（中）药房。有条件的可设置胃镜室等功能检查室。影像诊断、临床检验、消毒供应室等科室可由第三方机构或者医联体上级医疗机构提供服务。开展手术操作的社区医院应当设置手术室、麻醉科，病理诊断可由第三方机构或者医联体上级医疗机构提供服务。

医技及其他科室主要目的是评估社区医院在医技服务和其他专科服务方面的能力和水平，为改善和提升社区医院的服务质量和水平提供指导和参考。

支撑材料：

● 机构提供与医疗机构许可证诊疗科目相符的科室设置、医疗机构执业许可证（正、副本）、辐射安全和放射许可证原件（复印件）、专业技术人员基本信息一览表，机构依托第三方开展消毒的，提供相关委托协议、第三方资质及工作记录，服务场所、设施设备及运行监管记录，提供相关科室连续半年以上的诊疗服务过程工作记录等支撑材料。

● 机构提供与第三方机构或者医联体上级医疗机构开展病理诊断服务的相关委托协议，第三方资质及工作记录等支撑材料。

现场评价：

● 现场查看机构与医疗机构许可证诊疗科目相符的科室设置场所、设施设备及运行监管记录，提供开展相关科室连续半年以上的诊疗服务过程工作记录等。

其他科室。应当设有治疗室、注射室、输液室、处置室、观察室。社区医院应当根据有关规定和临床用血需求设置输血科或者血库。

支撑材料：

● 机构提供与医疗机构许可证诊疗科目相符的科室设置、工作制度、工作流程、医疗机构专业技术人员基本信息一览表，服务场所、设施设备及运行监管记录、开展诊疗服务过程工作记录等支撑材料。

现场评价：

● 现场查看机构与医疗机构许可证诊疗科目相符的科室设置场所、设施设备及运行监管记录、开展诊疗服务过程工作记录等。

管理科室。至少设有综合办公室（党建办公室）、医务科（质管科）、护理科、院感科、公共卫生管理科、财务资产科。有条件的可设置双向转诊办公室、信息科、病案室等。

支撑材料：

● 机构提供综合办公室（党建办公室）、医务科（质管科）、护理科、院感科、公共卫生管理科、财务资产科、双向转诊办公室、信息科、病案室等科室岗位设置、岗位职责、工作制度、工作流程、人员基本信息一览表，提供服务场所、设施设备及运行监管记录、服务过程工作记录等支撑材料。

现场评价：

● 现场查看机构综合办公室（党建办公室）、医务科（质管科）、护理科、院感科、公共卫生管理科、财务资产科、双向转诊办公室、信息科、病案室等科室岗位设置，提供服务场所、设施设备及运行监管记录、服务过程工作记录等。

● 现场查看机构病案管理科，具备防盗、防晒、防高温、防火、防潮、防尘、防鼠和防虫等防护措施。

1.6 规章制度

医院财务管理制度。建立健全会计核算和财务管理制度，严格执行国家财务、会计、资产和审计监督等相关法律法规。

支撑材料：

● 机构提供设置财务集中管理部门及财务管理专（兼）职人员的文件及岗位职责。

● 机构定期开展财务管理制度培训（每半年至少一次），有相关培训资料，包括培训计划、培训通知、签到表、影像资料、培训内容、试卷、成绩通报（含排名）、总结（含结果运用）等资料。

● 机构提供财政部门批复的年度预决算文件、决算报表，符合实际的财务管理制度，涵盖资金使用审批、预算管理、资产管理、监督稽核等。

- 机构提供经济（财务）运行分析报告等，内容包括资产、负债、收支等财务状况数据、预算执行结果和业务开展成果分析、总结、存在的问题、改进措施、下一步工作计划等。
- 机构提供固定资产管理制度，包括固定资产购置、验收、分类、计价、领用、保管及转移调拨、处置、报废、清查盘点管理等。
- 机构提供固定资产明细目录、台账、盘点记录、资产处置、固定资产审核报告等，做到账物相符。
- 机构提供相关内控管理制度（涵盖预算、收支、政府采购、国有资产、建设项目、合同、"三重一大"等）、岗位职责等。
- 机构提供内部审计或自查计划、方案和报告，报告包括结果反馈、整改落实记录、持续改进措施等资料。

现场评价：
- 现场查看机构相关制度、培训资料、记录、问题反馈、改进措施等。

加强基层党组织建设制度。强化党支部政治功能，完善议事决策制度，加强思想政治工作和医德医风建设，建立完善医德医风工作机制与考评制度。加强医院文化建设，培育和塑造医学人文精神，践行和弘扬崇高职业精神。

支撑材料：
- 机构提供党支部成立、换届、改选的相关批文及资料、党支部职责分工文件及党员基本信息一览表等。
- 机构提供"三会一课"等各项制度、党组织开展组织生活会、民主生活会、"三会一课"、党建述职及其他各类主题学习教育实践活动的相关材料，包括计划、通知、签到、影像资料、总结等。
- 机构提供"三重一大"集体决策制度相关文件，决策流程清晰、符合规定，有议事记录等，并按要求公示或公开，有相关证明材料等。
- 机构提供党风廉政相关工作计划、制度及班子成员职责分工、责任清单等。
- 机构提供医德医风工作制度、考核评价制度、考评公示制度及相关评价资料，并将考核情况公示。
- 机构提供行风与文化建设规章制度、领导小组、员工工作手册等，有员工培训资料，包括培训计划、培训通知、签到表、影像资料、培训内容、试卷、成绩通报（含排名）、总结（含结果运用）。
- 机构提供设置专人负责文化建设的相关文件、文化建设实施方案、采取多种方式开展文化宣传活动的相关活动记录等。

现场评价：
- 现场查看机构相关工作制度、文件、培训资料、记录等。

其他制度。应当建立工作人员职业道德规范与行为准则，人员岗位责任制度，技术人员聘用、培训、管理、考核与奖惩制度，职能科室工作制度，技术服务规范与工作制度，双向转诊制度，投诉调查处理制度，医疗废物管理制度，药品、设备、档案、信息管理等制度。

支撑材料：

● 机构提供工作人员职业道德规范与行为准则，有《九项准则》等相关培训材料，包括培训计划、培训通知、签到表、影像资料、培训内容、试卷、成绩通报（含排名）、总结（含结果运用）。

● 机构提供人员岗位责任制度、职责等。

● 机构提供相关人力资源管理制度，包括：岗位聘用制度、职称晋升制度、考核与奖惩制度、培训与继续教育制度、薪酬管理、考勤、档案管理、辞职管理制度等。

● 机构提供绩效考核方案，内容包括指导思想、分配原则、计算方法、考核单元、考核内容、考核办法、保障措施等。

● 机构提供职能科室工作制度、技术服务规范与工作制度、双向转诊制度等。

● 机构提供建立投诉受理部门的相关文件，有投诉处理机制及反馈机制，设置投诉电话或举报箱，并公开举报电话，及时处理群众投诉，有投诉处理相关记录。

● 机构提供医疗废物管理制度，药品、设备、档案、信息管理等相关制度。

现场评价：

● 现场查看机构相关制度、记录等。

2. 社区医院医疗质量安全核心制度

2.1 首诊负责制度

指患者的首位接诊医师（首诊医师）在一次就诊过程结束前或由其他医师接诊前，负责该患者全程诊疗管理的制度。社区医院和科室的首诊责任参照医师首诊责任执行。

明确患者在诊疗过程中不同阶段的责任主体。

支撑材料：

● 根据《关于印发医疗质量安全核心制度要点的通知》（国卫医发〔2018〕8号）的要求，建立适合本机构的首诊负责制度和首诊处理流程，明确患者在诊疗过程中不同阶段的责任主体，门诊接诊科室制度和流程"上墙"。

现场评价：

● 现场查看机构首诊负责制度和流程图的合理性，访谈医务人员。

保障患者诊疗过程中诊疗服务的连续性。

支撑材料：

● 医疗机构在患者就诊时，为强化医疗质量和安全，对患者实施明确、连续的全流程诊疗管理，覆盖医疗机构内所有医务人员的行为。

● 患者的诊疗服务涉及医学多学科，由多科室协作来完成诊疗服务流程，应遵照首诊负责制的要求确保患者在就医过程中，各个诊疗服务流程连贯、清晰。

● 诊疗活动的连续性具体体现但不限于以下几点。

（1）对于普通患者，应当有医疗记录来体现所有的医疗行为是连续的，患者或其法定代理人自主放弃的除外。

（2）对于急危重症需抢救的患者，应有医务人员的全程陪同（含监护）或陪同转运，并积极抢救，必要时呼叫专科人员。

现场评价：

● 提供一份完整的门诊病历和住院病历，查看医疗过程的连续性。

首诊医师应当作好医疗记录，保障医疗行为可追溯。

支撑材料：

● 机构要建立健全首诊负责制度的执行机制和工作流程，明确各个科室的职责和协作关系。

● 首诊医师接诊患者后，负责患者全程诊疗，应当及时完成医疗记录。患者诊疗过程涉及多个科室，原则上首诊科室先处理，必要时请其他科室协同处理，各科室经治医师均应详细记录处理经过。

现场评价：

● 现场查看机构诊负责制度的执行机制和工作流程。

● 机构提供一份完整的门诊病历和住院病历，考核人员查看医疗过程记录的规范性。

非本医疗机构诊疗科目范围内疾病，应当告知患者或其法定代理人，并建议患者前往相应医疗机构就诊。

支撑材料：

● 提供本机构诊疗科目，对诊疗范围内的病人一律不得拒诊。

● 建立转院、转诊制度和流程，明确非本医疗机构诊疗科目范围内疾病转诊流程，根据病情评估状况，给患者提供适当的就医建议，履行告知义务并书写转诊医疗记录。

● 如遇非本机构诊疗科目范围内急、危重患者，应制定非本机构诊疗科目范围内患者的应急处置流程，对急危重症需抢救的患者应当按照急、危重患者抢救制度进行就地抢救治疗，如设备、条件有限，首诊医师在应急对症处理的同时，与上级医院或120联系，并护送病人到上级医院。

现场评价：

- 现场查看本医疗机构诊疗科目。
- 现场查看机构的转院、转诊制度，查看告知书或转院、转诊相关记录。
- 现场查看非本机构诊疗科目范围内患者的应急处置流程。

2.2 值班和交接班制度

指医疗机构及其医务人员通过值班和交接班机制保障患者诊疗过程连续性的制度。

社区医院应当建立全院性医疗值班体系，包括临床、医技、护理部门以及提供诊疗支持的后勤部门，明确值班岗位职责并保证常态运行。

支撑材料：

- 机构应当提供本机构的值班体系（包括一线值班以及二三线的听班），提供本机构的值班和交接班制度以及各科室的值班排班表。
- 机构应当提供各科室内各岗位职责分工明细。
- 机构应当提供值班和交接班制度的培训资料。

现场评价：

- 现场访谈、查看机构各科室值班及交接班制度、排班表等资料。
- 现场访谈机构人员各岗位职责知晓及落实情况。

社区医院及科室应当明确各值班岗位职责、值班人员资质和人数。值班表应当在全院公开，值班表应当涵盖与患者诊疗相关的所有岗位和时间。

支撑材料：

- 机构应当提供各值班岗位职责、值班人员资质和人数。建立医、护书面交接班记录本，交接要素包括时间、地点、内容、人员等，交班人员和接班人员共同签字确认。
- 机构应当提供全院值班表，值班表记录要完整。

现场评价：

- 现场查看机构值班表公示情况、抽取值班人员查看资质证书。

当值医务人员中必须有本机构执业的医务人员，非本机构执业医务人员不得单独值班。当值人员不得擅自离岗，应当在指定的地点休息。

支撑材料：

- 机构应当提供当值人员的执业证书，值班医务人员资质必须符合岗位要求，无执业资质及非本机构执业医务人员不得单独值班。当值人员不得擅自离岗，休息时应当在指定的地点休息。

现场评价：

- 现场抽查机构当值人员的执业证书。

各级值班人员应当确保通信畅通。

支撑材料：

- 机构应当提供各级值班人员的联系方式。

现场评价：

- 现场抽查机构各级值班人员通信是否畅通。

值班期间所有的诊疗活动必须及时记入病历。

支撑材料：

- 机构应当提供住院期间的病历，病程记录要求记录完整。

现场评价：

- 现场抽查机构病历。

交接班内容应当专册记录，并由交班人员和接班人员双签名。

支撑材料：

- 机构应当提供医、护书面交接班记录本，交接要素包括时间、地点、内容、人员等，交班人员和接班人员共同签字确认。

现场评价：

- 现场查看机构交接班记录本。

2.3 查对制度

为防止医疗差错，保障医疗安全，医务人员对医疗行为和医疗器械、设施、药品等进行复核查对的制度。

社区医院的查对制度应当涵盖患者身份识别、临床诊疗行为、设备设施运行和医疗环境安全等方面。

支撑材料：

- 机构应当提供本单位的查对制度，查对制度包括：医嘱查对，服药、注射、输液查对，血标本、取血、输血查对，手术安全核查，饮食查对，药品储存、药品出入库、药品调剂查对，检验标本采集和接收查对，放射超声查对，康复理疗查对，门诊输液查对，预防接种查对，仪器设备型号性能查对等内容。

- 在各项诊疗服务过程中，严格把握禁忌证和适应证，严格执行查对制度，防止诊疗对象、部位、措施发生错误，重点关注孕产妇、儿童、老年人、精神或意识障碍患者等特殊人群的情况。
- 机构提供对各项查对制度的培训记录或学习笔记等资料。

现场评价：

- 查看机构内的各项查对制度。
- 访谈工作人员和查看工作流程。

每项医疗行为都必须查对患者身份。应当至少使用两种身份查对方式，严禁将床号作为身份查对的标识。为无名患者进行诊疗活动时，须双人核对。用电子设备辨别患者身份时，仍需口语化查对。

支撑材料：

- 机构内建立健全标本采集、给药、输血或血制品、发放特殊饮食、诊疗活动时就诊者身份确认的制度、方法和核对程序。
- 身份查对包括患者姓名、住院号（门急诊号）、身份证号（或护照号或其他身份ID）、出生年月日以及电子设备身份认证（包括腕带或其他可穿戴设备上的二维码、条形码、芯片等）等，至少使用两种身份查对方式确认患者身份，如姓名＋住院号、姓名＋门急诊号等。核对姓名时，请患者主动陈述本人姓名以便确认。禁止使用病房号或床位号进行身份核对。医用腕带信息可替代患者床头卡信息，但仍需患者以口语化方式，如陈述自己姓名以确认身份。
- 其中用电子设备识别患者身份时，仍须进行口语化查对。查对时应通过开放式核对，如"您叫什么名字？"非"您是否某某？"等问题来确认患者的姓名。
- 无电子设备支持时（包含移动系统出现故障时），门/急诊患者：在就诊、化验、检查、取药、治疗等各环节识别患者身份时，采用开放式核对，让患者或家属陈述患者姓名，同时核对患者操作物上的患者信息。
- 医务人员对无法陈述姓名的患者进行身份查对时，可由其陪同人员陈述患者姓名，并按患者姓名和住院号（或门、急诊号等）等两种以上身份查对方式实施查对确认并及时佩戴腕带；对无法陈述姓名且无人陪伴的患者可以性别、就诊月日和24小时制的时分为患者临时命名，通过临时命名和住院号（或门诊号）建立就诊信息和腕带，并进行双人核对。

现场评价：

- 现场查看患者的身份识别制度和流程。
- 现场查看机构有效身份识别制度的落实，要求做各种治疗、操作、检查前，详细核对患者的有效信息，正确无误后执行，正确执行率100%。第一监管人是各科室负责人，把员工对患者进行有效身份识别作为长期监管的质量项目，每月进行常规检查和个人抽查。

医疗器械、设施、药品、标本等查对要求按照国家有关规定和标准执行。

支撑材料：
- 医疗器械、设施管理部门应定期对医疗设施设备开展巡查及保养工作，并做好相应记录，以确保医疗工作正常开展。生命支持类设备应有该设备是否运行正常的明示标记。
- 医护人员在使用前应核查医疗器械是否在有效期范围内，在每日使用前做好日常检查与清洁工作，并做好相应记录。

现场评价：
- 查看机构相关制度和流程及仪器设备的运行监管记录。

2.4　死亡病例讨论制度

指为全面梳理诊疗过程、总结和积累诊疗经验、不断提升诊疗服务水平，对医疗机构内死亡病例的死亡原因、死亡诊断、诊疗过程等进行讨论的制度。

死亡病例讨论原则上应当在患者死亡1周内完成。尸检病例须在尸检报告出具后1周内再次讨论。

支撑材料：
- 机构建立死亡病例讨论制度，凡死亡病例，一般应在死亡后一周内进行讨论。
- 特殊病例，如死因不明、医疗纠纷、意外死亡和刑事案件等死亡病例应在24小时内进行讨论。
- 尸检病例需动员家属做尸检，如家属同意尸检，需保留尸检意愿书签字证明存放于病历中，待病理报告发出后一周内进行讨论。

现场评价：
- 现场查看机构死亡病例讨论制度。
- 机构提供一份死亡病历，查看死亡病例讨论记录、尸检意愿书等。

死亡病例讨论应当在全科范围内进行，由科主任主持，必要时邀请医务管理部门和相关科室参加。鼓励邀请医联体内上级医疗机构医师参加，予以指导。

支撑材料：
- 死亡病例讨论会由科主任主持，科室全体医护人员参加，必要时请医务科负责人及

第三章

院内其他专业医师参加。对急危重及疑难死亡病例，必要时由医务科邀请医联体内上级医疗机构医师参加并给予指导的相关记录。

- 死亡病例讨论由主管医师汇报病情、诊治及抢救经过；由主治医师、医疗组长补充诊治情况，并对死亡原因举行初步分析、死亡诊断及诊治中可能存在的缺陷等，与会人员认真参加分析讨论并发言，总结诊治经验，主持者归纳小结等记录材料。

现场评价：

- 现场查看机构死亡病例讨论内容。

死亡病例讨论情况应当按照本机构统一制定的模板进行专册记录，由主持人审核并签字。死亡病例讨论结果应当记入病历。

支撑材料：

- 机构提供死亡病例讨论记录本（统一制定的模板、专册记录），讨论记录应在讨论结束后6小时内完成，由主持人审核并签字，讨论结果（包括讨论时间、地点、主持人、死亡诊断、死亡原因等）记入病历。
- 机构指定专人保管死亡病例讨论结果，并复印一份至医务科备案，未经分管院长或医务科同意，科室外任何人员不得查阅或摘录。

现场评价：

- 现场查看机构死亡病例讨论记录本（统一制定的模板、专册记录）。
- 查看机构死亡病例讨论记录的完整性、规范性。
- 查看机构死亡病例讨论记录本使用记录。

社区医院应当对全部死亡病例及时汇总分析，并提出持续改进意见。

支撑材料：

- 科室定期（每季度）或不定期（短时间内死亡人数超过常态死亡发生趋势）对死亡讨论病历汇总分析，报送医务科。对每例死亡病例必需举行详细讨论，分析原因、总结经验、吸取教训、进步临床诊疗水平。
- 医疗机构应当运用PDCA、鱼骨图、品管圈等质量管理工具，定期（每季度）或不定期（短时间内死亡人数超过常态死亡发生趋势）对全部死亡病例进行汇总分析，并提出持续改进意见。

现场评价：

- 现场查看机构科室死亡病例汇总分析材料
- 查看机构应用质量管理工具质量改进效果分析报告，内容包含总结分析、整改案例、数据支撑等。

2.5 病历管理制度

指为准确反映医疗活动全过程，实现医疗服务行为可追溯，维护医患双方合法权益，保障医疗质量和医疗安全，对医疗文书的书写、质控、保存、使用等环节进行管理的制度。

社区医院应当建立门诊及住院病历管理和质量控制制度，严格落实国家病历书写、管理和应用相关规定，建立病历质量检查、评估与反馈机制。

支撑材料：
- 机构建立院科两级病历质控体系，指定院科两级专（兼）职人员负责病历书写质量控制工作，明确职责。
- 社区医院应当建立门诊及住院病历管理和质量控制制度，根据国家病历书写、管理和应用相关规定制定本机构病历书写基本规范。
- 机构建立病历质量检查、评估与反馈机制，院级最少每季度1次、科室最少每月1次对病历质量进行督导检查，并有质控工作记录。

现场评价：
- 查看机构院科两级病历质控小组文件，职责明确。
- 查看机构门诊及住院病历管理和质量控制制度、病历书写规范、病历质量检查、评估与反馈机制等制度建设。
- 查看机构院科两级对病历质量的督导检查，质控活动记录。

社区医院病历书写应当做到客观、真实、准确、及时、完整、规范，并明确病历书写的格式、内容和时限。

支撑材料：
- 依据《病历书写基本规范》第3条规定，病历书写应当是客观、真实、准确、及时、完整、规范。病历书写应规范使用医学术语，严格按照法律法规、部门规章、行业标准等书写病历，各病历组成部分完整。病历完整、详细记录患者病情变化、治疗方案。
- 医务人员必须在规定的时间内完成相应病历的书写。如入院记录在患者入院后24小时内完成；首次病程记录在8小时内完成；上级医师首次查房记录在入院48小时内完成；因抢救急危重患者，未能及时书写病历的，有关医务人员应当在抢救结束后6小时内据实补记，并加以注明；手术记录应当在术后24小时内完成；死亡记录应当在患者死亡后24小时内完成。

现场评价：
- 机构提供一份运行病历，查看病历记录的及时性。
- 机构提供一份归档病历，查看病历的规范性和完整性。

实施电子病历的医疗机构，应当建立电子病历的建立、记录、修改、使用、存储、传输、质控、安全等级保护等管理制度。

> **支撑材料：**
> ● 机构建立电子病历系统管理制度和规程，建立电子病历创建、修改、归档、存储、传输、质控、安全等级保护等管理制度。
> **现场评价：**
> ● 现场查看机构电子病历系统使用情况及运行状态。
> ● 查看机构电子病历系统管理相关制度。

社区医院应当保障病历资料安全，病历内容记录与修改信息可追溯。

> **支撑材料：**
> ● 机构建立电子病历的安全管理体系和安全保障机制，制定应急预案、处置流程，并定期组织医务人员进行培训。建立电子病历创建、修改、归档等操作的追溯能力，并符合国家信息安全管理的要求。
> ● 机构医务人员采用身份标识登录电子病历系统完成书写、审阅、修改等操作并予以确认后，系统应当保存历次操作痕迹、标记准确的操作时间和操作人信息。
> **现场评价：**
> ● 查看机构电子病历系统的安全管理体系和安全保障机制，应急预案、处置流程及培训资料。
> ● 查看机构电子病历系统的操作日志。

鼓励推行病历无纸化。

> **支撑材料：**
> ● 建立病历无纸化系统建设方案与应急预案，严格执行内部监督与管理，以确保电子病历档案的真实性。严格执行权限管理，以保证网络数据安全。
> ● 采取智能化技术手段以保证医院网络及电子病历档案信息数据的存储，具备数据备份、存储、传输等功能。
> **现场评价：**
> ● 现场查看机构病历无纸化系统建设方案与应急预案。
> ● 查看机构电子病历内部监督与管理机制、权限分配等保障信息安全。
> ● 查看机构数据备份、存储、传输等相关措施及硬件设施。

2.6 危急值报告制度

指对提示患者处于生命危急状态的检查、检验结果建立复核、报告、记录等管理机制，以保障患者安全的制度。

社区医院应当分别建立门诊和住院患者危急值报告具体管理流程和记录规范，确保危急值信息准确，传递及时，信息传递各环节无缝衔接且可追溯。

支撑材料：

- 制定适合本机构的危急值报告制度与流程，含危急值项目表及报告流程，如临床检验、影像、超声、心电图等，医院未开展的检验、检查项目不能列在危急值项目清单内。
- 机构危急值报告流程应分别明确门诊、住院患者报告的流程，符合医院实际情况。
- 机构应当提供完整规范的危急值报告登记记录本，登记信息要全面、正确、可追溯。

现场评价：

- 现场查看机构统一制定的规范的危急值报告登记记录本，登记信息正确，并能及时通知临床医生，保证病历及危急值记录登记本时间节点的一致性、顺序性。
- 现场访谈医务人员对危急值报告制度的知晓度。

社区医院应当制定可能危及患者生命的各项检查、检验结果危急值清单，并定期调整。

支撑材料：

- 医技科室应当提供符合本科室的危急值项目表。根据机构实际情况，明确"危急值"报告项目与范围，如临床检验至少应包括有血钙、血钾、血糖、白细胞计数、血小板计数、凝血酶原时间等及其他涉及患者生命指征变化需要即刻干预的指标。
- 机构应当提供根据临床需要更新完善的危急值管理制度及项目表。

现场评价：

- 现场查看机构更新和完善前后的危急值相关制度、项目表等资料。

出现危急值时，出具检查、检验结果报告的部门报出前，应当双人核对并签字确认，紧急情况下可单人双次核对。对于需要立即重复检查、检验的项目，应当及时复检并核对。

支撑材料：

- 机构应当提供完整规范的危急值报告登记记录本，发出科室的医护人员应完整、准确记录患者识别信息、危急值内容和报告者的信息，按流程复核确认无误后，在规定时限内向经治或值班医师报告，并做好记录。

现场评价：

- 现场访谈医务人员并查看危急值报告登记本。

外送的检验标本或检查项目存在危急值项目的，医院应当和该单位协商危急值的通知方式，并建立可追溯的危急值报告流程，确保临床科室或患方能够及时接收危急值。

支撑材料：
- 机构应当提供危急值报告制度与流程含项目清单和外送检验标本的危急值报告流程。
- 机构需要提供危急值报告登记记录本登记信息全面、正确，可追溯。

现场评价：
- 现场访谈机构医务人员并查看报告流程。
- 现场查看机构危急值报告登记本及追溯记录。

机构临床科室任何接收到危急值信息的人员应当准确记录、复读、确认危急值结果，并立即通知相关医师。

支撑材料：
- 机构需要提供危急值报告登记记录本，登记信息全面正确，可追溯。
- 机构提供的病历中要有危急值处置记录和交班内容。

现场评价：
- 现场查看机构统一制定的规范的危急值报告登记记录本，登记信息正确，并能及时通知临床医生，保证病历及危急值记录登记本时间节点的一致性、顺序性。

社区医院应当统一制定临床危急值信息登记专册和模板，确保危急值信息报告全流程的人员、时间、内容等关键要素可追溯。

支撑材料：
- 机构应当提供本机构统一制定的危急值登记册，确保信息全面及一致性。

现场评价：
- 现场查看机构危急值登记册。

2.7 抗菌药物分级管理制度

指根据抗菌药物的安全性、疗效、细菌耐药性和价格等因素，对抗菌药物进行分级管理使用的制度。

根据抗菌药物的安全性、疗效、细菌耐药性和价格等因素，抗菌药物分为非限制使用级、限制使用级与特殊使用级三级。

为进一步加强抗菌药物临床应用管理，落实抗菌药物临床应用管理，根据卫生部《抗菌药物临床应用管理办法》（2012年4月24日中华人民共和国卫生部令第84号发布），根据安全性、疗效、细菌耐药性、价格等因素，将抗菌药物分为三级。

非限制使用级：经过长期临床应用证明安全、有效，对病原菌耐药性影响较小，价格相对较低的抗菌药物。应是已列入基本药物目录，《国家处方集》和《国家基本医疗保险、工伤保险和生育保险药品目录》收录的抗菌药物品种。

限制使用级：经长期临床应用证明安全、有效，对病原菌耐药影响较大，或者价格相对较高的抗菌药物。

特殊使用级：具有明显或者严重不良反应，不宜随意使用；抗菌作用较强、抗菌谱广，经常或过度使用会使病原菌过快产生耐药的；疗效、安全性方面的临床资料较少，不优于现用药物；新上市的，在适应证、疗效或安全性方面尚需进一步考证的、价格昂贵的抗菌药物。

支撑材料：
- 提供本机构实际明确抗菌药物分级管理目录。
- 对不同管理级别的抗菌药物处方权进行严格限定。

现场评价：
- 现场查看机构抗菌药物分级管理目录。
- 现场抽查处方、住院病历、查看有无违规越级处方的现象。

社区医院应当严格按照有关规定建立本机构抗菌药物分级管理目录和医师抗菌药物处方权限，并定期调整。

各级各类医疗机构应结合本机构的情况，根据省级卫生健康行政主管部门制定的抗菌药物分级管理目录，制定本机构抗菌药物供应目录，原则上不能低于省级目录标准，并向核发其医疗机构执业许可证的卫生健康行政部门备案。

各医疗机构应根据院内抗菌谱定期调整分级目录，调整周期原则上为2年，最短不得少于1年。每次调整后15个工作日内向卫生健康行政部门备案。

根据《抗菌药物临床应用管理办法》（中华人民共和国卫生部令第84号）第二十四条的规定，"具有高级专业技术职务任职资格的医师，可授予特殊使用级抗菌药物处方权；具有中级以上专业技术职务任职资格的医师，可授予限制使用级抗菌药物处方权；具有初级专业技术职务任职资格的医师，在乡、民族乡、镇、村的医疗机构独立从事一般执业活动的执业助理医师以及乡村医师，可授予非限制使用级抗菌药物处方权。药师经培训并考核合格后，方可获得抗菌药物调剂资格。"上述授权均需经医疗机构培训并考核合格后方可授予。授权后要进行动态评估，不适应的要进行调整。

其他医疗机构依法享有处方权的医师、乡村医（生）和从事处方调剂工作的药师，由县级以上地方卫生健康行政部门组织相关培训、考核。经考核合格的，授予相应的抗菌药物处方权或者抗菌药物调剂资格。

《关于持续做好抗菌药物临床应用管理有关工作的通知》（国卫办医发〔2018〕9号）规

定，严格落实抗菌药物分级和医师处方权限管理要从临床工作实际出发，根据不同科室诊疗需要，按照规定科学、合理地授予不同岗位医师不同级别抗菌药物处方权，切实发挥抗菌药物分级管理作用。要合理确定不同科室不同处方权限医师数量，处方权限向临床一线医师倾斜，避免医师外出等情况下影响抗菌药物处方的开具。不得将抗菌药物处方权限作为身份地位象征、权力象征授予无关人员。

支撑材料：
- 机构有医师抗菌药物处方权限制度与程序。
- 机构开展医师抗菌药物临床应用知识和规范化管理培训、考核并有记录。
- 医师经培训考核合格后，授予相应级别的抗菌药物处方权（医务科以文件形式下发）。
- 机构信息中心根据医务科发授的处方权限和调配权限的正式文件，在HIS系统中开通相应抗菌药物处方权和调配权。
- 机构定期调整各级医师处方权的记录，如经注册的执业医师在机构执业的、职称晋升后的医师等参加抗菌药物临床应用知识培训并考核合格后，给予相应级别的抗菌药物使用权限调整。医师应取消处方权情况：考核不合格离岗培训期间、不按照规定开具处方，造成严重后果的、不按照规定使用药品，造成严重后果的、因开具处方牟取私利的等。

现场评价：
- 现场查看机构有医师抗菌药物处方权限制度与程序、培训、考核并有记录。
- 现场查看机构医务科下发抗菌药物处方权限的正式文件。
- 机构定期调整各级医师处方权的记录。

社区医院原则上不使用特殊使用级抗菌药物。确需使用的，通过医联体上级医疗机构专家会诊明确后方可使用，按照规定规范特殊使用级抗菌药物使用流程。

支撑材料：
- 严格控制机构特殊使用级抗菌药物使用，制定符合本机构特殊使用级抗菌药物临床应用管理流程，并严格执行。

现场评价：
- 现场查看机构特殊使用级抗菌药物临床应用管理流程，查看流程。
- 现场抽查机构处方、住院病历、查看有无违规越级处方的现象。

社区医院应当按照抗菌药物分级管理原则，建立抗菌药物遴选、采购、处方、调剂、临床应用和药物评价的管理制度和具体操作流程。

支撑材料：
- 机构根据相关文件规定制定符合本机构抗菌药物分级管理制度，并落实。

- 机构建立抗菌药物遴选、采购、处方、调剂、临床应用和药物评价的管理制度和具体操作流程。
- 机构建立制度和程序严格控制抗菌药物购用品种、品规数量。

现场评价：
- 现场查看机构抗菌药物分级管理制度、抗菌药物遴选、采购、处方、调剂、临床应用、药物评价的管理制度和具体操作流程。
- 现场查看机构药剂科抗菌药物品种、剂型、规格采购数量和控制购用效果。
- 访谈机构医师、药师抗菌药物处方使用情况。

2.8 新技术和新项目准入制度

指为保障患者安全，对于本医疗机构首次开展临床应用的技术或诊疗方法实施论证、审核、质控、评估全流程规范管理的制度。

社区医院拟开展的新技术和新项目应当为安全、有效、经济、适宜、能够进行临床应用的技术和项目。

支撑材料：
- 机构制定符合本机构的新技术、新项目准入制度，包括立项、论证、审批等管理程序。
- 机构提供科室新技术、新项目论证表，拟开展新技术新项目审批表、新技术申报审批流程。
- 机构申请诊疗新技术准入，应有保障患者安全措施和风险的处置预案。

现场评价：
- 现场查看机构新技术、新项目准入制度，新技术申报审批流程、处置预案等。
- 机构新技术、新项目档案管理资料。

社区医院应当明确本机构医疗技术和诊疗项目临床应用清单并定期更新。

医疗机构应依据本机构功能任务和技术能力水平情况，列明哪些医疗技术和诊疗项目可在本机构内开展，并建立明细清单，采用本机构官方文件形式予以公布，纳入"院务公开"范围公开。

医疗技术和诊疗项目临床应用清单，不包括新技术和新项目目录，后者应单列并单独管理。

支撑材料：
- 梳理本机构医疗技术和诊疗项目临床应用清单，包括：一级医疗技术目录、二类医疗技术目录、三级医疗技术目录、高风险诊疗技术目录，清单内容包括：技术/项目的名

第三章

称、类别（限制类、非限制类）、项目级别（如有）、适用科室、目前状态（正常运行、暂停/中止、终止）等，并及时更新。

- 梳理本机构新技术和新项目目录。
- 机构职能部门有完整的医疗技术档案、新技术管理审批监管等资料。

现场评价：

- 现场查看机构医疗技术和诊疗项目临床应用清单、新项目新技术目录。
- 查看机构医疗技术档案、新技术管理审批监管等资料。
- 现场访谈机构职能部门人员知晓本机构医疗技术和诊疗项目临床应用清单。

社区医院应当建立新技术和新项目审批流程，所有新技术和新项目必须经过技术管理和医学伦理审核通过后，方可开展临床应用。必要时可依托医联体牵头单位进行技术管理和医学伦理审核，并在其指导下开展临床应用。

支撑材料：

- 成立本机构医学伦理委员会（或医师资格管理组织或其他适宜的可履行职能的组织）承担医疗技术伦理审核工作，明确委员会人员组成、工作职责等。必要时可依托医联体牵头单位进行技术管理和医学伦理审核。
- 机构提供医疗新技术申报审批流程及申报审批表。
- 科室应有计划地组织开展年度新技术的申报工作，拟申报的新技术必须符合本机构医疗机构执业许可证中登记的诊疗科目。
- 机构提供新技术、新项目目录、档案管理资料等。

现场评价：

- 现场查看本机构医学伦理委员会相关职责、医疗新技术申报审批流程。
- 现场查看机构新技术、新项目目录、档案管理资料。

新技术和新项目临床应用前，要充分论证可能存在的安全隐患或技术风险，并制订相应预案。

支撑材料：

- 医疗机构应建立医疗技术临床应用论证和评估制度。
- 机构申请诊疗新技术准入，有保障患者安全措施和风险处置预案，包括：但不限于技术/项目负责人，项目组成员。可能出现的并发症和不良反应及预防措施和处置措施（包括消除致害因素、补救措施、多科协调诊治），报告流程，技术中止的情形等。
- 机构建立医疗技术风险与损害管理制度。
- 有可能影响医疗质量和安全的条件变异时，机构有中止实施诊疗技术的相关规定。

现场评价：

- 现场查看机构医疗技术临床应用论证和评估制度、保障患者安全措施和风险处置预案、医疗技术风险与损害管理制度等相关资料。

社区医院应当明确开展新技术和新项目临床应用的专业人员范围，并加强新技术和新项目质量控制工作。

新技术和新项目应当限于获得医疗技术临床应用管理委员会批准的团队或个人实施，在未明确其效果并转为常规技术和项目前，其他人员不得实施，但被批准的团队或个人应当在新技术和新项目实施前对相关人员进行通报和培训，使相关人员知晓新技术和新项目实施的各种后果，便于应急处置。

临床应用新技术和新项目质量控制的要点。

经批准开展的新技术和新项目，实行科室主任负责制，督促项目负责人按计划执行并取得预期效果，医疗管理部门履行监管责任。

实施该项新技术和新项目过程中的医师应向患者及其委托人履行告知义务，尊重患者及委托人的意见，在征得其同意并在相应知情同意书上签字后方可实施。

科室质控小组对开展的新技术和新项目进行定期追踪，督察项目的进展情况，及时发现医疗技术风险，并督促及时采取相应控制措施，将医疗技术风险降到最低。

项目负责人至少每3个月将新技术和新项目的开展情况（诊疗病例数、适应证掌握情况、临床应用效果、并发症、不良反应、随访情况等）和科室质控小组的质控评价意见，由科主任报医疗管理部门，建立技术档案。

医疗技术临床应用管理委员会应定期或不定期对全院开展的新技术进行全程管理和评价，并将结果反馈科室。

支撑材料：
- 机构提供新技术、新项目目录、档案管理资料。
- 机构提供开展新技术、新项目专业人员情况一览表，包括人员职称、资格证等。
- 机构提供开展新技术、新项目专业人员培训记录资料。
- 机构提供临床应用新技术和新项目质量控制的要点档案资料。

现场评价：
- 现场查看机构新技术、新项目目录、档案管理资料专业人员情况及培训记录资料。

社区医院应当建立新技术和新项目临床应用动态评估制度，对新技术和新项目实施全程追踪管理和动态评估。

全程追踪管理是指对新技术和新项目申报、开展和使用及使用后的疗效观察整个过程的管理。管理关键环节包括申请准入管理、实施情况监管（包括诊疗病例数、适应证掌握情况、临床应用效果、并发症和不良反应的发生情况）、疗效追踪管理、中止情形管理等。

对新技术和新项目实行动态评估管理是指医疗机构应定期对新技术和新项目实施情况开展评估活动。重点评估新技术和新项目的质量安全情况和技术保证能力，根据评估结果及时调整本机构新技术和新项目的开展和监管。对存在严重质量安全问题或者不再符合有关技术管理要求的，应立即停止。

首次评估应在新技术和新项目开始使用3个月内进行。之后评估间隔时间应根据新技术和新项目的特点和开展例数等，一般每3个月至半年进行一次评估。转为常规技术和项目前，原则上要有两次以上评估。

支撑材料：
- 机构应当建立新技术和新项目临床应用动态评估制度，并落实。
- 机构提供职能部门定期对新技术和新项目实施情况开展评估活动的资料。

现场评价：
- 现场查看机构新技术和新项目临床应用动态评估制度及监管评价记录。
- 现场访谈机构职能部门工作人员实施动态管理的流程。

社区医院开展临床研究的新技术和新项目按照国家有关规定执行。

支撑材料：
- 符合国家卫生计生委《医疗技术临床应用管理办法》（卫医政发〔2009〕18号）
- 新技术和新项目必须符合本机构医疗机构执业许可证中登记的诊疗科目。

现场评价：
- 现场查看机构开展的新技术和新项目与医疗机构执业许可证。

2.9　信息安全管理制度

指医疗机构按照信息安全管理相关法律法规和技术标准要求，对医疗机构患者诊疗信息的收集、存储、使用、传输、处理、发布等进行全流程系统性保障的制度。

社区医院应当依法依规建立覆盖患者诊疗信息管理全流程的制度和技术保障体系，完善组织架构，明确管理部门，落实信息安全等级保护等有关要求。

支撑材料：
- 机构提供设置信息使用与管理部门、信息化管理专（兼）职人员的文件及岗位职责等。
- 医疗机构信息安全全流程应覆盖医院信息系统（HIS）及其各子系统（RIS、LIS、PACS、OA等），医院信息上传与共享接口的所有内容。
- 机构提供信息化建设制度、业务数据管理制度、信息资源共享制度、信息安全管理制度（包括数据资源安全保护、网络硬件设备及服务器的安全运行、网络病毒的防治管理、网络安全、信息安全等级保护）等。
- 机构提供定期召开信息化专题会议的相关资料，包括会议通知、签到表、影像资料、会议记录等。

现场评价：

- 现场查看机构相关文件、制度、会议资料等。

社区医院主要负责人是医疗机构患者诊疗信息安全管理第一责任人。

支撑材料：

- 机构提供患者诊疗信息安全管理制度、领导小组（社区医院主要负责人是患者诊疗信息安全管理第一责任人），专（兼）职人员的文件及岗位职责等。

现场评价：

- 现场查看机构诊疗信息安全相关文件等。

社区医院应当建立患者诊疗信息安全风险评估和应急工作机制，制定应急预案。

支撑材料：

- 机构提供患者诊疗信息安全风险评估和应急工作机制、患者诊疗信息安全风险评估记录等。
- 机构提供患者诊疗信息安全应急处理预案，预案包括但不限于组织机构、工作原则、应急措施等，有相关演练资料，包括演练计划、演练方案、演练通知、演练脚本、签到表、影像资料、总结分析、整改等。

现场评价：

- 现场查看机构相关制度、评估记录、预案、演练资料等。

社区医院应当确保实现本机构患者诊疗信息管理全流程的安全性、真实性、连续性、完整性、稳定性、时效性、溯源性。

支撑材料：

- 机构提供患者诊疗信息安全运行维护监管记录，包括信息系统的网络运行、设备管理和维护、系统更新增补记录及安全监管分析记录等。
- 机构提供信息安全培训和考核的相关资料，包括培训计划、培训通知、签到表、影像资料、培训内容、试卷、成绩通报（含排名）、总结（含结果运用）等。

现场评价：

- 现场查看机构相关记录、培训资料等。

社区医院应当建立患者诊疗信息保护制度，使用患者诊疗信息应当遵循合法、依规、正当、必要的原则，不得出售或擅自向他人或其他机构提供患者诊疗信息。

支撑材料：

- 机构提供患者诊疗信息保护制度，包括信息获取、使用、修改和安全保障制度等，保护患者的个人基本信息、挂号信息、就诊信息、住院医嘱信息、费用信息、影像资料和检验结果等各种临床和相关内容组成的患者信息群集等。

现场评价：

- 现场查看机构关于患者诊疗信息保护相关制度等。

社区医院应当建立员工授权管理制度，明确员工的患者诊疗信息使用权限和相关责任。社区医院应当为员工使用患者诊疗信息提供便利和安全保障，因个人授权信息保管不当造成的不良后果由被授权人承担。

支撑材料：

- 机构提供员工授权管理制度、信息系统操作权限分级管理制度、信息使用与信息管理部门沟通协调机制、授权变更管理制度及相关授权记录等。

现场评价：

- 现场查看机构员工授权管理相关制度、记录等。

社区医院应当不断提升患者诊疗信息安全防护水平，防止信息泄露、毁损、丢失。定期开展患者诊疗信息安全自查工作，建立患者诊疗信息系统安全事故责任管理、追溯机制。在发生或者可能发生患者诊疗信息泄露、毁损、丢失的情况时，应当立即采取补救措施，按照规定向有关部门报告。

支撑材料：

- 机构提供患者诊疗信息系统安全事故责任管理、追溯机制，信息系统安全采用身份认证、权限控制等措施，具有数据保护功能等。
- 机构提供患者诊疗信息保密制度、使用登记制度、信息发布审查、登记、保存、清除和备份制度、溯源监管制度、溯源奖惩制度、计算机信息系统网络安全漏洞检测和系统升级管理制度等。
- 机构相关部门至少每月对信息安全进行1次自查，提供连续性的督查总结分析和改进措施（总结分析报告内容包含但不限于检查记录、问题反馈、原因分析、整改措施，效果追踪等，体现持续改进有成效）。

现场评价：

- 现场查看机构相关制度、自查记录、分析报告及改进措施等。

2.10 查房制度

指患者住院期间，由不同级别的医师以查房的形式实施患者评估、制订与调整诊疗方案、观察诊疗效果等医疗活动的制度。

实行科主任领导下的1个不同级别的医师查房制度，有条件的社区医院应当实行三级查房制度。鼓励医联体内上级医疗机构医师定期查房指导，与社区医院医生形成三级查房模式。

支撑材料：
- 依据《关于印发医疗质量安全核心制度要点的通知》（国卫医发〔2018〕8号），建立三级查房体系及制度。
- 医联体内上级医疗机构医师定期查房指导，与社区医院医生形成三级查房模式，提供医联体医师情况一览表，包括职称、执业资格证书等资料。
- 上级医师按要求进行教学查房，并记录在医师查房记录中。

现场评价：
- 现场查看机构各临床科室查房制度。
- 现场查看医联体医师查房资料。
- 提供住院病历，现场查看病历查房记录，访谈患者科主任或副高级及以上医师查房情况。

遵循下级医师服从上级医师，所有医师服从科主任的工作原则。

《医疗质量管理办法》规定科室主任是科室医疗质量安全的第一责任人，所有本科室的诊疗活动应是在科主任领导下完成，实行分级分层管理。

三级查房，重在表明对于每一位住院患者都必须有三种不同级别的医师开展查房活动。医疗机构应当根据本机构医师队伍和管理体制建立本机构的三级查房和相应的诊疗体系。所谓三种级别，即分别具有高级、中级和初级三个不同层次或资质的医师，包括但不限于科主任/主任医师（或副主任医师）、主治医师和住院医师。

支撑材料：
- 机构根据实际情况制定符合本院的三级医师查房和诊疗体系，并落实。
- 机构提供三级医师查房记录及其在病历中的体现。

现场评价：
- 现场查看机构住院病历等相关资料。

社区医院应当明确各级医师的医疗决策和实施权限。

医疗行为权限分为两种：医疗决策权限和医疗实施权限。医疗决策权限是指医师或医疗团队根据患者评估和医疗机构、医疗团队或医师个人的诊治能力制定患者个性化的诊疗方案，一般情况下，对于门、急诊患者，限于具备独立承担责任能力的门、急诊医师；对于住院患者，限于科主任、医疗团队负责人或医疗管理部门指定的医师。医疗决策权限的具体内容在不同医疗场所可有不同，但以保证医疗质量与安全为目标，由医疗机构和所在专科共同制定。医疗实施权限是指患者的诊疗方案制定后，逐项予以实施的权限，每一位医师应当根据其个人能力经医疗机构授权后方可拥有相应权限。

医疗行为的医疗决策权限包括但不限于诊疗方案的制定与确认，特别是手术（含介入、内镜下手术）、麻醉等高风险操作的决策权；医疗行为的实施权限包括但不限于处方权、特殊药品处方权、会诊权、手术（含介入、内镜下手术）、麻醉等高风险操作的实施权等，部分实施权限与决策权限是重叠的。

支撑材料：

- 医疗机构应重视对本机构各级医师医疗决策和实施权限的评价与授予工作，有本医疗机构发布的工作制度与实施管理文件，根据医疗机构功能定位、医疗技术复杂性和医师个人能力不同，通过相关的组织与评估流程，对不同的医师授予不同的医疗行为的决策权和实施权限，计入个人技术档案，相关信息在医疗机构内部予以公布。
- 医疗机构应对各级医师的医疗权限和实施权限开展定期及不定期的评估，并根据评估结果进行动态调整。

现场评价：

- 现场查看医师授予医疗行为的决策权和实施权限的相关档案资料。
- 查看机构医疗行为权限评估结果及动态调整资料。

社区医院应当严格明确查房周期。工作日每天至少查房2次，非工作日每天至少查房1次，查房医师中最高级别的医师每周至少查房2次，低级别的医师每周至少查房3次。有开展手术的，术者必须亲自在术前和术后24小时内查房。通过医联体组建联合病房的，上级医疗机构医师每周至少查房1次。

支撑材料：

- 各级医师查房过程或结果在病历中体现，原则上应当在当天的病历记录中有所体现，病情稳定时可以每2～3天合并记录一次，除了上级医师履行管理职责、审核病历中补录或修改的内容外，不允许倒记（先前的病程记录在后发生的病程记录之后）和随意补记（抢救记录除外），病情不稳定时应随时记录。医嘱作为病历的一部分也可以体现诊疗行为的可追溯性，但重要的医嘱（如抢救患者、主要诊疗措施、与诊疗规范不一致的医嘱）应当在病程记录中说明其合理性和必要性。
- 机构各科室确立适合运行需要的三级查房和诊疗体系。

现场评价：

- 现场查看机构住院病历体现三级医师查房过程或结果。

社区医院应当明确医师查房行为规范，尊重患者、注意仪表、保护隐私、加强沟通、规范流程。

支撑材料：
- 医疗机构应当明确本机构查房行为规范，包括但不限于以下几项：①下级医师必须参加上级医师的查房。②查房前要做好充分的准备工作，如病历、影像学资料、各项有关检查报告及所需要的检查器材等。③首次查房时，医师应当对患者自我介绍。④医师要仪容端正、衣着整齐。⑤查房要自下而上，认真规范，除反映医师的业务水平外，应体现对患者的人文关怀及哀伤意识，注意保护患者隐私，遵守保护性医疗制度。
- 机构应做好尊重患者的工作，包括但不限于以下几项：①尊重患者的知情权和隐私权。②尊重患者的诊疗选择权，主动提供替代方案并陈述优缺点供患者或其法定代理人选择时参考。③不得有侮辱、歧视性语言。④在患者心理、家庭承受能力可及的范围内实施诊疗活动，以保护患者的尊严。
- 机构应做好保护患者隐私的工作，包括但不限于以下几项：①检查患者身体时应当适当遮挡，避免无关人员窥视。②不可在公开场合谈论患者相关信息。③患者病情、治疗及预后等情况应与其本人或其法定代理人沟通，并予以说明，不得向其他无关人员泄露。

现场评价：
- 现场查看本机构查房行为规范及落实情况。

开展护理、药师查房的可参照上述规定执行。

支撑材料：
- 建立本机构的三级护理、药师查房和相应的诊疗体系。
- 机构提供具体开展护理、药师查房的记录等相关资料。

现场评价：
- 现场查看本机构开展护理、药师查房的记录等相关资料。

2.11　会诊制度

会诊是指出于诊疗需要，由本科室以外或本机构以外的医务人员协助提出诊疗意见或提供诊疗服务的活动。规范会诊行为的制度称为会诊制度。

按会诊范围，会诊分为机构内会诊和机构外会诊。机构内多学科会诊、医联体上级医疗机构会诊应当由医疗管理部门组织。

支撑材料：
- 机构应有院内会诊管理相关制度与流程，包括会诊医师资质与职责、会诊时限、会诊记录书写等要求。

- 机构应有机构外会诊制度及要求，院外会诊需要有知情同意书，需向会诊医疗机构发出书面会诊邀请函。
- 多学科会诊、医联体上级医疗机构会诊应该由机构管理部门负责组织会诊，并对参与多学科会诊医师的资质进行把关等。

现场评价：

- 查看机构会诊管理相关制度与流程，会诊医师资质、会诊时限、会诊记录书写等要求及落实情况。
- 查看机构外会诊制度，访谈医师机构外会诊制度要求等及落实情况。
- 查看多学科会诊、医联体上级医疗机构会诊制度要求及会诊记录。

按病情紧急程度，会诊分为急会诊和普通会诊。机构内急会诊应当在会诊请求发出后10分钟内到位，普通会诊应当在会诊发出后24小时内完成。

支撑材料：

- 机构应结合自身情况制定急会诊和普通会诊定义要求、制度与流程，明确会诊发出的定义，如电话呼叫、电子或纸质申请单，并规定相关会诊完成的时间要求。
- 普通会诊应由主治及以上技术职称医师或三级查房医师中的中级及以上的医师提出。
- 急会诊的申请医师和受邀医师不受资质限制，但应首选在岗的最高资质医师。

现场评价：

- 查看机构内会诊制度要求、会诊记录单及完成时效。
- 医疗机构应当重视急会诊的10分钟到位原则，制定急会诊到位流程，定期组织演练。保证有效的通信方式、急会诊院内行走路径、电梯快速运送等畅通，合理调配医务人员以确保急会诊及时到位。
- 评审现场可模拟机构急会诊申请，了解急会诊落实情况。

社区医院应当统一会诊单格式及填写规范，明确各类会诊的具体流程。

支撑材料：

- 机构应统一制定会诊单格式，至少应由以下几个要素组成：住院号/就诊卡号、姓名、性别、年龄、简要病情及诊疗情况、会诊目的、申请人签名、申请时间（时间记录到分）、会诊意见或建议、会诊人签名及会诊完成时间（时间记录到分）。
- 机构应根据不同会诊类型，制定相关会诊流程及制度要求。

现场评价：

- 现场查看机构内各科室会诊单，包括各要素及完成时效。
- 查看机构内不同类型会诊单申请要求及落实执行情况。如机构内普通会诊流程、机构内急会诊流程、机构内多学科会诊流程（含全院大会诊）、邀请机构外专家会诊流程、被邀请至外机构会诊流程等。

原则上，会诊请求人员应当陪同完成会诊，会诊情况应当在会诊单中记录。会诊意见的处置情况应当在病程中记录。

支撑材料：
- 会诊单格式应有标注"会诊请求人员陪同"项，并根据实际情况如实填写。
- 会诊人员应在完成后会诊后及时、清晰、准确记录会诊意见或建议。
- 申请会诊人员应及时根据会诊意见或建议执行情况进行记录，对未执行的会诊意见或建议应在病程记录中注明理由。

现场评价：
- 现场查看机构内各科室会诊单，包括各要素及完成时效。
- 现场查看会诊患者医嘱单落实情况。
- 现场查看会诊患者病情记录及病情分析情况。

前往或邀请机构外会诊，应当严格遵照国家有关规定执行。

支撑材料：
- 医师外出会诊应经所在医疗机构批准，为其他医疗机构特定的患者开展执业范围内的诊疗活动。医师未经所在医疗机构批准，不得擅自外出会诊。应当严格遵照国家有关规定执行。

现场评价：
- 查看机构外会诊制度，访谈医师机构外会诊制度要求及落实情况等。

2.12　分级护理制度

指医护人员根据住院患者病情和自理能力进行分级别护理的制度。

社区医院应当按照国家分级护理管理相关指导原则和护理服务工作标准，制定本机构分级护理制度。

支撑材料：
- 机构提供分级护理制度。按照国家分级护理管理相关指导原则和护理服务工作标准，制定符合本机构的分级护理制度，规范临床分级护理及护理服务内涵。
- 机构科室定期进行分级护理相关内容的培训考核，内容包括：培训计划、培训通知、签到表、影像资料、培训资料、试卷、成绩通报（含排名）、总结（含结果运用）。

第三章

现场评价：
- 查看机构分级护理相关制度。
- 现场查看机构关于分级护理有关的培训考试考核资料。

原则上，护理级别分为特级护理、一级护理、二级护理、三级护理4个级别。

支撑材料：
- 机构提供分级护理指导原则、质量评价表。

现场评价：
- 现场查看机构分级护理相关资料。

医护人员应当根据患者病情和自理能力变化动态调整护理级别。

支撑材料：
- 机构提供护理级别动态调整的相关资料。

现场评价：
- 现场访谈医护人员并查看机构护理级别动态调整情况。

患者护理级别应当明确标示。

支撑材料：
- 机构护理级别的标识要醒目、明确。

现场评价：
- 现场查看机构护理级别的标识。

2.13　疑难病例讨论制度

指为尽早明确诊断或完善诊疗方案，对诊断或治疗存在疑难问题的病例进行讨论的制度。

社区医院及临床科室应当明确疑难病例的范围，包括但不限于出现以下情形的患者：没有明确诊断或诊疗方案难以确定、疾病在应有明确疗效的周期内未能达到预期疗效、非计划再次住院和非计划再次手术、出现可能危及生命或造成器官功能严重损害的并发症等。

支撑材料：
- 医疗机构应根据本机构诊疗范围及医疗技术水平，制定符合本机构的疑难病例讨论制度。

● 明确本医疗机构疑难病例识别的基本指征，并要求全体医务人员知晓。识别疑难病例的基本指征，至少应包括以下情形。

● 患者当前有明确的症状体征，但没有明确的诊断或诊疗方案难以确定。

● 疾病在有明确疗效的周期内未能达到预期疗效。

● 非计划再次住院和非计划再次手术。

● 出现可能危及生命或造成器官功能严重损害的并发症等。

● 临床科室应当在本医疗机构疑难病例识别基本指征范围的基础上，根据专业学科特点和诊疗常规，进一步细化、明确本科室的疑难病例识别标准。

现场评价：

● 查看机构疑难病例讨论制度与流程、参与讨论人员资质、疑难病例讨论记录书写等要求及落实情况。

● 查看机构疑难病例识别的基本指征，并现场访谈医务人员的知晓情况、启动指征。

● 现场查看医院信息系统（HIS）或病历中疑难病例讨论记录及书写情况。

疑难病例均应当由科室或医务管理部门组织开展讨论。讨论原则上应当由科主任主持，全科人员参加。必要时邀请相关科室人员或机构外人员参加。

支撑材料：

● 制定符合本机构实际的医疗质量管理规章制度。

● 根据机构实际开展诊疗项目，制定疑难病例讨论核心制度。

● 患者病情复杂、症状体征超出本科常见症状体征范围、需要多学科共同参与的，或有机构外人员参加的，应由医疗管理部门人员主持。

● 科主任是本科室医疗质量管理的第一责任人，科室内疑难病例讨论理应由科主任主持和组织。

现场评价：

● 现场查看机构医疗质量管理规章制度及疑难病例讨论核心制度。

● 现场查看机构HIS系统或病历中疑难病例讨论记录及书写情况，科主任应审核签字。

社区医院应当统一疑难病例讨论记录的格式和模板。讨论内容应当专册记录，主持人需审核并签字。讨论的结论应当记录在病历中。

支撑材料：

● 机构应统一制定疑难病例讨论记录格式，内容应包括但不限于患者基本信息，讨论时间、地点、参加人（其他科室人员应注明学科、职称）、主持人、记录人，讨论过程中各发言人发言要点，讨论结论（主要指后续诊疗方案），主持人审核签字。

● 记录人应根据讨论情况及时、清晰、准确记录到患者病历中。

现场评价：
- 现场查看机构内科室疑难病例讨论记录，包括内容记录情况。
- 现场查看机构疑难病例讨论情况、患者医嘱单落实情况。
- 现场查看机构疑难病例讨论、患者病情记录及病情分析情况。

参加疑难病例讨论成员中应当至少有2人具有主治及以上专业技术职务任职资格。

支撑材料：
- 查看机构疑难病例讨论记录、提供相关主持人、参与人医师的职称证书和执业医师资格证书。

现场评价：
- 现场查看机构疑难病例讨论记录的规范性，参加讨论人员签名等。
- 查看机构参与疑难病例讨论的相关主持人、参加人员的中级职称证书和执业医师资格证书。

2.14　患者抢救与转诊制度

指针对患者出现严重并发症或者病情急性加重等情况，进行抢救与转诊，并对流程进行规范的制度。

社区医院应当明确患者抢救的范围，包括但不限于出现以下情形的患者：出现严重合并症或并发症，病情急性加重；病情危重，不立即处置可能存在危及生命或出现重要脏器功能严重损害；生命体征不稳定并有恶化倾向等。

支撑材料：
- 成立以院长或业务副院长为急救领导小组组长，内、外科、妇科主任或负责人为副组长的急危重抢救领导小组，负责急救领导工作。全院各级医务人员和其他工作人员都必须服从其指挥领导。急救领导小组除负责组织本院的急诊急救工作外还要承担上级主管部门急救指挥组织及当地政府下达的急救指令性任务。参加抢救的医护人员应严格遵守相关法律法规，执行各项医疗规章制度和各种技术操作规程，必须分工明确，紧密合作，各司其职。
- 抢救危重病人应按照病情严重程度和复杂情况决定抢救组织工作。一般抢救由有关科室值班医师和当班护士负责。危重病人抢救应由科室主治以上医师和护士长组织抢救，并立即报告科主任遇有大批病人，严重多发伤等情况时，应立即报告医务科和主管院长，由院方组织专科医师共同抢救。
- 社区医院应当制定各科室不同专业的急、危重症的范围和标准，包括但不限于出现以下情形的患者：出现严重合并症或并发症，病情急性加重，病情危重，不立即处置可能存在危及生命或出现重要脏器功能严重损害。生命体征不稳定并有恶化倾向等。

现场评价：

- 现场查看机构急救领导小组文件，分工及职责。
- 现场查看机构各种急危重症急救流程。
- 查看机构各科室不同专业的急、危重症的范围和标准等。

社区医院应当建立患者抢救与转诊制度，制定相关预案，提升医务人员对病情评估能力，及时识别病情危重状态，确保急危重患者优先救治。与上级医疗机构建立转诊绿色通道机制，及时将经抢救患者转诊至上级医疗机构。

支撑材料：

- 机构建立抢救与转诊制度、常见急危重症急救预案和诊疗常规、常见急危重症的识别和急救处理原则及技能等，并组织医务人员进行培训，培训资料包括培训计划、培训通知、签到表、影像资料、培训资料、试卷、成绩通报（含排名）、总结（含结果运用）。
- 机构建立转诊绿色通道管理制度和转诊绿色通道处置流程，明确绿色通道的工作原则和程序，确保每一步都能够得到有效的衔接，转诊患者有优先通道，充分保障救护车的调度和预约，应当建立有效便捷的调度系统，确保救护车能及时到达。
- 机构建立双向转诊制度，明确转诊绿色通道程序。医院因限于技术和设备条件，对不能诊治的病员，由科内讨论或有科主任提出，经医务科报请院长或主管业务副院长批准，提前与转入医院联系，征得同意后方可转院，如估计途中可能加重病情或死亡者，应留院处置，待病情稳定或危险过后，再行转院。较重病人转院时应派医务人员护送。
- 机构建立转诊追踪机制，以便将来的复诊及时确认，保持病人的病情持续监控，确保及时安全的收治护理。

现场评价：

- 现场查看机构抢救与转诊制度、常见急危重症急救预案和诊疗常规、常见急危重症的识别和急救处理原则及技能等。
- 现场查看机构转诊绿色通道管理制度和转诊绿色通道处置流程。
- 现场查看机构双向转诊制度及转诊协议，明确转诊绿色通道程序。

社区医院应当配置必要的抢救设备和药品，并建立急救资源调配机制。

抢救室内应当备有急救药品、器械及抢救设备等。一切抢救药品、器械、设备、敷料等均需放在指定位置，并有明显标识，不得挪用或外借，药品、器械用后均需及时清理、消毒，消耗部分应及时补充，放回原处。

急救器械应包括一般急救搬动、转运器械。抢救设备包括心电图机、心脏起搏/除颤仪、呼吸机（简易呼吸器）、心电监护仪、给氧设备、吸痰器、洗胃机。抢救设备应进行定期检查和维护，设备运行状态标识清晰，保证设备完好率达到100%。

抢救室常备药品应根据社区医院的实际工作情况，至少配备心脏复苏药物、呼吸兴奋药、血管活性药、利尿及脱水药、抗心律失常药、镇静药、解痉药、解热镇痛药、止血药、常见中毒的解毒药、平喘药、纠正水电解质酸碱失衡类药、各种静脉补液液体、局部麻醉药、激素类药物等。抢救药品应当定期检查和更换，保证药品在使用有效期内。

支撑材料：
- 机构制定急救设备和药品管理制度。
- 机构提供急救药品、器械及抢救设备的配备及管理、定期检查和维护情况。
- 机构建立急救设备、药品等应急调配机制，药房、检验、放射或其他辅助科室及后勤部门，应满足临床抢救工作的需要，不得以任何借口拒绝或推迟，要给予充分的支持和保障。有效整合全院医疗设备资源，保障危重病人的救治任务，降低医疗风险，提高医院应急保障水平。

现场评价：
- 现场查看机构基本急救设备、清单，检测设备运行监管情况等。
- 现场查看机构药品配备清单及药品交接记录等。
- 现场查看机构急救设备、药品等应急调配机制。

临床科室开展患者抢救时，由现场职称和年资最高的医师主持。紧急情况下医务人员参与或主持急危重患者的抢救，不受其执业范围限制。

支撑材料：
- 机构建立临床科室急救体系，明确职责和分工。危重患者的抢救工作，一般由科主任或正（副）主任医师负责组织并主持抢救工作。科主任或正（副）主任医师不在时由职称最高的医师主持抢救工作，但必须及时通知科主任或正（副）主任医师或本科听班人员。特殊患者或需跨科协同抢救的患者应及时报请医务部、护理部和分管院长，以便组织有关科室共同进行抢救工作。紧急情况下医务人员参与或主持急危重患者的抢救，不受其执业范围限制。
- 需多学科协作抢救的危重病人，原则上由医务科或医疗副院长等组织抢救工作并指定主持抢救工作者，参加多学科抢救病人的各科医师应运用本科专业特长，团结协作致力于病人的抢救工作。
- 参加抢救的医护人员应严格遵守相关法律法规，执行各项医疗规章制度和各种技术操作规程，分工明确，紧密合作，各司其职，尊重患者及家属的知情同意权严防差错事故和医疗纠纷的发生。

现场评价：
- 现场查看机构临床科室急救小组文件、职责及分工、人员资质。
- 现场查看机构抢救记录。

抢救完成后6小时内应当将抢救记录记入病历，记录时间应当具体到分钟，主持抢救的人员应当审核并签字。

支撑材料：

● 急诊病人就诊时，应及时书写急诊病历。如因抢救危急重症未能及时书写病历的，相关医务人员应在抢救结束后6小时内据实补记，并注明抢救完成时间和补记时间，具体到分钟，且要详细记录患者初始生命状况、抢救过程及向患者或其亲属告知的重要事项等有关资料。参与抢救的医务人员都应签字，主持抢救的人员应当审核并签字。

● 病危病重病人要填写病危病重通知单，要及时认真向病人家属讲明病情及预后，填写病情告知书，以期取得家属的配合。对急诊抢救无效死亡的要记录参与抢救人员姓名、职称和职务，记录死亡时间、死亡原因和死亡诊断。

现场评价：

● 现场查看机构的抢救记录及规范性。

● 如有病危病重病人，查看病危病重通知单、病情告知书、死亡记录等医疗文书。

2.15 术前讨论制度

指以降低手术风险、保障手术安全为目的，在患者手术实施前，医师必须对拟实施手术的手术指征、手术方式、预期效果、手术风险和处置预案等进行讨论的制度。

除以紧急抢救生命为目的的急诊手术外，所有住院患者手术必须实施术前讨论，术者必须参加。

支撑材料：

● 机构制定术前讨论制度，术前讨论内容包括：患者术前病情评估、术前准备、临床诊断、手术指征和手术禁忌证、手术风险与利弊、明确是否需要分次完成手术、确定手术人员、术后护理等，明确除以紧急抢救生命为目的的急诊手术外，所有住院患者手术必须实施术前讨论，术者必须参加。

现场评价：

● 现场查看机构相关制度及病历中术前讨论记录。

术前讨论的范围包括手术组讨论、医师团队讨论、病区内讨论和全科讨论。临床科室应当明确本科室开展的各级手术术前讨论的范围并经医务部门审定。全科讨论应当由科主任或其授权的副主任主持，必要时邀请医务管理部门和相关科室参加。患者手术涉及多学科或存在可能影响手术的并发症的，应当邀请相关科室参与讨论，或事先完成相关学科的会诊。

支撑材料：

● 机构需制定术前讨论制度明确术前讨论的范围，包括手术组讨论、医师团队讨论、病区内讨论和全科讨论，并结合本院实际情况制定各组讨论的标准（如时间、主题、内容、参加人员等）。①手术组讨论当由计划参与本次手术的医师、手术室护士、病区责任护士和麻醉医师参加。②医师团队讨论是由医疗机构授权的医疗组全体成员（包括主诊医师带组的全体成员，主任医师带组的全体成员等）参加。③病区内讨论是由同一科室的两个或两个以上医师团队组成的病房管理相对区域内所有医疗团队参加。④全科讨论应当由科主任或其授权的副主任主持，必要时邀请医务管理部门和相关科室参加，患者手术涉及多学科或存在可能影响手术的并发症的，应当邀请相关科室参与讨论，或事先完成相关学科的会诊。

- 机构结合本院实际情况，根据《医疗机构管理条例实施细则》和《医疗机构手术分级管理办法的通知》制定手术分级管理制度、手术分级目录明确本科室开展的各级手术术前讨论的范围并经医务部门审定。

现场评价：
- 现场查看机构相关规章制度的内容。
- 现场查看机构各组术前讨论记录及相关科室参与的相关学科会诊记录。

术前讨论完成后，方可开具手术医嘱，签署手术知情同意书。

支撑材料：
- 根据术前讨论制度讨论完成后，医师方可开具手术医嘱并签署手术知情同意书。

现场评价：
- 现场抽查机构病历，查看术前讨论完成的时间，医师下达手术医嘱的时间及签署手术知情同意书的时间。落款时间须精确到分钟。

术前讨论的结论应当记入病历。

支撑材料：
- 医师应当将术前讨论的结论记入病历。

现场评价：
- 现场查看机构病历核实落实情况。

2.16　手术安全核查制度

指在麻醉实施前、手术开始前和患者离开手术室前对患者身份、手术部位、手术方式等进行多方参与的核查，以保障患者安全的制度。

社区医院应当建立手术安全核查制度和标准化流程。

支撑材料：

● 机构根据《手术安全核查制度》（卫办医政发〔2010〕41号）制定本机构的手术安全核查制度和标准化流程。手术安全核查是由具有执业资质的手术医师、麻醉医师和手术室护士三方，分别在麻醉实施前、手术开始前和患者离开手术室前，共同对患者身份和手术部位等内容进行核查的工作。三方共同执行并逐项填写手术安全核查表。手术安全核查表格式参照本省病历书写与管理基本规范。

● 手术患者佩戴标示有患者身份识别信息的标识以便核查。

现场评价：

● 查看相关机构制度和流程。

● 查看机构手术病历，核实手术安全核查制度落实情况及访谈工作人员。

手术安全核查过程和内容按国家有关规定执行。

支撑材料：

● 机构的手术安全核查制度相关内容和过程依据《手术安全核查制度》（卫办医政发〔2010〕41号）制定。

● 实施手术安全核查的内容及流程，重点体现在"三方""三步"。"三方"指手术医师、麻醉医师和手术室护士三方，"三步"指麻醉实施前、手术开始前、患者离开手术室前。①麻醉实施前：由麻醉医师主导，三方按手术安全核查表依次核对患者身份（姓名、性别、年龄、病案号）、手术方式、知情同意情况、手术部位与标识、麻醉安全检查、皮肤是否完整、术野皮肤准备、静脉通道建立情况、患者过敏史、抗菌药物皮试结果、术前备血情况、假体、体内植入物、影像学资料等内容。②手术开始前：由手术医师主导，三方共同核查患者身份（姓名、性别、年龄）、手术方式、手术部位与标识，并确认风险预警等内容。手术物品准备情况的核查由手术室护士执行并向手术医师和麻醉医师报告。③患者离开手术室前：由手术室护士主导，三方共同核查患者身份（姓名、性别、年龄）、实际手术方式，术中用药、输血的核查，清点手术用物，确认手术标本，检查皮肤完整性、动静脉通路、引流管，确认患者去向等内容。④三方确认后分别在手术安全核查表上签名。手术安全核查必须按照上述步骤依次进行，每一步核查无误后方可进行下一步操作，不得提前填写表格。

● 术中用药、输血的核查：由麻醉医师或手术医师根据情况需要下达医嘱并做好相应记录，由手术室护士与麻醉医师共同核查。

现场评价：

● 查看机构手术安全核查过程和内容。

● 抽查机构手术病历，查看手术安全核查表落实情况。

● 现场测评机构工作人员相关内容，知晓率应达100%。

手术安全核查表纳入病历。

支撑材料：
- 住院患者手术安全核查表应归入病历中保管，非住院患者手术安全核查表由手术室负责保存一年。

现场评价：
- 现场抽查机构手术病历，查看住院患者手术安全核查表。
- 查看机构非住院患者的手术安全核查表。

2.17 手术分级管理制度

为保障患者安全，按照手术风险程度、复杂程度、难易程度和资源消耗不同，对手术进行分级管理的制度。

按照手术风险性和难易程度不同，手术分为四级。具体要求按照国家有关规定执行。

支撑材料：
- 医疗机构依据《医疗机构手术分级管理办法》（国卫医政发〔2022〕18号），根据手术风险和难易程度、资源消耗程度或伦理风险不同，手术分为四级：
  （1）一级手术是指风险较低、过程简单、技术难度低的手术。
  （2）二级手术是指有一定风险、过程复杂程度一般、有一定技术难度的手术。
  （3）三级手术是指风险较高、过程较复杂、难度较大、资源消耗较多的手术。
  （4）四级手术是指风险高、过程复杂、难度大、资源消耗多或涉及重大伦理风险的手术。
- 医疗机构定期对相关人员开展各级各类手术内容的培训学习，培训资料包括培训计划、培训通知、签到表、影像资料、培训资料、试卷、成绩通报（含排名）、总结（含结果运用）。

现场评价：
- 现场查看机构内手术分级内容。
- 现场查看机构相关培训资料

社区医院应当建立手术分级管理工作制度和手术分级管理目录。

支撑材料：
- 依据《医疗机构手术分级管理办法》（国卫医政发〔2022〕18号）结合本机构实际情况制定手术分级管理工作制度和手术分级管理目录。
- 制定本机构手术分级管理目录，定期对手术质量安全情况进行评估并动态调整。

现场评价：
- 现场查看机构手术分级管理工作制度和手术分级管理目录等相关资料。

社区医院应当建立手术分级授权管理机制，建立手术医师技术档案。

支撑材料：
- 医疗机构应当建立手术授权制度，根据手术级别、专业特点、术者专业技术岗位和手术技术临床应用能力及培训情况综合评估后授予术者相应的手术权限，三、四级手术应当逐项授予术者手术权限。
- 机构成立手术分级管理工作小组，明确岗位职责，术者申请手术权限应当由其所在科室手术分级管理工作小组进行评估，评估合格的应当向医务管理部门报告，经医务管理部门复核后报医疗技术临床应用管理委员会审核批准，由医疗机构以正式文件形式予以确认。
- 机构内应为每一位手术医师建立个人技术考评档案，并存有手术医师个人的资质文件（经审核的医师执业证书、毕业证书、资格证书、学位、教育和培训等资料复印件）。手术医师的技术档案中，应记录的内容包括但不限于：医师开展手术的年限、手术数量、手术效果、手术质量与安全指标完成情况，科室对手术医师年度考核结果等。手术医师技术档案应至少每年更新一次，由医疗与人力资源管理部门共同负责管理与使用，相关文件按照档案管理的有关要求进行保存。

现场评价：
- 现场查看机构手术授权相关管理制度、人员资质、综合评估表、手术授权文件等资料。
- 现场查看机构手术医师技术档案相关资料。

社区医院应当对手术医师能力进行定期评估，根据评估结果对手术权限进行动态调整。

支撑材料：
- 医疗机构建立手术技术临床应用能力评估和手术授权动态调整制度。医疗机构应当定期组织评估术者手术技术临床应用能力，包括手术技术能力、手术质量安全、围手术期管理能力、医患沟通能力等，重点评估新获得四级手术权限的术者。根据评估结果动态调整手术权限，并纳入个人专业技术档案管理，四级手术评估周期原则上不超过一年。

现场评价：
- 现场查看机构相关规章制度及手术医师的手术权限动态调整记录。

2.18　临床用血审核制度

指在临床用血全过程中，对与临床用血相关的各项程序和环节进行审核和评估，以保障患者临床用血安全的制度。

社区医院应当严格落实国家关于医疗机构临床用血的有关规定，设立临床用血管理委员会或工作组，制定本机构血液预订、接收、入库、储存、出库、库存预警、临床合理用血等管理制度，完善临床用血申请、审核、监测、分析、评估、改进等管理制度、机制和具体流程。

支撑材料：

- 机构成立临床输血管理小组，负责输血质量管理，以院长或分管医疗的副院长为组长，医务科、检验科、护理部、临床科室等主要负责人参与，检验科总负责，贯彻执行临床输血管理的相关法律法规、技术规范和标准。制定本机构临床输血的管理制度并监督实施，规范管理和技术指导。输血质量管理小组负责输血质量管理，并明确不同职能部门在输血全程中的职责。

- 医疗机构根据《中华人民共和国献血法》《医疗机构临床用血管理规范》《临床输血技术规范》《血液储存要求》《全血和成分血使用》《输血反应分类》《输血相容性检测标准》《静脉治疗护理技术操作规范》等标准要求制定本机构输血相关制度，包括输血查对制度、输血相容性检测实验室管理（室间质评管理、室内质量管理）制度、血液储存管理规定、交叉配血管理制度、临床医师输血培训管理制度、临床用血申请分级管理制度、临床用血医学文书管理制度、临床用血审核制度、临床用血前评估及输血后效果评价制度、输血应急预案及处置流程、血袋保存销毁规定及记录等。

现场评价：

- 现场查看机构输血质量管理小组成立文件及职责。

- 现场查看机构输血管理制度、交叉配血管理制度、输血查对制度、临床用血审核制度、临床用血前评估及输血后效果评价制度等相关制度和流程。

- 现场查看机构职能部门监管工作记录等。

临床用血审核包括但不限于用血申请、输血治疗知情同意、适应证判断、配血、取血发血、临床输血、输血中观察和输血后管理等环节，并全程记录，保障信息可追溯，健全临床合理用血评估与结果应用制度、输血不良反应监测和处置流程。

支撑材料：

- 机构提供临床用血审核制度。①临床医师和输血科医技人员应严格掌握临床输血适应证，正确应用成熟的临床输血技术和血液保护技术，包括成分输血和自体输血等。血液科负责临床用血的技术指导和技术实施，确保贮血、配血和其他科学、合理用血措施的执行。②输血申请应由经治医师逐项填写《临床输血申请单》，由主治医师核准签字，连同受血者血样于预定输血日期前送交输血科备血。③决定输血治疗前，经治医师应向患者或家属说明输同种异体血的不良反应和经血传播疾病的可能性，征得患者或家属的同意，并在输血治疗同意书上签字。输血治疗同意书入病历。无家属签字及无自主意识患者的紧急输血，应报医务科同意备案并记入病历。④配血合格后，由医护人员到输血科取血。取血与发血得双方必须共同查对患者姓名、性别、住院号、门急诊/病室、床号、血型、血液有效期及配血试验结果，以及保存血的外观等，准确无误时，双方共同签字后方可发出。⑤输血前由两名医护人员核对交叉配血报告单及血袋标签各项内容，检查血袋有无破损渗漏，血液颜色是否正常。准确无误方可输血。输血时，由两名医护人员带病历共同到患者床旁核对患者姓名、性别、年龄、住院号、门急诊/病室、床号、血型等，确认与配血报告相符，再次核对血液后，用符合标准得输血器进行输血。⑥输血过程中应先慢后快，再根据病情和年龄调整输注速度，并严密观察受血者有无输血不良反应，如出现异常情况应及时处理，通知输血科值班人员，并查找原因，做好记录。⑦输血完毕，医护人员对有输血反应的应立即通知输血科，并逐项填写输血不良反应回报单，并返还输血科保存。输血科每月统计上报医务科备案。

现场评价：

● 现场查看机构临床用血审核制度及血制品入院时、标本采集时、检验科取血时、执行输血时对核对执行工作并有记录，记录是否及时、规范。

● 现场查看机构输血病历及访谈工作人员。

社区医院应当完善急救用血管理制度和流程，保障急救治疗需要。

支撑材料：

● 医疗机构应结合本院实际情况完善急救用血管理制度和流程。急救用血包括但不限于自然灾害和群发性事故、ABO血型缺血时、RH阴性稀有血型输血时、疑难配血时等情况。

● 机构应定期对相关工作人员进行培训学习，培训资料包括：计划、通知、签到、影像资料、培训内容、试卷、成绩通报（含排名）、总结（含结果运用）等，每年至少一次。

现场评价：

● 现场查看机构急救用血管理制度和流程。

● 现场查看机构培训学习记录并访谈工作人员。

第四章

国家优质服务基层行创建经验分享

1. 论"五位一体"循环管理法对"优质服务基层行"活动的作用

《孙子兵法》中曾提到："兵者，诡道也。"能诡道而战胜之，是谓大人。在战争中，要掌握奇特的策略，才能取得胜利，而这里的"诡道"指的是非常规的思维和独特精湛的能力。

我们需要掌握这种"诡道"，当工作感到困难重重、寸步难行时，是思考自己个人能力不足，还是反思运用的方法不正确呢？同样，在工作、学习和生活中，往往会伴随着新的问题，问题就像工作内部的矛盾，是工作前进发展的动力，我们需要做的就是透过问题的表象及其外部联系，看到其本质与内部联系，从而找到工作学习和生活中存在的问题，思考问题产生的原因，如何正确找出问题产生的原因……这就需要一个实用的工具或者方法。

好的工具或方法，不仅会使工作事半功倍，同时也具有跨时代性。而"基、准、保、人、做"——"五位一体"循环管理法是我通过结合多年工作的经验所归纳出来的一种新型工作方法，它不仅适用于全方位的管理和把控，同时对于个体或单元也依旧有引导作用，它会引导我们在工作中学会问自己问题——这为什么会发生？使我们聚焦于问题产生的原因，而非问题展现的现象，并推动我们做出正确行动和采取措施进行补救，以免同样的错误再次发生，从而保证工作或者流程在总体上持续前进，形成螺旋式上升的良好局面。当然，这是一个循序渐进的过程。

1.1 "五位一体"循环管理法

可分为以下五个相互关联的模块。

1.1.1 "基"——基础

从其结构来看，基为形声字。从土，其声。本义：墙基。即建筑物的根脚：基石、基础、奠基。古人称筑屋的墙脚为"基"，称铺垫房柱的石头为"础"。一切工作的开始都离不开基础，《论语》曰："君子务本，本立而道生。孝悌也者，其为仁之本与？爱众也者，其为义之本与？"指的是君子专心致力根本的事务，根本只有建立在良好的基础上，才能在此基础上培养出其他的能力。"根本"可以理解为个人的思维认知和系统化的知识结构。

1.1.2 "准"——准则

从其结构来看，准为形声字。是"準"字的简化字，从水，隼声。本义：平，不倾斜。因为"天下莫平于水"，世间万物没有比水更能取平的，所以准的本义是水平仪。《汉书·律历志》："準者，所以揆平取正也。"揆是度量、测量，其意义表示准是测量水平求得平正的工具。今天的"水平仪"又叫"水准仪",正是这个道理。所以"准绳",本是测定平直的器具,后来用它比喻言论或行为等所依据的原则、标准,引申为标准、准则。当工作的基础打好之后,通过制定一系列标准、准则、计划、方案等并遵循,使工作有准可守、有规可循、有法可依。

1.1.3 "保"——保障

从其意义来看,保为会意字。甲骨文字形,像用手抱孩子形。金文写作从"人"从"子"。后来为了结构的对称,小篆变成"保",使人不能因形见义了。本义:背子于背,像大人负抱婴儿的形象,这个"大人"就是"保母""保傅"的"保"。"保"最初应该就是照顾抚育婴儿的人,后来变成一种职业或职官。《大戴礼记·王言》:"上之亲下也,如腹心;则下之亲上也,如保子之见慈母也。"文中"保子"就是指尚在襁褓中的婴儿。从大人的立场讲,是对婴儿的"孕育""抚育""保护""保佑""保障""保证""持有",从婴儿的角度讲,是对大人的"依仗""凭恃""依怙""依附""依恃""依靠"。在工作中,规章制度不是一成不变的,需要根据法律行规的变化,结合自身实际进行修订、更新;应定期对设备设施进行检查、维护、校验等,确保其处于安全运行状态;物品耗材应当由专人定期检查、补充和更换等;这均是工作得以深远推进的强有力保障。

1.1.4 "人"——人员

从其外形来看,人为象形字。甲骨文字形,象侧面站立的人形。"人"是汉字部首之一。本义:能制造工具改造自然并使用语言的高等动物。《说文》:"人,天地之性最贵者也。此籀文。像臂胫之形。凡人之属皆从人。"许慎对人的解释是人乃天地间品性最高贵的生物。人是世间万物中最神奇的生命体,通过工作与实践,人有能力有意识,来规划和塑造自己的生活,包括与他人的关系,这也就是人与动物的区别。任何实践活动中都离不开人的参与和协同配合,是实践活动的重要组成部分,人的责任意识、知识储备、技能操作能力、协调沟通水平等,都是对实践活动产生影响的重要因素。

1.1.5 "做"——做事

"做"是"作"后起的分别字,从其意义看,做为会意字。从人,从乍,人突然站起为作。甲骨文字形,象衣领初作的形状。本义:人起身,从事某种工作或活动。"基、准、保、人"均已完善时,则需要通过对工作过程产生的问题进行分析改进,有效地定位问题根源,并有针对性地提出改进建议,并做出改进方案,从而推进流程和质量的持续改进。

在本书中,"基"指科室设立、设施设备配备、人员数量及资质等基本条件,"准"指对照标准制定科学可行的计划、方案、预案、制度、法规等要求,"保"指对设备、制度等的运行、维护、监管、评估、质检、更新等保障行为,"人"指人员知识知晓、操作规范、医德医风等,"做"指执行、分析、改进、成效、持久推进等。

"五位一体"循环管理法解析见图4-1。

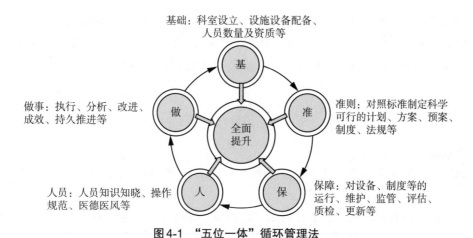

图 4-1　"五位一体"循环管理法

1.2　科室应遵循"五位一体"循环管理法的原则

从"基、准、保、人、做"五个方面对照条款开展工作，形成成熟、科学的科室管理模式，以机构急诊服务能力为例，涉及的条款除 2.1.1 门、急诊服务、2.2.1.2 急诊急救服务之外，还包括 2.1.4 转诊服务、3.2.2.1 "三基"培训与考核、3.2.2.3 首诊负责制度、3.2.2.5 值班和交接班制度等多个条款的内容和要求，如以独立条款要求科室人员，易形成孤岛现象，造成工作的不连贯、不系统。

以急诊室建设为例，应遵循循环管理法，从五个方面发力，实现能力提升，助力科学体系建立。

1.2.1　"基"

● 设有建筑外醒目急诊标识，具备夜间识别功能；急诊布局科学、合理，符合《乡镇卫生院建设标准（建标 107—2008）》相关要求；位置醒目，方便利用门诊及医技科室的房屋及设施；通道方便担架和平车等进出；院内急诊服务区指引标识明显。

● 急救室应当备有急救药品、器械及抢救设备等，且放置在指定位置，有明显标志，不得随意挪用或外借。器械、药品用后均需及时清理、消毒、补充、归位。

急救器械应包括一般急救搬动、转运器械。抢救设备包括心电图机、心脏起搏/除颤仪、呼吸机（简易呼吸器）、心电监护仪、给氧设备、吸痰器、洗胃机。转运设备应包括轮椅、平车等。

急救室应参照《国家基本药物处方集》（2021 版基层部分）至少配备心脏复苏药物、呼吸兴奋药、血管活性药、利尿及脱水药、抗心律失常药、镇静药、解痉药、解热镇痛药、止血药、常见中毒的解毒药、平喘药、纠正水电解质酸碱失衡类药、各种静脉补液液体、局部麻醉药、激素类药物等。具体为不少于以下 22 种急救药品：西地兰、可拉明、阿拉明、多巴胺、纳洛酮、氨茶碱、呋塞米、阿托品、地西泮、鲁米那、异丙嗪、去甲肾上腺素、肾上腺

第四章

素、异丙肾上腺素、地塞米松、利多卡因、0.9%氯化钠注射液、5%葡萄糖注射液、706代血浆、20%甘露醇注射液、5%碳酸氢钠注射液、林格液等，标识和分类清晰，便于取放。

- 人员配置达到24小时服务要求，急诊医护人员应具有资质，并有3年以上临床工作经验。

1.2.2 "准"

- 制定方便患者就医流程图。
- 制定急诊室管理制度、工作制度、首诊负责制、交接班制度、病历书写制度、病历讨论制度、医务人员岗位职责制度等。
- 制定急救设备管理制度、急救药品管理制度、近效期管理制度等。
- 制定急诊急救应急预案，建立循环系统、呼吸系统急危重症和肾功能衰竭、急性中毒、休克、溺水、外伤及一般急危重症患者急救流程并"上墙"。
- 制定绿色通道制度及流程，与上级医疗机构签订双向转诊协议等。
- 有多学科协作的会诊及抢救制度。

1.2.3 "保"

- 各项规章制度及时修订、更新。
- 急救设备应进行定期检查、维护、校验并有相应记录，设备运行状态标识清晰，保证设备完好率达到100%。
- 抢救药品应当由专人定期检查、补充和更换，保证药品在使用有效期内，急救物品完好率达到100%。有急救药品定期核查记录、登记使用记录、交接记录等。

1.2.4 "人"

- 医务人员掌握急救知识、急救设备的使用，具备急救能力。能对循环系统、呼吸系统急危重症患者和肾功能衰竭、急性中毒、休克、溺水、外伤及一般急危重症患者作出初步诊断和急救处理。
- 医护人员能够熟练掌握心肺复苏术、电除颤、使用简易呼吸机、洗胃机，能够开展清创、缝合、止血、包扎、骨折固定、急救搬运、简易呼吸器使用、静脉穿刺置管、吸痰术、洗胃术等10种以上的急救技能。
- 对急性创伤、急诊分娩、急性心肌梗死、急性卒中、急性颅脑损伤、高危新生儿等重点病种具备初步识别与处理能力。
- 具备多学科协作能力。
- 在急危重症抢救中，有主治或以上医师负责组织抢救工作。参与急救人员须熟练掌握胸腔穿刺、气管插管、气管切开等技术。

1.2.5 "做"

- 能开展急诊急救服务，有急诊登记本、抢救记录等。

- 开展日常提问、操作、培训、演练、考试等，提升医务人员服务能力。
- 建立危重患者"绿色转诊通道"，有转诊记录等。
- 有多学科协作病历资料或演练记录。
- 有职能部门负责监管、考核急救服务工作。
- 对急诊诊疗情况有记录并进行分析评价，对存在问题与不足有改进措施，持续改进急诊服务有成效。

1.3 运用"五位一体"循环管理法理解条款

运用循环管理法可以更好地理解评价条款，充分发挥条款的指引作用。

如以条款4.5.1安全生产为例，有以下要点。

能力条款	评价要点
4.5.1安全生产	【C】 1.有水、电、气、电梯等后勤保障的操作规范和消防安全管理制度，有明确的故障报修、排查、处理流程。 2.水、电、气供应的关键部位和机房有规范的警示标识，定期进行检查、维护和保养。 3.制定耗材、物资和设备采购计划，加强后勤物资管理。 4.按照《医疗纠纷预防和处理条例》《医疗机构投诉管理办法》等文件要求，建立健全医患沟通机制、投诉接待制度等。 5.按照《关于加强医院安全防范系统建设的指导意见》制定有本机构安全防范制度、应急处置机制等。
	【B】符合"C"，并 1.有节能降耗、控制成本的措施和目标，并落实到相关科室。 2.有后勤安全保障应急预案，每半年至少组织一次演练。 3.设置有投诉管理部门或者配备专（兼）职人员，对医务人员开展医患沟通技巧培训。 4.配备有专（兼）职保卫人员，聘用足够的保安员，为在岗保卫人员配备必要的通讯设备和防护器械，在出入口和主要通道安装视频监控装置。
	【A】符合"B"，并 1.根据演练效果和定期检查情况，制定改进措施并落实。 2.对新建和改扩建项目，其结构安全等级、抗震设防类别及消防设计审查须符合国家建设部门制定的相应标准规范要求。 3.能够定期对投诉涉及的风险进行评估，对投诉隐患进行摸排，对高发隐患提出针对性的防范措施。 4.能够定期开展安全防范系统建设总结分析，持续改进相关工作。

按照循环管理法进行对应，B3、B4对应"基"，C1、C3、C4、C5对应"准"，C2对应"保"，B2对应"人"、B1、A1、A2、A3、A4对应"做"。这就突破了单一地以要点创要点的局限性，而是运用循环管理法将要点融合成体系，指导整体能力提升，实现"优质服务基层行"活动的目的。

综上，医疗机构工作管理基于两个方面需求：规范运行、有效提升。规范运行指遵照规范标准开展常规工作，并针对欠规范等异常情况及时发现、找准原因并予以科学纠正，使工作处于规范运行中。有效提升指突破常规工作，制定高阶段的工作目标，如新技术引进、重点学科培养、特色工作开展等，均要"九层之台，起于垒土"，制定计划、制度、方案等并贯彻实施，针对实施过程中的情况进行及时有效调整。无论是规范运行还是有效提升，均需要"基、准、保、人、做"五位一体循环管理法贯彻始终，以实现服务能力的持续提升。

阿基米德曾经说过："给我一个支点，我能撬起整个地球。"在各行各业，好的工作方法就是这样的支点，能起到事半功倍的作用。"基、准、保、人、做"五位一体循环管理法作为一种行之有效的新型工作方法，源于对工作结构、实施、推进等的系统分析，以方法的方式予以归纳总结，便于实践运用。只有五个方面同时达到统一等量的基础上，方能由等量环进入良性循环，以整体论指引工作全方位开展，从而实现问题的解决和工作的持续改进。

"五位一体"循环管理法不是单向的一次性行为，在独立性的基础上又有其紧密关联性，如同中国传统文化中的"五行思想"，"金、木、水、火、土"这些元素之间相互制约、相互转化，构成了宇宙万物的运行规律。

综上，"基、准、保、人、做"五位一体循环管理法是帮助我们在工作中认识事物的手段和途径，更是一种实践方法。不仅可以让我们更有效率地处理各种工作，同样可以给予我们不一样的思路去面对工作中遇到的问题。引导我们从最基本的小事着手，庖丁解牛，透过具体的现象把握客观规律，帮助我们可以更好地理解问题背后的本质，确保更加高效、圆满地完成各项工作环节，从而实现问题的解决和工作的持续改进。

2. 论网评工作对"优质服务基层行"活动的重要性

2018年8月22日，国家卫生健康委员会、国家中医药管理局联合下发了《关于开展"优质服务基层行"活动的通知》（国卫基层函〔2018〕195号），拉开了"优质服务基层行"活动的帷幕。

2019年5月20日，国家卫生健康委基层卫生健康司委托中国医学科学院医学信息研究所开发了"优质服务基层行"活动申报信息系统（网址：http://www.nbphsp.org.cn，以下简称"网评系统"），截至目前，已经运行了五个年头，其衔接了基层医疗卫生机构-国家、省、市、县四级卫生健康行政主管部门-第三方复核机构、专家，具有不可取代的作用。

对于基层医疗机构，通过网评系统对照条款，逐一上传工作资料，可以对标查找不足，进行提升整改。而且可以通过县、市、省三轮的考评结果，实现纵向对比，进一步明确整改方向和提升目标。

对于卫生健康行政部门，利用网评系统可以更加直观、准确地掌握活动进展和成效。通过对机构上传资料规范性、科学性的审核，可以直观全面地了解机构的管理运行、医院文化、职工精神面貌、发展能力等，掌握基层医疗机构的发展情况。

对于审核专家，采用申报信息系统可以实现建组、任务分配、开展复核并进行结果反馈等，更好地节约时间，提高工作效率。

2.1　网评工作重要性

当前，在评审过程中发现网评资料存在多种不足，如上传条款混乱、图片资料不清晰、佐证资料不对应、支撑力不足、前后逻辑不一致等。究其原因，一是服务能力有待提升，一是对网评工作重视度不足。基层医疗卫生机构均要加强对网评工作的重视，原因有三。

2.1.1　网评是初审也是终审

当前虽然进入了后疫情时代，但鉴于网评系统的高效、便捷、便于资料留档、询证、总结等优势，大多省份还是坚持线上和线下相结合的评审模式。网评既是省级复核的初审，又是省级复核的终审。以山东省为例，线上复核时把网评结果分成三个档次：第一档是复核专家组通过核实硬性指标及查看资料，认可机构的服务能力达标。第二档是复核专家组对机构资料的逻辑性、一致性乃至真实性存疑；达到以上两档标准的机构均有资格进入现场复核，根据现场复核情况予以结果判定。第三档是通过对网传资料的查看，复核专家组否认机构的服务能力达标，取消其现场审核资格，直接予以复核结果不通过。因此，对于基层医疗机构来说，网评资料是进入现场复核的入场券，需要高度重视。

2.1.2　网评资料是机构的代言人也是机构的形象官

网评资料格式的规范性、统一性相当于医院院容院貌、整体形象的展示，资料内容的规范性、严谨性相当于服务能力的展示，资料的一致性、逻辑性相当于管理能力的体现，通过对资料的审核可以客观地了解机构的整体状况。

以机构基本信息、人员情况、科室设置和设施设备情况、医疗服务开展情况、机构管理情况、公共卫生服务六大基本信息表为例进行阐述。

机构基本信息表上的辖区常住居民数与第一章1.4人员配备、2.1.3家庭医生签约服务、2.2.3基本公共卫生服务等条款均有关联。上传的医疗机构执业许可证的机构名称和前置条件、执业范围和科室设置均密切相关，如医疗机构执业许可证第一名称为乡镇卫生院，名称格式为所在县（市、区）名＋所在乡镇名＋（中心）卫生院；如康复科虽然在第一章1.2.1临床科室中属于B要点，但关联2.2.1.10康复医疗服务和3.2.2.14康复管理2个推荐条款，手术室在1.2.1临床科室中属于A要点；但关联3.2.2.6手术、麻醉授权管理，3.2.2.8手术管理，3.2.2.9患者麻醉前病情评估和讨论制度，3.2.2.10输血管理，3.3.2手术安全核查管理5个推荐条款；故康复科、手术室为创建推荐标准的硬性条件。儿科、口腔科、耳鼻咽喉科在1.2.1临床科室中属于B、A要点；但分别对应2.2.1.8眼、耳鼻咽喉医疗服务，2.2.1.9口腔医疗服务，2.2.1.11儿科医疗服务，故申报推荐标准的机构，以上3个科室必须设立2个及以上科室。以上这些信息在医疗机构执业许可证上均可得到核实，属于硬性指标，一项不达标则可直接否定。

人员情况表的信息不仅与第一章1.4人员配备相关联，还与各科室的人员要求有呼应关系，如人员情况表上没有外科执业医师，对应的2.2.1.4外科医疗服务则达不到B1能提供住院服务要点的要求，相应的3.2.2.6手术、麻醉授权管理，3.2.2.8手术管理，3.3.2手术安全核查管理则均不达标。

科室设置和设施设备情况表上面的业务用房面积和开发床位数是评价社区医院的硬性条件：业务用房面积不能少于3000m²，开放床位不能少于30张床位。如果这些数据达不到要求，评价社区医院是不达标的。

医疗服务开展情况统计的是医疗收入，诊疗量、床位使用率等信息，从这些数据可以直观明了地了解医疗机构的服务能力。如果是一家拥有100名职工的医疗机构，它的月诊疗人次只有10 000人次的话，则可以得出该机构的服务能力与医院规模不匹配的初期判断。

机构管理情况、公共卫生服务表也均和相应条款有密切关联，所以基层医疗完善机构要重视网评资料填写的逻辑性和一致性，通过网评资料塑造良好的医院形象。

2.1.3　网评资料是资料也是现场

资料和现场是相辅相成、密不可分的整体，网评资料的整理是机构对于整体工作、日常工作进行整理、归纳、分析、审核、整改、提升的过程，这个过程考验机构的整体战斗力、团队协同力、管理领导力，要求领导层、职能层、科室、职工四个维度充分调动积极性，高标准、严要求的开展工作。同时通过这个过程，医院会对职工有深层次了解，促进人员结构进一步优化。

2.2　提高网评资料质量

鉴于网评资料的重要性，建议机构在落实时，至少以三个方面为抓手，提高质量。

2.2.1　规范性

文件应为PDF格式，图片为JPG格式，视频为MP4格式，大小不超过50M。文件资料格式、字体统一、内容完整；提供图片、视频资料清晰，命名或说明文字要明确对应的条款、佐证的目的。对应条款、要点顺序、要求对应上传，做得一目了然。

网评资料混乱与规范的对比详见图4-2。

2.2.2　逻辑性

关于逻辑性，在前面的篇幅已进行了部分阐述。需要说明的是，同一条款，对创建合格、基本、推荐标准的机构，资料的要求侧重点是不同的。对创建合格、基本标准的机构，要求资料对功能性进行充分佐证，对创建推荐标准的机构，资料应侧重于实用性、适用性和应用性。以1.2.1临床科室中C1要点：设立全科医疗科、内（儿）科、外科、妇（产）科、中医科为例，创建推荐标准的机构不能仅提供医疗机构执业许可证和简单的科室图片，还应该提供设施设备及运行监管记录、专业技术人员基本信息一览表及相关工作过程记录等，以充分佐证设立以上科室且具有相应的服务能力。这就需要按照"基、准、保、人、做"——"五位一体"循环管理法的逻辑思维准备资料，指导工作。

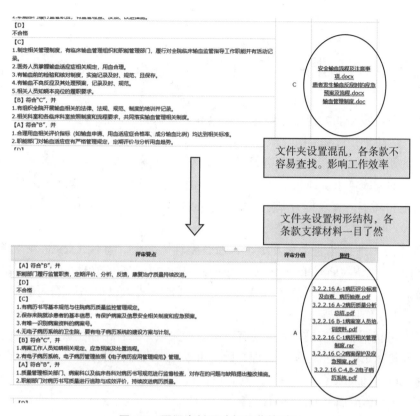

图4-2　网评资料混乱与规范的对比

2.2.3　支撑性

支撑性不足主要表现在全面性、对应性、系统性三方面的不足。全面性不足：如1.4.1人员配备的佐证资料仅提供简单的人员花名册，无相应资格证书、执业证书和职称证书等支撑材料；对应性不足：如2.1.3家庭医生签约服务A4能够提供家庭病床服务的佐证资料是病房内医师业务查床资料；系统性不足：如2.2.3.12传染病及突发公共卫生事件报告和处理B3对传染病和新冠肺炎疫情防控相关知识、抗原检测、核酸采样的技能进行培训及应急预案演练的佐证资料不成完整系统，建议按照不少于演练七要素：通知、方案、脚本、签到表、影像资料、考核记录（含排名）、总结（含结果运用），培训八要素：计划、通知、签到表、影像资料、培训内容、试卷、成绩通报（含排名）、总结（含结果运用）的标准进行系统要求，建立要点系统化、流程标准化的体系。对应"五位一体"循环管理法，通知是"基"，方案、脚本、计划是"准"，影像资料、培训内容是"保"，签到表、考核记录是"人"，成绩通报、总结（含结果运用）是"做"，只有具备以上要素，才能形成完整的工作环，达到演练和培训的预期效果。

但行前路，只争朝夕。希望基层医疗卫生机构充分发挥网评工作的最大效能，抓规范、促管理、深整改、常提升，满足广大群众对健康服务的需求，促进基层卫生健康事业优质高效发展。

第四章

3. 论"6S"管理对"优质服务基层行"活动的助推力

　　基层医疗卫生服务能力建设始终是国家卫健委最基础、最根本的一项重要工作，"优质服务基层行"活动是针对基层医疗服务中存在的问题和挑战而开展的一项行动，旨在提升基层医疗服务的质量和水平，改善服务环境，提高服务效率，使得基层医疗机构能够更好地满足人民群众的健康需求。通过加强医护人员的服务意识和技能培训，优化医疗服务流程，改善医疗设施和环境，有效提升基层医疗服务的整体水平，最终提高患者的满意度和就医体验。

　　6S管理作为一种管理理念和方法论，通过整理（seiri）、整顿（seiton）、清扫（seiso）、清洁（setketsu）、素养（shitsuke）和安全（security）六个方面的管理，使得医院的环境、设施、流程等各个方面都得到了规范和优化。这种管理方式可以提高医院内部的整体管理水平，保证医院的运作更加高效、有序，为提供"优质服务基层行"活动的开展奠定了基础。

　　6S管理与"优质服务基层行"活动有着密切的关系，二者相辅相成，共同促进了基层医疗服务的提升和优化。通过实施6S管理，医院可以提高内部管理水平，为优质服务提供了基础条件；而通过"优质服务基层行"活动，可以进一步引导医护人员注重服务质量，优化服务流程，从而实现医院服务质量的持续提升。

3.1 提升服务环境　改善服务质量

　　6S管理注重整理、整顿、清洁和有序的工作环境，能够帮助基层医疗卫生机构提升服务环境的整体质量，从而提高工作效率，为"优质服务基层行"活动提供了前提和基础。

　　人类是视觉动物。因此干净整洁的医院环境对前来就诊患者的第一印象至关重要，它直接影响到患者对医院的信任和舒适感。

　　首先，干净整洁的医院环境会给患者一种安全感和舒适感，让患者相信医院有着良好的管理和治疗水平，从而使患者在治疗过程中更加放松和舒适。这种舒适感和安全感可以减轻患者的紧张和焦虑，减少不必要的压力和痛苦，增强患者对医护人员的信任，并增加他们对医疗服务的满意度，有助于他们更好地接受治疗。

　　其次，干净整洁的医院环境可以有效预防感染和交叉感染的发生，通过规范化的清洁程序和消毒管理，可以有效杀灭病原微生物，减少交叉感染的风险，降低医院院感的发生率，保护患者和医务人员的健康安全。

　　最后，干净整洁的医院环境会给患者留下良好的第一印象，让他们对医院和医疗团队有着积极的评价和印象。这种良好的第一印象可以影响他们对医院的长期态度和信任程度。

　　综上，一个整洁、有序的工作环境不仅能够提高医务人员的工作效率，还能够提升患者的就医体验，增强医疗机构的形象和信誉，从而符合"优质服务基层行"活动的宗旨。

3.2 规范管理流程 提高服务效率

6S管理强调标准化、安全和素养，要求建立标准化的操作流程和工作标准，有助于提升医疗服务的规范化程度，为"优质服务基层行"活动提供了管理保障。通过规范化管理，可以提高医疗服务的可靠性和稳定性，确保医疗服务的质量和安全。

规范管理流程可以明确组织结构和工作流程，避免工作上的重复、交叉和冗余，提高了医院整体的组织效率。清晰的科室、部门的职责和工作流程，可以更好地协调和配合各项工作，减少资源浪费，从而提高医院的服务效率。例如：通过规范化管理可以优化医院的服务流程，提高就诊效率，减少患者的不必要等待和烦琐程序，提升医院的整体服务质量和满意度。

同时，6S管理和"优质服务基层行"活动理念均强调持续改进和优化，通过建立监测和评估机制，及时发现问题和不足，并采取有效措施进行改进和调整。持续改进可以使医院的管理流程不断优化和完善，进一步提高医院的服务效率和质量水平。

规范管理流程对医院服务效率提高具有重要意义，实现医院服务效率的提升，可以降低医疗事故和错误的发生率，保障医疗服务的质量和安全，从而符合"优质服务基层行"活动对医疗服务质量的要求，增强医院的竞争力和持续发展能力。

3.3 促进素养提升 优化就医体验

6S管理理念针对个人提出——素养，通过参与6S管理，医务人员可以培养良好的工作习惯和职业素养，提升自身的服务水平，符合"优质服务基层行"活动对医务人员素质的要求。

"优质服务基层行"活动旨在提升医疗机构的服务质量和管理水平，要求医务人员坚持"以患者为中心"的服务理念，注重满足患者需求和提升患者体验，强调良好的医患关系对医疗服务的重要性。6S管理则要求建立标准化的操作流程和工作标准，强调整顿、清洁和标准化。医务人员必须遵循这些规范化的操作流程进行工作，这有助于养成良好的工作习惯和规范的操作行为，提升医务人员的专业素养。

通过参与6S管理活动，可以提升服务意识，提高服务质量，增强与患者的交流技巧，优化就医体验，改善医患沟通和互动，建立良好的医患关系。6S管理和"优质服务基层行"活动两者有机结合，通过规范化管理、培养团队合作精神、提升服务意识和质量、加强职业道德培养以及提高沟通能力等方面，共同促进医务人员素养的提升，为优质医疗服务的提供打下良好基础，从而促进"优质服务基层行"活动的顺利推进。

3.4 强化团队协作 树立目标意识

6S管理要求全员参与，倡导团队合作和共同努力，有助于增强医务人员的服务意识和团队精神，为"优质服务基层行"活动提供了团队合作的基础。

全员共同整理、整顿、清扫和清理工作场所，可以增强员工之间的凝聚力和合作意识，

第四章

有助于提升医疗卫生机构的整体服务水平。在共同完成6S管理任务的过程中，全员会建立起相互信任的关系，形成良好的团队氛围。大家在工作中相互支持、相互帮助，共同克服困难，从而增强全员之间的信任感和凝聚力，促进整体的和谐发展。

鲁迅先生曾说过："'不耻最后'。即使慢，驰而不息，纵令落后，纵令失败，但一定可以达到他所向往的目标。"

首先，我们需要清楚地认识到6S管理是为了改善服务行为，而不是分清责任。是对工作思路的一种拓展，从而提升服务效率。通过6S管理，可以使得每个员工都清楚地知道自己的工作职责和任务目标，从而培养了员工对于实现医院整体目标的意识。

其次，6S管理强调的整顿、清洁、清扫等环境管理措施，能够营造出一个整洁、舒适的工作环境，提升员工的工作积极性和工作满意度，从而更有利于员工对医院整体目标的认同和投入。

此外，6S管理还注重安全管理，包括对于设备、用品、药品等的安全使用和管理，这不仅能够确保医院的正常运转，还能够保障患者和员工的安全，进而提升员工对于医院整体目标的重视和关注。

通过培养目标意识，让员工萌生出责任感和积极性，他们就会努力完成岗位工作。这样一来，就能把全员工从被动的立场转变为主动的立场，催生大家的管理意识。

李大钊先生曾说过："不驰于空想、不骛于虚声。"指不能不切实际地空想，不付诸行动，去追求一些虚幻的东西。九层之台，起于累土。要使"优质服务基层行"活动真正落到实处，造福一方百姓，必须不驰于空想、不骛于虚声，一步一个脚印，踏踏实实干好工作。

国家卫生健康委基层司司长傅卫指出："对于基层医疗卫生机构来说，标准化建设不仅应聚焦在硬件，更需要强调标准、规范、临床路径的管理、质量安全的提升等软件的建设，以及综合服务平台建设。比如，基层医疗机构中的专科建设，就顺应了基层基本医疗服务的需求。"

6S管理强调持续改进和管理创新，可以帮助基层医疗机构优化管理流程和服务模式，提高医疗资源利用效率和经济效益。这有助于实现医疗服务的高质量、高效率和可持续发展，从而全面提升基层医疗服务水平，为群众提供更优质的医疗保健服务。

第五章

基层医院"6S"管理推行指导

1. "6S"管理概述

"6S"管理方法起源于日本，最初是在制造业中被广泛应用，它源自"5S"管理，即整理（Seiri）、整顿（Seiton）、清扫（Seiso）、清洁（Seiketsu）和素养（Shitsuke）的管理方法，后来，为了更好地适应各种行业的需求，人们在"5S"管理中添加了安全（Safety）这一概念，进一步发展成了"6S"管理。因为前5个内容的日文罗马标注发音和后一项内容"安全"（Safety）的英文单词都以"S"开头，所以简称"6S"。"6S"管理是现代经济社会发展过程中产生的一种科学的、行之有效的组织管理方法。

"6S"管理方法通过整理、整顿、清扫、清洁、素养和安全6个手段，旨在提高工作效率、减少浪费、降低事故风险，并营造一个安全、整洁、高效的工作环境。这种管理方法不仅可以应用于生产制造领域，也可以应用于医疗保健、服务业等各个行业领域。

"6S"管理作为医院精细化管理的有效手段，具有较强的可行性和实践性。为医院管理者提供了一种简单有效的管理工具，以改善医院就诊环境，保证医护人员的工作效率和医疗服务品质。

这就要求各医疗卫生机构要进一步通过"6S"管理工作的开展，做到环境整洁有序、流程科学合理、服务便捷高效、行为严谨规范、医疗安全可靠，为患者提供更加舒适、干净的就医环境，进一步塑造医疗卫生机构的良好形象，实现健康可持续发展。

其中需要特别注意的是，"6S"的管理要素不是一成不变的。例如，在实际应用管理中，基层医疗卫生机构为了符合"优质服务基层行"活动的各项要求，对于"6S"的管理要素可以进行适宜的改动，并依据自身实际进行增添（六要素不是不变量，也可以是七要素、八要素等）。

举例说明（图5-1）

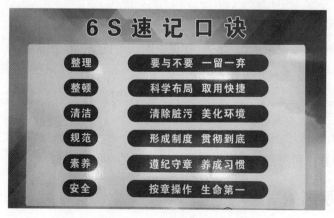

图5-1　医院6S速记口诀

如图 5-1 所示，该医院把清扫、清洁两大要素整合为清洁，增加了规范要素。

2. "6S"管理目的

随着现代医疗科技飞速的发展以及患者就医水平的日益提高，医院管理在医疗体系中的重要性愈发凸显。在这样的背景下，如何进一步优化医院管理模式，成为各医疗机构急需解决的关键问题。"6S"管理作为一种高效的管理方法，它能够有效提高医院服务品质和管理水平，通过规范化的管理模式实现医院管理效率和服务品质的提升，为提升医院管理提供了有效途径。

具体说明医院推行"6S"工作的目的，如下。

2.1 提高工作效率

"磨刀不误砍柴工"，"6S"管理要求员工保持工作环境的整洁、有序和规范，使得办公用品放置、拿取一目了然，避免了时间与精力的浪费，让标准成为习惯，习惯符合标准，从而提高工作效率。

2.2 优化医疗流程

"谋定而后动"，"6S"管理有助于医院整合和优化医疗服务流程，减少了患者等待时间与资源浪费，使医疗服务更顺畅。

2.3 降低医疗风险

"防患于未然"，有效落实"6S"管理中的安全要素，能够显著减少医疗事故的发生，增强医疗服务的安全性与质量，降低医疗风险。

2.4 塑造职业形象

"在其位谋其事"，遵守和执行"6S"管理原则，可以增强医护人员对工作的专业态度和责任心，树立起良好的职业形象。

2.5 促进团队合作

"能用众力，则无敌于天下矣"，"6S"管理需要全员参与，通过员工之间的协作与配合，提升了团队合作的意识和能力，增强了凝聚力，促进团队和谐发展。

2.6 提高医院形象

"山不在高，有仙则名"，通过营造整洁、有序、安全的工作环境，可提升医院的形象和声誉，增强患者和家属对医院的信任感与满意度。

2.7　提升员工素质

"宝剑锋从磨砺出，梅花香自苦寒来"，"6S"管理要求员工具备整洁、有序和规范的个人素质，员工通过参与"6S"工作，可提升自身的职业素养和综合素质。

2.8　降低医疗成本

"6S"管理有助于优化资源利用，减少浪费，提高设备和物资的利用率，从而降低医院运营成本，提升经济效益。

3.　"6S"意义

2018年，国家着力推行"优质服务基层行"活动，"优质服务基层行"活动是加强基层医疗卫生服务体系建设、加快分级诊疗体系建设的重大举措，要求各创建单位全员参与，严格按照创建章节逐款逐条提升，努力达标创建，从而满足广大群众基本医疗卫生和公共卫生服务需求。基层医疗机构在积极落实国家"优质服务基层行"活动的各项要求时，发现创建的目标（"优质服务基层行"活动是提高基层防病治病和健康管理能力，加快构建优质高效医疗卫生服务体系，不断增强人民群众获得感幸福感的有效举措）与"6S"精益化管理的内涵（改善医院的整体形象，加强医院内涵建设和品质建设，实行科学化、规范化、精细化管理，提高员工职业素养，为职工和患者创造一个干净、整洁、安全、舒适的就医环境，提高患者满意度）相通，"6S"精益化管理能够固牢"优质服务基层行"活动的成果，以"6S"管理为抓手，助力"优质服务基层行"活动深入开展（图5-2），引领基层医疗服务再提升。

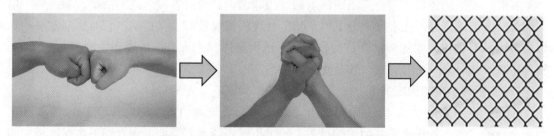

（图片来源：山东省卫生健康委王南南授课课件《山东省"三高共管、六病同防"医防融合试点进展情况》）

图5-2　以"6S"管理为抓手，助力"优质服务基层行"活动深入开展

医院"6S"管理与"优质服务基层行"活动之间存在密切的关系（我中有你，你中有我）。"6S"管理是通过对工作场所和个人进行整理、整顿、清扫、清洁、素养和安全的管理，以提高医院整体运营效率和质量管理水平，从而为患者提供更加安全、舒适的就诊环境，而"优质服务基层行"活动则强调在医疗健康服务中，要以患者为中心，充分尊重患者的需求和权益，提供优质、高效、便捷的服务。

在实际应用中，"6S"管理可以帮助医院提高工作效率和服务质量，提高员工的职业素养和自律意识，从而更好地满足患者的需求。例如，在医院的门诊部门，通过"6S"管理可以使工作区域整洁、物品摆放有序、工作流程标准化等，从而提高门诊医生和护士的工作效率和服务质量，为患者提供更好的医疗服务。同时，"6S"管理也可以帮助医院改善工作环境，增强医护人员的安全意识，让患者享受更加整洁、安全、舒适的就诊环境，从而为"优质服务基层行"活动提供了坚实的基础。

因此，医院"6S"管理和"优质服务基层行"活动是相辅相成的。"6S"管理可以为"优质服务基层行"活动提供良好的管理基础，而"优质服务基层行"活动则可以帮助"6S"管理更好地服务于患者，两者的融合有助于提高医院的整体服务水平，为患者提供更加优质的医疗服务。

4. "6S"开展

4.1 成立团队

首先，医院管理团队要深刻领会"6S"管理的核心理念和长远目标，这是实施"6S"管理的基础和前提。在此基础上，成立一个专门的、高效的"6S"管理小组或团队是非常必要的。

这个团队不仅要包括不同科室、岗位的负责人，还要吸纳一些对"6S"管理有热情、有经验的员工，以确保全面的参与和深度的合作。他们将肩负起推动和监督"6S"管理工作的重任，从制定具体的实施计划到落实各项措施，都要精心策划、认真执行。

同时，要向全体员工进行广泛而深入的宣传和培训，通过各种形式的活动，如讲座、培训课程、案例分享等，让大家充分了解"6S"管理的重要性和意义，明白它对医院发展的积极影响。只有这样，才能调动全员的积极性，让大家以"主人翁"的姿态主动参与到"6S"管理中来，共同为医院的发展贡献力量。

"6S"管理小组的构成如下。

组长：作为整个"6S"管理工作的核心领导者，要全面负责"6S"管理工作，需要制定科学合理的"6S"管理政策和明确的目标，同时积极协调各方资源，为管理工作提供坚实的保障和支持。此外，组长还要密切关注管理工作的进展情况，及时调整策略，确保"6S"管理工作沿着正确的方向稳步推进。

副组长：作为"6S"管理工作的重要执行者，要具备丰富的管理经验和专业知识，要承担起培训医院员工的重任，通过系统的培训，让员工深入了解"6S"管理的理念和方法，提升员工的参与度和执行力。同时，指导具体实施工作，合理安排工作任务，严格监督工作进度，及时解决实施过程中出现的各种问题，确保"6S"管理项目的顺利推进。

组员：作为"6S"管理工作的宣传者和推动者，要具备良好的沟通能力和团队协作精神。他们要积极宣传和推广"6S"管理工作，通过各种方式向员工传递"6S"管理的重要性和意义，营造浓厚的氛围。组员还要随时关注工作进展，及时向副组长报告工作进展和出现的问题，并结合实际情况提出有针对性的建议和反馈，促进"6S"管理工作与实际工作的紧密衔接。同时，组员要积极协助副组长开展工作，确保"6S"管理工作的有效性和可持续性。

4.2 制定实施方案

多方多次展开讨论研究，制定"6S"管理的具体计划和时间表，分阶段做好实施方案，明确每个阶段的目标和任务（计划中应包括整理、整顿、清扫、清洁、素养和安全等各个方面的管理要求）。

举例：如何利用统一着装提高工作效率？

传统的女士护士服包括过膝长褂、长裤、燕尾帽，但从实际中了解到，护理人员在工作中穿过膝长褂开展医疗工作不方便，分段式护士服在相同防护作用下行动更加便利，明显占优势，且燕尾帽的实用性不大，在保证医疗安全的情况下可考虑脱帽，减少护士着装负担，这就要求"6S"管理工作领导者学会灵活创新利用"6S"规则。

具体实施举例。

● 实施整理和整顿：通过整理工作区域，清除不必要的物品和垃圾，合理摆放和分类储存工具、设备和物资，整顿工作区域，确保物品摆放有序、易于取用。

● 进行清洁：定期对工作区域进行清扫和清洁，包括地面、墙壁、设备、桌面等，制定清洁制度，建立检查机制，确保清洁工作的落实，并实现持续改进。

● 培养规范、素养和安全：组织培训和教育活动，提高员工的职业素养、道德素质和安全意识。加强安全管理，规范操作流程，预防事故和意外发生。

● 持续改进：建立持续改进机制，定期进行评估和检查，及时发现问题和不足，并采取相应的纠正措施，不断适应变化和需求。

● 奖惩激励：设立奖励机制，对于积极参与和表现出色的个人和团队给予肯定和奖励。同时，对于违反"6S"管理规定和标准的行为进行批评和纠正。

● 多元化的宣传和推广：通过多种方式来宣传和推广"6S"管理工作，例如，组织讲座、制作宣传海报、发布内部通知等，提高员工对"6S"管理的认识和学习积极性（多元化的宣传和推广：通过多种方式来宣传和推广"6S"管理工作，例如，组织讲座、制作宣传海报、发布内部通知等，提高员工对6S工作的认识和学习积极性）。

4.3 学习与改进

在制定计划之前，通过搜集、查阅资料可以获取各种观点、经验和案例研究，帮助自身建立对所想问题的背景知识，理解相关概念、原理和关联因素，做出更准确的预测，制定相应的策略，减少计划中的不确定性和错误，为工作提供新的视角和创新的方法，从而更全面地制定计划，保证工作稳步推进。

5. "6S"推行

5.1 宣传"6S"（开讲座）

在制定计划之前，通过搜集、查阅资料可以获取各种观点、经验和案例研究，帮助自身建立对所想问题的背景知识，理解相关概念、原理和关联因素，做出更准确的预测，制定相应的策略，减少计划中的不确定性和错误，为工作提供新的视角和创新的方法，从而更全面地制定计划，保证工作稳步推进。

对于医院整体来说，多人多次的讨论对于计划的制定至关重要。医院中有很多不同医学领域的专业人员，他们拥有不同的专业知识和经验，通过反复讨论和信息交流，可以发现潜在的问题、疏漏或改进的空间，紧接着采取相应的措施进行修正和完善。要注意的是，在多人多次的讨论中，可能会出现意见分歧和冲突。同样，这也为团队提供了解决问题和达成共识的机会，通过开放性地讨论和建设性地辩论，汇集来自各个领域的专业知识、多元化的观点和经验，从而能够从不同角度考虑问题，找到最佳的解决方案，确保计划制定过程中的准确性和可行性。

5.2 推行制度

医院"6S"管理作为一种精益管理方法，注重持续地改进与优化医疗流程，以提升工作效率和质量。试错探索在"6S"管理中是至关重要的一环，它鼓励员工积极展开新的想法与实践，从而挖掘出更多的创新要点，从而推动医院管理水平和医疗服务水平的提高。当然，在"6S"管理的试行进程中，医院职工必然会遭遇形形色色的问题与困难。但通过及时察觉并化解这些难题，能够不断优化流程与工作方式，进而提高整个医院的工作效率与质量，进一步提升患者的满意度。

试行的过程不仅有助于员工持续学习，还能使他们积累丰富的经验，并总结经验教训，构建起知识库，为日后的工作提供参考与指引。此外，这一过程还有利于培养员工的创新意识和解决问题的能力，促进团队协作和沟通，增强医院的竞争力。

通过不断试行和改进，医院能够更好地满足患者需求，提高医院的核心竞争力和社会声誉，最终实现可持续发展的目标。同时，也能够为患者提供更加优质、高效、安全的医疗服务，增强患者的满意度和信任度。

5.2.1 在医院推行"6S"管理过程中可能遇到的一些问题

● 抵触情绪：员工对工作方式的改变产生抵触情绪，担心增加工作量或者觉得不适应新的环境。

● 缺乏意识和培训、员工培训难度大、难以获得全员配合："6S"管理需要员工具备一定的知识和技能，但医院员工通常时间紧张，难以抽出时间接受培训，员工缺乏对"6S"工作原则的了解和理解，需要进行多次的相关培训和教育，以提高意识和认同度。

● 资源限制："6S"管理需要有专人负责，推行"6S"工作需要投入额外的人力、物力和财力资源，而医院可能存在人手不足、资源限制的问题，需要进行合理规划和分配。

● 领导支持不足：领导层对于"6S"工作不够重视或者没有提供足够的支持和指导，导致推行工作的困难。

● 持续改进的挑战："6S"工作是一个持续改进的过程，需要不断地保持警惕和持续改善，如果没有足够的监督和反馈机制，会出现工作停滞的情况。

5.2.2　针对这些问题，医院可以采取以下措施来解决

● 沟通和参与：与员工进行充分的沟通，解释"6S"工作的要点和意义，并鼓励员工积极参与其中，最大限度避免抵触情绪的产生。

● 开展培训：合理安排时间为员工提供相关的培训和教育，使他们了解"6S"工作原则和操作规范，增强工作意识。通过开展宣传教育、组织培训、设置考核奖惩机制，提高全员的认同度和参与度，形成全员配合的氛围。

● 资源合理规划：一是可以考虑将"6S"管理工作任务分配给各科室，并由各科室派出专人负责协调和监督。二是提前进行资源评估和规划，确保足够的人力、物力和财力支持"6S"工作的推行。

● 领导示范和支持：领导层应该提供积极的示范和支持，树立榜样，给予员工必要的指导和支持。

● 管理和监督机制：建立有效的管理和监督机制，通过定期检查和评估来促进持续改进，及时发现问题并解决。（持续改进和创新：在"6S"工作实施后，持续对"6S"工作进行评估和改进，发现问题及时解决，积极探索创新的工作方法和技术，并逐步将其应用到"6S"工作中。）

● 通过以上措施，医院可以逐步推行"6S"工作，从而提升医院的整体管理水平和工作效率。

5.2.3　案例说明

在医院"6S"管理全力推行的起始之际，物品存放等诸多问题亟待解决。正所谓"工欲善其事，必先利其器"，值此关键时刻，"6S"管理小组提出了影响深远、意义非凡的"十化原则"。

● 标准化：为各项工作设定了明确准则，乃是一切行动的先决之要。

● 规范化："没有规矩，不成方圆"，规范化筑牢了稳固根基，保证每项工作皆有章可循、秩序井然。

● 有序化：有序化更进一步地提升了医院的运营效度，促使一切事务都有条不紊地推进。

● 精细化：对细节极致追求，力求臻于至善。

- 人性化："仁者爱人"，人性化深切关怀员工与患者，提供优质服务，极大地增强了归属感与满意度。
- 高效化：全力提升工作效率和资源利用率，创造出更为可观的价值。
- 个性化：因材施教，个性化充分考虑每个个体的差异，满足不同需求。
- 创新化：充分激发创新思维，有力推动管理变革。
- 安全化：全力保障患者和员工的安全，维系医院的稳定局面。
- 可持续化：倡导环保理念，达成可持续发展之目标。将可持续发展理念融入医院的"6S"管理中，形成共同的责任意识，减少不必要的能源消耗和资源浪费，提高能源利用效率。

"十化原则"仿若医院管理的坚厚基石与明晰指南，相互协同，从多个维度全面提升医院管理水平，它们的重要性不言而喻，为患者营造了更为优质的就医环境，也为医院的长远发展提供了坚实有力的保障。

"只要思想不滑坡，办法总比困难多。"再多的问题，也都在各科室的群策群力之下得以迎刃而解。各科室结合自身的实际状况，积极展开整理、整顿行动。因为每个科室的环境均有所不同，具体情况也各有差异，所以各科在行动过程中都会遭遇诸多困难。

经过"6S"管理之后，急救药品车里的所有药品标识变得清晰明了，它们井然有序地陈列在隔断之中，所有的设备及物品都被限定在既定的标识范围内，如此一来，既方便了拿取，又规范了使用的流程。

而在医护人员的办公室里，办公区与文件区清晰可辨，每一个文件柜都配备了使用管理卡，每一个文件盒也都贴上了齐齐整整的醒目的标识。

经过科学有效的管理，办公环境变得更加有序，也更便于工作的开展。

5.3 综合具体实际探索与修改

每个医院的规模、特点和需求都不同，可以通过鼓励员工依据医院的实际情况，创新"6S"管理工作的具体措施，以此解决在瓶颈期遇见的问题，使"6S"工作更符合医院的具体需求和特点，同时也建议开展经验分享和总结交流会议，让不同科室的员工分享自己的成功经验和做法，促进各部门之间的学习和交流，推动"6S"工作在全院范围内的深入开展。

案例说明（图5-3）。

- 医院对各类物品进行标线定位（标线宽3cm）

绿色标线：桌面物品（水杯、键盘、电脑）、绿植、生活垃圾桶等。

蓝色标线：治疗床、治疗仪器、走廊便民座椅等。

黄色标线：感染性垃圾桶。

红色标线：灭火器。

（特别说明：画线定位这一步骤要在整理、整顿之后再进行）

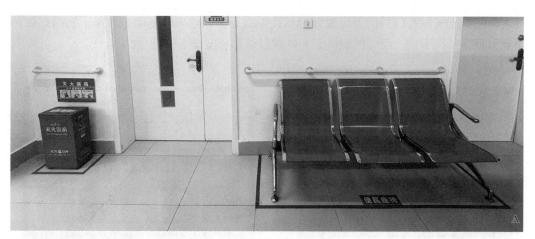

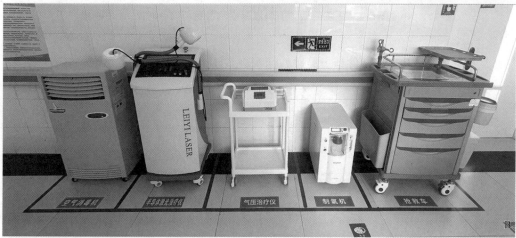

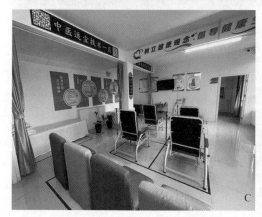
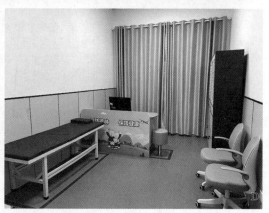

A.门诊走廊；B.病房走廊设备仪器摆放；C.社区卫生服务站健康宣教育；D.狂犬病预防接种室

图5-3

第五章

• 医院根据实际将门后的下班温馨提示在原有下班四件事的基础上增添了物品归位，变为下班五件事（图5-4），及时提醒科室人员做好整理和安全工作。

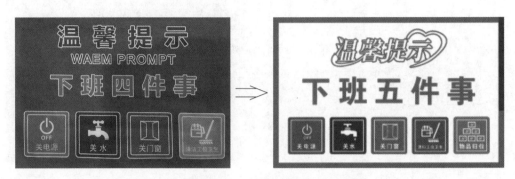

图5-4　医院门后"下班温馨提示"更新前后对比

• 为方便拿取物品，在文件柜、抽屉处标明物品使用卡（图5-5）。

		＿＿＿＿＿科＿＿＿＿＿
位置	存放物品	管理标准：
一层		1. 每件物品必须按照行迹管理标准定位存放，柜门随时关闭。
两层		2. 文件资料使用后及时按照行迹管理归位。
三层		3. 柜子内保持干净，手摸无灰尘。
管理责任人：		4. 不允许存放与标识和行迹管理不相符的物品。 A

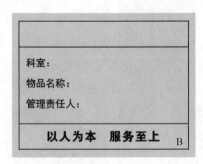

科室：
物品名称：
管理责任人：

以人为本　服务至上 B

图5-5　物品使用卡展示

• 门口张贴请敲门提醒、台阶张贴防跌倒标识（图5-6、图5-7）。

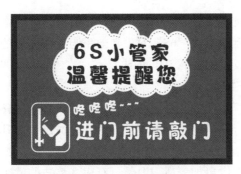

图5-6　进门敲门提醒标识

图5-7　小心台阶标识

5.4　巩固与深化

5.4.1　巩固成果

5.4.1.1　优化了患者就医环境

● 工作环境改善：通过整理、整顿、清扫、清扫等"6S"步骤，医院的工作环境得到显著改善。工作区域更加整洁、有序，减少了杂乱和混乱的现象，为员工提供了一个良好的工作环境。

● 资源利用优化：通过整理、分类、标准化等"6S"步骤，医院有效优化了资源的利用。避免了资源的浪费和重复购买，提高了资源的利用效率，节约了成本。

5.4.1.2　提高了医务人员的专业素养

● 效率提升："合理安排时间，就等于节约时间"。

原本繁杂的就诊流程得到优化，患者挂号、缴费、取药等环节的等待时间明显缩短。医生能迅速找到所需的医疗设备和病历资料，提高了诊疗效率。借助"6S"工作，医院实现了工作流程的优化与规范化，削减了冗余的动作与浪费，工作效率得以提升。

● 提升了自身素养：职工每日上岗前整理仪表，学习运用文明服务用语，养成语言行为规范。从亲切的称谓做起，以自身仪表形象与诚挚微笑为始，以饱满热情与温暖笑颜面对每一位就诊者，给予患者更多的陪伴与沟通，让广大患者朋友感受到人文服务。

● 团队意识："能用众智，则无畏于圣人矣"，在推行"6S"的进程中，倡导全员参与，强化了团队协作的意识与能力，提升了整个医院的团队合作精神与凝聚力。"

● 安全风险降低："千里之堤，以蝼蚁之穴溃；百尺之屋，以突隙之烟焚"，通过清除隐患、设置标识、规范操作等"6S"步骤，医院减少了安全风险的出现。工作区域的整洁与有序有助于防范意外事故的发生，同时提醒员工遵守安全操作规程，降低了事故的发生风险。

● 员工参与度提高：通过开展"6S"培训与宣传活动，医院增强了员工对"6S"工作的认知与参与度。职工能够自觉感知"6S"对工作效率与工作环境的重要性，从而更为积极地投入到"6S"工作中，形成了优良的工作氛围。

5.4.1.3 更好的服务于群众

"病人之病，忧人之忧"。例如：基层医疗卫生机构在实施"6S"管理工作的过程中，要注重按照"优质服务基层行"活动的标准要求，树立全员以"提升群众的整体健康水平为己任"的服务理念，严格执行"6S"管理的各项要求，打造高质量、高效率、高满意度的基层医疗服务机构，为患者提供更加舒适、温馨、有序、整洁的就医环境，为群众的健康保驾护航。

5.4.2 "6S"深化

医院可以通过营造良好的工作文化（文化建设），让"6S"理念成为医院的共识和价值观。在文化建设中强调整洁、有序和规范的重要性，鼓励员工自觉遵守和践行"6S"原则，从而形成习惯并固本心。

要维持医院的"6S"工作，可以考虑以下措施。

5.4.2.1 持续培训和教育

● 定期组织"6S"工作的培训和教育活动，涵盖新员工的入职培训以及现有员工的进阶学习。

● 借助持续且系统的培训，不断深化员工对"6S"原则和操作技巧的领会与掌握，保证全员持续参与并支持"6S"工作。

5.4.2.2 领导关注和支持

● 医院的领导需始终对"6S"工作保持关注并给予有力支持，以积极的态度参与其中并树立标杆。

● 定期检查和评估"6S"工作的执行状况，及时提供必要的资源与支持，以此确保其具备持续性和有效性。

5.4.2.3 奖惩激励机制

● 构建完善的奖惩激励机制，对那些积极参与并大力推动"6S"工作的个人或团队予以表彰和奖励。

● 同样，对于做出违反"6S"原则和规定的行为的个人或团队，要及时进行纠正并实施相应的处罚措施。

"陟罚臧否，不宜异同"。可以激励员工持续积极地参与和支持"6S"工作，并促使他们养成良好的工作习惯。

5.4.2.4 案例说明

● 颁发给科室或个人"6S"管理流动小红旗（图5-8）。定期督查和改进：一个新项目的落地，除了有顶层的战略设计、高位的实施标准，还离不开有效的跟踪问效机制，为使"6S"精益化管理落地、落细、落实，医院通过制定"6S"运行机制，定期对"6S"工作进

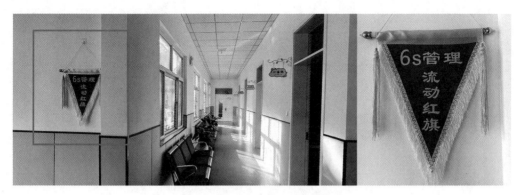

图5-8 "6S"管理流动红旗展示

行督查，发现问题和不足之处，并及时采取纠正措施进行改进，保持其长期有效性。

● 设置"办公室"6S"维持管理基准卡和"6S"维持管理点检表"，制定了"每日打卡"制度，把验收合格后的房间进行拍照，照片打印在基准卡上作为保持标准，每日下班后，由当天的值班人员（科室内部轮流开展）依照点检表上的每一项进行清洁、整理、归位物品，打钩签字，责任到人，班班交接，高效保持。（附5-1、附5-2）

5.4.2.5 培养文化和传统（"6S"，让优秀成为一种习惯）

医院的快速发展离不开先进的管理理念，而医院深厚的文化底蕴则源于员工人文素养的长期积淀。在"6S"的推进过程中，医院的每一个科室、每一个部门都经历着犹如破茧成蝶般的深刻转变。

只有将"6S"工作融入医院的文化和传统中，使其成为员工日常工作的一部分，让大家意识到"6S"工作对于提高工作效率和质量的重要性，把行为变成习惯，让习惯变为标准，内化于心，外化于形，共同营造一个注重整洁、有序和规范的工作环境，这样才能使"6S"工作得到广泛的认同和支持，并得以长期维持。

通过以上一系列全面且深入的措施，医院能够在日常管理中切实地将"6S"工作纳入常态化运营，使其得以持续且有效地推进。如此一来，不仅能够显著提高医院的整体管理水平和服务质量，还能进一步提升患者的就医体验和满意度。

正如老子所说："天下难事，必作于易；天下大事，必作于细。"我们要从每一个细微之处入手，将"6S"工作落实到每一个环节，让医院的每一个角落都闪耀着管理的智慧光芒。同时，我们也要像松下幸之助所说："企业最大的资产是人。"充分发挥员工的积极性和创造力，让他们成为"6S"工作的推动者和践行者，为医院的发展贡献自己的力量，为患者提供更加优质、高效、便捷的医疗服务，让每一位患者都能感受到医院的关爱和温暖，从而提高患者对医院的信任和满意度，从而实现医院的可持续发展。

第五章

附5-1 ＿＿＿科6S维持管理基准卡

区域平面图				
维护周期	2次/天必要时随时"S"	管理标准	地面：干净、无卫生死角。 门窗：窗明、台净。 桌面：洁净、物品定置。 椅子：定置规范、无人时归位。 墙面：干净、无污渍。 电脑：无灰尘、及时关闭。	主机：无灰尘。 电灯：及时关闭、节约用电。 橱柜：干净、无脏污，物品、书籍、资料分类整齐摆放。 垃圾桶：干净、无异味。
科室负责人				

附5-2　6S维持管理点检表　　　＿＿＿月份

NO	项目	点检标准	1	2	3	4	5	6	7	8
1	地面	干净、无卫生死角								
2	桌面	清净、摆放整齐								
3	电脑	无灰尘、及时关闭								
4	门窗	窗明、台净								
5	椅子	无破损、及时归位								
6	灯	及时关闭、节约用电								
7	线路	电线不裸露、无安全隐患								
8	橱柜	干净、无脏污、物品、书籍资料分类整齐摆放								
9	垃圾桶	无异味、干净								
		交班/接班签名								
		管理者签名								
问题点记录		日期			指示内容				日期	

后 记

春天来了

在春天的怀抱中，万物复苏，生机盎然，我们的书稿也在这充满希望的季节里初现轮廓，它的名字唤起了万物复苏的画面，正如我们基层医疗卫生事业的蓬勃发展。今年的《国家优质服务基层行创建实务应用手册——基层医院"6S"管理推行指导》，便是这一繁荣景象的生动缩影。

在中国悠悠历史长河中，基层医疗卫生机构始终是我国基层医疗体系构成的关键环节，是守护人民健康的坚强后盾，是广大群众的"健康守门人"，承担着保障人民健康的重要使命。作为我国医疗卫生体制改革的重要载体，她们经历了无数的风雨洗礼，始终坚守着为人民服务的初心和使命。

春天，四季之始，象征着新生与希望。基层医疗的春天亦是发展的象征，预示着崭新的篇章。"没有全民健康，就没有全面小康"。习近平总书记强调："医疗卫生服务直接关系人民身体健康。要推动医疗卫生工作重心下移、医疗卫生资源下沉，推动城乡基本公共服务均等化，为群众提供安全、有效、方便、价廉的公共卫生和基本医疗服务，真正解决好基层群众看病难、看病贵问题。"这句话如同化雨的春风，吹拂着亿万人民的心田，为中国基层医疗卫生事业的发展指明了新的方向。尽管当前我国基层医疗面临着优质资源短缺和发展不均衡的挑战，但我们仍然坚定不移地推进改革，让人民群众在健康福祉上拥有更多的获得感、幸福感、安全感。

在这个关键时刻，我们需要把握春天的契机，让基层医疗焕发出新的生机与活力。2018年，国家卫生健康委联合国家中医药管理局开展"优质服务基层行"活动。至今已有6年多的历程。在此期间，基层医疗机构发生了明显的变化，服务质量提升，内部管理加强，医疗技术水平提高，更好地满足了人民群众的医疗需求，守护着人民的健康。

如今，我国基层医疗卫生事业如同雨后春笋一般，蓬勃发展。作为"优质服务基层行"活动积极的倡导者和实践者，《国家优质服务基层行创建实务应用手册——基层医院"6S"管理推行指导》一书编写的初衷是能够为基层医疗卫生机构提供一套行之有效的管理实践指南，并结合实际情况，提供了切实可行的操作指南和案例分析。"春天播种，秋天收获"。是啊，春天是播种的季节，也是希望的季节，让我们借着此书在春天深耕，于秋天收获属于我们的果实！

站在新的历史起点，我们满怀信心地展望未来，基层医疗卫生事业将继续蓬勃发展。只要我们坚定自信、坚守初心和使命，将优质服务理念落实到骨髓里，就一定能够推动基层医疗的持续进步，为人民群众的健康福祉贡献更大的力量。

春天来了……这不仅是对大自然的颂歌，更是对基层医疗事业美好未来的期许。让我们携手共进，共同迎接基层医疗卫生事业绚丽多彩的春天！

李存峰

2024年4月15日